高等医药院校教材
供临床医学等专业用

医生与病人

Doctors and Patients

第 2 版

U0317211

主　审　孙宝志　张晓杰

主　编　张可勇　张春庆

副主编　刘忠锦　刘　波　孙茂林

编　者　（以姓氏笔画为序）

王文斌　刘　佳　刘　波　刘　洋　刘忠锦　齐　丽

孙文才　孙兆吉　孙茂利　孙茂林　孙婷婷　杨盼盼

谷雪峰　宋芳婷　张可勇　张利伟　张金玲　张春庆

陈　鹏　金　立　姜春玉

编写秘书　宋芳婷

人民卫生出版社

·北　京·

图书在版编目（CIP）数据

医生与病人 / 张可勇，张春庆主编. -- 2 版. --

北京：人民卫生出版社，2024. 6. -- ISBN 978-7-117

-36435-5

Ⅰ. R197. 322

中国国家版本馆 CIP 数据核字第 2024YR6531 号

| 人卫智网 | www.ipmph.com | 医学教育、学术、考试、健康，购书智慧智能综合服务平台 |
| 人卫官网 | www.pmph.com | 人卫官方资讯发布平台 |

医生与病人
Yisheng yu Bingren
第 2 版

主　　编：张可勇　张春庆
出版发行：人民卫生出版社（中继线 010-59780011）
地　　址：北京市朝阳区潘家园南里 19 号
邮　　编：100021
E - mail：pmph @ pmph.com
购书热线：010-59787592　010-59787584　010-65264830
印　　刷：鸿博睿特（天津）印刷科技有限公司
经　　销：新华书店
开　　本：850×1168　1/16　　印张：28
字　　数：808 千字
版　　次：2017 年 8 月第 1 版　　2024 年 6 月第 2 版
印　　次：2024 年 7 月第 1 次印刷
标准书号：ISBN 978-7-117-36435-5
定　　价：82.00 元

打击盗版举报电话：010-59787491　E-mail：WQ @ pmph.com
质量问题联系电话：010-59787234　E-mail：zhiliang @ pmph.com
数字融合服务电话：4001118166　　E-mail：zengzhi @ pmph.com

前　言

　　检体诊断学是由基础医学过渡到临床医学的桥梁课程，是培养医学生临床基本技能的最重要的一门课程，主要内容包括常见症状收集、体格检查、问诊、病历书写和心电图判读等，通过专业理论学习与临床实践，使学生逐步掌握诊断疾病的基础理论、基本知识和基本技能，为医学生进一步学习各临床专业课程打下坚实基础。医患沟通学是研究在医疗实践过程中如何提升医务人员与病人沟通交往能力并据此形成和谐医患关系的一门课程，其主要任务是引导和培养医务工作者建立和谐的医患沟通意识，提高医务人员的沟通能力，培养具有良好的职业道德与作风、掌握扎实的临床专业知识、具备较强的临床工作能力与科研能力、服务于社会的临床医生。本书按照齐齐哈尔医学院"三导向"人才培养模式（即以"职业精神"为导向的人文素质教育、以"执业能力"为导向的专业素质培养、以"社会适应"为导向的身心素质养成）的要求，将检体诊断学和医患沟通学两门课程进行了有机融合，同时本书融入了医学伦理学、医学心理学和卫生法规部分内容，从医生和病人的不同角度，根据不同的医疗情境阐述医疗行为，将医学专业知识的学习与人文素养、职业道德、沟通能力的培养巧妙地结合起来。

　　本书分为两篇："第一篇，初识医理"和"第二篇，深悟医术"。第一篇包括病人角色、医生角色、医患关系与沟通、常见疾病症状、问诊、体格检查基本方法、医疗卫生机构、早期临床体验八章，旨在让低年级的医学生对病人与医生的角色、医患间的关系及沟通、诊疗基本知识和我国医疗卫生机构的基本情况有一个初步的掌握和了解，使医学生在早期临床体验中能够有的放矢，实现学生早期临床体验的目的。第二篇包括症状学、系统体格检查、临床思维和疾病诊断、病历书写、检体诊断技能训练、医患关系中的伦理与法律、医学人文情怀——叙事医学、心电图、其他常用心电学检查九章，旨在使学生在学习检体诊断学相关知识的同时，对叙事医学知识有一些初步了解，让学生从疾病诊断的基础理论、基本知识、基本技能和最初的临床诊断思维学习开始，为培养其成为一名合格的医生打下坚实的基础。

　　《医生与病人》第 1 版已经在齐齐哈尔医学院本科教学中使用了 8 年，受到了广大教师和学生的好评，本次修订将继承前一版的传统优势和基本框架，参考 2024 版《医师资格考试大纲》《中国本科医学教育标准——临床医学专业（2022 版）》等资料，修订教材的相关内容。本书的每一章节基本都是以案例和思考题的方式导入新课，让学生带着问题去学习，激发学生的求知欲望和自主学习的内生动力。常见疾病症状部分创新编写方式，例如发热，从案例导入开始，随后引出何为发热、为什么会出现发热、发热的病因有哪些、发热有哪些临床表现、发热有哪些伴随症状、针对以发热为主要临床表现的病人在问诊时要注意哪些要点等问题，最后结合前面的案例提出诊断思路和分析要点，初步培养学生的临床思维能力。同时，本次修订更新了一些案例和图片、增加了课程思政内容和本校录制的体格检查视频等，提高了教材在使用中的可视性和灵活性。

　　本书适用于医学类专业学生的本科教学,主要包含检体诊断学和医患沟通学内容,让学生理解病人与医生在诊疗合作中各自的角色定位、掌握检体诊断和医患沟通基本技能、熟悉病人的需求及医生的工作原则和目的、明确构建和谐医患关系对整个医疗过程的意义、了解构建和谐医患关系的方法和注意事项等。

　　本书在编写过程中得到了中国医科大学原副校长孙宝志教授和齐齐哈尔医学院原副院长、现任黑龙江护理高等专科学校校长张晓杰教授的悉心指导和无私帮助,特此致谢。

　　由于编者水平有限、时间仓促,难免有疏漏与错误之处,敬请读者批评指正,以便再版时完善。

张可勇

齐齐哈尔医学院

2024 年 3 月

目　　录

第一篇　初　识　医　理

第二篇 深 悟 医 术

第一篇　初　识　医　理

第一章 病人角色

病人是医疗卫生活动的主要对象,病人角色是医疗卫生领域中特殊的重要角色,医生角色与病人角色处于相互依存的特定的统一体中,他们之间的关系密不可分。社会成员一旦进入病人角色,其情感、需要、社会关系和社会行为等心理或社会方面都会发生相应的变化。研究病人角色将有助于医疗活动更为人性化地开展,从而减少医患矛盾、促进和谐医患关系的形成。

第一节 病人角色概述

【案例】

病人,女性,38 岁,患急性肾炎住院。该病人住院后情绪一直不高,表现为烦躁不安、爱发脾气、睡眠障碍。由于得不到充分休息,虽经中西医结合治疗,但她的尿液检查结果仍持续显示:尿蛋白(+++)。在交谈中得知她"上有老、下有小",在学校中又是毕业班的老师,所以常常挂念家中老小,又怕生病住院影响学生的学习,想请假回校给学生上课。

【思考】

什么是病人角色?如何帮助病人更好地实现角色转化?病人角色有哪些权利和义务?

希波克拉底曾说:"了解什么样的人得了病,比了解一个人得了什么病更重要。"其还曾用体液学说阐释心身统一的观点。每个人从出生到死亡,都承担着形形色色的社会角色,从蹒跚学步的孩童到人生正当时的青年,再到耄耋之年、乐享天伦的老人,每个人一生中都经历着角色的转换和重叠。对于医疗这一特殊的社会活动来说,更是角色转换和适应的关键、特殊阶段。由于患病这一特殊事件,病人的情感、需要、行为等心理过程都发生了相应的变化,医学生应将病人作为特定的社会角色,探讨其特征、行为变化的规律和由患病引起的社会关系改变,这对于改善医患关系、提高医疗活动的社会效果具有重要意义。

一、角色与病人角色

(一) 角色的内涵

1. **角色** 角色(role)最早指演员化妆后所扮演的戏中人物。美国社会学家乔治·赫伯特·米德(G.H. Mead,1863—1931)首先把这个概念应用到社会心理学中,他认为社会同样是一个大舞台,社会中的人就是他在社会舞台上所扮演的各种角色的总和。因此,社会角色可以定义为与人们的某种社会地位、身份相一致的一整套权利、义务的规范与行为模式,它是人们对具有特定身份的人的行为期望,是构成社会群体或组织的基础。其具体包括四方面含义:①角色是社会地位的外在表现;②角色是人们的一整套权利、义务的规范和行为模式;③角色是人们对于处在特定地位上的人们行为的期待;④角色是社会群体或社会组织的基础。例如,父亲角色,必须遵循一整套与父亲角色相一致的行为规范,并附带相应的权利和义务。一个人在一生中可以相继扮演不同的社会角色,在同一个时期也可以兼任多种社会角色,但一般都以扮演一种角色为主。

2. 角色的扮演 是指当一个人具备了充当某种角色的条件并担任这一角色,按这一角色所要求的行为规范活动。在社会舞台上,人们并不能随心所欲地扮演角色,一个人在社会舞台上担任角色先要有一个确定的过程,或称"认同",即证明一个人的实际地位、身份、能力及其他条件与他所承担的角色是一致的。人们在确定了所要担当的角色后,直接面临的一个问题就是怎样把这个角色表现出来。一个人对于他所承担的角色,扮演得优劣、扮演水平的高低,很大程度上与角色距离有关。角色距离是指一个人的能力、素质、水平与他所要扮演的角色之间存在的差距。加拿大社会学家尔文·戈夫曼(Erving Goffman,1922—1982)认为,在任何情况下,角色距离都不包括那些没有投入此种角色的行为,而仅仅包括那些与某种特定角色有关联的行为。

(二) 病人角色内涵

美国社会学家帕森斯(T. Parsons,1902—1979)最早提出病人角色(patient role)是一种社会角色。他认为病人角色的概念应包括四个要点:①病人可从常态的社会角色中解脱;②病人对于其陷入疾病状态是没有责任的;③病人应该努力使自己痊愈;④病人应该寻求技术方面的可靠帮助,通常应该找医生诊治,且应与医生合作。帕森斯的病人角色概念强调了病人有从常态社会角色中解脱出来的权利,同时又负有寻求医疗、早日康复,从而恢复其社会职责的义务。

作为一种特定的社会角色,应从医学、社会学、心理学等方面对病人角色内涵加以考虑。据此,将病人角色内涵概括为以下几点:①指有生理或心理异常或出现医学意义上的阳性体征者;②得到社会的承认,这种承认是以医学标准为依据的,患病者因此享有特定的权利与义务,并进入一个新的社会关系之中;③有其相应的行为模式。

(三) 病人角色的认同及认同不良

由上面对于病人角色内涵的阐释可以得出,是否患有疾病是病人角色得以确立的前提或基础,但不是全部。作为一种社会角色,必须有其相应的行为模式,并且得到社会其他成员(主要是医生)的承认,承认的依据不是病人有求医行为,而是其真正患有疾病。因此,患病这一客观的社会事实规定着病人角色的本质。仅根据病人是否求医或是否得到医疗照顾来确定病人角色,很可能会漏掉一批因缺医少药或因经济、习俗等各种原因而无法就诊的病人,而这些人患病却是客观存在的社会事实,而且他们可能在家中得到应有的照顾,也可能根本就得不到任何的照顾。下面将进一步阐述病人角色的认同及其可能存在的问题。

1. 病人角色的认同 病人角色的认同(patients' role-identity)是指患病者对病人角色认识并接受的过程。成为病人角色,首先意味着放弃原有角色的部分或全部行为模式(包括权利、义务等),有时甚至还要放弃原有的社会地位;其次要学习和掌握病人角色应具有的行为模式,包括休息、就诊、接受治疗、被照顾等。病人要适应这一转变,承认自己患病并不是一件容易的事。美国医学社会学家爱德华·萨奇曼(Edward A. Suchman,1963—)比较完整地研究了病人首次与医生接触后发生的一系列事件,对患病经历的各个阶段进行了总结,提出当人们认识到自己生病后,可经历症状体验、承担病人角色、获取医疗服务、依赖病人角色、痊愈与康复五个阶段(表 1-1-1)。

表 1-1-1 病人行为发展的五个阶段及其特点

阶段	决策	行为	结果
1. 症状体验	是否身体不适	探索运用民间医学方法和自我疗法	否认→推迟→接受
2. 承担病人角色	是否放弃正常角色	要求转诊系统确认,暂时接受病人角色	否认→接受
3. 获取医疗服务	是否寻求医疗帮助	寻求专业医疗帮助,协商治疗过程	否认→搜集信息→确认
4. 依赖病人角色	是否接受治疗	按照常规实施疾病治疗	排斥→继发性获益→接受
5. 痊愈与康复	是否放弃病人角色	恢复正常角色	拒绝→装病→接受

萨奇曼认为:在第一阶段,病人常感到身体不适或发现身体异常情况,但人们一般不愿承认患病这一事实或者无法确定是否真的患病;第二阶段,病人面对事实,不得不接受病人角色,并开始向他人请教,自己服用药物进行治疗;第三阶段,病人在自行治疗无效的情况下,被迫求助医务人员,进一步确诊病症,明确病人角色,协商治疗方法;第四阶段,病人已完全投入病人角色之中,一方面接受正规治疗,另一方面接受家人或医务人员的照护,一部分病人希望早日康复,脱离病人角色,另一些病人则深陷其中,不愿早日康复以恢复原有的社会角色;第五阶段,经治疗而病愈,病人恢复原有的社会角色。依照上述的阶段划分,病人对角色的认同主要发生在第一、第二阶段。

病人角色的认同无论对个人还是对医疗部门都有重要意义。对于患病者来说,对新角色的认同有助于其心理状态和行为方式朝着积极的方向发展,这对于治疗和康复都是有益的。对于医疗部门来说,病人角色的认同有助于医务人员在病人的配合下有效地进行临床检查、诊断、治疗、护理,同时还能对某些疾病进行积极的预防、控制,减少疾病对社会的威胁。

2. 病人角色认同不良 病人角色认同可能会受病人的性别、年龄、职业、社会地位、文化程度、医学常识水平、所患疾病性质及病程的发展和疗效、医务人员的态度、医疗环境等因素的影响。病人角色认同不良具体包括以下几种。

(1)角色行为冲突:指病人在角色认同过程中,不愿放弃原有的角色行为,从而导致两种角色行为的冲突。一个人在长期的社会生活中,逐步形成了与其所扮演的角色相符的行为方式、思维模式和情感、需要、追求等,它们会强烈地干扰着患病者对病人角色的选择和认同,使其产生无所适从、焦虑不安等心理反应。这种情况多见于曾承担过重要的社会工作或大量家务、事业心和责任心较强的病人。

(2)角色行为减退:指病人患病期间,由于突发事件引出新的角色行为,而使病人的角色行为减退。如家属突发急病、原有工作受阻等,都可能使病人不顾病人角色的行为规范和医生的要求,而承担新的角色义务,放弃休息、治疗,像正常人那样投身到新的角色中去,如照顾家属或重新工作,而忘记自己是个病人。

(3)角色行为强化:指病人在角色认同过程中,不仅接受患病这个事实,而且安于现状。这种情况通常发生在病程后期,病人由于已适应了现有的角色行为方式,不愿从病人角色中解脱出来,更不愿重新返回工作岗位,承担其他社会角色。这种情况多见于慢性病病人。

(4)角色行为缺如:指病人不承认或没有意识到自己是个病人,因而没有或拒绝对病人角色进行认同。一种情况多见于缺乏医药卫生常识或对疾病缺乏认识的病人或者所谓的"工作狂"。他们往往否认或无视患病这一事实,不愿按病人的角色规范行事。另一种情况是由于社会文化的影响,有些病人不愿承认自己患病或患某种疾病,也不愿履行病人的权利和义务,这种情况多见于患有性病或某些传染病的病人。

(5)病人角色的第二利益:病人由于不能参加正常的社会生活和社会工作,必然要失去一部分正常人的利益,也可能会失去家庭的欢乐。通常情况下,病人由于解除了原有的部分或全部社会角色,不能像正常人那样投身工作,因此他们的经济收入会相应减少。与此同时,他们还要支付医疗费用。这种经济状况的改变,标志着病人原有利益及获取个人利益的方式将发生重要变化。但是,病人也不会因此而丧失全部利益。有相当一部分病人还可能由于患病而获得原有社会角色所不能获得的利益,即第二利益或病人角色利益。这包括获得一定的困难补助,得到同事、亲友在精神上和经济上的支持照顾,得到社会资助等。因病人角色而获得的第二利益,一方面可以减轻病人在休息治疗期间经济上、社会上、心理上的负担,使之尽快进入角色,积极配合治疗,争取早日康复;但另一方面,也可能使病人利用患病这一事实,建立"自我中心",进而试图操纵别人,提出不合理的要求。少数病人还可能利用休息的权利从事第二职业,获取其他利益,这与病人角色的行为模式不符,也不利于治疗和康复,应当加以制止。

二、病人在医疗过程中的权利和义务

(一)病人在医疗过程中的权利

病人在医疗过程中的权利(right)是指病人在患病期间由社会赋予的应有的权利和必须保障的利益,是病人角色的重要组成部分。病人拥有的基本权利包括以下几个方面。

1. 病人享有平等医疗权 病人最基本的权利就是享受平等医疗权,不分性别、年龄、国籍、民族、信仰、社会地位和病情轻重,病人都有权受到礼貌周到、耐心细致、合理连续的诊治。根据病情需要,病人有权获得有助于改善健康状况的诊断方法、治疗措施、护理条件。

2. 病人享有医疗自主权 指病人可以自由选择或者变更为其治疗的医生、医院或者其他提供医疗保健服务的机构,或者在存在多种检验、治疗或药剂选择时,病人有从中进行选择并决定的权利。但是只有在医患充分交流的基础上,医务人员向病人详细说明疾病诊断、治疗及预后等情况后,病人才能自主决定、充分表达自己的意愿。这一点是病人行使医疗自主权的关键所在。病人的医疗自主权具体包含以下内容。

(1)有权自主选择医疗单位、医疗服务和医务人员:病人在就医时,可以根据自己的需要,选择不同等级、不同规模、不同种类的医院。在与医院建立医疗合同关系之后,如果病人对经治医生不满意,有权要求由其他医生进行诊治。

(2)有权自主决定接受或不接受任何一项医疗服务:由于疾病的不同、病人身体条件的差异,不同病人的治疗方法也会有所不同,有的甚至有多种选择。一般认为,病人有拒绝治疗的权利。在医生充分履行告知义务,使病人知道拒绝治疗的利弊及可能产生的后果之后,病人仍选择拒绝治疗,就必须自己承担其后果。但拒绝治疗权的行使不是无条件的。某些特殊的病人不得拒绝治疗,如吸毒者、传染性疾病病人、严重精神病发病期间的病人等。特殊情况下,如病人生命危急、神志不清、不能自主表达意见时,可由病人家属代为作出决策。

(3)在不违反法律、法规的前提下,病人有要求出院及转院的权利:如果病人要求出院或转院而医生认为病人病情未痊愈而不宜出院或因其他情况不宜转院,应在医嘱和病历记录中写明。病人的自主权并不是无限制性的,病人的自主权必须服从国家法律法规的规定。如病人的入院治疗、出院、转院等均必须服从国家法律规定和医务人员的管理和医嘱。

(4)有权自主决定其遗体或器官如何使用:病人在死亡之前,在法律规定范围内有对自己的身体进行处置的权利,也享有对自己后事的处分权,包括遗体和器官是否捐献、如何下葬等。医院应尊重病人及其家属对遗体的处分权,不得侵犯病人及其家属的处分权。对因医学需要须进行尸体解剖的,应按照原卫生部发布的《解剖尸体规则》处理。

3. 病人享有知情权 病人的知情权是指病人在治疗过程中有获得必要信息的权利。病人的知情权同时也是一项义务,是病人必须履行的,必须做出同意或者不同意的选择,并且须签字表明态度。病人行使知情权时应具有完全民事行为能力。对于未成年的病人,其知情权的主体是双亲;对于精神病病人、神志不清的病人,其知情权的主体是配偶、双亲、成年子女及其他近亲属等。病人知情权具体包括以下内容。

(1)对有关医疗背景方面信息的知情权:即有对医疗机构和医生的资质、治疗环境、仪器设备、病人如何就诊等方面信息的知情权。

(2)对疾病及疾病诊断、治疗方面的知情权:病人有权获知自己目前的病情,该疾病目前的治疗方法、成效及实施程序,成功的可能性、可能伴随的危险,如不采取治疗的后果等,并有权要求医生作出通俗易懂的解释。从医疗角度不宜告知或当时尚未明确诊断的,应向其家属解释。病人也有权知道处方药物的名称,以及该药物在通常情况下的治疗作用及可能产生的不良反应和正确的用法、用量等。

(3)对病历资料的查阅权、复制权和封存权:病人有权获知有关自己病情及治疗方面的病历资料,对客观性病历有权进行复制,对于主观性病历资料,有权与医方共同予以封存和启封。

病人查阅和复制病历有利于病人行使知情权与自我决定权。赋予病人查阅和复制病历的权利,也是医方履行说明义务的方式。病人查阅和复制病历有利于加强对医方行为的监督,防止在医疗事故发生后,医方涂改病历行为的发生。当病人提出希望获得病历的要求时,无论是否发生医疗事故争议,医疗机构均应提供复印或复制服务。复印或复制病历时,医患双方应当共同在场,以确保复印或复制病历的真实性、有效性。复印或复制完成后,经核对无误,医疗机构应在复印或复制病历的每一页上加盖医疗机构印章。

（4）对医疗费用的知情权:病人有责任向医院支付医疗费用,也有权利了解费用的开支情况。医院有责任对病人提出的相关疑问做出明确答复。

4. 病人享有保护隐私权 病人对于自己生理的、心理的及其他隐私,有权要求医务人员为其保密。病人的病历及各项检查报告、资料不经本人同意不能被随意公开或使用。病人出于诊治疾病的需要使医生知晓自己的隐私,但医生没有权利泄露病人的隐私,这对建立相互尊重、相互信任的医患关系十分重要。

病人有权要求医生为其保守医疗秘密,但当病人的这一权利对他人或社会可能产生危害时,如病人患有传染病、病人有自杀的念头等情况,尽管病人要求为其保密,医生还是应根据具体情况,通知家属或有关部门。

5. 病人享有医疗场所硬件安全权 医患关系主要发生在医疗场所,医疗场所是一个非常特殊的地方,首先它是治病之所,人们通过在医疗场所接受医疗服务缓解或治愈疾病。同时,医疗场所作为一个为不特定病人提供医疗服务的公共场所,又因病人云集而易成为疾病传播的主要场所。因此,如果因医疗场所安全性欠缺导致病人发生损害的,病人有权要求医疗机构承担违约责任或侵权责任。为此,病人有权要求医疗机构尽到以下义务。

（1）医疗机构负有维护其建筑物处于安全状态的义务:医疗机构应当保证其建筑物在设计、建造与装修上处于安全状态。而且,医疗机构内要有良好的紧急灾害应变措施,并将紧急逃生的线路、方法以醒目的方式公布,否则一旦发生突发事件,后果不堪设想。

（2）医疗机构应保持环境整洁、清静:良好的医疗环境是保护病人生命健康、促进病人康复的重要条件,因此医疗机构必须保持环境整洁、清幽。清静的医疗环境能减轻病人的烦躁不安,使之精神放松,更容易接受诊疗与护理。

（3）医疗机构应保证其所提供的医疗设施性能良好:医疗场所内部的一切用于病人诊疗、康复的设施,不得存在安全隐患。如厕所、走廊应设有扶手,给功能障碍的病人带来安全感;电源插座要远离神志不清的病人,以免神志不清或躁动的病人触接电源而被灼伤;病房洗浴室的地面必须防滑,以免病人滑倒跌伤;病人的病床必须带有床挡,以免病人不慎坠床或撞伤等。

（4）医疗机构应建立院内感染控制措施:医疗机构既是治病场所,也是最容易感染疾病的地方。因此,任何一家医院都有防止院内感染发生的义务。该义务指向所有医疗机构,不独指传染病医院。

6. 病人享有监督权 病人在接受治疗的过程中,有监督、维护自己医疗权利实现的权利。病人的监督权具体表现为在病人的医疗权受到侵犯、生命受到威胁而又被拒绝治疗时,病人有权直接提出疑问,寻求解释或通过社会舆论提出批评,要求有关医疗单位或人员改正错误。

病人在治疗过程中,对医疗机构有批评建议权,病人可以对医院的医疗、护理、管理、医德医风等方面进行监督,有权对医院或医务人员各个环节的工作作出客观、恰如其分的评价。无论由谁支付医疗费用,病人都有权审查自己的账单,对医院收费标准进行监督,并有权要求其解释各项支出。病人的这种监督,对维护医疗秩序、提高医疗质量、防止医疗事故有重要作用。

7. 病人享有求偿权和诉讼权 《中华人民共和国民法典》第一千二百一十八条规定:患者在诊疗活动中受到损害,医疗机构或者其医务人员有过错的,由医疗机构承担赔偿责任。病人若因医疗过失受到损害,有获得赔偿的权利,包括请求鉴定权、请求调解权、诉讼权。

8. 病人享有拒绝进行医学试验的权利 不管治疗能给病人带来多大的益处,病人都有权拒绝在其身上进行医学试验。医疗机构不能强迫病人接受治疗,只能说明、说服及解释。

（二）病人在医疗过程中的义务

病人在医疗过程中的义务（obligation）是指在医疗活动中病人应当履行的责任,具体包括以下内容。

1. **诚实、全面地提供疾病信息的义务** 病人在就医时,应当向医生如实陈述病史和病情,尽可能确切地传达其健康信息,既不夸大病情,也不隐瞒过往病史,使医疗人员能够全面准确地收集、了解就医者的疾病史及与疾病发生、发展有关的医学信息,包括来院就诊前的用药情形,从而让医生科学、客观地分析、诊断和治疗。医生也应注意问诊的技巧,尽可能与病人保持充分的沟通,准确把握病人的患病原因和病情,以便对症治疗。

2. **积极配合检查和治疗的义务** 病人求医问诊的目的是治愈疾病,医生治疗的目的是利用其知识和临床技能保护并恢复病人的健康。这些目的能否有效达成,不仅取决于医疗行为是否妥当,也同病人及其家属的密切配合有关,需要在相互尊重、各行其责及诚信可靠中实现这些目的。病人应该充分信任医生,积极配合医疗机构诊治,并按照自己选择的治疗方案专心接受治疗。

3. **接受强制治疗的义务** 强制治疗是对患有法律法规规定疾病的病人,限制其人身自由、进行专门性隔离治疗的一种特殊行为。其目的是保证社会的安全与社会生活的稳定有序。该项义务是国家法律规定的义务,即法定义务。法律规定,患有严重传染病的病人有接受强制治疗的义务,疑似患有严重传染病的人或人群,有接受强制检查、诊断与治疗的义务。此外,还有药物成瘾者的强制戒毒治疗义务和患有严重精神疾病病人接受强制治疗的义务等,以避免对他人和社会构成危害或造成传染。

4. **遵守医院规章制度和医疗秩序的义务** 医院承担着救死扶伤的重大责任,为确保这一职责的更好实现,医院制订了诸多规章制度,如门诊就诊制度、病房管理制度、查房制度、手术制度、药物管理制度、消毒隔离制度、病人探视制度、陪护制度等,这些医疗制度的制订和实施,是为了保证医疗质量,是长期实践经验积累的结果。病人及其陪同人员有义务遵守这些规章制度、配合院内秩序的维持,以使所有病人都能在舒适的环境中接受妥当的诊疗。

5. **支付医疗费用的义务** 医患之间成立医疗服务合同,医生为病人提供妥当的医疗服务,病人则负有给付医疗费用的法律义务。在这种合同中,即便病人的疾病未能痊愈,只要医生提供的医疗服务是妥当的、合理的,病人就必须支付相关费用。医疗费用包括诊疗、处方、检验、药品、手术、处置、住院等各类费用。但是,这并不意味着医生可因病人拒绝支付相关费用而获得拒诊权。

第二节 疾病行为与心理

【案例】

病人,女性,60岁,离休干部,体检发现肺癌,入院治疗。入院后,病人心情一直低落、食欲缺乏,经常去找医生问:"诊断清楚了吗?会不会弄错?一定要手术吗?"当病人得知一定要手术治疗后,食欲和睡眠受到严重影响,急于知道手术怎么做、手术痛不痛、有没有危险、手术后是不是肺癌就治好了等。术前一天,病人一两个小时就去找一次医生或护士,反复询问:"手术有没有问题?会不会有意外?"

【思考】

该病人的心理反应有哪些?如何帮助病人进行心理调适?病人常见的情绪反应有哪些?病人有哪些心理需要?

广义的行为是指生物体为了维持个体的生存和种族的延续,在适应不断变化的复杂环境时所做出的反应。研究疾病行为对于临床诊断、治疗有着重要意义。

一、健康的概念

健康(health)一词在古代英语中有强壮、结实和完整的意思。人们最早提出的健康的概念是没有患病,但人们已经越来越意识到健康不只是没有疾病症状,不能仅仅取决于疾病的表现形式。世界卫生组织(WHO)在 1948 年就给健康下了一个定义:"健康不仅仅是没有疾病或虚弱现象,而且是身体上、心理上、社会上的完好状态。"这反映了人的双重属性,涉及人的生命活动的生物、心理、社会三个方面。由于这一概念体现了整体论的思维方法,使人们对健康的思考向多维的方向发展,有助于增进人们在身体、心理和精神上的协调和一致。健康的实质是每个人能主动地设计自己的生活方式,自己把握自己的健康,以便能愉快地生活和工作,使人的生理和精神、身体和情感成为一个完整的统一体。它要求人们能动地改造环境,有效地控制自己的精神和心理,按有益于健康的方式生活,以获得一种高度地保持人体完好状态的可能性。

二、疾病行为

疾病行为(illness behavior)是由一个人的病感体验引起的具有特定社会意义的行为反应。疾病行为反映了人们解释疾病、回应健康问题的方式。

行为主义认为,行为是生命有机体对内、外环境刺激的反应。从这个意义上讲,疾病行为是人对自身内部不良刺激或外部不良刺激的反应。这种反应的强烈程度、表达方式、持续时间与病人的心理素质、年龄、文化程度、社会地位等因素有关,而起决定性作用的是不良刺激的性质与强度。

(一)疾病的认知过程

疾病的认知过程,既是生物学认知过程(对生物学异常性的认知,或称医学感知),又是社会文化的认知过程,表现为对疾病的自我感知和社会感知。

1. **疾病的医学感知性** 是指机体在生物学上的改变,这种改变可用临床体检、化验等手段测出。通过对大脑、激素及神经体液调节系统等方面的研究,精神心理疾病的发病机制也正在被揭示。例如,躁狂症病人大脑中的乙酰胆碱增高,而抑郁症病人的多巴胺较高。无论是躯体还是精神心理性疾病,都是以生物学改变为基础的,且能用各种医学手段探知和表达,尽管目前还有许多病症的生物学机制尚未明晰,但随着整个科学的发展,医学手段将不断提高,人类对疾病生物学本质的认识将不断深化。

2. **疾病的自我感知性** 是指患病的个体对疾病状态的主观体验。一般来说,疾病状态总是伴随一些症状和体征,使病人有疼痛、乏力及其他明显的不适性感觉,这些不适性感觉成为患病的个体对于自己是否处于疾病状态的最早、最直接的判断依据。有了对疾病状态的感知,才会去寻找医疗帮助,并且通过提供主诉和病史帮助医生作出诊断。病人的主观体验具有真切、直接、明确的指向性及动态性(按时间序列)等特点,这是单纯生物学检查手段不易做到的。因而忽视病人的主观体验而只重视先进的科学仪器设备,不利于对疾病作出正确的判定。现代社会强调个人对生命负责,这种个人的主观体验就更应受到重视,病人对自己是否处于病态的主观判断也应受到尊重。疾病的自我感知性同样会受到社会文化的影响。比如,人们受教育程度较高,对症状和体征就较为敏感;经济发达地区的人比不发达地区的人对症状和体征更为敏感等。此外,人种和人格特征也会对疾病感知有影响。如:意大利人和犹太人对疼痛较为敏感,他们的疼痛反应也会比较夸张;相比艰苦创业的老一代人,享乐型的年轻人对身体上的痛苦更不耐受;多疑者、性格内向者对身体情况往往过分关注,对某些不适有较强烈的主观感受。

3. **疾病的社会感知性** 是指社会对其成员处于疾病状态的知晓、承认和判定。一般来说,疾病状态造成个体某些社会功能的丧失,如劳动能力的丧失等,影响其原社会角色的正常履行,从而引起家庭、学校、社团、工作单位等社会组织的关注。另外,由于社会成员的患病对社会有不利影响,社会对患病的成员必须进行权利、义务和责任方面的重新考虑,因而社会对疾病的感知是必然的和敏感的。社会感知性建立在社会文化的基础上,受社会文化因素的制约。比如,经济高度发达地区扩大了对疾病状态的认可范围,某些轻微的病变或者对正常态的微小偏离,也可被看成病态而受到社会关注。然而,在不发达的贫困地区,大量营养不良的儿童并不能被当作营养不良患儿对待。不同的社会文化背景对疾病状态的反应也有差异,如有些国家和地区把正常分娩也当作疾病。另外,个人对于患病所带来的利弊的感知和评价也会影响社会感知性,一般处于患病状态对己不利时,人们便不愿让社会知晓自己患病的事实。

(二)影响疾病行为的生物-心理-社会模式

美国著名医学家恩格尔(Engel G.L,1977—)提出要以生物-心理-社会医学模式(bio-psycho-social medical model)替代在西方主流医学中占据主导地位的纯生物医学模式。生物-心理-社会医学模式认为,健康状况是生物、心理、社会、文化和物质环境多种引物相互作用的结果,这些引物包括基因遗传、习得性行为、文化的影响、物质环境的质量、社会经济地位、年龄与性别、所经历压力的总和与类型、问题处理方式、饮食、锻炼、危险性药物、社会支持及医疗保健的可获取性。

比较典型的生物-心理-社会医学模式的例子是安慰剂效应。在医学研究中,把有某种健康问题的病人随机分配到实验组和对照组,对照组病人治疗过程中接受的是无作用的安慰剂,然而经过一段时间的"治疗"发现,他们中有相当一部分人会报告疾病症状有所改善,且机体确实显示出症状减轻的表现。安慰剂效应是对生物-心理-社会医学模式的支持,体现了精神健康、身体健康和社会环境状况之间的相互影响:在生物层面,安慰剂效应与大脑中的奖赏系统和疼痛处理机制有关。当个体相信他们正在接受有效的治疗时,大脑会释放多巴胺等神经递质,这些物质能够产生愉悦感和减轻疼痛。在心理层面,安慰剂效应与个体的信念和期望密切相关。当个体相信某种治疗会有效时,他们会感到更加放松和乐观,这种心理状态有助于减轻症状和提高生活质量。在社会层面,安慰剂效应也反映了社会和文化因素如何影响个体的健康。在某些情况下,社会支持、信任和医生与患者之间的关系等因素也可能对安慰剂效应产生影响。

三、病人常见的心理需求和心理问题

(一)病人常见的心理需求

病人的心理-社会需求及其满足情况是影响病人心理状态的一个重要方面。病人的心理需要有不同层次的变化,以下简单论述病人常见的心理-社会需求。

1. **安全与早日康复的需要** 安全感是病人最主要、最基本的需要。患病后,病人首先会考虑疾病对自身安全的影响,如疾病的危险程度、患病周期、并发症和预后等。一个人生病后,不但躯体会发生变化,心理上也会备受折磨。期待心理是一个人渴望生存的精神支柱,是一种积极的心理状态,客观上对治疗是有益的。但医生要谨防过度许诺,因为一旦期待的目标落空,病人极可能陷入迷惘之中,情绪消沉,甚至精神崩溃。

2. **良好的社会支持的需要** 社会支持是指一个人从社会网络中所获得的支持和帮助,包括两方面内容:一是客观的、实际的或可见的支持,是指其他人提供的资源,不管是实物资源还是非实物资源;二是主观的、体验到的或情绪上的支持,是指一个人遇到问题或面对危机时,所感知到的可以依赖他人、向他人寻求帮助的感觉。一方面,医护人员应该主动关心病人,介绍医院的环境和医疗流程,及时和病人沟通交流治疗和护理的措施,取得病人及家属的支持和配合,让病人感受到来自医院的强大的社会支持;另一方面,要在病房中营造一种相互关怀的气氛,整合病人家属和朋友等社会支持力量,共同让病人感受到价值感、被尊重感及安全感。

3. **人格得到尊重的需要** 在疾病诊治过程中,医生和病人都是具有独立人格的人,虽然由于医患双方医学知识掌握水平的不同,在对疾病诊治的决策和理解接受能力等方面存在明显的差异,进而使医生占有主动的优势,而病人处于被动接受的地位,但病人并不因此丧失独立自主的地位。所以,对于诊断、治疗、预后等方面的信息,必须尊重病人的意愿,让病人行使自己相应的权利。

4. 获取诊疗信息的需要 凡是与疾病诊治有关的内容均包括在内:医院的环境(门诊、住院、与病人相关的科室配置等);医院的规章制度;医护人员的相应情况介绍(如资历、专长及出诊时间等);关于疾病的诊断及其依据,需要进行各项检查的目的、必要性、费用及有无痛苦、危害,何时进行,需要如何配合等;检查及化验的结果是否正常,对于疾病诊断有何意义、是否需要进行手术治疗等(事先应向病人介绍清楚,取得病人的认同,并进行签字方可执行)。

5. 和谐医疗环境的需要 病房不仅需要安静、舒适,还需要颜色和光线协调、有植物点缀,再配合人性化的治疗护理,可使病人在温馨和谐的环境中,心身得到放松。同时,病人需要适当的活动与刺激,某些病人的活动被限制在一个固定的环境中,比如监护室、血液病骨髓移植室、脑卒中瘫痪病人的康复室等,会使病人感觉枯燥寂寞。此时,为病人创造一个友好和睦、新鲜刺激的积极氛围,根据不同的病情安排适当的活动,拓宽病人的视野和思维,减轻病人心理上的孤寂和失落是很重要的。

(二) 病人常见的心理问题

病人的心理问题表现在个体身上是千差万别的,但其中必然有一定的规律。分析这些共性的问题有利于把握病人心理反应的一般规律,更好地为病人提供医疗服务。

1. 易产生行为退化 病人可能常表现出与年龄、社会角色不相称,显得幼稚的行为。如常做出一些引人注意的行为,呻吟、哭泣甚至喊叫,以获得他人的关心与同情;或变得过度依赖他人。当一个人认为自己对所处环境没有控制力并无力改变时,就会产生失助感,失助感还可以泛化,导致失望和抑郁等情绪,病人表现为淡漠、缄默不语、自卑自怜。另外,患病后病人往往自信心不足,事事依赖别人,行为顺从、情感脆弱、犹豫不决。

2. 情感易脆弱,敏感性增强 由于受到疾病的折磨,加上预后未知,容易导致病人心烦意乱、情绪易波动、易哭泣和产生莫名的愤怒情绪。病人对自然环境的变化(如声、光、温度等)也会变得特别敏感,稍有声响就会紧张不安,对躯体不适的耐受力下降,主观体验增强,如不能忍受细微的声响、对疼痛异常敏感。还会挑剔别人的说话声调、动作等,易产生反感不满的情绪。

3. 猜疑心加重、自尊心增强 久病不愈的病人易盲目猜疑,医护人员的谈话或者身体的变化都易使病人联想到自己所患的疾病。有些病人甚至对诊断、治疗、护理措施也会产生怀疑,检查、治疗均要详细询问;亲人探视不及时或次数减少亦会使其怀疑亲人对自己变得冷淡等。病人希望得到他人尊重、关心,希望他人能够重视其病情。病人愿意听安慰与疏导的话语,不愿意别人用床号称呼自己,认为自己应受到特殊照顾、特别尊重。

4. 易产生焦虑心理 这是患病后的普遍情绪反应,是对潜在的、可能的威胁产生的恐惧心理,其主要特征是紧张和担心,常因疾病不见好转或病情恶化、康复无望而产生的一种复杂情绪反应,也可因担心家庭、工作、经济、学习等社会因素而焦虑烦恼、坐立不安。焦虑可表现为肌肉紧张、出汗、搓手顿足、紧握拳头、面色苍白、脉搏加快、血压上升等,也可出现失眠、头痛等情况。

5. 抑郁、孤独感增强 抑郁的显著特征为心情低落,其与焦虑一样,是一种复杂的情绪障碍。因患病丧失了劳动能力,或因疾病导致了形象变化,病人变得异常悲观、少言寡语,对外界事物不感兴趣,或哭泣不语或叫苦连天,有的病人会自暴自弃、放弃治疗,甚至出现轻生的念头。

第三节 求医行为与心理

【案例】

病人,男性,28岁,近2个月来总是反复思考一些毫无意义的问题,如"洗水果时是多用一点水好,还是少用一点水好""削带皮的蔬菜(如黄瓜)时,是去皮厚一点好还是薄一点好"等。虽然病人认为想这些事情没有必要,但是控制不住还要想,继而出现洗衣服时总担心洗不干净而反复洗涤,直到自认为洗干净为止的行为,为此耽误了许多时间,正常的工作、生活受到了一定程度的影响。病人脾气逐渐变得急躁,遇到一点小事就爱发火,经常感到疲惫,做事情的兴趣也不如从前,还出现了睡眠障碍,经常要到凌晨一两点才能入睡,故感到很苦恼。

【思考】

病人现在有哪些症状体验?病人是否应该寻求医疗帮助,为什么?影响求医行为的社会心理因素都有哪些?

求医行为不仅与病人所患的疾病有关,还与病人密切相关。病人具有求医动机是治疗疾病的关键,有求医的愿望才可能对疾病进行治疗。

一、求医行为与动机

(一) 求医行为

求医行为(health-seeking behavior)是指发现自己正处于疾病状态的人去寻求医疗诊治的行为。一般认为,求医行为属于一种医学性求助行为,它可以使病人得到医务人员的帮助。非医学性求助行为主要是指病人向各种非医学专业人员(如亲属、朋友、同事等)寻求帮助或劝导,这种行为常常构成求医行为的中间阶段,最终可能导致病人与医生的直接接触。

有些人并没有躯体或心理上的不适,而是为了非医疗目的就诊(如开滋补药品、请"病"假等),这是诈病行为,而非真正的求医行为。

(二) 求医动机

求医动机(health-seeking motivation)是寻求医疗帮助的始发因素,但并不是所有有求医行为的人都具有求医动机,有一部分人是被迫或出于其他动机求医的。因此,根据求医行为是否源于病人自身的求医动机可以把求医行为分为主动求医与被动求医两类。

1. **主动求医** 是病人由于觉察到了躯体或心理上的不良刺激信息,在权衡轻重及有关条件后,产生求医动机,最后转化为相应的求医行为。

2. **被动求医** 可分为两种情况:一种是病人本身没有求医动机,但在他人的要求或督促下求医。这类病人的求医行为是不稳定的,在求医过程中如遇到某种不便,很可能会放弃求医或出现不遵医嘱的情况,因此应强化家属对于此类病人的督促。另一种是病人休克、昏迷或严重精神异常,自主意识丧失,在家属或他人的帮助下求医。

二、影响求医行为的因素

在不同的经济与文化条件下,求医行为的影响因素会有变化。结合我国的国情,可以将影响求医行为的因素分为如下几类。

1. **疾病因素** 病人所患疾病的性质和严重程度等直接影响求医行为,如症状的强度与持久性、对身心功能的影响、发生的部位、对正常活动的影响、病程的缓急等。

2. **认知因素** 对健康与疾病认知水平高的人,患病时求医的可能性较大,这是因为掌握一定的卫生保健知识有助于人们较早地觉察到疾病的某些症状,并且对疾病的发展变化有一定的预见性,对疾病的严重性和危害性一般也比较重视,这就增加了就诊的可能性。反之,那些对卫生健康认识不足或缺少卫生常识的人对疾病的敏感性较差,有时即使感到不适或发现某些体征也不一定及时就医。另外,人们对疾病的情感反应对其求医行为的影响也不容忽视,例如面对癌症,病人感到极度焦虑和恐惧,可能会逃避治疗,进而降低求医动机。

3. **心理因素** 个性、心理状态等可影响病人的求医行为,例如病人的求医行为在很大程度上受性格类型、气质类型等的直接影响。外向型的病人常常夸大疾病的痛苦程度,相对而言,内向型的病人通常很少直接表达疾病的痛苦;如果病人性格是脆弱型的,其倾向于过度依赖医疗卫生服务,而坚强型的病人却常常讳疾忌医。

4. **地理环境因素** 就医地点的远近、交通是否方便也会影响病人的求医行为。乡村、山区和少数民族地区相对缺医少药,医疗网点分布往往也不够合理,群众看病难的问题如果得不到解决,将导致他们求医行为下降。

5. **经济因素** 个人及家庭的经济状况决定着人们对医疗费用的支付能力。目前,我国的医疗保险制度分为城镇职工基本医疗保险制度和城乡居民基本医疗保险制度。根据 2024 年国家医疗保障局数据,截至 2023 年年底,基本医疗保险参保人数达 133 386.9 万人,参保覆盖面稳定在 95% 以上,其中参加城镇职工基本医疗保险人数为 37 093.88 万人,参加城乡居民基本医疗保险人数为 96 293.02 万人。我国已初步建立了多层次的医疗保障体系,解决了许多病人尤其是贫困病人的求医问题。由此可见,要想从根本上解决"看病难,看病贵"的问题,必须从社会政策上着手,帮助低收入人群解决基本医疗保障问题,以使其避免陷入贫穷 - 疾病 - 贫穷的恶性循环之中。

6. **文化价值观** 人们对于患病与否的判断也会受到社会文化因素的影响。如在某些原始部落,一些患有精神病的人常被当作"通神"的人而被视为祭司;美国西南部的奇卡诺人把腹泻、发汗、咳嗽看成是正常的,这使得相当一部分病人在特定文化环境中过着"正常人"的生活而不去求医。

病人求医行为的产生与决策是一种复杂的过程,上述因素有时单独发生作用,有时通过整合产生综合影响。因此,应当从个人与社会两方面着手来提高就诊率。个人方面主要包括:学习卫生保健常识、培养卫生观念、改善经济条件等。社会方面主要包括:建立和健全医疗卫生保健制度,改善医疗服务质量,广泛进行卫生健康与防病治病的宣传教育,增加社会医疗卫生事业投资,增加社会成员的经济收入,为病人就医提供社会、经济、时间等方面的便利,妥善处理好病人就医后可能出现的社会、家庭、个人问题等。

三、过度求医行为

过度求医行为(excessive health-seeking behavior),也称过度使用医疗服务,是指在没有必要的情况下重复使用医疗服务的行为。导致过度求医行为的原因可能是一种"角色行为假冒",即由于种种原因而出现的诈病行为,如为了摆脱某种社会责任和义务、获得某种利益和社会给予病人的特权(如休息和照顾)、希望继续获得病人角色等。严格来说,这种情况下的个体不属于病人。另外,也有一部分病人确实常常感觉到身体的各种不适,有时甚至"病感"十分强烈,以至于以为自己患有重病而反复求医,即使通过各种检查排除了疾病的可能,也不能消除他们顽固的"病感",仍然反复求医,人们把这种重复使用医疗服务者称为疑病病人。过度求医行为的原因可归纳为以下几个方面。

1. **疑病人格** 属于人格障碍,具有疑病人格的人对自身健康特别关心,容易产生焦虑,"病感"常常比实际情况要严重,稍有不适就会去找医生。

2. **疑病症** 属于心理疾病,有疑病症的人总认为自己患有重病,并不能被各种阴性检查结果和医生的一般性解释说服,反复求医。

3. **"躯体化"** 这是由心理加应激导致的躯体障碍。常因检查未能找到相应器质性证据而不能得到有效的治疗,从而造成病人反复求医。

4. **继发性获益** 由于"患病"可获取某些利益而反复求医,如得到经济赔偿、得到家人关心、回避矛盾、摆脱困境等。这种情况大都是病人不自觉的一种表现,但其中也不乏有意装病者。

5. **药物依赖** 由于对某些药物形成了依赖性,为获取药物而反复求医,部分病人甚至丧失人格,采用欺瞒、哄骗的做法以达到目的。

6. **疾病迁延难愈** 由于某些原因,病人不遵医嘱,从而导致疾病迁延难愈。

第四节 遵医行为与心理

【案例】

病人,女性,82岁,因胰腺炎入院。医生要求下胃管,病人老伴不同意,拒绝签字。医生要求禁食禁水,过了一会儿,病人老伴看病人又渴又饿,多次与医生、护士发生冲突,非要让病人吃东西。医生坚持住院治疗期间必须禁食禁水,病人老伴签字带病人出院。走之前给病人喝了很多水,并吃了鸡蛋糕。出院后,夜里病人因急诊回到医院,诊断为重症坏死性胰腺炎。病人最终经抢救无效死亡。

【思考】

什么是遵医行为?遵医行为的影响因素有哪些?病人不遵医行为的原因是什么?如何强化病人的遵医行为?在遵医过程中应该注意哪些因素?

医疗的效果如何,不仅与医护人员的医疗技术水平有关,而且与病人是否遵守医嘱、严格按照治疗方案接受治疗有很大的关系。

一、遵医行为的概念

遵医行为(treatment compliance behavior),也称病人的依从性,是指病人对医嘱(包括治疗方案、生活方式指导等)的执行程度,一般与求医行为同时或在其后发生,这是病人行为最重要的一方面,决定着诊疗效果和转归。提高病人遵医行为对病人来说是提高疗效、促进康复、维护健康的一个非常重要的因素,同时也是减少医药资源浪费的重要途径,因此必须高度重视对病人遵医行为的研究。

临床上根据病人对医嘱的依从情况,将病人的遵医行为分为完全遵医行为、不完全遵医行为和不遵医行为三种。

1. **完全遵医行为** 完全遵从医嘱,多发生在住院病人、危重病人、急性病病人、器质性疾病病人中。

2. **不完全遵医行为** 有些人有求医行为,但遵医行为不完整,并不是完全地遵从医护人员的嘱托,甚至拒绝接受某些治疗、检查和护理。不完全遵医行为多发生在门诊病人、症状较轻病人、慢性病病人、神经症病人中。

3. **不遵医行为** 这种人有求医行为,但却不执行医嘱。不遵医行为发生的原因包括对医护人员不信任或执行医嘱困难(如经济困难)等。

二、影响遵医行为的因素

很多因素可影响病人的遵医行为,既有病人自身的因素,也有医生方面的因素及医患交流等方面的因素,医患双方对不遵医行为都有一定的责任。具体影响遵医行为的因素包括以下几方面。

(一)疾病和治疗方面的因素

1. **疾病的严重程度** 由于所患疾病及医生的治疗方案各不相同,人们遵医行为的程度也有所不同。如果病人认为疾病很严重,可能会表现出较好的遵医行为。

2. **医嘱的可执行性** 病人只有理解、接受医嘱并形成良好的医疗意向才能执行医嘱。患者对医嘱不能正确执行,很大程度上是由医患交流障碍所引起的。医生一方,有些医嘱必须让病人理解其中的医学道理和不按此执行可能造成的严重后果,病人才能主动配合。而病人一方,存在病人对医嘱内容理解有误、记忆不清或对药品的不良反应和过量用药可能造成的危害认识不足等情形,又或是有些病人对医生不信任或有些慢性病病人久病成医,想当然用药等情形,这些均会影响医嘱的执行。

3. **医疗费用** 有足够的收入、享受医疗保险、自己付费不多的病人,可能会认为治病很重要而产生较高的遵医行为;经济困难、没有医疗保险者,可能会因为不堪承受高额的医疗费用而自行减少药物的药量、缩短疗程,甚至完全停止用药。然而,也可能有病人因自己付费不多而对治疗比较随意,导致遵医行为下降;也可能有需要自己负担医疗费用者希望尽快治愈疾病而提高遵医行为。

4. **治疗过程复杂性** 如果治疗过程比较复杂,尤其是需要采取多种治疗手段时,病人往往难以坚持,因此治疗内容越复杂,病人越不容易遵从。慢性病病人由于疾病的慢性迁延折磨,难以坚持正规的治疗方案,遵医行为容易下降。例如对于糖尿病的治疗,多数病人认为难以坚持。另外,治疗措施可能要求病人改变其不愿改变的工作习惯、生活习惯等,这也会降低遵医率。有研究发现,大多数患饮酒导致的肝脏疾病的病人仍在继续饮酒。

5. **治疗或检查的痛苦程度和不良反应** 治疗或检查给病人带来的痛苦越大,病人越不愿意接受。如某便血病人在直肠镜检时发现直肠息肉,医生建议手术切除,但病人自认为难以耐受手术带来的痛楚,坚持不在医院治疗,数年后症状加重,被诊断为晚期直肠癌,威胁病人的生命安全。一般神经症病人、慢性病病人执行医嘱时自行改变较多,这种改变有时会带来严重的后果。治疗过程中,因服用药物出现的各种不良反应如不能及时得到医生的解释,病人也可能因担心药物带来不良后果而减少药物的应用或终止治疗。

（二）病人自身因素

1. **年龄、性别等社会文化因素** 年龄对病人的遵医行为会产生较大影响。例如青少年因病被隔离或需长期治疗者,依从性较差;老年人视力减退、听力下降、认知功能下降可能导致其不遵医行为的增加。女性的体重焦虑似乎会干扰她们控制血糖药物的使用。

2. **病人的心理状态** 如果病人认为自己受到疾病威胁,相信医生推荐的治疗方案是行之有效的,并且对治疗作用和不良反应有所了解,病人就可能有较高的遵医行为。而那些认为疾病对自己影响不大或者认为治疗弊大于利、担心不良反应的病人,其遵医行为就会比较低下。病人的遵医行为也常常与他们接受医嘱时的认知和情感因素有关。要遵守医嘱,病人必须在认知上知晓自己该做什么、在情感上理解采取这些行为对疾病康复的意义。有些医嘱比较复杂,而且是在病人没认真倾听时告诉他们的,或者即使治疗信息是以书面形式呈现的,如果病人的文化程度不高,或缺乏专业知识,他们也不能完全理解,这些都会影响遵医行为。另外,社会支持也是影响病人遵医行为的心理因素。从家人或他人处得到比较多的安慰、关怀和帮助,病人的遵医行为就高;当社会支持涉及对健康问题的关怀、鼓励和帮助时,病人所得到的支持对遵医行为最为有益。但应该注意,有些缺乏科学性的社会支持可能会导致不遵医行为的产生。

三、强化病人遵医行为的方法

充分调动病人配合治疗的积极性和主动性以提高遵医行为,是取得良好医疗效果和社会效果的关键。因而有必要采取一定的方法和措施,强化病人的遵医行为,以保证诊断、治疗的顺利进行。强化病人的遵医行为主要从以下几个方面着手。

1. **医生方面** 要提高医生的业务能力、技术水平,提高医疗服务的整体质量,使病人信任、尊重医生,要加强医院的管理和服务,努力改善医患关系。在制订治疗方案时应尽可能让病人参与或取得病人的支持;医嘱应简明、扼要、清楚,需针对难懂的医嘱进行耐心细致的解释工作,还应对医嘱的执行情况进行检查、监督。

2. 病人方面 主要应通过适当的卫生教育和劝说、解释,提高病人对健康与疾病的认识,增强病人尊重医嘱、治疗疾病的社会责任心。病人的行为是由不同的心理活动层次决定的。浅层次的心理活动是行为的直接动因,但其往往容易受外部环境、情境及他人影响,如医务人员的服务态度、医嘱是否明确等。而深层次的心理活动,主要包括对人生的信念、对健康与疾病的基本认知与态度、对生与死的基本看法等,这些一般不易受到外部环境的影响,但对病人的行为起着稳定的、持续的决定作用。因此,通过卫生宣传教育和其他积极的社会教育,增强卫生健康观,是强化病人遵医行为的根本性措施。

3. 告知技巧方面 在治疗过程中,要注意运用一些提高病人对医嘱的理解、记忆和执行程度的方法:①在与病人互动过程中,要突出强调有关诊断、治疗的关键内容,不要将这些关键内容夹杂在一般的谈话中,使病人不得要领,以致降低遵医率;②医嘱内容要具体,不能只是一些空泛无边的劝告;③告知方式要因人而异,尽可能使用病人易懂的词句;④重要的、不易记忆的内容最好使用书面形式呈现,并且要做到字迹清楚、容易识别;⑤关键地方要反复强调,特别是对老年病人、文化程度低的病人,最好让他们将医嘱复述一遍,以确保他们听懂并记住;⑥医嘱内容要做到主次分明、重点突出。

4. 合作模式方面 根据病人的具体情况(如文化程度、患病时间等),尽可能按照“共同参与型”和“指导-合作型”医患关系模式,让病人与医生一起讨论治疗方案,使病人在讨论过程中,能逐渐理解并记住医嘱中的种种要求,并在医患双方相互沟通和理解中,调动病人的积极性和主动性,达成医患关系的最佳模式,从而提高遵医率,保证医疗全过程顺利进行,促使病人早日康复。

（杨盼盼）

第二章 医生角色

英国作家罗·路·史蒂文森曾说:"医生是我们文明世界的精华。"众所周知,医生的天职是救死扶伤,治病救人。对于一个国家的医疗卫生事业而言,医生永远都是这一事业的核心和中坚力量,在社会中扮演着至关重要的社会角色。所以说医生是一个神圣的、令人尊敬的职业。正如美国思想家爱默生所说:"只要生命还可珍贵,医生这个职业就永远倍受崇拜。"

第一节 医生角色内涵

> 【案例】
> ——我愿意做一辈子值班医生。
> ——我是中国人,我要和我的事业共存。
> ——救活一个产妇、孕妇,就是救活了两个人。
> ——我一闲下来就会感到寂寞、孤单,生命就会完结。
> 林巧稚,中国医学家,是中国妇产科学的主要开拓者、奠基人。她献身医学事业,自她走上工作岗位到临终前夕,心中只有妇女、儿童的安危。在生活和事业两者不可兼得的条件下,她为事业终身未婚。"创妇产事业,拓道、奠基、宏图、奋斗、奉献九窍丹心,春蚕丝吐尽,静悄悄长眠去;谋母儿健康,救死、扶伤、党业、民生,笑染千万白发,蜡炬泪成灰,光熠熠照人间。"短短数字展现了她一生的医学成就、医德医风与伟大的奉献精神。

> 【思考】
> 什么是医生? 医生的职业有什么特点? 如何看待医生的职业精神? 医生应该遵循什么样的职业行为原则与规范?

一、医生角色概念

(一)医生及其职业起源

1. **什么是医生** 医生(doctor)是指掌握医药卫生知识,从事疾病预防和治疗的专业人员的统称。古代称医生为大夫或郎中,现在"大夫"一词在北方人中也较常用,南方人对医生的尊称为郎中。我国一般又将医生职业分为医生和医士。医士这一名称首先见于我国北宋时期(12世纪初期),现指受过中等医学专业教育或具有同等学力,经卫生部门审查合格,从事医疗预防工作的中级医务卫生人员。按照专业性质,可将医士分为各专科医士、卫生医士、牙医士和助产士。医生这一名称首先见于我国春秋战国时期,现指受过高等医学教育或长期从事医疗卫生工作,经卫生部门审查合格,具备医生水平的高级医务卫生人员。在医院里,按职责分工,将医生分为住院医生、主治医生和主任医生。

在欧美,医生普遍被称为"physician",只有外科医生被称为"surgeon"。中世纪后,人们普遍认为"内科学"="医学"="内科医生"="医生(physician)",而外科医生的工作是美容和理发,只作为医疗补助工作存在。随着时代发展,外科医生和药剂师逐渐开始独自进行治疗,他们也被看作医生。

2. 医生职业起源 医生是一个很古老的职业,有着悠久的历史。它是伴随着人类社会生活实践及生产实践而必然出现的职业。在原始社会,无论是东方还是西方,由于生产力水平极其低下,人类自身的认识能力也非常有限,尽管有医疗实践活动的初步萌芽,但当时医巫不分,医术甚至屈从于巫术。尽管有少数人兼做医疗活动,但还没有出现明显的医生职业。在奴隶社会,由于生产力的发展,社会财富逐步增加,社会中开始出现了脑力劳动和体力劳动的分工,医生职业便随之而产生。但由于东、西方的政治制度、社会经济、地域环境、教育方式、思维方式、宗教艺术、民族习俗等传统文化的差异,促进了东方以中国为代表的古代中医学的产生及西方医学的奠基。

(1)中国医生职业的起源:大约在公元前14世纪,我国便出现了用药物治疗疾病的医生。据《周礼》记载,周代已经出现了专职医生,并同时建立了我国最早的医事制度。战国时期,我国第一部医学经典著作《黄帝内经》问世,从此医生有了医学理论的指导和行为道德规范的要求。《黄帝内经》不仅确立了我国古代医学理论体系的雏形,而且标志着我国传统医业的初步形成,自此出现了以治病为职业的医生,医巫开始逐渐分家。最典型的代表是古代名医扁鹊曾把"信巫不信医"者列为不治对象,对神论进行了有力的抨击。东汉时期出现了著有《伤寒杂病论》的名医张仲景(约公元150—219),他在书中序言里已将医术和医德结合。东汉末年的华佗,医术精湛、品德高尚、不慕名利、不攀权贵,他的医术、医德一直为后世医家所称道。但在奴隶社会和早期封建社会,从事医生职业的人仍然很少,医生大多都是单独活动、散居民间的,相互之间缺少联系,还未形成独立的职业群体。

(2)西方医生职业的起源:西方奴隶社会时期,值得一提的是欧洲文明古国古希腊,其文明受惠于古埃及。据文字记载,埃及在公元前16世纪便有了专司治病的医生。公元前9世纪,古希腊人就提倡医生应由精通技艺的人来担任,并提出医生应该是"大众的公仆"的名言。西方医业的奠基者首推古希腊的医学家希波克拉底(约公元前460—公元前377),他一生著书立说,留下大量经典,尤其是《希波克拉底誓言》至今仍在世界各地流传,已成为各国医学生的医德经典。希波克拉底被誉为"西方医学之父"。古罗马医业的主要代表人物盖仑(约公元130—200)继承了希波克拉底的体液学说,发展了机体的解剖结构和器官生理学概念,为西方医业中的解剖学、生理学、病理学和诊断学的发展起到了奠基的作用。盖仑的学说在中世纪医学中占据着绝对统治地位,从公元2世纪到16世纪长达一千多年的时间内,其学说被奉为信条,他本人被尊称为"医圣"。当时,一方面医生把盖仑当作崇拜的偶像,另一方面医学又屈从于神学。医学科学不仅没有得到进一步发展,而且不少医学家与僧侣、神灵相互融为一体,把僧院变成所谓的"医术中心",科学与迷信混杂在一起,使医生职业蒙上了一层神秘主义色彩。直到16世纪文艺复兴时期,欧洲医学才摆脱了中世纪宗教、经院哲学的羁绊,走上了实验医学的道路,同时涌现出了一大批近代医学家,使医生职业队伍逐步走上实验化、科学化的道路。然而,这期间医生仍然主要以个体活动的方式看病、治病。

(二)医生角色及其职业特征

1. 医生角色定义 医生角色(doctor role)是指在医患关系中占据主导地位,并遵从与诊断、治疗相关的职业规范,通过一定的行为模式对病人负责的群体。医生角色是医疗卫生队伍的主体,是一个重要的社会角色。一个以从事医疗卫生工作为主要职业的人无论置于何时何地,都可以认为他是一位医生,但他未必时时处处都扮演着医生角色。可见,社会角色(包括医生角色)的存在取决于一定的社会条件或背景。

2. 医生角色的职业特征 医生角色与医生是两个不同的概念,医生角色具有明显的职业特征。

（1）职责上的专一性：如果医生的工作超出了职责范围，就可能会把本来与医学无关的行为界定为疾病行为，从而剥夺病人的正当权利；就可能利用职业特权及病人对医生的依赖和信任，把病人当作可以利用的工具，在感情、经济、性等方面利用病人。随着医学模式的转变，医学的研究领域和服务范围不断扩大，医生的职责范围不仅限于疾病的诊疗，也日益进入社会和心理领域，越来越多的社会行为、心理问题被看作医学问题或遗传问题。

（2）学习上的长期性：医生职业的特殊性要求医生必须医术精湛、医德高尚，医生应当集医术和医德于一身。但医学技术的知识体系相当复杂，医生不仅需要掌握生物科学知识，而且需要掌握众多的医学分科知识，这需要有相当长的技术训练时间和足够多的实习机会。因此，医学教育的时间比普通高等教育的时间长，且取得执业证书后，医师仍要保持终身学习，才能跟上医学知识的迅速更新。

（3）技术上的专门性：一个人之所以能够扮演医生角色，首先是因为他经过了专门的职业学习和技术训练，并获得了同行的认可。技术上的专门性大大提高了医生的技术威信和地位，并确立了医生在医疗过程中的主导地位。

（4）情感上的中立性：医患关系的主客体都是人，人与人之间会产生一定的情感，医患角色之间的情感是不对称的，这种不对称性是由医生情感的理智性决定的，不论病人对医生是何种情感（好的或坏的），都不能影响医生对病人的一视同仁和同情关怀。医生角色情感的理智性还表现在对于病人的超乎寻常的情感和不正常的表现应当理智对待，否则会影响治疗效果和正常的医患关系。

（5）职业上的风险性：医生的职业风险体现在以下几个方面：①医生工作在与疾病战斗的第一线，感染各类疾病的风险极高，自身的健康处在高风险状态；②由于医疗领域存在局限性，以及病人的情况千差万别，使得医生每天的诊疗过程都存在发生医疗事故的风险；③病人作为特殊的客户群体，容易处于负面情绪爆发的边缘，医生受到来自服务对象对其身心的伤害概率高于其他行业。

（三）医生角色的职业精神

1. 职业精神内涵

（1）职业（profession）：就是人们由于社会分工和生产内部的劳动分工，而长期从事的具有专门业务和特定职责，并以此作为主要生活来源的社会活动。人们在一定的职业生活中能动地表现自己，就形成了一定的职业精神。

（2）职业精神（professionalism）：是指与人们的职业活动紧密联系、具有自身职业特征的精神。医生的职业精神是医生群体对大众的承诺，是医学这个专业/行业向社会的承诺。

职业精神的基本要素包括以下几个方面：①职业理想，包括维持生活、完善自我和服务社会三方面；②职业态度，具有经济学和伦理学的双重意义；③职业责任，分为职业团体责任和从业者个体责任；④职业技能，目前各职业对职业技能的要求越来越高；⑤职业纪律，是法规性和道德性的统一；⑥职业良心，可依据履行责任的要求，对行为的动机进行自我检查，对行为活动进行自我监督；⑦职业信誉，是社会对职业单位和从业者的肯定性评价，是职业行为的价值体现或价值尺度；⑧职业作风，从业者在其职业实践中所表现出的一贯态度。

职业精神由以上多种要素构成，共同形成严谨的职业精神模式。而职业精神的实践内涵体现在敬业、勤业、创业、立业四个方面。

2. 医生的职业精神

（1）医生职业精神的内容：①医生必须承担专业责任，坚守道德原则，用尊重、同情和诚实的态度对待病人和社会需求，把病人的利益放在第一位；②表现出对病人和社会的高度责任感，推动科学的发展；③恪守与医疗照顾相关的伦理原则，尊重病人的知情权、隐私权等；④对病人的文化、年龄和存在的功能障碍做出适当的积极反应。

（2）医生职业精神的三项基本原则：①将病人利益放在首位原则；②病人自主原则；③社会公平原则。

（3）医生职业精神的十项职业责任：①提高业务能力的责任；②对病人诚实的责任；③为病人保密的责任；④和病人保持适当关系的责任；⑤提高医疗质量的责任；⑥促进享有医疗的责任；⑦对有限的资源进行公平分配的责任；⑧对科学知识负有责任；⑨通过解决利益冲突而维护信任的责任；⑩对职责负有责任。

（四）医生角色职业行为原则与规范

1. 医生角色职业行为原则 医生角色职业行为主要是通过诊疗行为体现出来的。为了建立良好的医患关系，医生应掌握行为科学知识，并努力应用于对病人的检查、谈话和治疗之中。医生对待病人应遵循以下原则。

（1）病人利益至上原则：在医疗活动中应兼顾疾病与病人两方面。必须按照生物 - 心理 - 社会医学模式对待病人。医疗行为要以病人为中心，尽心尽力为病人解除病痛，促进其康复；给予病人同情和体贴，提供一流的医疗服务。

（2）尊重病人权利原则：任何时候都不得以任何借口拒绝病人合理的求医要求，在科学和技术条件允许的范围内尽力满足病人的诊疗要求。

（3）医疗服务公平原则：医疗服务中要平等待人，不以病人的性别、年龄、文化程度、社会地位、权势大小、衣着外貌等区别对待，更不许因收礼受贿等因素出现诊疗服务方面的差异或不公平现象。

（4）诊疗服务最优化原则：充分利用诊疗的物质条件，发挥优良的诊疗技术水平为病人解除病痛。要兼顾近期疗效和远期疗效，也要考虑病人的经济利益。在医疗条件允许的范围内，选择疗效最好、痛苦最小、花费最少的诊疗手段。

（5）坚持医疗保密原则：医生应坚持必要的医疗保密制度。实践证明，医疗保密制度对疾病的康复有着十分重要的积极作用。

（6）具有良好的职业风格：职业风格是医生的防护工具，它可以弥补医生的焦虑、犹豫不决所形成的弱点。但不同的医生有不同的人格，也可形成不同的风格。良好的职业风格是医生高度负责的态度和丰富的医疗经验的体现。

（7）坚持医患互动原则：医生的言语行为对病人有强大的心理影响，医生的角色行为与病人的期待相吻合，医患之间的人际吸引力就会增强。医生的言语行为稍有不慎，也可能导致"医源性疾患"或消极的心理状态，或者损害医患关系。诊疗过程中要充分调动病人的主观能动性，使其积极参与、配合治疗。

2. 医生角色的行为规范 医生角色的行为规范是指医生在从事医疗活动过程中，履行义务、行使权力时所必须遵循的行为准则。它包括两个方面：技术性行为规范和非技术性行为规范。

技术性行为规范是指医生在从事检查、诊断、治疗等医疗活动时，必须严格执行的一整套技术要领和操作常规。这是由医学特定的专业性质决定的。

非技术性行为规范是指医生在医疗工作中，必须遵循的除技术操作常规以外的一整套行为准则。这套行为准则可以是成文的，也可以是不成文的，但都要受到社会道德规范的制约，与医生的权利、义务密切相关。

2012 年 6 月 26 日，卫生部、国家食品药品监督管理局和国家中医药管理局组织制定了《医疗机构从业人员行为规范》，其中的第二章规定了医疗机构从业人员的基本行为规范，如下所示。

第四条 以人为本，践行宗旨。坚持救死扶伤、防病治病的宗旨，发扬大医精诚理念和人道主义精神，以病人为中心，全心全意为人民健康服务。

第五条 遵纪守法，依法执业。自觉遵守国家法律法规，遵守医疗卫生行业规章和纪律，严格执行所在医疗机构各项制度规定。

第六条 尊重患者,关爱生命。遵守医学伦理道德,尊重患者的知情同意权和隐私权,为患者保守医疗秘密和健康隐私,维护患者合法权益;尊重患者被救治的权利,不因种族、宗教、地域、贫富、地位、残疾、疾病等歧视患者。

第七条 优质服务,医患和谐。言语文明,举止端庄,认真践行医疗服务承诺,加强与患者的交流与沟通,积极带头控烟,自觉维护行业形象。

第八条 廉洁自律,恪守医德。弘扬高尚医德,严格自律,不索取和非法收受患者财物,不利用执业之便谋取不正当利益;不收受医疗器械、药品、试剂等生产、经营企业或人员以各种名义、形式给予的回扣、提成,不参加其安排、组织或支付费用的营业性娱乐活动;不骗取、套取基本医疗保障资金或为他人骗取、套取提供便利;不违规参与医疗广告宣传和药品医疗器械促销,不倒卖号源。

第九条 严谨求实,精益求精。热爱学习,钻研业务,努力提高专业素养,诚实守信,抵制学术不端行为。

第十条 爱岗敬业,团结协作。忠诚职业,尽职尽责,正确处理同行同事间关系,互相尊重,互相配合,和谐共事。

第十一条 乐于奉献,热心公益。积极参加上级安排的指令性医疗任务和社会公益性的扶贫、义诊、助残、支农、援外等活动,主动开展公众健康教育。

《中国医生宣言》全文
(2011·北京)

健康是人全面发展的基础。作为健康的守护者,医生应遵循病人利益至上的基本原则,弘扬人道主义的职业精神,恪守预防为主和救死扶伤的社会责任。我们深知,医学知识和技术的局限性与人类生命的有限性是我们所面临的永久难题。我们应以人为本、敬畏生命、善待病人,自觉维护医学职业的真诚、高尚与荣耀,努力担当社会赋予的增进人类健康的崇高职责。为此,我们承诺:

1. 平等仁爱。坚守医乃仁术的宗旨和济世救人的使命。关爱患者,无论患者民族、性别、贫富、宗教信仰和社会地位如何,一视同仁。

2. 患者至上。尊重患者的权利,维护患者的利益。尊重患者及其家属在充分知情条件下对诊疗决策的决定权。

3. 真诚守信。诚实正直,实事求是,敢于担当救治风险。有效沟通,使患者知晓医疗风险,不因其他因素隐瞒或诱导患者,保守患者私密。

4. 精进审慎。积极创新,探索促进健康与防治疾病的理论和方法。宽厚包容,博采众长,发扬协作与团队精神。严格遵循临床诊疗规范,审慎行医,避免疏忽和草率。

5. 廉洁公正。保持清正廉洁,勿用非礼之心,不取不义之财。正确处理各种利益关系,努力消除不利于医疗公平的各种障碍。充分利用有限的医疗资源,为患者提供有效适宜的医疗保健服务。

6. 终生学习。持续追踪现代医学进展,不断更新医学知识和理念,努力提高医疗质量。保证医学知识的科学性和医疗技术应用的合理性,反对伪科学,积极向社会传播正确的健康知识。

守护健康、促进和谐,是中国医生担负的神圣使命。我们不仅收获职业的成功,还将收获职业的幸福。我们坚信,我们的承诺将铸就医学职业的崇高与至善,确保人类的尊严与安康。

《日内瓦医生宣言》

At the time of being admitted as a member of the medical profession：

I solemnly pledge myself to consecrate my life to the service of humanity；

I will give to my teachers the respect and gratitude which is their due；

I will practice my profession with conscience and dignity；

The health and life of my patient will be my first consideration；

I will respect the secrets which are confided in me；

I will maintain by all means in my power，the honor and the noble traditions of the medical profession；

My colleagues will be my brothers；

I will not permit considerations of religion，nationality，race，party politics or social standing to intervene between my duty and my patient；

I will maintain the utmost respect for human life，from the time of its conception，even under threat，I will not use my medical knowledge contrary to the laws of humanity.

I make these promises solemnly，freely and upon my honor.

Declaration of Geneva：Physician's Oath
The Second General Assembly of the World Medical Association，1948

准许我进入医业时：
我郑重地保证自己要奉献一切为人类服务。
我将要给我的师长应有的崇敬及感戴；
我将要凭我的良心和尊严从事医业；
病人的健康应为我的首要顾念；
我将要尊重所寄托予我的秘密；
我将要尽我的力量维护医业的荣誉和高尚的传统；
我的同业应视为我的同胞；
我将不容许有任何宗教、国籍、种族、政治或地位的考虑介入我的职责和病人之间；
我对人类的生命，自受胎时起，即始终寄予最高的尊敬；
即使在威胁之下，我将不运用我的医学知识去违反人道。
我郑重地、自主地并且以我的人格宣誓以上的诺言。

《日内瓦医生宣言》
世界医学协会 1948 年日内瓦大会采用

二、医生角色的分类及特点

(一) 医生角色的分类

所谓医生角色，实际上是对各种专科医生的总称，根据专业性质，可将其分为内、外、妇、儿、口腔、五官、皮肤和保健等科医生。近几十年来，医生职业内部的专业分化趋势越来越明显。导致这一发展趋势的原因，有人认为是医学高度发展使得其学科的内在结构已变得十分丰富、复杂，以至于一个人要完全掌握医学体系内部各专业必需的理论知识是不可能的。国外学者认为还有一个与这种趋势有关的事实，即专家比普通医生有更高的声誉和更多的收入。这种专业分化的趋势既有利于职业角色专业水平的提高,也有利于角色行为的规范化、具体化,这对于满足社会需要、推动临床医学的发展具有重要意义。但是由于专业分化越来越细,专业化程度越来越高(如在分科的基础上又进一步分组),专业角色的知识技能变得精深而狭窄,职业内的角色差别也越来越大。这就容易使医生角色之间的互动质量与数量下降,从而直接影响医疗系统的正常运行。

1. **根据医生角色的职称分类** 根据医生角色的职称,可将医生分为:住院医生、主治医生、副主任医生和主任医生。这种分类反映了医疗系统内部角色的等级制度。它是以医生角色的专业水平、医德、医风、资历、学历等多种因素综合作为依据的。医生角色的职称差别既规定着医生的不同行为方式,又构成了医疗系统内部等级分层的基础。它对于医生角色职业内地位的垂直流动起到一种内在的动力作用。因此,建立合理的职称制度和职称评审方法,将使医疗系统获得强大的生命力。

2. **根据医生角色的经济隶属关系分类** 根据医生角色的经济隶属关系,可将医生分为:全民所有制医生、集体所有制医生、私人开业医生。在中国,全民所有制医生占大多数,主要分布在省、市、县、区各级医院,其生活和工作都比较稳定;集体所有制医生也占有一定比例,主要分布在区、乡、街道卫生院,其经济来源基本有保障;私人开业医生人数正在不断上升。1988年,卫生部、国家中医药管理局发布了《医师、中医师个体开业暂行管理办法》,对医生的个体开业资格、管理、奖惩等作了具体规定,有助于私人开业医生队伍的健康发展。在美国,医生私人开业的方式比较多,有单独开业、合作开业和小组开业等;在中国,医生私人开业主要有个体单独开业、合伙开业、股份合作开业等形式,随着医疗体制的改革,今后将会有更大的发展。

(二) 医生角色的特点

在发达国家,职业可能是声望的重要影响因素。在美国,2013年12月进行的一项民意调查结果显示:美国人最信任的职业中,医生排名第四。在德国,医生是令人羡慕的职业。德国每年开展的民意调查结果显示:医生位居最受人尊敬职业的前两位。在我国,医生同样也被看成是有技术、收入高、令人羡慕的职业。香港中文大学对香港特别行政区17项职业声望的调查结果显示:科学家排名第一,占被调查人数的59.8%;第二位则是医生,占被调查人数的34.2%。在中国香港特别行政区,医生职业普遍受人尊敬。医生职业具有一定的优势是由来已久的,这种优势主要是由医生角色的特点决定的。概括起来,医生角色有如下特点。

1. **角色行为关乎生命健康** 医生角色所掌握并运用的科学技术手段关系到人的生命安危,其行为关乎人的生命与健康。宋代医学家林逋在《省心录》中提出了"无恒德者,不可以作医,人命生死之所系",即表明医生角色作用的特殊性。尤其是现代社会,人们对健康保健的需求从广度和深度上都大幅度提高,使医生职业受到更多的关注。

2. **角色扮演准备期长** 医生职业的特殊性要求医生必须医德高尚、医术精湛,集医德和医术于一身。但医学技术的知识体系相当复杂,医生不仅需要掌握生物科学知识,而且需要掌握众多的医学分科知识,这需要有相当长时间的技术训练和足够多的实习机会。因此,医学教育的时间比普通高等教育的时间长,即使在学制较短的中国,医学院校的学制也要达到五年、六年以至八年。

3. **角色情感理智公正** 医生这个职业是面对人的职业,因此要求医生将冷静的理智和公正的情感紧密结合,即在对待疾病时,表现为冷静和理智,在面对病人时,表现为一视同仁地给予同情和关怀。在对病人表达关爱的同时,又能理性帮助病人解决患病问题。如对女性病人和精神病病人,医生不能滥用感情,应时刻注意将自己的情感控制在医德情感的范围之内。

4. **角色规范明确严格** 由于医生职业的特殊性,自古以来医生角色的规范和行为模式都很严格、全面、具体,无论是西方的《希波克拉底誓言》还是我国的《论大医精诚》《医家五戒十要》等,都详细规定了医生角色的行为规范。进入现代社会,医生的行为规范更是越来越多地上升到法律层面,如《中华人民共和国刑法》中便规定了"医疗事故罪",这些变化无疑使医生的角色规范更严格、明确。

三、医生角色的定位

(一) 医生角色基本定位

1. 医生是国家卫生政策的具体执行者　医生需要关注国家对卫生行业的政策导向,其行为直接体现国家对卫生服务的宏观调控。国家的宏观政策通常是针对社会上利益群体间的矛盾或冲突而制定的具有导向性的行为准则,它规定了人们的权利和义务,控制着人们对资源的获取和利用。医生与消费者(病人及健康人群)之间的互动关系在很大程度上直接体现了医疗卫生行业的国家政策和法规。在当前日益多元化的医疗服务市场中,医生因为直接决定药品、医疗器械、诊疗项目的使用及住院时间等影响医疗市场行为的因素,成为医疗行业各种利益相关集团之间的联系纽带,面对着较多与其角色不相容的利益诱惑。医生在日常工作中,如果能严格执行国家相关政策规定,以自身实际行动将政策信息反馈给广大消费者,不仅有助于规范行业行为,帮助人们了解国家对卫生事业和人们健康水平的关注和保护,而且可以赢得群众的尊重和信任,营造良好的社会支持环境。

2. 医生是人类健康的维护促进者　医生作为人类健康的维护促进者,首先必须是医学专家,要具备扎实、广博的医学基础知识和熟练的操作技能。在为病人诊断和治疗的过程中要始终保持冷静、稳重、耐心和细致的特质,能够正确诊断和治疗疾病,稳妥处理各种可能发生的状况。病人判断医生是否值得信任首先考虑的因素是医生业务水平如何,一名技术高超的医生通常具有很高的社会知名度。同时,医生要尊重病人,善于与病人沟通,具有了解病人躯体疾患以外的社会心理背景的能力,要表现得热情、富有同情心和责任心,为病人消除心理上的种种顾虑。医生的行为只有达到社会规范对这个职业的期望,才能获得认可,才能被认为是符合"医生"这个社会角色的。

3. 医生是促进学术与技术应用提高的积极参与者　医学是一门更新快且需要结合临床实践不断学习和交流的学科。医生在医学院校学习的理论和部分实践知识有局限性和时限性,需要在工作中不断学习、总结经验,也需要与同行进行交流和讨论,以探讨常见病的更好处理方法和一些罕见病例的解决方法。其中撰写并发表科技论文、参与专业组织机构(如医生协会、某些疾病的专科学会等)组织的学术研讨会是最为有效的方式。这些方式能帮助医生及时了解国内外医学界的最新学术进展,让医生学习同行的先进经验和技术,同时医生可以将自己的临床工作经验或科研成果拿出来请同行专家评议,有利于今后工作的顺利开展和自己专业水平的提高。此外,积极参与各种形式的义诊、志愿医疗队等活动是医生积累社会工作经验的另一有效方式。这不仅有助于巩固医疗卫生行业的社会公益形象,提升医疗卫生全行业的社会地位,而且可以体现医生自身的社会价值,从而增强其工作热情和自我发展的动力。

(二) 医生角色定位的历史演进

1. 生物医学观下的专家角色　欧洲文艺复兴时期的医学模式是生物医学二元论模式。生物医学模式把人与自然环境、社会和心理因素分离开来。此时医生角色定位为:做出客观的专家决策,并使病人遵从这些决策。此种角色定位存在的不足是:很少为医患之间的心理沟通留下余地,忽视了病人作为医患关系的另一个主体,也具有主动性这一事实。

2. 整体医学观下的伙伴角色　20世纪形成了新的医学模式——整体论。该模式注重躯体因素与心理、社会因素的互动关系。此时医生角色定位为:诊断者和治疗者、病人的合作者及情绪与社会支持的源泉。这种角色定位的积极意义体现在:提高病人对检查和治疗的遵从率。存在的不足是:每一方都试图通过控制治疗来解决冲突。随着病人对医生的影响力愈加增强,医生相对于病人的地位再一次面临动摇。

3. 消费者权利保护主义观念下的服务者角色　医患关系的民主化和病人的自主权是消费者权利保护主义的核心。病人被提升到了更为中心的位置,能够对所得到的服务做出知情的选择和理性的控制。医生需要给病人更多的选择和控制权,将病人的"满意"而非仅仅"治愈"作为治疗的最终目标。

四、医生角色的社会期待

1992 年,WHO 的 Boelen 博士提出了"五星级医生"(five star doctor)的概念,即未来医生应具备以下五个方面的能力,这也体现了医生角色的社会期待。

1. **医疗保健服务的提供者** 医生作为医疗保健服务提供者,应为服务对象提供最佳、全面、全程的医疗保健服务,即能根据病人预防、治疗和康复的总体需要提供卫生服务。

2. **医疗保健的决策者** 医生作为医疗保健方案决策者,要基于能力、费用与病人多方面的情况综合考虑和合理选择各种诊疗新技术。要在自己学科和专业范围内对检查、治疗、用药等与保健服务有关的各种方案进行抉择,因为这些抉择直接影响服务对象的切身利益,甚至生命。在方案决策中应该坚持循证为基础、病人利益第一、公平和服务对象参与等原则。

3. **健康教育、信息交流者** 医生作为健康教育、信息交流者,不应只是诊疗疾病,更应承担起健康教育的任务,要主动、有效地增强人们的健康保护意识。要与服务对象和同行有效沟通,开展健康教育、医学教育。在实际工作中,医生要善于与外界沟通并进行国际交流(参与专业学术活动、会诊、病例讨论)。与服务对象交流时,要以一种理解、信任、同情、保护隐私的态度建立亲善的关系。

4. **社区卫生的领导者** 医生作为社区卫生领导者,应该参与社区保健决策,平衡与协调个人、社区和社会对卫生保健的需求;有效利用社区的卫生资源,贯彻国家卫生工作方针,完成社区诊断和以预防、康复、医疗、保健、健康教育和促进、计划生育技术指导为主要内容的社区卫生服务工作任务,提高人群健康水平,改善生活质量。

5. **卫生服务的管理者** 医生作为卫生服务的管理者,能协同卫生部门及其他社会机构开展工作,真正实现人人享有卫生保健的目标。卫生服务管理的根本目的是提高卫生服务的效率,满足服务对象的健康需求。这一角色要求医生运用管理学的方法对与卫生服务有关的人、财、物、信息、时间和业务进行有效的综合管理,使有限的资源发挥应有的效用。

"五星级医生"代表着五个不同的角色,要演绎好这五个角色,仅从医学的技术层面下功夫显然是不够的,更需要医生具备多种良好的人文素养。

第二节 医生的权利与义务

【案例】

病人,男性,1 岁。患儿父母抱着刚满周岁的喉梗阻患儿到某医院求治,患儿表现为呼吸困难。医生决定立即做气管切开手术,但患儿父母坚决不同意,医生对患儿的病情及手术的必要性进行了简要的解释和说明,并劝说患儿父母尽快同意。

【思考】

假如患儿父母仍然不同意手术并且想抱着孩子离去,在这种情况下医生在道德上有无权利和义务阻止?假如医生眼看着患儿父母抱着孩子离去,你会对医生做出怎样的评价?在场的医生看到患儿情况危急,便不顾患儿父母的反对,在未得到孩子父母签字的情况下,毅然把患儿抱到手术室施以手术抢救,患儿得救了,其父母感激涕零。请问:对医生的行为应如何评价?

一、医生的权利

(一) 医生权利的内涵

权利是指法律对公民或法人能够做出或不做出一定行为,并要求他人相应做出或不做出一定行为的许可。医生的权利(doctor's right)是指医生应有的权利和享有的利益。医生往往因其所承担的社会角色而获得相应的权利。医生权利是法律法规所赋予的,但又必须在医疗法律法规允许的范围内行使,必须与履行"防病治病,救死扶伤,实行社会主义人道主义,全心全意为人民的身心健康服务"的义务紧密相连。医生的权利既包括与职业本身必然联系的权利,也包括与临床工作密切相关的其他权利;既有法定的权利,也蕴涵着道德层面的权利。

(二) 医生的权利

2022年3月1日开始实施的《中华人民共和国医师法》第二十二条规定,医师在执业活动中享有下列权利。

1. 在注册的执业范围内,按照有关规范进行医学诊查、疾病调查、医学处置、出具相应的医学证明文件,选择合理的医疗、预防、保健方案。

2. 获取劳动报酬,享受国家规定的福利待遇,按照规定参加社会保险并享受相应待遇。

3. 获得符合国家规定标准的执业基本条件和职业防护装备。

4. 从事医学教育、研究、学术交流。

5. 参加专业培训,接受继续医学教育。

6. 对所在医疗卫生机构和卫生健康主管部门的工作提出意见和建议,依法参与所在机构的民主管理。

7. 法律、法规规定的其他权利。

(三) 医生角色权利的特点

1. **医生对疾病诊治的自主性及权威性** 医生在诊疗过程中行使的诊断、治疗权利,不受他人或任何组织、宗教、党派、团体或个人的干涉和指使,是完全自主的。医生掌握着治病救人的科学技术手段,面对病人对于医学科学的无知,医生的权威性表现得尤为突出和重要。这种权利是医学科学性质和医生职业所决定的。面对把生命交给医生的病人,医生必须端正态度,审慎负责,积极救治病人,这样才能体现出医生特殊的权利特点。

2. **医生对疾病的判断权** 为诊治疾病需要询问病史、了解病情、作出诊断,医生必须获得病人的一切疾病资料,这是医生特殊职业权利的体现。医生的这些权利应该受到法律的保护。同时,医生也有义务向病人告知有关疾病的诊断、治疗、康复等信息。

3. **医生对病人的特殊干涉权及隐瞒权** 由于病人的千差万别,在医生行使医疗权过程中,会遇到许多特殊的情况,如精神病人、自杀者、不遵守医嘱者。对此,医生有特殊的干涉权。在对一些疾病情况进行处理时,医生也有一些特殊的隐瞒权,可保守某些有利于病人的医疗秘密等,这是医生的特殊权利。

二、医生的义务

(一) 医生义务的内涵

义务是法律对公民或法人必须作出或禁止作出一定行为的约束。医生的义务(doctor's obligation)是指医生应尽的社会责任。它是依靠医生内心的信念而不以病人的任何报酬为前提的、高度自觉履行的。一般而言,病人有什么权利,医生就应有什么义务。

(二) 医生的法定义务

医生的法定义务是指医生角色必须承担的职责,是对医生义务的最低要求。医生在履行义务的过程中,既要按照国家的法律法规维护病人的权益,又要依据医疗机构的规章制度认真履行医学活动本身的职责义务。2022年3月1日开始实施的《中华人民共和国医师法》第二十三条规定,医师在执业活动中履行下列义务。

1. 树立敬业精神,恪守职业道德,履行医师职责,尽职尽责救治患者,执行疫情防控等公共卫生措施。

2. 遵循临床诊疗指南,遵守临床技术操作规范和医学伦理规范等。

3. 尊重、关心、爱护患者,依法保护患者隐私和个人信息。

4. 努力钻研业务,更新知识,提高医学专业技术能力和水平,提升医疗卫生服务质量。

5. 宣传推广与岗位相适应的健康科普知识,对患者及公众进行健康教育和健康指导。

6. 法律、法规规定的其他义务。

第三节 医生的心理压力与适应力

【案例】

一位外科医生的自述:我是一名外科医生,目前心理压力特别大,总是担心,怕出医疗事故而引起医疗纠纷,所以有手术就会特别紧张,给病人做手术的前一天更加紧张,大型手术就更加害怕、紧张。不适感觉主要有焦虑、紧张、心慌、恐惧,放松的时候大多感觉不安,并且还有强迫症状。请问:我该如何调整自己的心态?我也一直努力进行心理调节,可就是很难控制和调整自己的情绪及压力。

【思考】

如何帮助他认识心理压力并缓解心理压力?怎样调整他的心态并提高其适应力?

一、医生的心理压力

(一) 什么是心理压力

心理压力(psychological pressure)是指人们在日常生活中经历的各种生活事件、突然创伤性体验、慢性紧张(工作压力、家庭关系紧张)等导致的一种心理紧张状态。现代医学证明,心理压力会削弱人体免疫系统功能,从而使外界致病因素入侵引起机体患病。

1. 对压力的生理反应 坎农(Cannon)构建了生理变化"战斗或者逃跑"(fight or flight)的概念模式,用以阐释人体怎样应对源自社会情境的压力。当某人感受到恐惧或者焦虑时,身体就会经历一系列生理变化,以便为高强度的活动(vigorous effort)和可能的受伤结果做好准备。作为压力情境的结果,人体的生理改变主要涉及自主神经系统和神经内分泌系统。自主神经系统控制心脏、血压及消化功能——这些过程会自动出现,并且不在中枢神经系统有意识的控制之下。自主神经系统在放松和警觉之间保持精准的平衡,其主要通过下丘脑来激活。下丘脑位于大脑腹面的中心区域,其由两部分构成,即副交感神经系统和交感神经系统。在非紧急情况下,副交感神经系统占主导地位,它调节人体的自主神经运行过程,如肝糖的储存、遇强光时的瞳孔收缩、心率降低等。紧急情况时,交感神经系统主导人体的自主功能,并且加快心率,以使血液更快地流入各器官和肌肉——这是防御所必需的,它还能抑制肠道活动,并且使瞳孔扩大以改善视力。

除了自主神经系统,内分泌腺在人体应对压力的生理反应中也发挥着重要作用。神经内分泌系统包括肾上腺和脑垂体、副甲状腺、胰岛的朗格汉斯细胞及性腺。因为没有将激素导入特定腺体的通道,它们分泌的激素会直接进入血流。对压力情境反应最强烈的两个腺体是肾上腺和脑垂体。在下丘脑的刺激下,肾上腺分泌两种激素,即肾上腺素和去甲肾上腺素。肾上腺素能提高心率,并有助于血液在心脏、肺、中枢神经系统和四肢的流动。它也能使血液更容易凝固,以减少受伤时的失血量。去甲肾上腺素能升高血压,并且能和肾上腺素共同发挥作用,促使血液中的脂肪酸转化为能量。脑垂体的功能是在下丘脑的刺激下分泌激素,进而刺激其他内分泌腺分泌激素。

1936 年,汉斯·塞里证明了脑垂体 - 肾上腺轴的存在,脑垂体 - 肾上腺轴在人体代谢中发挥着重要作用。塞里发展了一种理论,称为"一般适应综合征"(general adaptation syndrome)。他相信,在最初的警报反应之后,对持久压力第二阶段的抵抗,主要是通过提高垂体前叶和肾上腺皮层的活动水平来实现的。塞里提出,如果压力持续存在并且肾上腺防御被耗尽,一个人就可能进入第三阶段,即衰竭阶段。他把第三阶段描述为一种早衰状态——因为磨损和消耗而导致的。由此可以看出,整个内分泌系统都以某种方式参与了压力所导致的应激反应。

2. 社会压力源　列奥纳德·皮尔林(Leonard Pearlin)提出了两种主要的社会压力源类型:生活事件和慢性紧张。首先是生活事件,如离婚、结婚或者失业带来的压力。其次是慢性紧张,这种紧张与对冲突、问题和威胁的忍受有关,而很多人都要面对上述问题。慢性紧张包括角色负担过重,例如与既工作又为人父母相关的紧张,或者试图在人生历程中推进自己事业的紧张。角色紧张可能在个体身上产生严重后果,因为角色本身非常重要,特别是那些涉及工作、婚姻和育儿的角色。由此可见,医生常见的心理压力既包括社会压力、病人压力、超量工作的压力、医院压力,也包括医生的生活压力。

(二)心理压力的积极和消极影响

事物都存在两面性,心理压力一旦产生往往也具有积极和消极两方面的影响。心理压力的积极影响主要表现为:①适度的压力是人健康成长和发展的必要条件;②适度的压力是维持人正常功能活动的必要条件;③适宜的心理压力可增进自我实现。心理压力的消极影响主要表现为:①出现认知异常;②产生情绪障碍;③表现行为异常;④导致疾病发生。

二、医生如何提高适应力

(一)适应力及适应过程

人们想要满足自己的需要,达到既定的目的,就必须适应外在环境,与外在环境保持平衡。适应就是人们与环境发生调和作用的过程,适应力(adaptability)就是人们应对环境变化并与之保持平衡(调和)的一种心力。外界环境包括自然环境和社会环境,它们都处在不断发展变化之中。人们为了能生存下去并取得发展,就必须善于适应多种多样的变化,特别是社会的急剧变化。其效果当然取决于人们的心理适应力水平:适应力越强,则适应的效果越好;反之,适应力越弱,则适应的效果越差。

适应是一种动态历程,包括改变自我与改变环境两个方面。也就是说,为了取得和保持良好的适应,往往单靠一个方面的改变是不行的,必须在改变环境的同时,也相应地改变自己。适应力就是在此种适应历程中表现出来的心理能量。

适应过程可以有四个阶段(环节):①接受阶段。环境变化是不可避免的,每个人都要接受这个事实。而所谓接受,就是了解,即认识某种变化的特点,把握其规律,以便应对。也包括激发自己的身心力量。②顺应阶段。当环境变化对个体没有什么危害且有一定好处时,个体便可改变自身的条件,去顺应环境的变化。③融合阶段。当环境变化太大而不适宜于个体生存和生活时,个体就应当改变环境和自身的条件,以便主体与客体融合在一起。④平衡阶段。主客体达到并保持平衡,表明主体已完全适应环境的变化。据此可以说,适应力就是表现在个体对环境变化的接受、顺应、融合与平衡过程中的一种心力。

(二)适应的特点

1. 协调性　适应的本质就在于保持主体与环境的平衡,所以协调性就成为适应的根本特点。可以说,有协调,才有适应;要适应,必须协调。适应的其他特点都是这一根本特点的派生物。

2. **多样性** 环境的变化是纷繁复杂的,主体为了能与环境保持平衡,就应当采取多种多样的适应方式,这就是所谓的适应的多样性。

3. **灵活性** 环境的变化不仅纷繁复杂,而且还灵活多变,这就要求适应必须具有灵活性,以便能随机应变,保持平衡。

4. **应急性** 有时环境的变化会突如其来,要求人们必须立即应对,以便能及时与之维持协调。如新型冠状病毒感染突然降临,就是对适应能力应急性的一种考验。

5. **延缓性** 一般来说,环境的变化是逐步演进的,人们不必立即应对,而可以延缓时间,逐步适应。

(三) 适应的种类

可以从不同角度将适应划分为以下几种:一是静态适应与动态适应。前者只能在正常的、稳定的条件下应对环境的变化,其力弱。一般来说,动物(特别是低等动物)只有静态适应力,它们往往要改变自己的身体结构来应对环境的变化。后者则能在非常的、变动不居的条件下应对环境的变化,其力强。一般来说,人多具有动态适应力,他们可以用智慧方式应对千变万化的环境。二是消极适应与积极适应。前者在应对环境变化的过程中,如遭遇困难或阻碍,便采取回避或借口补偿的方式来掩饰其原来的失败。后者遇到困难或阻碍时,则千方百计地去克服困难、排除阻碍,以满足需要,达到目的。

适应只有"良好"与"不良"之分,没有"能够"与"不能"之别。这是由于适应要符合两个条件,即个人满足与社会认可。如果符合此两个条件,就是良好适应;反之,如果不具备两个或其中一个条件,就是不良适应。与此相应,适应力也只有大和小之别,没有能与不能之分。就是说,每个人都有一定的适应力,只要相信自己,就一定可以提高适应水平。

(四) 医生的适应方式

托尔斯泰说:"世界上有两种人:一种是观望者,一种是行动者。大多数人都想改变这个世界,但没有想改变自己。"有时候,我们改变不了我们周围的环境,可是我们却可以改变自己,改变自己看待周围环境的心态及目光。

适应力是在适应方式中展现出来的。适应方式多种多样,但归结起来,不外乎如下两个方面。

1. **积极的适应方式** 所谓积极的适应方式,是指改变现实,或改变主体,或改变主客体,来使主体与现实环境保持协调平衡。①当现实不能满足自己需要、妨碍达到目的时,就千方百计地改变现实,使其符合主体的要求。大而言之,真正的社会革命与科学的自然改造便是如此;小而言之,一切的革新、创造都是这样的。②主体因素难以适应环境变化时,就要改变自己,如改变思维方法、调整目的需求、修订行动计划、改革行为的方式和习惯等。③当只改变某一个方面不能达到适应、平衡的目的时,就要既改变现实,又改变自己,双管齐下,殊途而同归于平衡协调。

基于上述理念,可以归纳出几种积极的适应方式。

(1)理想:人生活在现实中,更要生活在理想中。有理想才会有追求。但理想必须适度。适度理想,是可望又可及的,亦即经过一定努力可以达到的理想。在一定的意义上,理想的实现,就是最好的适应。

(2)自尊:自我尊重与尊重他人是统一的,自尊必须以尊重他人为前提,一个不尊重他人的人,是不可能有真正的自尊心的。有自尊心就会认真负责,尊重人必会为人所尊重。可见自尊尊人者,就一定能很好地适应环境。

(3)自信:自信必须信人,信人方能信己。有自信就会积极主动,信任人必会取信于人。因此自信信人者,也一定能很好地适应环境的变化。

(4)自爱:自爱与爱人也是统一的。自爱爱人者,既会约束自己的行为,又能保持良好的人际关系,这必然有助于对环境的适应。

(5)自助:即心理自助,实际上就是自励,不依赖他人,靠自己的努力来解决问题。自助还须助人。助人就是有同情心,肯帮助人,从而使他人愉快,自己也获得快乐。如此自助助人者,一定能很好地适应环境。

（6）补偿:用其他需要的满足来弥补一种亟须满足而未能得到满足的需要,以减轻自己的沮丧。所谓的"失之东隅,收之桑榆""塞翁失马,焉知非福"便是此种补偿心理的写照。

（7）升华:将潜藏在内心而难以为社会所接受的某种欲求或愿望,导向合理的甚至崇高的境地,使其以有利于社会和本人的形式表现出来。

（8）幽默:适当的幽默可以解除心理紧张,保持愉快心情。古罗马西塞罗云:"玩笑与幽默会给人带来快乐,而且常常可以产生巨大的作用。"可见幽默对适应环境也是有益的。

（9）进取:鲁迅说过:"什么是路? 就是从没路的地方践踏出来的,从只有荆棘的地方开辟出来的。"这就是进取精神。一个人有了此种精神,就会无往而不胜,无处而不适应。

（10）创造:创造是一种最积极的适应方式。英国穆勒说:"现在的一切美好的事物,无一不是创新的结果。"我们应当在适应中创造,在创造中适应。

2. 消极的适应方式　这里所说的消极适应方式,就是早期精神分析学派提出的一系列心理防御方式。以其为基础,国内外也存在一些大同小异的说法。朱镜先就以人们对待现实的态度与方式为标准,把这些方式区分并归纳为五大系列,即忘却现实、歪曲现实、补偿现实、从现实退却与攻击现实。凡是面对现实、主动应对环境变化的,就是积极的适应方式;凡是回避现实、被动应对环境变化的,就是消极的适应方式。前者是主导的,后者是辅助的。在适应的过程中,只有主辅结合,才能相得益彰。

（1）压抑（repression）:是各种防卫机制中最基本的方法。此机制是指个体将一些自我不能接受或具有威胁性、痛苦的经验及冲动,在不知不觉中从个体的意识中排除,抑制到潜意识中。这是一种"动机性的遗忘"（motivated forgetting）,个体在面对不愉快的情绪时,不知不觉有目的地遗忘（purposeful forgetting）与因时间久而自然忘却（natural forgetting）的情形不一样。例如,我们常说的"我真希望没这回事""我不要再想它了",或者在日常生活中,有时做梦、不小心说错或偶然有失态的行为表现,都可能是压抑的结果。

（2）否定（denial）:是一种比较原始而简单的防卫机制,其方法是借着扭曲个体在创伤情境下的想法、情感及感觉来逃避心理上的痛苦,或将不愉快的事件"否定",当作它根本没有发生,来获取心理上暂时的安慰。"否定"与"压抑"极为相似。唯"否定"不是有目的的忘却,而是把不愉快的事情加以"否定"。

（3）退化（regression）:是指一个人采取倒退到童年或低于现实水平的行为来取得别人的同情和关怀,从而逃避紧张或不满的情境。这是一种反成熟的倒退现象。例如,已养成良好生活习惯的儿童,因母亲生了弟、妹或家中突遭变故,而表现出尿床、吸吮拇指、好哭、极端依赖等婴幼儿时期的行为。

（4）反向（reaction formation）:是指当个体的欲望和动机不为自己的意识或社会所接受时,唯恐自己会做出某种行为或举动,于是将其压抑至潜意识,再以相反的行为表现在外显行为上。换言之,使用反向者,其所表现的外在行为与其内在的动机是相反的。在性质上,反向行为也是一种压抑过程。如"此地无银三百两"的故事与"以退为进"都是反向的表现。

反向行为如使用适当,可帮助人适应生活;但如果过度使用,不断压抑自己心中的欲望或动机,且以相反的行为表现出来,轻者不敢面对自己而活得很辛苦、很孤独,重者将形成严重心理困扰。在很多精神病病人身上,常可见此种防卫机制被过度使用。

（5）补偿（compensation）:是指当个体因本身生理或心理上的缺陷致使目的不能达成时,改以其他方式来弥补这些缺陷,以减轻其焦虑,建立其自尊心。就作用而言,补偿可分为消极性的补偿与积极性的补偿。消极性的补偿,是指个体用于弥补缺陷的方法,对个体本身没有带来帮助,有时甚或带来更大的伤害。例如,一个事业失败的人,整日沉溺于酒精中无法自拔。积极性的补偿是指以合宜的方法来弥补其缺陷。积极性的补偿运用得当,会带给我们一些好的转变。

例如,一个相貌平庸的女学生,致力于学问上的追求,而赢得别人的重视。

(6)投射(projection):即把自己不能承认的观念、情感或冲动投射给别人或归因于外界事物的作用。"我见青山多妩媚,青山见我亦多情"及庄子与惠施"子非鱼"的故事,都是投射的例子。

(7)合理化(rationalization):又称文饰作用,是个体无意识地用似乎合理的解释来为难以接受的情感、行为、动机辩护,以使其可以被接受。这个理论有很著名的两个案例,一个是酸葡萄心理——丑化失败的动机,一个是甜柠檬心理——美化被满足的动机。

合理化就是制造"合理"的理由来解释并遮掩自我的伤害。事实上,在人生的不同遭遇中,除了面对错误外,当我们遇到无法接受的挫折时,短暂地采用这种方法以减除内心的痛苦,避免心灵的崩溃,也无可厚非。"得意时是儒家,失意时是道家",就是一种适应生活的哲学。更何况在找寻"合理"的理由时,也可能找到解决问题的方法。但如果经常使用此机制,借各种托词以维护自尊,则不免有文过饰非、欺骗别人也欺骗自己之嫌,终非解决问题之道。很多强迫性神经症(obsessive-compulsive neurosis)和偏执性精神障碍(paranoid disorder)病人就常使用此种方法来处理其心理问题。

第四节 医生角色的形成

【案例】

以下是某医学生毕业实习总结中的一段。

从某年某月某日开始在某医院实习了近一年,它给了我学习及锻炼的平台,离开了,多少会有些不舍。回想这一年的实习经历,从当初刚进临床对未知的恐惧和能及早成为一名合格的临床医生的期待,到融入医院环境和职场文化,并能单独接触病人,询问病史,为病人做一些力所能及的事,努力同院内工作人员建立良好的关系,这些都是我们医学生必不可少的一次历练。医学是一门专业性很强的学科,生命所系,健康依托,要求医学生具备扎实的医学知识,更重要的是有一颗责任之心。一年的实习是一个医学生转变为一个医生最重要的过渡。这一年丰富的实习经历对于今后要走上临床的我来说,意义重大。一年的实习生活,让我成长了很多,学到了很多,懂得了如何做好一名医生,学会了怎样把理论和临床实际相结合,怎样搭建与病人沟通的桥梁。实习是劳苦、艰辛的,即将毕业了,而医学路仍然漫漫,吾将上下而求索。

【思考】

对上述案例有何认识?谈谈自己对学医的看法及是否做好了当医生的准备?怎样促进医学生职业认同的形成?医生角色形成的培养途径有哪些?

一、医生角色形成内涵

(一)医生角色形成

角色形成(role formation)是指个体逐步认识到职业角色及相应要求,通过实践将社会对角色的期待予以内化,形成相应的心理特征和能力的过程。

医生角色形成(doctor role formation)是指医学生逐步认识到医生职业角色及相应要求,通过临床实践将社会对医生的角色期待予以内化,形成与医生职业相应的心理特征和能力的过程。

(二)医学生与医生的区别

1. **角色权利** 医学生的角色权利主要是依法接受教育、培养能力、获得资助、取得证书等;

医生的角色权利主要是依法获得工作、取得报酬和社会保险福利、健康安全工作、接受培训等。

2. 角色义务 医学生的角色义务主要是努力学习完成规定学业、遵守学生行为规范、养成良好的思想品德和行为习惯;医生的角色义务主要是完成工作、努力提高医疗技能、遵守工作纪律、讲究职业道德。

3. 角色规范 对于医学生,角色规范表现为:从教育的角度出发,规范医学生行为,引导医学生全面发展,学有所长,成为有用的医学人才。对于医生,角色规范表现为:要遵守一定的职业道德和职业要求,否则就要承担相应责任,甚至承担法律责任。

从医学生到成长为一名医生,其社会责任感、独立性、行为规范性都会大大增强。要形成医生角色,作为医学生需要做好诸如思想、学习、工作及服务等多方面的准备。

(三)医生角色形成阶段

1. 角色认知阶段 角色认知指角色扮演者对某一角色行为规范的认识和了解,知道哪些行为是正确的,哪些行为是不合适的,表现为了解医生角色所承担的社会职责,能够将医生所充当的角色与社会上其他职业角色区别开。在医学生正式成为医生之前就可以达到这个阶段,但这时还停留在抽象的理性认识上。

2. 角色认同阶段 角色认同指个体亲身体验、接受医生角色所承担的社会职责,并用来控制和衡量自己的行为。对医生角色的认同不仅表现为在认识上了解医生角色的行为规范、社会价值和评价,并经常用优秀医生的标准来衡量自己的心理和言行,自觉地评价与调节自己的行为;而且表现为在情感上有了体验,表现出较强的职业情感,如热爱医疗卫生事业、关心理解病人等。对医生角色的认同,是医学生正式充当了这一角色、有了实践经验后才真正开始具有的。

3. 角色信念阶段 角色信念是指医生角色中的社会期望与要求转化为个体的心理需要。这时医生坚信自己对医生职业的认识是正确的,并视其为自己行动的指南,形成了医生职业特有的自尊心和荣誉感。如一些优秀的医生坚信,医生的工作就是救死扶伤、服务健康,医生职业是一种崇高而光荣的职业等。

二、医生职业认同理论

(一)职业认同内涵

2010 年卡耐基基金会发表了一篇报告,题为《医生培养——呼吁医学院校和住院医生教育改革》,该报告提出了未来医学教育的四大新目标:①标准化的学习结果和个性化的学习过程;②正规知识与临床经验的整合;③探究和创新习惯的养成;④注重医学生职业认同形成。其中,有专家认为第四个目标的职业认同形成(professional identity formation,PIF),开发职业精神和价值行为,应该成为医学教育的脊梁。也就是说,医学生若要成为一名真正的医生,必须形成职业认同感。过去医学教育培养途径往往偏重于学生怎样学会"做医生的工作"(doing the work of a physician),而职业认同形成理论提倡的是要注重培养学生学会"作为一个医生"(being a physician),这是医学教育的终极目标。

职业认同(professional identity)最初是心理学领域的一个概念,目前已经被运用到教育学、管理学、社会学等领域。认同既可以是名词,又可以作为动词使用;职业认同既指一种状态,又指一个过程。作为状态是指个体对所从事的职业的目标、社会价值及其他因素的总的看法;作为过程是指个体与职业环境不断相互作用的动态发展过程,在这个过程的每个时间节点上,职业认同都有所不同。

(二)医学教育中职业认同形成理论

近些年,以岗位胜任力为导向的医学教育改革在国际上越来越受到重视。加拿大哥伦比亚大学 Jarvis Selinger S 等学者认为:"单有胜任力是不够的,应将职业认同形成整合到医学教育中。"职业角色是一种社会结构,职业胜任能力是一种行为表现,注意职业角色的社会背景和环境,与发展个人能力以确保医生做好独立行医的准备同样重要。目前针对传统课程体系进行改革,让医学生早期接触临床,以便促进医学生对医生职业精神和素质的认同,这是成功培养医学生成为医生的过程。

三、医学生如何形成职业认同

职业认同形成是一个积极、动态和建设性的发展过程,从某种角度讲,职业认同形成是基于岗位胜任力医学教育的一个重要补充。2016年,《中国高等医学教育》杂志刊登了一篇题为《浅谈国外医学生职业认同形成理论》的论文,其中阐述了CaHedv S Wald提出的医学教育中促进职业认同形成的重要的、关键的行为习惯有三个方面:反思能力、人际关系、弹性力(韧性)。

(一) 反思能力

从医学生转变为医生角色需要一个过程。在这个过程中,是否具备反思能力及反思习惯很重要。心灵和实践的反思性习惯的养成表现为一个基本的过程,具体包括元认知思维(反思认知)和元情感感知。元情感感知可以培养"实践智慧",可在复杂性的实践中潜在影响选择,特别是在困难或道德上难以确定情况之时的选择。另外,在临床体验式学习中可获得自我价值观评价和态度、信念、反应的经验。而元认知思维(反思认知)主要强调学生反思的自我训练,形成认知反馈,注重学生自身从积极参与体验而发展职业认知。

医学生应该把握好早期接触临床、到医院或社区卫生服务中心见习的机会,多去了解病人的痛苦及医生是如何争分夺秒地抢救病人的,勇敢地面对病人的死亡、认识生命的脆弱,还要知道医生的天职就是救死扶伤,思考自己应该如何承担医生的职责。这些认识与反思就是对医生职业认同的自我体验。

(二) 人际关系

人际关系在职业认同形成中直接影响职业价值观的采用。医学生可以通过早期与病人的接触互动、与导师建立融洽关系及在复杂的学习环境中与同学相处,主动建构职业身份,形成职业身份认同。这种以关系为中心的训练方法,投身于积极的学习环境中,寻求技术指导及积极角色建模是职业认同形成的关键。医学生可积极参与实际教学中以问题为导向(PBL)的小组学习、以实际病例为中心的讨论、师生之间的互动、学生之间的互动、理解临床中病例的处理原则和医生的职责等,这都有利于医生职业认同的形成。

(三) 弹性力

弹性力,俗称抗压能力,是个体经历逆境仍能积极适应,维持或恢复心理健康的能力。其在加拿大的医生胜任力框架中被称为"可以忍受的能力"。在教学环境中,医学生可以从教师身上学习以身作则、克服职业倦怠的抗压能力。在临床学习环境中,医学生可自行努力减轻或防止负面影响对自身核心价值观的侵蚀;积极参加学校设立的心理课程来培养良好的思维习惯、获取和提高弹性力,并进一步形成健康的职业认同,这样可以减轻职业倦怠和减少不良反思;努力达到职业目标,进行弹性力训练,积极参与团队协同工作,建立相互信任和尊重的关系,与有弹性力的团队共同在复杂的环境中创造性地工作。医学生毕业后需要从一个单纯的学习环境进入到复杂的临床工作环境中,要想更好、更快地适应环境,必须调整好自己的心态并提高心理抗压能力,只有这样才能确保在异常复杂且不断变化的医疗环境中立足,并发挥医者治病救人的作用。

四、医生角色形成的培养途径

医生角色形成的培养可以分成两个阶段,即角色的准备阶段与角色的实践阶段。

(一) 医生角色的准备阶段

医生角色的准备阶段是指医学生在学校学习理论知识、培养各种技能、提高职业道德素养、形成专业角色所要求的素质结构的过程,因此也可称为医学院教育阶段。由于医学知识博大精深,角色的理论学习时间往往比其他专业长,在中国一般为3年、5年和8年,在一些发达国家一般在8年以上。这个阶段实质上是角色的综合学习过程,其内容包括三个方面。

1. **掌握医生角色的权利、义务及行为规范** 要求医学生系统地学习伦理学、医学伦理学、医学社会学、卫生法规等理论知识,参与一定的社会实践活动,了解医务人员所肩负的社会责任。

2. **学习角色必须掌握的知识技能** 知识应包括两个方面,即医学专业知识和有关的人文学科知识,如心理学、社会学等。能力应包括四个部分,即社会交往能力(语言表达能力、交际能力等)、获取信息的能力(记忆力、知觉能力、选择能力等)、对信息加工应用的能力(分析综合能力、逻辑推理能力、创造力、想象力等)、动手操作能力。

3. **培养角色必须具备的身心素质** 包括优秀的思想道德品质、坚强的意志、丰富的情感、独立的个性、良好的气质、健康的体魄。

总之,医学院校的教育不仅要传授专业知识,而且要进行知识、能力、品质、身心素质等方面的综合培养,只有这样,才能塑造出适应医学发展、符合社会需要的专业角色。

(二) 医生角色的实践阶段

医生角色的实践阶段是指医学生毕业后进入临床,逐步适应新环境且胜任新工作的过程。在医生角色的准备阶段,虽然经过系统、导向的理论学习和临床实习,职业角色的素质结构已初步形成,但还不稳定。严格讲,刚走上工作岗位的医学毕业生还不是一个合格的专业角色。国内学者针对医学毕业生所作的抽样调查结果表明,医学毕业生中喜欢医生职业者占46.6%,不喜欢这个职业仍想改行者占14.2%,其余毕业生(39.2%)的就业动机也比较消极。相关临床调查结果还表明,医学毕业生在专业技术、经验、道德、情感、态度等方面与社会、病人的要求之间还存在着差距。可见,仅仅通过理论学习和短期的临床实习进行医学生的专业角色社会化是不够的,还必须经过角色实践这样一个重要阶段才能实现。角色实践阶段的意义在于医学毕业生在理论学习的基础上,通过实践,对角色的权利、义务、责任和角色的知识技能要求及角色心理和情境进行全面真实的体验,以求成功地完成社会化。

医学毕业生离开学校,走上工作岗位,这实质上是专业角色的进一步社会化。在这个过程中,会遇到各种各样的问题,概括起来有三类:一是如何适应新的学习、工作、生活环境,以便在与其他医务人员和病人的交往过程中,建立起感情上和工作上的联系;二是如何把学到的理论知识灵活运用到临床上,并且在实践中不断学习新的理论知识,积累新经验,培养实际工作能力,形成良好的医德医风;三是如何进一步学习和掌握专业角色的行为规范、情感、态度及履行角色的权利与义务。这三类问题从某种意义上讲就是角色社会化的具体内容,这是不可能从书本中或课堂上找到全部答案的。医学毕业生只有在实践中通过自己长期艰苦的努力才有可能找到正确的答案。

目前,住院医师规范化培训越来越受到重视。住院医师规范化培训是医学生毕业后教育的重要组成部分,对于培训临床高层次医生、提高医疗质量极为重要。住院医师规范化培训占据着医学终生教育承前(医学院校基本教育)启后(继续医学教育)的重要地位,是医学临床专家形成过程的关键所在。曾经我国无住院医师规范化培训制度,学生从医学院校毕业,未经二级学科培养,就直接被分配到医院从事临床工作,学生以后的能力和水平相当程度上取决于所在医院的条件,严重影响了医疗队伍整体素质的提高。20世纪80年代开始,许多地方恢复了住院医师规范化培训的试点工作。经多年的实践,一套较为完整的住院医师规范化培训制度和模式已经得到了确定和完善。

总体来说,角色的培养就是医学生不断地进行角色实践,逐步实现角色社会化的过程。在这个过程中,人的主观能动性得到了充分的发挥,个体差异也有所表现,大部分医学毕业生经一段时间的临床实践便能成为一名合格的医务人员,而有些则需要更长的时间,个别的还可能被淘汰。这就意味着角色实践阶段的时间长短是因人而异的,没有明确的时间界限。医学毕业生只有在实践中努力学习,勇于探索,不断适应新的环境,才有可能成为一名合格的医生。

(杨盼盼)

第三章　医患关系与沟通

在医药卫生体制改革不断深化、生物-心理-社会医学模式不断转变的过程中,如何建立良好的医患关系是广大医务工作者不得不正视的问题。医学体系包含生物医学和人文医学。其中,改善医患关系、提高医务人员服务质量、提高病人满意度是人文医学的重要内容。而良好的医患沟通是促进良好医患关系形成的重要手段。

第一节　医　患　关　系

【案例】
　　某年,某医院耳鼻喉科医生王某在门诊接诊时被就诊病人打伤。当时前来看病的病人较多,接诊的王医生要求病人按秩序就诊,但仍有病人插队,王医生为维护秩序拒绝病人插队而被病人打伤了。

【思考】
　　王医生因维护就医秩序被病人打伤,有人认为是医患沟通不够导致的,您认为呢?

一、医患关系概述

(一) 医患关系的定义

医患关系(doctor-patient relationship),是在医学实践活动中产生的人际关系。这种关系有广义和狭义之分。广义的医患关系是指医务人员(包括医生、护士、医技人员、医疗行政和后勤人员等)与病人一方(包括病人本人、病人的亲属、病人的监护人、病人的单位组织人员等)之间的关系。狭义的医患关系是指医生与病人之间的关系。

(二) 医患关系的性质与特点

医患关系是医疗机构中最常见的人际关系,是医生与病人之间的一种工作关系、信任关系和治疗关系,实质是为了满足病人需要。因此,医患关系除了具备一般的人际关系特点外,还具有专业性人际关系的性质与特点。

1. **医患关系是一种专业性的互动关系**　医患关系不是医生与病人之间简单相遇的关系,而是医患之间相互影响、相互作用的专业性互动关系。这种互动不局限在医生与病人之间,也表现在医生与病人家属、朋友和同事等社会支持系统之间,是一种多元性的互动关系。互动双方的个人背景、情感经历、受教育程度、性格特点、对健康与疾病的看法及生活经验都会对相互间的感觉和期望产生影响,并进一步影响彼此间的沟通和医患关系的建立与发展。

2. **医患关系是帮助系统与被帮助系统的关系**　医患之间通过寻求帮助与提供帮助过程形成帮助系统与被帮助系统的人际关系。帮助系统包括医生、护士、辅诊人员及医院的行政管理人员等,被帮助系统包括病人、病人家属、病人亲友和同事等。帮助系统的作用是为病人提供服务,履行帮助职责;被帮助系统则是寻求帮助,希望帮助系统满足其被帮助需求。在帮助与被帮助这两个系统中,医生与病人的关系不仅代表着单个医生与病人个人的关系,还是两个系统之间关系的体现。医生群体中任何一位个体对病人的态度、责任心等都会影响病人对医疗服务质量的整体评价。因此,良好的医患关系不仅要求医生与所负责的病人之间相互尊重、信任,建立良好的关系,而且要求医生对所有病人一视同仁、真诚帮助。

3. 医患关系是一种治疗性的工作关系　治疗性关系是医患关系职业行为的表现,是一种有目标、需要认真促成和谨慎执行的关系,是医生职业的要求,带有一定的强制性。不管医生是否愿意,也不管病人的身份、职业和素质如何,医生作为一名帮助者,有责任使医疗工作起到积极的治疗作用,使医患关系成为一种治疗性关系。良好的治疗性关系能有效地减轻或消除来自疾病、环境和诊疗过程中对病人形成的压力,有利于疾病的康复。

4. 医生是医患关系后果的主要责任者　在医患关系中,医生通过专业知识和技能为病人提供医疗服务,处于医患关系的主导地位。因此,医生行为在很大程度上决定了医患关系的发展趋势。一般情况下,医生是促进医患关系向积极方向发展的主要推动者,也是医患关系发生错位的主要责任承担者,医生应对医患关系的建立与发展负主要责任。

5. 医患关系的实质是满足病人的需要　医生通过医疗服务满足病人需要是医患关系区别于一般人际关系的重要内容,从而形成了在特定情景下医患之间的专业性人际关系。

二、医患关系的基本模式与内容

(一)医患关系的基本模式

医患关系模式是医学实践活动中医患双方相互间的行为方式,是从组成医患关系的技术方面和非技术方面派生而来的。根据 1956 年美国学者萨斯(Szase)与荷伦德(Hollender)提出的观点,可将医患关系分为三种基本模式。

1. 主动 - 被动型模式(activity-passivity model)　是最古老的医患关系模式,也称支配服从型模式。此模式受传统生物医学模式的影响,把病人看作一个简单的生物体,忽视了人的心理、社会属性,认为疾病是单纯由生物或物理因素引起的,把治疗疾病的重点放在药物治疗和手术治疗方面。

该模式的特点是"医生对病人单向作用",模式关系的原型为母亲与婴儿的关系。由于医生在此模式中处于专业知识的优势地位和治疗的主动地位,因此医生常以"保护者"的形象出现在病人面前。所有针对病人的医疗活动,只要医生认为有作用,无须征得病人同意即可实施,而病人则一切听任医生的处置和安排,没有任何主动权。

该模式过分强调医生的权威性,忽视了病人的主动性,因而不能取得病人的主动配合,医生完全把握了医疗的主动权、决策权。这种模式的优点是可以发挥医生技术优势,缺点是没有病人参与,严重时可影响医疗服务质量,甚至为医患纠纷埋下隐患。该模式一般应用于不能表达主观意愿、不能与医生进行沟通交流的病人,如神志不清、休克、痴呆、麻醉状态及某些精神障碍病人。

2. 指导 - 合作型模式(guidance-cooperation model)　是现代医学实践中医患关系的基础模型,也是目前临床工作中医患关系的主要模式。此模式把病人看作具有生物、心理、社会属性的有机整体,认为病人是有意识、有思想和有情感活动的人。医患双方都处于主动地位,医生决定医疗方案和措施,指导病人掌握缓解症状、促进康复的方法;病人愿意接受医生的帮助,尊重医生的决定,积极配合医疗工作。在该模式中,医生仍处于主导地位,此时的病人能有条件、有限度地表达自己的意志,但必须接受医生的解释并执行医生的治疗方案,即"病人被要求与医生合作"。

该模式的特点是"医生告诉病人应该做什么和怎么做",模式关系的原型类似母亲与青少年子女的关系。医生常以"指导者"的形象出现在病人面前,并根据病情决定治疗方案,对病人进行健康指导。病人则根据自己对医生的信任程度有选择地接受医生的治疗方案并与其合作,其主动性仍然是以执行医生的意志为基础、满足医生的要求为前提,包括叙述病情、反映治疗情况、配合各种治疗等。在临床实际工作中,这种医患间的"合作"关系很常见,如用药注意事项、手术配合等,都需要病人的"合作",否则治疗方案将无法实施。

该模式较主动 - 被动型模式有一定的进步意义,医患间有了互动成分,可有效调动医患双方的积极性、提高工作效率、减少差错,有利于建立良好信任合作的医患关系。但医生的权威性仍然起决定作用,病人还是处于"满足医生需要"的被动配合地位,医患关系仍然不平等。该模式主要用于一般病人,尤其是急性病人和外科手术恢复期病人。

3. 共同参与型模式(mutual-participation model) 共同参与型模式是在前两种医患关系基础之上发展而来的,是一种双向的、平等的、新型的医患关系模式。此种模式以医患间平等合作为基础,医患双方同时具有平等权利,共同参与治疗方案的制订及实施过程。在这种医患关系模式下,病人不局限于与医生合作,还要积极主动地配合治疗工作,病人自愿、主动向医生反映病情,与医生共同探讨疾病的治疗方案。

该模式的特点是"医生帮助病人自疗",模式关系的原型类似成人与成人的关系。医生常以"同盟者"的形象出现在病人面前,为病人提供合理的建议和方案,病人对自己的疾病过程有较强的参与意识。该模式体现了医患之间平等合作的关系,病人的积极性得到发挥,医患双方共同分担风险,共享成果。

该模式与前两种模式有着本质上的区别,是一种较为理想的医患关系模式,有利于提高医患沟通的质量和效果,对于建立良好的医患关系、提高医疗工作质量有着重要的作用。但这种模式更适用于有一定医学知识的病人。该模式常用于慢性病病人。

在临床实践中,医患关系模式不是从始至终、固定不变的,会因病人的具体情况出现不同的医患关系模式。如抢救昏迷病人时,是不可能也没有时间让病人参与意见或主动配合的,此时,只能采取主动 - 被动型模式;而对有一定医学知识的慢性病病人,可以选择共同参与型模式,充分发挥病人的主观能动性,提高病人参与度。总之,在临床工作中,医生应根据每个病人的不同时期、不同情况,选择正确的医患关系模式。

(二)医患关系的基本内容

医患关系主要表现为技术性关系和非技术性关系。随着医学模式的转变和人们对自身价值认同的不断升华,人们开始慢慢关注非技术性关系在医患关系中发挥的作用。医生和病人对技术性关系和非技术性关系的关注重点有一定差异,医生更多关注的是技术性关系及其带来的效果,而病人由于缺乏对技术性关系的评判能力,所以更多的是对非技术关系的感受做出评价。

1. 技术性关系(technical relationship) 技术性关系是指医患双方在进行医疗技术活动中建立起来的行为关系,以病人的诊治利益为准则,是非技术性关系的基础。病人到医院求医问药,很大程度上是寻求技术上的帮助,所以离开了技术性关系,医患关系的其他内容就不存在了。在技术性关系中,医生处于帮助病人解除病痛、恢复健康的主动地位,是矛盾的主要方面,对医患关系的发展起着直接作用。

2. 非技术性关系(non-technical relationship) 非技术性关系是指医患双方受社会、心理、教育、经济、文化背景等多种因素的影响,在实施诊疗技术过程中所形成的道德、利益、法律、价值等多种内容的关系,并主要通过服务态度和医德医风表现出来,是病人评价医院和医护人员的主要标准。如在对医院进行满意度评价时,大多数病人评价的内容并不是医护人员的专业技术和诊治水平,而是医护人员在工作中是否有耐心、是否认真、是否具有同情心、是否尽最大努力做好诊治工作,即多是与非技术性关系相关的内容。非技术性关系可以对技术性关系起到强化和弥补作用,对医疗效果有着弱化或增强的作用。非技术性关系主要包括以下几个方面。

(1)道德关系(moral relationship):是非技术性关系中最重要的内容。由于医患双方所处的地位、环境、利益及文化教育、道德修养等不同,因此在医疗工作中很容易对一些问题或行为在理解和要求上产生不同看法。为了协调这些矛盾,医患双方必须按照一定的道德规范来约束自身行为,尊重对方。医务工作者职业道德的基本原则是"救死扶伤,实行革命的人道主义精神"。医生应该自觉遵守职业道德规范,维护病人权益,这对提高医疗服务质量、改善医患关系有着积极的影响。

（2）利益关系（beneficial relationship）:我国医患双方利益关系最突出的特点是平等互助的人际关系,主要体现在对病人一视同仁,热情服务,不在工作中牟取私利。医生通过为病人提供医疗服务获得工资、奖金报酬(物质利益),以及病人康复后对医生表达的感谢和理解(精神利益);病人在交付医疗费用后获得病痛解除、健康恢复(物质利益),以及住院期间个人隐私和权利受到保护(精神利益)。

（3）法律关系（legal relationship）:指医患双方各自的行为和权益都受到法律的约束和保护。任何一方的正当权利受到侵犯都是法律不容许的。如医生在工作中不遵守治疗准则、工作不认真或技术不熟练导致病人利益受损,病人可以依法申述;而医生身心受到病人的无理威胁和侵害时,也可以通过法律程序寻求保护。

（4）价值关系（value relationship）:医生运用自己的专业知识和技能为病人提供优质服务,履行人道主义义务和责任,从而达到实现自我价值的目的;而病人在身体康复后,重返工作岗位为社会作贡献,也同样在实现自我人生价值。医患双方都体现了为实现人的价值而做出的努力。

在实际工作中,技术性关系与非技术性关系之间是一种相互依赖、相互作用和相互影响的关系,是一个问题的两个方面。值得指出的是,受传统生物医学模式的影响,有的医生在工作中容易忽视非技术性关系的影响,只关注与疾病相关的技术性关系,不愿意了解和收集病人或其家属关于疾病以外的其他信息,工作中只问临床表现,不问心理、社会因素,只治疗疾病而不顾及病人其他问题,不能坚持"以人为本"的治疗理念,从而导致医患关系紧张。

三、医患关系的发展过程及影响因素

(一) 医患关系的发展过程

医患关系的发展是一个动态的过程,一般分为开始期、工作期和结束期三个阶段,三个阶段相互重叠、相互影响。

1. **开始期**　也称熟悉期,是医生与病人的初识阶段,也是医患之间开始建立信任关系的时期。

此期的工作重点是医患之间相互认识,彼此建立信任关系。由于医患之间在此期都处于初识阶段,双方互不相识,都希望在彼此认识的基础上建立信任关系。医生希望了解病人的病情进展、一般情况、家庭和社会情况等,病人希望了解医生的个人情况、业务水平和责任心等。医患之间相互了解的方式也不相同,医生主要通过询问病史、体格检查、翻阅病历等客观的、公开的方式来了解病人,而病人除了通过医生的主动介绍之外,主要凭自己主观的、片面的最初印象进行了解。同时,病人还会根据自己的主观判断选择是否与某医生建立信任和依赖关系,这对医患之间在开始期的关系好坏有着重要影响。因此,医生应通过得体的举止、热情的话语、真诚的服务在开始期为病人留下良好的第一印象,为以后工作打下良好的基础。

2. **工作期**　指医生为病人实施治疗工作的阶段,是医生根据病人病情选择治疗方案、实施治疗方案的过程,是病人接受治疗的主要时期,是医患之间相互获得信任的关键时期。

此期的特点是工作任务重、质量要求高、时间跨度长,并且与医患之间初期是否建立信任关系联系密切。此期医生工作的主要任务是制订治疗方案、实施治疗方案、完成医疗工作。工作重点是通过医生高尚的医德、过硬的专业知识技能和良好的服务态度赢得病人的信任,取得病人的合作和满足病人的需要。

由于工作期的时间跨度较长,医患关系可能会因为一些不愉快的事情发生波动,如医生埋怨病人不主动配合治疗工作、不遵守医嘱,或者病人不满意医生对治疗内容的选择、抱怨医生的服务态度等。出现这些不协调的现象时,医生应以积极主动的态度及时解决发生的问题,对病人提

出的合理需求及时给予满足,对暂时不能达到的要求及时做出解释,对病人不遵守医嘱的行为及时进行劝导。对病人始终保持关注、真诚和尊重的态度,热情为他们服务,尽量满足他们的合理需求,以获得病人的信任。

3. 结束期 经过治疗,病人的疾病好转或基本恢复,达到预期目标,可以出院休养,医患关系即转入结束期。结束期是医患关系最融洽的时期,即使曾经有过不愉快的记忆,也会随着疾病的好转、身体的康复及医生主动有效的沟通而改变,绝大多数情况下病人都能留下满意的评价。

此期的工作重点是与病人共同评价治疗方案的完成情况,并根据存在的问题或可能发生的问题制订相应对策。工作任务是对病人进行出院指导和征求意见。医生在此期应提前做好病人出院前的准备工作,评估治疗效果,进行出院指导;帮助病人逐渐脱离疾病康复期出现的依赖心理,学会自我观察和照顾,促进病人的全面康复、回归社会;妥善处理医患双方尚未解决的一些问题。对疾病治疗效果较差、医患沟通存在问题的病人,应在此期加强沟通和协调,顺利度过结束期。

医患关系的三个阶段各有重点,相互重叠,但满足病人需要始终是医患关系的实质,医生应以良好的沟通技巧、真诚的服务态度、熟练的专业知识和技能赢得病人的信任,促进医患关系向良好方向发展。

(二) 医患关系的影响因素

影响医患关系的因素是多方面的。由于医生与病人接触的机会最多、关系最密切,因此医患之间也最容易发生冲突,从而影响医患关系的健康发展。影响医患关系的原因主要有以下六个方面。

1. 信任危机 信任感是医患关系的重要内容,也是病人接受医生进行诊疗工作的先决条件,更是医患有效沟通的前提。

(1)服务意识:良好的服务态度和认真负责的工作精神是医患之间建立信任感的主要条件。如果医生在工作中态度过于急躁,可能造成病人对医生的信任感降低,甚至产生不满和抱怨情绪。因此,端正服务意识,主动热情、细致周到地为病人服务是建立良好医患关系的有效方式。

(2)技术水平:扎实的专业知识和娴熟的操作技能是赢得病人信任、建立良好医患关系的重要环节。由于专业技术欠缺而出现差错、失误,是病人难以对医生建立信任感的主要原因。此外,医生在制订治疗方案和实施治疗方案的过程中如不能及时告知用药、检查治疗的费用,也会影响病人对医院的信任感。信任感是建立良好医患关系的前提和基础。

2. 角色模糊 角色模糊是指角色扮演者对其承担的角色行为标准认识不清或缺乏理解。任何一种社会角色,都应体现与其角色功能相适应的行为规范和角色期望的特定功能。只有角色群体中的每一个人都明确自己承担的角色功能,并努力按照角色的功能特征行动,才能使角色群体的行为与人们的期望相一致。如果双方对各自的角色理解不一致,就会因为对方的言行不能达到自己的期望值而出现关系紧张或沟通障碍。

(1)医生角色模糊:随着医学科学的不断发展和医学模式的转变,医生角色的内涵和外延也在不断地扩展,医生的专业知识水平也需要不断提高,以满足病人的身心及社会的多方面需要。不能积极主动地为病人提供心理、社会方面的帮助,也是医生角色模糊的表现形式之一。

(2)病人角色模糊:一个人患病以后通常会发生行为模式的改变,如高度地以自我为中心、过分关注自己的健康状况、对医护人员或家人依赖性增强等。如果病人不能转变观念,就会对病人的角色行为不适应,就会把自己当作一名被动的求助者,不能积极地参与医疗护理过程,该说的不敢说,该配合的不积极配合,出现如不积极参与治疗康复、不服从医生的管理、向医生提出无理要求等与病人角色不相适应的行为表现,最终导致医患之间发生矛盾冲突。

3. 责任不明 医患双方对自己的角色功能认识不清,对自己应承担的责任和义务不了解而导致冲突。医患关系的责任不明主要表现在两个方面:一是由谁承担病人的健康问题;二是谁对病人的健康状况负责。对这两个问题医患双方都缺乏明确回答。事实上,医患关系中的许多矛盾冲突是因为双方不能正确认识自己应当承担的责任和义务而产生的。如果病人不知道不良的心理状态、生活习惯、社会因素等可能导致体质下降和疾病发生,不知道自己应该对自己的健康状况承担什么责任,就会把疾病康复、健康问题和治疗护理的责任全部推给医生护士,从而忽视自己应承担的责任。而有的医生受传统医学模式的影响,仍然单纯地认为医护人员不需要对病人因心理和社会因素引起的健康问题负责。新的医学模式认为,病人的不健康行为是可以通过健康教育进行干预并得到纠正的,所以说,解决由心理和社会问题引起的健康问题是现代医务人员工作的重要内容。

4. **权益影响**　每一个社会角色在社会活动中都具有相应的权益。要求获得安全和健康服务是病人的正当权益。但由于大多数病人不是专业人员,缺乏医学知识,加上疾病的因素导致全部或部分失去自我护理能力和控制能力,使其多数情况下不具备维护自我权益的认识和能力,不得不依靠医护人员的帮助来维护自己的权益。而医生则处于医患关系的主动地位,因此在处理医患双方的权益争议时,更容易倾向于医生的自身利益和医院的利益,忽视病人的利益。由此可见,医生在工作中不仅应做好诊疗工作,还应以平等的态度去对待病人,在工作中时刻注意维护病人的合法权益,只有这样,才能真正成为病人权益的维护者和代言人,使医患关系保持良性发展。

5. **理解差异**　由于医患双方的年龄、职业、生活环境和受教育程度不同,在交往过程中容易产生理解差异。如医生按照医疗保险制度告知治疗费用时,容易让病人误解为"缺乏同情心,只知道钱"。病人对医生职业化的专业术语很难理解,如很多病人不知"里急后重"的真正含义。另外,部分病人对医生的职业缺乏理解,不能理解和体谅医生繁忙的工作性质等。以上这些在医患之间出现的理解差异都会影响医患关系的正常发展。

6. **管理体制**　受医疗体制和医生人数的制约,目前我国的医疗服务水平和服务质量还不能很好地满足病人的需要。医生人数的不足导致医疗服务质量下降,医生在繁重的工作压力下无暇顾及病人的心理、社会需求,以及医生用在具体病人身上的时间过少,这也在很大程度上影响了医患关系的健康发展。

第二节　医患沟通

【案例】

某医院内分泌科门诊,张医生正在为一位糖尿病病人李某做胰岛素用药指导,可李某总是不经意打断张医生的讲解,问了几遍都是:"这药是不是用了之后就戒不了了?"听了几遍李某的提问,张医生得出了这样的结论,病人李某现在需要的"不是"怎样用药的问题,"而是"为什么用药和用药不良反应的问题。

【思考】

张医生的判断对吗?他是怎样判断出来的呢?

一、医患沟通的概念

医患沟通(doctor-patient communication)有广义和狭义之分。广义的医患沟通,是指医学和医疗卫生行业人员,以医疗卫生和健康服务的政策制度、法律法规、医疗技术与服务规范、伦理道德、医学人才标准和方案等诸多方面为基础或前提,以非诊疗服务为方式,与社会各界进行的沟通和交流,如健康教育、健康公开课、新医改讨论等,它是在狭义医患沟通的基础上衍生出来的医患沟通。而狭义的医患沟通,是指在日常诊疗工作过程中,医疗机构中的医务人员或医疗机构中的医生与病人及其亲属围绕医疗服务内容进行的沟通和交流,是医疗服务实践的基础环节,发生在所有医疗机构的每次医疗服务活动中,是医患沟通活动的主要构成部分。

二、沟通的要素

沟通由以下七种要素组成:信息背景、信息发送者 - 信息接收者、信息、反馈、渠道、干扰和环境。

1. **信息背景**　信息背景是指引发沟通的理由。海因认为:一个信息的产生,常受信息发送者的经验、对目前环境的感受、对未来的预期等影响,这些统称为信息的背景因素。因此,要想了解一个信息代表的真正含义,不能只接受信息表面的意义,还需考虑信息的背景因素。

2. **信息发送者 - 信息接收者**　在沟通过程中,发出信息、表达思想、表达情感者为信息发送者,接收信息者为信息接收者。在多数沟通情景中,由于沟通是互动过程,所以信息发送者也是信息接收者。

3. **信息**　信息是指沟通者要传递给他人的观念、思想和情感的具体内容。这些具体内容通过符号呈现,包括语言符号和非语言符号。

4. **反馈**　反馈是信息发送者 - 信息接收者相互间的反应过程和结果。如,医生通过健康教育指导病人用药,病人复述用药或遵医嘱用药,这种表现就是反馈。

5. **渠道**　渠道也称途径、信道、媒介或通道,是指信息由一个人传递到另外一个人所经过的路线,是传递信息的手段。在人际沟通过程中,信息往往是通过多渠道传递的。

6. **干扰**　干扰也称为"噪声",是指来自参与者自身或外部的所有妨碍理解或准确解释信息传递的障碍。外部干扰多来自周围环境,如沟通环境过大的声音。内部干扰多因信息发送者 - 信息接收者的思想或情感集中在沟通以外的事情上,如学生因为着急下课而没有听到老师布置的作业。

7. **环境**　环境是沟通发生的地方和周围条件,如办公室、病房等。

三、医患沟通的过程

医患沟通是人际沟通的一种情况,符合人际沟通的过程和规律。在某一背景下,信息发送者将信息通过一定渠道传递给信息接收者,信息接收者以自身的思维方式、逻辑习惯和素质为前提,并根据当时的沟通环境将听到、看到或感受到的信息进行过滤和解释后反馈给信息发送者,这一过程便是沟通。从哲学角度来考虑,沟通过程是一系列阶段的累积,大致有七个不同的阶段。

1. **信息策划阶段**　信息策划是对信息进行搜集、整理、分析的过程。信息策划过程反映着信息发送者的逻辑思维能力的高低和信息量的多少。要想成为一个具备良好沟通能力的人,首先就必须提高信息策划的能力。其包括确定信息的范围、收集信息、信息评估、信息整理和分析。

2. **信息编码阶段**　信息编码就是将信息与意义符号化,编成一定的文字等语言形式或其他形式的符号,以某种形式表达出来。编码最常用的是口头语言和书面语言,除此之外,还要借助面部表情、声调、手势等身体语言和动作等。信息编码实质上是思路整理过程,属内部语言,而非语言信息常常是一种自然行为,本能表达,但有时也可通过训练加以掩饰或修饰,如演员的表演一样展现。

3. **信息发送阶段**　信息发送者将信息编码后要通过一定的途径发送,可以是书面语言、网络途径、口头语言,也可以是肢体语言。

4. **信息传递阶段**　信息以说或写的形式发送,所以信息传递或以空气为媒介,或以书写工具为媒介,或以肢体表达为媒介,但均需生理活动、思维活动和物理活动的支持,受主观因素影响,所以信息前后是否一致就无法肯定。正如现代管理学之父德鲁克所说:"一个人必须知道该说什么,一个人必须知道什么时候说,一个人必须知道对谁说,一个人必须知道怎么说。"这句话深刻说明了沟通的前四个阶段对于沟通的重要性。

5. **信息接收阶段**　信息发送后,客体可以通过视觉、听觉、感觉来接收信息,所以,作为沟通者要先学会倾听并善于倾听,才可有效沟通。

6. **信息解码阶段**　信息被接收后,接收者便运用当时的语境、逻辑习惯、语义知识等开始分解、合成,此过程受信息接收者文化水平、心理、行为模式等方面因素的影响。信息解码包含两个层面含义:一是还原信息发送者的信息表达方式,二是正确理解信息的真实含义。信息接收者在解码过程中,也必须考虑传送者的经验背景,这样才能更准确地把握传送者意欲表达的真正意图,正确、全面地理解收到信息的本来意义。解码关系到沟通效果,解码阶段是沟通中的重要阶段。如若解码不准确,则无法准确理解信息发送者的真正含义。所以在信息接收时注意倾听、努力理解信息发送者的每个话语意义对沟通非常重要。

7. **信息反馈阶段**　信息接收者将解码后的信息传递给信息发送者称为反馈,是沟通中的重要环节。

以上阶段反复双向进行便是沟通,沟通双方互为主体又互为客体,并相互影响。

四、医患沟通的原则

医患间若要有效、良好沟通,就必须遵循一定的原则。

1. **尊重与平等的原则**　尊重是人类基本需要之一,也是人心理方面的第一需要。尊重分为自尊和他尊,人类在表达时首先应尊重自己,与此同时尊重他人且获得他人的尊重。医患双方在医学知识上是不平等的,这使得医务人员在为病人提供健康服务时在知识方面更有优势,知识上的不平等使得患方与医方形成落差,要想解决这一问题首先就要使医方更加平等地对待患方。无论何时何地,与什么样的病人进行沟通,都应把尊重和平等放在第一位,这样沟通才可顺利进行。

2. **表述通俗原则**　医患双方在进行沟通时,医方在医学知识上存在优势,在与病人进行沟通时,所用的语言和传递方式必须使患方能够理解,即医方表达时信息要明确、通俗易懂。简单理解为"见什么人说什么话"。医方要根据患方的知识水平、专业特点、年龄等多方面因素选择通俗易懂的语言,否则会产生沟通不畅或沟通效果不良。这就要求医方要有较强的表达能力,并熟悉患方所用的语言。

3. **理性原则**　医患沟通时难免出现理解不同的情况,患方在疾病缠身时,可能会出现愤怒、抑郁等心理状态,此时他们很难正常思考。所以,医方要学会控制自己的情绪,理性正确地处理问题。

4. **尊重隐私原则**　健康与疾病是个人的隐私,每个人都不愿被无关人员了解、谈及自身的疾病,所以医患间围绕健康问题的沟通便成为患方的隐私沟通,医方在沟通时要注意保护。

5. **连续性原则**　做事要有始有终,医患沟通也是如此。医患间的沟通不仅包括现病史、既往史的收集,还包括治疗效果评价、健康指导等,所以医患沟通在时间、内容与方式上都具有连续性。也就是说,医患之间要达成有效沟通,必须考虑到之前的历史情形、现有状况及预期效果,如果不了解患方的过去状况,则无法准确预测现在或将来的状况,而这种预测将会明显地影响沟通的最终效果。

6. **诚信原则**　诚信是所有沟通的基础和前提。诚信可以给人带来心理上的安全感,没有安全感的沟通是难以继续的。所以,医患双方均持以真诚的态度相互沟通,才能达成最终目的。

第三节　医患沟通的方式

【案例】

小李是位刚毕业不久的医生,病房里的病人都知道这位年轻的医生工作时长不到一年,但病房里的病人都喜欢他、信任他,愿意作为"试验品"让他做一些简单的临床技能操作。据了解,上班时他经常到病房为病人做健康指导,关心病人,给病人带来帮助,倾听病人的痛苦,病房里的病人和家属都喜欢他,愿意与他沟通。

【思考】

一位刚毕业不久的医生能得到病人的支持和信任,是因为他的技术精湛吗?请分析。

一、语言沟通

在社会交往中,语言是人类特有的一种交往工具,是人类文明的重要标志,是传递信息的第一载体。正如马雅可夫斯基所说:"语言是人的力量的统帅。"离开了语言,任何深刻的思想、丰富的内容和美好的设想都无法被表达。在医患沟通中,最常使用的沟通方式是语言沟通。语言沟通是指沟通者出于某种需要,运用有声语言或书面语言传递信息、表情达意的社会活动。只要有人群活动的地方就需要语言,人们用它进行思想交流,以便在认知现实、改造现实的过程中协调相互之间的行为,取得最佳的效果。

(一) 语言沟通的类型

语言是人类社会的产物,人类从开始存在的第一天起,就为了生存和协调人与人之间的生产行为创造了分音节的有声语言,即口头语言。随着社会的发展,有声语言因受时空的限制而不能满足人类交流发展的需要,于是又产生了有形语言,即书面语言。因此,语言沟通包括口头语言沟通(交谈)和书面语言沟通(文字、图像、数据等)两种主要类型。

1. 口头语言沟通　口头语言沟通又称交谈,是人们利用有声的自然语言符号系统,通过口述和听觉实现的沟通,也就是人与人之间通过对话交流信息、沟通心理。口头语言沟通被语言学家称为"说的语言和听的语言",是使用历史最久、范围最广、频率最高的言语交际形式,是书面语言产生和发展的基础。其具有传递范围广、传播速度快、效果好、反馈快等优点,同时又有易被曲解、保留短暂、易受干扰和难做详尽准备的局限。

2. 书面语言沟通　书面语言沟通是用文字符号进行的信息交流,是对有声语言符号的标注和记录,是口头语言沟通由"可听性"向"可视性"的转换。书面语是在口头语基础上产生的,即口头语是第一性的,书面语是第二性的。人类口头语言的历史比书面语言的历史长得多,到目前为止,世界上仍有许多语言只有口头语言而没有书面语言。另外,书面语又是口头语的发展和提高,书面语言沟通是人际沟通中较为正式的方式,可以在很大程度上弥补口头语言沟通的不足,具有沟通领域广泛、信息准确、可长期储存等优点,同时又受反馈慢、不能及时表达等因素的影响。

(二) 语言沟通的环境

1. 语境的含义　1923 年,波兰语言学家马林诺夫斯基在给奥格登和理查兹所著的《意义的意义》一书所写的补录中提出"Context to Situation"(语境)的术语后,语言学、逻辑学、语用学、语义学等诸多学科都开始对语言环境问题重视起来,著述众多,观点各异。从字面上讲,语境即语言沟通时的环境。不过言语交际的"环境"似乎不如环境保护里的"环境"界定得那么清楚。

语境有狭义和广义之分。狭义的语境是指言语内部的上下文或说话的前言后语。广义的语境既包括狭义语境的内容,也包括言语外部的时间、空间等自然和社会环境。语境是语言沟通赖以生存、运用和发展的环境,它制约和决定着语言沟通的命运。人际沟通研究的语境一般是指广义的语境。

语境是与具体的语言行为密切联系的、对语言活动有重要影响的条件和背景,是诸多因素构成的、相对独立的客观存在,同时又与语言主体和话语实体互相渗透,既是确定的,又是动态的,以独特的方式在语言活动中发挥作用。从语言沟通的动态过程看,无论是言语表达者还是接收者,共同依赖的都是语境,忽视或者脱离语境,言语沟通就不会成功。俗话说"到什么山上唱什么歌",指的就是交谈时必须依据和重视交谈环境。

2. 语境的构成　如上所述,语境的内容比较复杂。构成语境的因素,有语言内部的因素,即词语、句子、段落等语言单位的上下文,也有语言外部的因素,即说话的场合和场合背后的社会文化背景。对复杂现象作适当切分是科学研究的一个基本方法,研究语境的学者对语境的内容也作了各种各样的划分,因为分类的角度不同,形成了不同的语境分类方式。

（1）根据主客观语境分类:分为客观语境和主观语境。客观语境包括社会背景、时空场合、交际对象等;主观语境是指说话者的因素,即说话者的身份、职业、年龄、性别、国籍、信仰、思想、情绪等。

（2）根据语境范围分类:分为大语境、中语境和小语境。大语境是指影响言语交际的社会文化背景,即社会文化语境;中语境一般是指交际场合,即时空情景语境;小语境是指语言内部语言单位的上下文,即上下文语境。

3. 语境的作用　语境包括大至自然环境、社会环境,小至上下文等一系列因素。语境中的这些因素没有直接体现在语句的字里行间,而是潜藏在语句之外,需要用心体会,是语言运用的一种潜在力量。也就是说,语境往往已经为话语的理解提示了一定的前提条件。在现代人际沟通领域,语境的地位和价值日趋重要。

（1）语境可以衬补语言意义:语境可以帮助人们从语义不完整、表述不规范的语句中推断出完整而正确的含义。如一位病人对医生说"我是直肠子",医生可能不解其意,如果联系上下文的意思,医生就可以得出"他是心里想什么就说什么的人"。

（2）语境可以帮助确定语言意义:语境可以使人们正确理解沟通内容及传递信息的言外之意。如病人看着空调对医生说"这屋里真冷",医生根据空调温度为18℃这一环境背景推断,病人的言外之意可能是让医生把空调温度调高一点。

（3）语境可以帮助沟通者选择正确的沟通方式:语境可以增强表达效果。如一位小孩子犯了小错误,当有其他人在场时,家长可能会稍袒护他,以维护其自尊;而当没有旁人在场时,家长会对他进行讲解和批评。

4. 语境干涉　语境对语言运用既有便利作用,又有干涉制约作用。语境干涉是指言语环境对语言符号(在这里指有声语言)和言语主体所产生的影响和作用。常言道"言为心声",但在人际沟通的过程中,"我想怎么说就怎么说"其实是一种一厢情愿、不现实的想法。事实上,人们在交往的过程中并不是想说什么就能说什么,想怎么说就可以怎么说的,原因就在于言语行为和语境有着密切的关系。社会关系、文化传统、道德标准、行为规范、物质环境和自然力量形成了一个庞大的语境网,这个网起着干涉、制约人的言语行为的作用。语境干涉主要包括以下几个方面的内容。

（1）语用干涉:是指语言符号内、外环境对言语行为的限定和制约。主要是指对语义的限定,对语气、选词、句式的制约及对音节的强迫。表现在语句上就是表达者为了创造某种和谐的气氛而有意使自己的话语跟进语境。如在医院的医疗护理工作中,当病人病情危重、病室气氛沉闷时,医护人员不宜高声说话,说话内容也应考虑病人及其家属的承受能力,这是医院语言情境对医护人员口语的限定。

（2）解码干涉：语境制约着交际主体对言语信息的解码和分析。如早晨或上午见到交际对象时说声"您早啊"，对方会认为这是一种寒暄或友善，但如果用在下午或晚上就有点让人捉摸不透，而如果对一个迟到者说"您早啊"，则着实让人觉得是一种哭笑不得的嘲讽了。

（3）语词干涉：语境制约着交际言语词语的选择。如在火葬场旁边的墙上写出"经济搞上去，人口降下来"的标语显然就不合乎语境的要求。

（4）语体干涉：语境制约着交际言语语体的选择。语体是指具有一定风格特点的语言类型。选择语体的依据就是语境和对象。如某医务工作者获得了一项科研成果奖，被授予了较高的荣誉，许多人表示祝贺，说"真不简单、真了不起！"根据不同的语境，这位医生可以做出如下回答。

日常口语："嗨，别说得那么玄乎，还差得远哩！"

正式口语："谢谢大家的鼓励，我还有许多不足之处，还得继续努力！"

典雅口语："请不要给我过多的夸赞，这会使我陶醉；站在一个新的起点上，我将开始新的拼搏。"

5. **语境切适** 语境切适是指一切会话，包括其他形式的言语交际都要切合语境，适应语境对交谈全过程的约束，即"言随境迁"。语境是客观存在的现实（尽管构成语境的因素有客观和主观之分），而适应语境则是一种主观行为。字不离词，词不离句，句不离篇，篇不离境。精于沟通的人，总是善于根据语言环境来领悟和把握对方的意思，并且在言语沟通中，不断调整自己的言语以适应语境。

二、非语言沟通

（一）非语言沟通的含义、特点与作用

人与人之间除了借助语言进行信息交流外，还存在着大量的非语言沟通形式。许多不能用语言来形容和表达的思想感情，都可以通过非语言沟通形式来表达。

1. **非语言沟通的含义** 非语言沟通是借助非语词符号，如人的仪表、服饰、动作、表情、空间、时间等进行的信息传递，是语言沟通的自然流露和重要补充，能使沟通信息的含义更明确、更圆满。社会心理学家认为：几乎一切非言语的声音和动作，都可以用作交往的手段。Birdwhistell认为：社会生活中三分之二的信息处理含义来源于非语言沟通。另一种极端的估计则是Mehrabian和Ferris作出的，他们认为：一个信息产生的影响，只有7%是语言的，38%是嗓音的（包括语调的抑扬顿挫和其他声音），55%是非语言的。人类学家Edward·T·Hall认为：非语言交流占日常交流的60%。而Bantan认为：人们90%的情感是通过非语言沟通的方式进行表达的。非语言沟通是人际沟通的重要方式之一，并贯穿人们生命的全过程。如胎儿在母体内就开始通过触觉和听觉器官了解母亲，在学习有声语言之前，就已经开始进行非语言沟通。由此可见，非语言沟通在人类发展史上具有重要地位。

2. **非语言沟通的特点**

（1）真实性：真实性是指非语言沟通能够表露、传递信息的真实含义，因为在生活中，用眼睛"看"到的世界更真实。正如弗洛伊德所说：没有人可以隐藏秘密，假如他的嘴巴不说话，则他会用指尖说话。作为伴随语言沟通的非语言沟通，常常会直接影响沟通效果。

（2）多义性：多义性是指非语言沟通在不同民族、不同地区和不同文化背景下的不同解释，即非语言沟通必须在交往双方共同认知的范围内，必须符合交往双方的文化背景、生活习惯和个性特征等因素。如，同是用拇指和食指构成的"0"型手势，因所处的语境和文化背景不同，就会产生意思完全不同的解释：在中国和法国表示为"零"；在讲英语的国家表示为"OK"；在日本则表示为"钱"；而在地中海沿岸国家常暗示男同性恋者。上例说明：解读非语言沟通的符号时，切忌将其与当时所处的情境割裂开来，以免发生误解和误判。

（3）相似性：相似性是指无论男女老少，无论哪个民族、哪个国家，都可以用同样的非语言沟通方式来表达同一种情感。如人们用哭泣表达痛苦和悲伤的心情，用笑表达愉快、高兴和喜悦的

心情,有句话说得好,"微笑无国界"。非语言沟通是不同文化背景下人们通用的交际手段。

（4）组合性:非语言沟通中的人体语言是以身体各部位或若干部位的联合动作作为传递信息的载体而显示其组合性的特点,即从身体的姿势、身体间的接触、身体间的位置和距离等方面体现整体组合的特点。如医生在观察病情时,用一只手测量病人的脉搏,同时用眼睛观察病人的呼吸,脸上带着微笑的表情,通过身体各个部位的共同作用和协调动作,使病人产生一种被关心、照顾的整体感觉。

（5）心理性:是指非语言沟通在具体的语境中可以直接体现人的心态,是通过非语言沟通直接给予对方心理上的刺激,作用于对方意识的过程。在日常生活中,我们可以从他人的仪表服饰、体态表情传递的信息中分析出他人的气质和个性等,原因就在于非语言沟通符号具有显著的心理性。一个人的非语言沟通行为是其整体性格的表现及人格特性的反映,更多的是一种对外界刺激的直接反应,很难掩饰和压抑。按照美国心理学家霍尔的看法:无声语言所显示的含义要比有声语言多得多,深刻得多,因为有声语言可以把要表达的意思的大部分甚至是绝大部分隐藏起来。

3. 非语言沟通的作用　非语言沟通在人际交往中的作用是丰富多彩的。它能使语言沟通表达得更生动、更形象,也能更真实地体现心理活动的状态。非语言沟通的作用往往需要由不同的非语言沟通行为来承担,而不同的非语言沟通行为可以释放出不同的功能。一般来说,非语言沟通在人际交往中有以下五种作用。

（1）表达情感:有研究表明,客观表现沟通者的情感状况是非语言沟通的主要功能。亚历山大·洛温博士认为:"没有任何语言比人体语言更能表达人的个性,关键在于正确识破这一人体语言。"这就是说,由于一个人的思想情感深藏于心中,必须借助非语言沟通的独特表达渠道才能将其复杂、丰富的感情(如快乐、忧愁、兴奋、软弱、愤怒等)显露出来。如,老朋友相见时,可以通过紧握对方的双手、紧紧拥抱对方来表达激动心情。

（2）修饰补充:非语言沟通可以起到修饰语言的作用,使语言的表达更准确、更深刻。在人际沟通中,人与人之间的交往都是通过语言沟通和非语言沟通进行的,不可能只有声音的传播,而没有语气、表情的显露。如果在沟通过程中融入更多的非语言沟通,就能使沟通过程达到声情并茂的效果。非语言沟通还可以填补、增加、充实语言沟通的某些不足、损失或欠缺。如,医生在与发热病人交谈时,轻轻触摸病人的额头,既可以体现医生对病人的关心,也可以更准确地了解病情。

（3）替代语言:是指用非语言沟通代替语言沟通传递信息。如,点头表示是,摇头表示否;怒目圆睁意味憎恨,喜笑颜开代表愉快等。

（4）强调目的:非语言沟通不仅可以在特定情况下替代有声语言,发挥信息载体的作用,还可以在许多场合起到强化有声语言的效果。如,医生在表扬小病人接受治疗很勇敢的同时竖起大拇指,竖起的大拇指就是对小病人勇敢精神赞扬的一种强调。

（5）调节作用:是指用非语言沟通来协调和调控人与人之间的言语交流状态。调节动作主要有点头、摇头、注视、转看别处、皱眉、降低声音、改变体位等。它可以从不同侧面调节信息的交流,动态帮助交谈者控制沟通的进行。如医患沟通时,病人的眼睛时不时地看表,说明病人可能有着急的事要做。

（二）非语言沟通的表现形式

1. 仪表　指人的外表,包括仪容、服饰等,是一种无声的语言,也是一张名片。可以通过仪表展现自己,也可以通过仪表了解他人。

2. 体态　是一种无声的语言,展现出身体状态、自信程度、沟通态度等。

3. 表情　面部表情是人类情绪、情感的生理性表露,包含目光,是一种世界性语言。人的表情一般是不随意的,但有时可以被自我意识调控,具有变化快、易察觉、能够被控制的特点。

4. 体触　体触是人体各部位之间,或人与人之间通过接触抚摸的动作来表达情感和传递信息的一种行为语言。体触的使用有利于儿童的生长发育、改善人际关系和传递各种信息,但受对象、方式、文化、部位等因素的影响,使用得当会起到积极作用,反之则起到消极作用。

5. 界域语 界域语是指在人际交往中通过一种看不见但实际存在的界域来表现双方关系的无声语言。在人际交往中,每一个社会的人都有一种人际空间要求,于是就形成了人与人之间的空间距离。在不同的场合、面对不同的人,有不同的空间距离。每个人都应把握空间距离的尺度,免得使他人不适、自己不安。

第四节 医患沟通的障碍与技巧

【案例】

病人小王,因"腹痛1小时"急诊入院,看见一位行色匆匆的医生就问挂号地点,医生随手指了一下,说:"在那儿。"还没等小王问接下来的问题,医生便很快离开,小王对这位医生很是不满。就诊等候时,发现这位医生正在参与抢救一位病人,便很快理解了"医生行色匆匆、回答匆忙"的原因。这时,小王心想:自己差一点因为这位医生的"服务态度"去相关部门讨个说法,多亏没去,要不就冤枉了这位尽职的医生。

【思考】

小王与这位急诊科医生短暂而简单的沟通,经历了从沟通障碍、产生误解,到看到医生全身心工作、理解医生的转变,请思考医患沟通不畅的原因及解除方法。

一、医患沟通的障碍

医患双方在信息传递过程中的每个环节都可能存在"噪声"或受到干扰,因此会出现医患沟通障碍,其内容和形式多样、个案繁杂、表现不一。

1. 医患沟通障碍的几种常见类型

(1)按程度与后果分类:①医患误解,指医患沟通中由于沟通不畅、服务不周等原因引起患方情绪不满,产生误解,医方一般无感觉,患方小范围发表自己的观点和言论,但无不良后果。医患误解是医患沟通障碍最轻微且普遍存在的形式。产生原因常为医务工作者态度冷漠、医疗费用交代不清、患方不配合等。②医患分歧,指医患沟通中由于沟通效果不佳、服务明显欠缺等原因引起患方十分不满,但无明显身体损害,患方情绪可在任何场合反映出来,医方可明显感受到。医患分歧是一种较为普遍的医患沟通障碍,一般可在科室内部解决、处理。产生原因常为医方训斥患方、侵犯患方隐私、检查或病情交代不清、费用超出预期等。③医患矛盾,指医患沟通中由于沟通效果不良,或医方的医疗或服务存在明显差错造成患方身体或心理上出现一定损害,且科室处理结果不佳,或医患误解和医患分歧没有得到及时有效处理导致事态恶化,患方投诉,产生一定影响。医患矛盾在医患沟通障碍中占少数,但处理不当会升级为医患纠纷。产生原因常为医疗差错或医疗事故、医患争吵等。④医患纠纷,指医患双方在处理医患矛盾时存在较大分歧,且未能及时妥善解决,使得患方强烈不满,将事态扩展至院外,如媒体、法院、卫生行政主管部门、医疗事故鉴定机构等,以寻求第三者的介入来解决问题。此时受影响的不仅包括医护人员、科室、病人及家属,还有医院声誉、社会舆论等。⑤医患冲突,指医患双方在处理医患矛盾时存在较大分歧,且未能及时妥善解决,使得患方强烈不满,他们回避投诉途径,而采取非正当的手段寻求处理方案,如雇佣"医闹"到医院冲砸围堵、伤害医务人员等,以期医院赔偿和处理当事人。

(2)按医疗过程分类:①诊断失查,指因医务工作者未遵守诊断学的基本标准和相关要求,在询问病史、体格检查及实验室检查等诊断过程中,明显疏漏重要信息,导致诊断不准确或错误。如某年轻女性下腹疼痛,漏问其停经史,导致宫外孕误诊;又如皮试前未问及过敏史,导致药物过敏等。这其中也包含患方知而不报、不配合的情况。②治疗失误,指因医务工作者未及时准确掌握病人病情变化和医疗条件改变等信息,采取了不当或错误的治疗方案,致使病人治疗无效,或产生不良反应,如身心损害、死亡等。如医生对持续注射青霉素的病人,超过额定期限未再次进行皮试而继续注射,导致病人突发过敏反应或过敏性休克。③知情缺失,指因医务工作者在提供健康服务过程中,忽视患方的知情同意权而实施医疗方案。如在对某女性病人行阑尾切除术时,医生发现该病人同时存在右侧卵巢囊肿,未征得患方同意便擅自将其切除,从而引发了纠纷。④服务欠缺,指医务工作者提供健康服务过程中因人为因素,给患方带来的不便、困难甚或人身损害。如冬天供暖不佳、夏天空调温度不适、电梯运行障碍等原因导致的医患沟通障碍,同样也可引起医患矛盾或医患纠纷。⑤处理不良,指医务工作者在发生上述的医患沟通障碍时,未能很好处理,导致患方不满情绪加重,使医患分歧或医患矛盾进一步升级。

（3）按责任人员分类:①医生方面。医生在提供健康服务过程中发挥着重要的作用,因此同样也是医患沟通障碍的"主角"。②护士方面。护士同医生一样在提供健康服务过程中发挥着重要作用,"三分治疗,七分护理"这句俗语凸显了护士的重要地位。③医技人员方面。医疗水平的提高离不开医技人员,其与患方的沟通障碍多表现为知情缺失和服务欠缺两方面。④医院管理人员方面。医院管理人员是医院整体运行的指挥人员,也是维护医院正常运行秩序的人员,在处理医患关系过程中发挥着重要作用。就其工作特点而言,在与患方的沟通障碍方面,他们的责任多为服务不到位或处理不良。⑤后勤人员方面。后勤人员负责保障医院各种系统的正常运转,若出现差错,后果较为严重,多因其责任心不强或技术失误引起医患沟通障碍。⑥患方方面。医患沟通中的重要角色是患方,在众多医患沟通障碍中,有少数是因患方自身或社会因素引起的,而医方基本无过错。如有些病人和家属基于自我利益,有意将事态扩大以获取高额"赔偿";又如个别病人或家属心理承受力较差,对现有医疗手段干预结果不满,非理性指责医务工作者;也存在患方动机不纯,故意将矛盾转嫁给医院的现象。

2. 引起医患沟通障碍的因素

（1）医方因素:如受市场经济大环境影响,少数医务工作者价值取向发生偏差,职业道德水平不高,服务态度不好,技术水平不高,过分依赖仪器设备,缺少与病人的沟通和交流;由于医疗资源相对不足与日益增长的健康服务需求之间出现矛盾,繁重的工作也导致部分医务工作者因与病人缺乏沟通或沟通技巧有限,无法很好地利用言语沟通和非言语沟通技巧解决沟通障碍。

（2）患方因素:生活水平、教育程度等多方面因素的提高,使得患方对服务质量的需求也在不断提高,出现患方的就医观念已从"义务本位"向"权利本位"转化现象;部分患方由于医学知识和法律知识的匮乏,出现滥用权力现象,导致治疗依从性差,影响最终治疗结果;患方对医方存有戒备心理,这种信任的危机导致医方在为患方提供健康服务时稍有异议或不满便会出现言语偏激甚至恶性事件。

3. 解决医患沟通障碍的方法　了解医患沟通障碍后,重在寻求解决办法。宏观方面,需要国家、政府、全社会共同参与;微观方面,需医患双方同步努力。医方可以从以下几个方面去做:选择通俗易懂的语言与病人进行沟通,保持沟通的双向性和有效性,工作认真负责,充分尊重病人,提高患方对医方的信任度,提高患方对医方的依从性,注意沟通技巧的应用等。

二、医患沟通的技巧

（一）倾听

倾听(listen attentively)是指全神贯注地接收和感受对方在交谈时发出的全部信息(包括语言的和非语言的),并做出全面的理解。由此可见,倾听不同于一般的听或者听见。当人清醒时,外界各种各样的声音都会传入耳朵,如窗外的蝉鸣鸟语、喇叭声、音乐声、同事的问候声等,这些声音都是听到的,但都不是通过"倾听"方式获得的。倾听不仅要集中精力地去听对方说话的内容,同时还要考虑其声调、频率、面部表情、眼神、身体姿势等非语言行为,也更注重情感因素,即通过听其言、观其行而获得全面的信息。因此,倾听是医务工作者将病人发出的信息整体接收、感受和理解的过程。

(二) 倾听的意义

倾听在人们心目中的地位远不如"口才"重要,一般人都认为倾听不过是一种被动的接收行为,然而事实并非如此,如"会说的不如会听的""偏听则暗,兼听则明"都充分说明了听的重要性。

1. **倾听是口语沟通的重要组成部分** 从交谈过程说,不论是对话、辩论、商讨等都与倾听紧密联系且交替进行,如果对方说的话你听不懂,或者没有听清楚,沟通的链条就会中断,口语沟通就无法进行。如外语口试中,如果受试者的听力跟不上测试者的口语表达速度,就会影响其口语测试的整体成绩。又如生理上也有所谓"先聋后哑"的说法,即一个孩子如果先天失聪,就无法在"听"中学会发音吐字,长大以后就大概率会哑(孩子的发音系统并无疾患)。

2. **倾听是获取信息的重要渠道** 人非生而知之,人的知识是后天获得的。人们通过后天获取知识的渠道很多,倾听是日常获得信息、增长知识的重要方式与途径。人们常说"耳聪目明",耳聪就是指听觉好,耳聪就能够迅速获得知识。学生在十几年的求学过程中,每天都在课堂上"听"课,其次才是看课本、复习讲课的内容。可见,倾听是获得信息和知识的重要渠道。

3. **倾听是调适人际关系的有效方式** 马斯洛认为,获得"尊重"的需要是人的七种基本需要之一,而在交谈中认真倾听对方的讲话就是满足对方心理需要的一种方式。人要生存、要建立人际关系,就要学会倾听,不管同意还是不同意对方的观点,是愿意听的还是不愿意听的,在表现上都要耐心倾听,不能让对方扫兴。一般情况下,病人来找医生谈话,可能是有事要告诉医生,是想让医生帮助决策某个问题,也可能是想找医生宣泄某种心情,总之都是"有所为"的。如果医生冷淡地对待他,或者听了一两句就贸然打断,甚至拒绝交谈,就会挫伤病人的心理。戴尔·卡耐基说:"如果你想成为一个谈话高手,必须首先是一个能专心听讲的人。"因为很少人能抗拒别人对自己的注意,那是最不露痕迹的恭维。纵使是最难缠的人或是最苛刻的批评家,一旦遇到耐心的听众,态度也会软下来。

4. **倾听有助于信息发出者的心理健康** 19世纪英国维多利亚时代有一种惩罚方式——不让别人听你说话,即把有错的人关在一间屋子里,不许他与别人说话,几天之后,被关的人就会面临精神崩溃的痛苦。倾听有利于医患沟通,当医生全神贯注地倾听病人的诉说时,实际上就是在向病人传递这样一种信息——我很关注你的讲话内容,请你畅所欲言吧! 病人就会在医生认真倾听的氛围中毫无顾忌地说下去,最后达到疏泄心理负担的目的。

5. **倾听是良好素质的具体体现** 在企业主管人员培训班中经常会提到"做领导者的条件",即 LEADER:L 是"listen"倾听(包括对上级和对下属的倾听);E 是"educate"教育;A 是"assist"帮助、指示、指导、跟进;D 是"discuss"讨论、商谈、集思广益;E 是"evaluate"评估(包括自我评估和对下属的评估);R 是"respond"收取反馈。细心的人一眼就可以看出这六个词的核心就是"良好的沟通",其中一头一尾都是"倾听"。这些都说明"倾听"是良好素质的具体体现,也是医生必须掌握的一项重要的沟通技巧。

(三) 倾听的特点

1. **中继性** 通过言语传递的各种信号,无论其载体形式如何,都是物理性的。声音信号是借助空气的振动进行传递的,它不能直接进入大脑的言语中枢成为被理解的信号,必须经过信息接收者言语感知器官中听觉和视觉的作用,将种种物理信号转换成生理的、神经性的信号,再传到语言中枢进行解码。因此,倾听不仅是言语沟通的中继站,同时还为言语解码做好了准备。人们在日常交际活动中,是靠先天的、遗传而来的生理结构和活动机制来听取信息的。由于人们并未从理性上认识这一点,所以才会觉得倾听是被动的、消极的。

2. 选择性 大千世界中信息众多,倾听者不会接收所有进入耳内的信息,而是会有选择性地听取。选择性是指在众多的交谈信息中保持任意取舍的自由度。美国学者蒙德·鲍尔曾经指出:"在可以获得的大量(传播)内容中,受传中的每个成员特别注意选择那些同自己兴趣有关、立场一致、信仰吻合的信息,并且支持信息发送者的价值观。"

通常情况下,人们对信息的选择主要表现在两方面:一是在大量信息中只对其中重要的信息特别注意。如听一堂课,多数情况下难以全部吸收其内容,吸收的部分主要是信息接收者认为重要、陌生或者感到有趣的内容。相反,有时候因为能力问题(如听不懂)或心理问题(如不感兴趣或对老师反感),他们会自动关闭接收口语信息的通道,这样便产生了心理学中所讲的"选择性失聪"现象。二是在一些特定场合,信息接收者往往只选择对自己有用的或关系密切的信息。如母亲对自己孩子的哭声特别敏感,肥胖的女士对减肥信息感兴趣,高血压病人对保持血压稳定的相关知识总是会"竖起耳朵"听。

3. 受制性 由于职业原因,医生在倾听时会受到许多因素的制约,主要表现在三个方面:一是受制于信息发出者的口语表达能力,有的信息发出者口齿伶俐,语言顺畅,发出的信息清楚好懂,而有的信息发出者说话时结巴,语病颇多,吐字不清,使用医生难以听懂的方言;二是受制于信息发出者的文化教养,有的信息发出者谈吐粗俗,口出秽言,而有的信息发出者语言讲究,措辞精美;三是受制于信息发出者的身份地位,有些信息发出者在单位是领导者,爱教训人,时时处处发号施令,有的信息发出者喜欢在说话时"绕弯子",使用恭维词颇多等。所有医生都不能选择也无法回避这些情况,而且还要认真对待,即使听不懂、听得很吃力或不想听,也要听下去,这是医生的职业要求,医生必须善于倾听。

(四)倾听的策略

了解病人内心世界的第一步就是倾听。而认真、主动倾听病人倾诉是提高医患沟通效果的关键。要将被动倾听变为主动倾听,首先要明确倾听目的、控制干扰、使用正确的体态和目光接触,并恰当参与、及时反馈、适当核实,理解病人的言中意,明白病人的弦外音。

1. 主动倾听(initiatively listen) 主动倾听即理解性倾听,是改变倾听被动性的策略。主动倾听具有以下特点。

(1)目的明确:一个优秀的倾听者应该善于寻找他人传递信息的价值与含义。

(2)控制干扰:提供一个安静舒适的环境,将外界干扰(如噪声、景色等)降至最低,以保证谈话的顺利进行。

(3)目光接触:与信息发出者保持良好的目光接触,用30%~60%的时间注视对方的面部,以表示自己在真诚地倾听对方说话。不敢直视对方是羞怯的表现,有意不注视对方是冷淡的表现,只注意自己手中的工作不看对方是怠慢的表现。总之,在与病人交谈时,医务工作者应用期待的目光注视病人,做到面带微笑、不卑不亢。

(4)姿态投入:以投入的姿态面对信息发出者,医生在与病人交谈时要面向病人,保持合适的距离和姿态,身体可稍微向信息发出者方向前倾。倾听时表情不要过于丰富、手势不要太多、动作不要过大,以免病人产生畏惧或厌烦心理。

(5)及时反馈:给信息发出者适时、适度的反馈,如微微点头、轻声应答"嗯""哦""是""知道了",以表示自己正在注意听。不要随意发笑或频频点头赞同,这些行为会使对方感觉轻浮与虚伪。

(6)慎重判断:在倾听时不要急于判断,至少不要刚开始谈话就做结论,如"你的病情没有加重,你认为加重了,那是你自己的幻觉"等类似匆忙的判断,这会使病人不愿意再多说下去。应让对方充分诉说,以便全面完整地了解情况。

(7)耐心倾听:病人说话时,医生不要随意插嘴或打断对方的话题,一定要等病人把话说完后再说。无意插话或有意出言制止病人说话都是不礼貌的举动。

(8)综合信息:根据信息的全部内容寻找信息发出者谈话的主题,注意病人的非语言行为,仔细体会"弦外之音""话中之话",了解病人的真实想法。

2. 核实（perception check） 核实是指在倾听的过程中,为了验证自己对内容的理解是否准确所采用的沟通策略,是一种反馈机制,可以对得到的信息进一步核实,以确定信息的准确性,是一种负责任的行为。核实也可以使病人感觉对方在认真倾听自己谈话,并由此产生一种被尊重的感觉。核实时应保持客观的态度,不应加入任何主观意见和情感。核实主要包括重述、改述、澄清及归纳总结四种方式。

（1）重述（retell）:包括病人重述和医生重述两种情况,即要求病人将医生说过的话再重复一遍或医生重复病人说过的话,以确认自己的理解是否正确。同时,也表示信息接收者在认真倾听信息发出者的叙述,从而加强了对方继续说下去的信心。如病人说:"我已经 3 天没解大便了,感到肚子胀……"医生重述说:"您刚才说您已经 3 天未解大便,感到腹胀……,是吗?"

（2）改述（paraphrase）:又称意译,是指医生把病人的话改用不同的说法叙述出来,但意思不变,或将病人的言外之意说出来。如医生说:"您的意思是您不想打针,是吗?"

（3）澄清（clarify）:是指将对方一些模棱两可、含糊不清或不完整的陈述讲清楚,以获得更具体、更明确的信息。可以用下列话语来引导:"根据我的理解,您的意思是……""您刚才的话,是这个意思吗?……""我可以这样理解吗?"等。

（4）归纳总结（summary）:用简单、概述的方式将对方谈话的主要意思表达出来以核实自己接收的信息。在归纳总结时,也可将对方的谈话聚焦在关键的问题上,以进一步获取所需要的信息。如医生说:"您刚才说了那么多,其实就是不想做手术,想先用药物治疗的方式,是吗?"

3. 回应（reflect） 美国语言心理学家多罗西·萨尔诺夫说:"交流是双行道,没有回应的谈话是无效的谈话。"回应是指在交谈过程中信息接收者对信息发出者谈话内容的反应。在交谈的过程中,如果信息接收者只是被动地听,可能会让他人认为你对对方的谈话内容不感兴趣、对彼此的交流不够积极。因此医患交谈时,医生要对病人的谈话给予及时反馈,并提出一些相关的问题。如果医生注意力不集中,思维速度跟不上病人的说话速度,谈话过程中总是让病人重复,这样既耽误时间,又容易伤害病人的自尊心,不利于医患关系的建立和发展。

（1）有利于继续交谈的回应:对病人的谈话内容给予明确的回应,这种回应可以通过点头、微笑、鼓励的目光等无声语言传递,也可以通过直接向病人说"我明白了! 您接着往下说。""哦,是这样,还有什么吗?"恰当的回应可以让病人感到被关心。

（2）不正确的回应方式:医患交谈中不正确的回应方式主要包括以下几种。一是过于肯定,不留余地,如"手术肯定没有问题,您放心"。二是过于直率和不恰当的坦诚,如"您的病已经到晚期了,目前医学上还没有办法,你就死心吧"。三是过分回应,如对病人的谈话表现出过分的热情、过分的肯定和鼓励等。虽然有的回应也能鼓舞病人,但更容易使病人产生怀疑,有时甚至埋下纠纷的隐患。如新入院的病人对医院十分陌生、恐惧,医生为了缓解病人的紧张心理,说:"您别担心,住进医院就像回到家里一样,您有什么事尽管说,我们都会帮您解决。"医生的出发点是好的,但回应的话语却不妥当,即不能对病人做出不负责任的承诺,因为一旦不能满足病人的某种需要时,就可能因为不恰当的承诺引发医患纠纷。

（五）共情技巧

1. 共情的含义 "empathy"一词在国内有多种译法,如共情、共感、同感、移情、同理心、同情等。共情一词是由西多普·利普斯于 1909 年首次提出的,他将共情定义为感情进入的过程,即设身处地地站在对方的位置,并通过认真的倾听和提问,确切理解对方的感受,并对对方的感情做出恰当的反应。简而言之,共情就是用他人的眼光来观察世界。尽管共情与同情这两个词常被混用,但它们的含义是完全不同的。同情是对他人的关心、怜悯和担忧,是同情者对他人困境的自我情感的表达;而共情是从他人的角度去感受问题、体验情感,是分享他人的感情而不是表达自我情感。

共情通常是在人与人交往中产生的一种积极的感觉能力。共情又分为广义的共情和狭义的共情。广义的共情是指在所有人际场合中产生的设身处地为他人着想的能力,如公共场合中遵守各种规则或为陌生人做些事等。狭义的共情是指从临床心理学中发展出的一种特殊的理解能力。广义的共情是以狭义的共情为基础的,因此此处主要指的是狭义的共情能力,即指在人与人交流中表现出的对他人设身处地理解的能力。

在医患沟通的过程中,医生站在病人的角度理解病人的感受,就是医患交谈中的共情。如术前病人对医生说:"我从没开过刀,好害怕呀!"假如医生回答:"你不要害怕,主刀医生的经验非常丰富。"病人会觉得医生不近人情,心里暗想:"又不是你开刀,你当然不害怕啦!换上你自己试试!"这样显然很难达到沟通的效果。如果医生说:"我很理解你现在的心情,如果是我可能也会害怕。"这种感觉上的共鸣达到了感情上的平等,病人会接着说出具体担心的事情,并请医生予以分忧。

2. 共情在医患交谈中的作用

（1）共情有助于医患沟通的准确性:在共情的过程中,医生站在病人的角度,去理解病人的感受、了解病人的信息,这样感受到的信息才是全面的、准确的。医生站在病人立场、设身处地地为病人着想,就能理解病人患病后表现出的不寻常的心理状态,如急躁、易怒、冷漠、心事重重等。共情越充分,理解病人的感受就越真实,收集病人的信息就越准确。

（2）共情有助于满足病人的心理需要:患病的人比常人具有更强烈的被尊重、被理解的心理需要。如果医生不重视病人的心理需要,不关心病人,病人就会感觉到孤单、被遗弃及自身无价值。医生在交谈的过程中,运用共情策略,理解病人的感受,关心、尊重病人,病人才会感到自身存在的价值,才会积极主动地与医护人员配合,尽快恢复健康,回归社会,实现自身价值。

（3）共情有助于医生建立健康的人际关系:共情可以使人在亲密的人际水平上,更准确地察觉和理解另一个人的思想和感情。共情有助于医生走出自我关注,学会关注环境与他人,发展爱心、宽容、合作、尊重、善解人意等人格品质。总之,共情是一种积极的能力,有助于医生建立健康的人际关系。

3. 医患交谈中实现共情的方法

（1）学会换位思考:即能从对方的角度为对方的行为寻找合理性,最大限度地理解并体谅对方。

（2）学会倾听:不仅包括听取口语表达的内容,还包括观察非语言的行为,如动作、表情、声音、语调,同时还需要有适当的反应,表示听了并且听懂了。会倾听是共情的重要标志。

（3）学会表达尊重:尊重包括四个方面的内容:一是尊重对方的个性及能力,而不是凭自己的感情用事;二是接纳对方的信念和所做出的选择或决定,而不是评论或试图替其做决定;三是善意理解对方的观点及行为,而不是简单地采取排斥的态度;四是以尊重恭敬的态度表达自己的观点,而不是将自己的观点强加于人。

（六）沉默

《荀子·非十二子》中说:"言而当,知也;默而当,亦知也。"在交谈的过程中,沉默本身也是一种信息交流,常常出现在高信息内容之间,是超越语言力量的一种沟通方式。沉默是一种特殊的语言沟通技巧,能够起到此时无声胜有声的作用。沉默可以给人以思考和调整的机会,可以弱化过激的语言与行为,可以缓解紧张的气氛。沉默可以表示默许,也可以表示保留意见甚至表示无声的抗议,沉默是有声语言的延续和升华。

1. 沉默的作用　在医患交谈中,适当地运用沉默技巧可以起到四个方面的作用:一是可以表达对病人意见的默许、对病人意见的保留或不认可,以及表达对病人的同情和支持;二是可以给病人提供思考和回忆的时间,给病人诉说或宣泄的机会;三是可以缓解病人的过激情绪和行为;四是可以给医生提供思考、冷静和观察的时间。

2. 运用沉默技巧的时机　沉默在谈话中具有特殊作用,医患交谈中适宜地运用沉默,可使谈话更好地进行下去。但什么时候是医生运用沉默的最佳时间呢?

（1）病人情绪激动时：当病人愤怒、哭泣的时候，医生可以保持沉默，给病人一定的时间让其宣泄。此时医生可以轻轻地握住病人的手或扶住病人的肩，真诚地面对病人，给病人以同情、支持、理解的感觉。

（2）病人思考和回忆时：对医生提出的问题，病人一时不知道该怎么回答或忘了怎么回答，需要一定时间进行思考或回忆时，医生不要催促病人，应给予一定的时间让其思考或回忆。

（3）对病人的意见有异议时：对病人的某些意见或建议有异议时，医生可运用沉默技巧，表示对病人意见的不认同。

3. 打破沉默的方法　尽管沉默有一定的积极作用，但如果滥用沉默技巧、长时间保持沉默，会使对方感到压抑、矫揉造作、难以捉摸，使谈话难以进行下去，甚至会影响医患关系。因此，医患交谈中，不能长时间地保持沉默，医生应在适当的时候以适当的方式和话语打破沉默。

（1）转换话题：当刚才的话题不宜再进行下去时，医生可转换话题，如"来，先喝点水。""要不要先去下洗手间？"

（2）续接话题：当病人说到一半突然停下来时，医生可以说"后来呢？还有吗？""您刚才说……，您接着往下说。"

（3）引导话题："您刚才谈的这个问题是否给您带来了很大的影响，您能说一说吗？"

（4）其他方式："您怎么不说话了，能告诉我您现在在想什么吗？""您是不是有什么话要说？"

（七）其他

除上述外，还有很多沟通技巧，如关注、自我暴露、移情、幽默等。每个人都希望被重视，病人也是如此，如果病人的这种需求得到满足，就会产生价值感和存在感，能体验到医生对他的关心。

三、与特殊病人的沟通

（一）与肿瘤病人的沟通

肿瘤，尤其是恶性肿瘤，已成为严重威胁人类生命健康的疾病之一。限于目前治疗水平无法完全满足病人的需求，恶性肿瘤病人在生理和心理上都承受着常人难以忍受的巨大痛苦。为了加强与肿瘤病人的沟通效果，要运用合适的沟通技巧。

1. 肿瘤病人的身心特点

（1）肿瘤病人的生理特点：①疼痛，肿瘤生长可刺激神经组织引起疼痛；②睡眠障碍，肿瘤病人睡眠障碍与疼痛症状和承受的心理压力有关；③营养不良，肿瘤的高消耗状态和治疗引起的食欲不振等可导致病人出现营养不良情况；④其他，如自理能力下降和不适等情况，也常在肿瘤病人中出现。

（2）肿瘤病人的心理特点：①确诊前，病人得知罹患恶性肿瘤后，常常表现出惊恐、焦虑、无法接受、否定、怀疑甚至晕厥；②确诊后，在面对无法改变的事实时，病人常常出现沮丧、情绪低落、抱怨等不良情绪。病人确诊前后，心理反应通常分为否认期、愤怒期、协议期、抑郁期和接受期，这五期及确诊前后的心理表现也常会因为病人的性别、年龄、经历等不同而有所不同。

2. 与肿瘤病人的沟通

（1）全面了解病人情况：与病人沟通前，首先要了解病人的一般情况，如性别、年龄、病史等，还要了解病人的健康状况，对疾病的认知、接受能力等，要针对病人的不同情况进行沟通，尽可能减少病人身心压力。

（2）运用恰当的沟通技巧：①安慰性语言的使用，一般情况下，肿瘤病人心理负担较重，为避免心理上的不良刺激，应选择合适的安慰性语言；②鼓励性语言的使用，在面对悲观绝望的肿瘤病人时，使用鼓励性语言可帮助病人树立信心；③注重非语言沟通，医务工作者此时可以通过眼神、语调、面部表情等表示对病人关心；④其他，在面对不同病人时，医务工作者还可以根据病人情况使用解释型语言等沟通技巧促进沟通效果。

（二）与精神疾病病人的沟通

沟通是精神科的日常工作,沟通技巧是精神科医务工作者的基本工作技能。精神疾病病人的心理较其他躯体疾病病人有着明显的不同,因此,在与精神疾病病人沟通时要考虑其特殊性。

1. 精神疾病病人的特点

（1）病耻感:因疾病而感受到的耻感,在精神疾病病人中广泛存在且强烈。这与社会大众对精神疾病的认知有关,很多人对精神疾病病人抱有恐惧、排斥的态度,使得众多精神疾病病人患病后不敢就医,贻误诊治的最好时机。

（2）疾病自知力较差:自知力是指对自身所患疾病的认识和理解能力。一般情况下,躯体疾病病人能够表现出较好的自知力,但部分精神疾病病人不能很好地意识到患病,也不会主动就医,无法接受医务工作者的意见。通常情况,自知力与病人所患精神疾病种类及严重程度、自身经历、专业背景、学历等有一定的相关性。

（3）沟通困难和交流障碍:有些精神疾病病人存在沟通困难和交流障碍,如果医生不了解这种情况,将无法理解病人的表达和交流方式。

（4）其他:如疾病涉及的社会因素、不同精神疾病的心理特点等。

2. 与精神疾病病人及家属的沟通

（1）与精神疾病病人的沟通:目前,精神障碍的诊断信息主要是通过交谈获得的,对于可以合作的病人,可与病人本人沟通;对于无法合作的病人,需要与病人家属沟通。

（2）与精神疾病病人家属的沟通:医务工作者很难通过重性精神障碍病人本人了解其具体情况,因此病史采集时,工作人员多是与家属或了解病情的人员进行沟通。沟通时注意保护病人隐私,做好说明和解释工作。

（三）其他

除上述外,在实际临床工作中还有很多特殊情况的沟通,如与传染性疾病病人的沟通、与临终病人的沟通等。我们要根据实际情况,依据病人的身心特点,选择合适的沟通方式和技巧,促进沟通效果的提高。

（齐　丽）

第四章 常见疾病症状

第一节 发 热

【案例】

病人，女性，18 岁，发热伴咽痛 2 天。体温波动在 39～40℃，伴畏寒、寒战。无咳嗽、咳痰，无腹痛、腹泻，无尿频、尿痛。查体：急性热病容，精神萎靡，咽部充血，双扁桃体Ⅱ度肿大，可见黄白色脓苔。颈部淋巴结肿大，触痛明显。双肺呼吸音清，心律齐，未闻及期前收缩，心脏各瓣膜听诊区未闻及杂音。腹软，无压痛。肾区无叩痛。神经系统检查无异常。血常规：白细胞 $15.2×10^9$/L，中性粒细胞 89%，可见感染中毒颗粒。

一、发热的定义

正常人的体温受体温调节中枢调控，并通过神经、体液因素使产热和散热过程呈动态平衡，保持体温在相对恒定的范围内。当机体在致热原（pyrogen）作用下或各种原因引起体温调节中枢功能障碍时，体温升高超出正常范围，称为发热（fever）。

【正常体温与生理变异】

人体正常体温一般为 36～37℃，在不同个体之间及因测量方法不同，正常体温可略有差异，且常受机体内、外因素的影响稍有波动。在 24 小时内，下午体温较早晨稍高，剧烈运动、劳动或进餐后体温也可略升高，但一般波动范围不超过 1℃。老年人因代谢率偏低，体温相对低于青壮年。妇女在月经前及妊娠期体温略高于正常情况下。另外，在高温环境下体温也可稍升高。

二、发热的发病机制

正常情况下，人体的产热和散热保持着动态平衡。由于各种原因导致产热增加和/或散热减少，则可出现发热。

（一）致热原性发热

致热原包括外源性和内源性两大类。

1. 外源性致热原（exogenous pyrogen） 外源性致热原的种类很多，包括：①各种微生物病原体及其产物，如细菌、病毒、真菌、支原体及细菌毒素等；②炎性渗出物及无菌性坏死组织；③抗原抗体复合物；④某些类固醇物质，尤其是肾上腺皮质激素的代谢产物本胆烷醇酮（aetiocholanolone）；⑤多糖体成分及多核苷酸、淋巴细胞激活因子等。外源性致热原多为大分子物质，其中细菌内毒素分子量非常大，不能通过血‑脑屏障直接作用于体温调节中枢，而是通过激活血液中的中性粒细胞、嗜酸性粒细胞和单核‑吞噬细胞系统，使其产生并释放内源性致热原，然后通过下述机制引起发热。

2. 内源性致热原（endogenous pyrogen） 又称白细胞致热原（leukocytic pyrogen），如白细胞介素（IL）、肿瘤坏死因子（TNF）和干扰素等。其一方面可通过血‑脑屏障直接作用于体温调节中枢的体温调定点(setpoint),使调定点上升,体温调节中枢进而对体温重新调节发出冲动,并通过垂体内分泌因素使代谢增加或者通过运动神经使骨骼肌阵缩(临床表现为寒战),使产热增多;另一方面可通过交感神经使皮肤血管及竖毛肌收缩,停止排汗,减少散热。这一综合调节作用导致产热大于散热,体温升高引起发热。

(二)非致热原性发热

常见于以下几种情况:①体温调节中枢直接受损,如颅脑外伤、脑出血、炎症等;②引起产热过多的疾病,如癫痫持续状态、甲状腺功能亢进症等;③引起散热减少的疾病,如广泛性皮肤病、心力衰竭等。

三、发热的病因

发热的病因很多,临床上可分为感染性与非感染性两大类,而以前者居多。

(一)感染性发热(infective fever)

各种病原体及其产物,如病毒、细菌、支原体、立克次体、螺旋体、真菌、寄生虫等引起的感染,不论是急性、亚急性还是慢性,局部性还是全身性,均可导致发热。

(二)非感染性发热(noninfective fever)

主要有下列几类原因:

1. **血液病**　如白血病、恶性组织细胞病、淋巴瘤等。

2. **结缔组织疾病**　如系统性红斑狼疮、类风湿关节炎、硬皮病、皮肌炎、结节性多动脉炎等。

3. **抗原 - 抗体反应**　如药物热、风湿热、血清病等。

4. **无菌性坏死物质的吸收**　由于组织细胞坏死、组织蛋白分解及组织坏死产物的吸收所致的无菌性炎症,常可引起发热,亦称为吸收热(absorption fever)。

(1)物理、化学及机械性损害:体温调节中枢功能失常。有些致热因素不通过内源性致热原而直接损害体温调节中枢,使体温调定点上移后发出调节冲动,造成产热大于散热,引起体温升高,称为中枢性发热(central fever),如中暑、重度安眠药中毒、大手术后、内出血、骨折、大面积烧伤等。

(2)血栓及血管栓塞疾病:如心肌梗死、肺梗死、脾梗死及肢体坏死等。

(3)恶性肿瘤:各种恶性肿瘤均有可能导致发热。

5. **内分泌与代谢疾病**　如甲状腺功能亢进、甲状腺炎、痛风、重度脱水等。

6. **颅脑疾病**　如脑出血、脑震荡、脑挫伤等,为中枢性发热。癫痫持续状态亦可引起发热,为产热过多所致。

7. **皮肤病变**　皮肤广泛病变所致皮肤散热减少可引起发热,如广泛性皮炎、鱼鳞病等。慢性心力衰竭可使皮肤散热减少引起发热,但一般为低热。

8. **自主神经功能紊乱**　由于自主神经功能紊乱可影响正常的体温调节过程,使产热大于散热,体温升高,常伴有自主神经功能紊乱的其他临床表现,且多为低热,属功能性发热范畴。常见的功能性低热有:

(1)原发性低热:自主神经功能紊乱所致的体温调节障碍或体质异常,低热可持续数月甚至数年之久,热型较规则,体温波动范围较小,多在 0.5℃以内。

(2)感染后低热:由病毒、细菌、原虫等感染所致的发热,常常低热不退,而原有感染已愈。此系体温调节功能仍未恢复正常所致,但必须与因机体抵抗力降低导致潜在的病灶(如结核)活动或其他新感染所致的发热相鉴别。

(3)夏季低热:低热仅发生于夏季,秋凉后自行退热,每年如此反复出现,连续数年后多可自愈。多见于幼儿,系体温调节中枢功能不完善、夏季身体虚弱引起,且多见于营养不良或脑发育不全者。

(4)生理性低热:精神紧张、剧烈运动后、月经前及妊娠初期均可出现低热。

四、发热的临床表现

(一)发热的分度

以口腔温度为标准,按发热的高低可分为:

1. **低热** 37.3～38.0℃。

2. **中等度热** 38.1～39.0℃。

3. **高热** 39.1～41.0℃。

4. **超高热** 41.0℃以上。

(二)发热的临床经过及特点

一般分为以下三个阶段。

1. **体温上升期(发热期)** 常伴有疲乏无力、肌肉酸痛、皮肤苍白、无汗、畏寒或寒战等现象。皮肤苍白是体温调节中枢发出的神经冲动经交感神经而引起皮肤的血管收缩,导致浅层血流减少所致,甚至伴有皮肤温度下降。皮肤散热减少可刺激皮肤的冷觉感受器产生兴奋并将兴奋传至中枢引起畏寒。中枢发出的冲动再经运动神经传至运动终板,引起骨骼肌不随意的周期性收缩,产生寒战及竖毛肌收缩,使产热增加。该期产热大于散热,继而体温升高。

体温上升有两种方式。

(1)骤升型:体温在几小时内达 39～40℃或以上,常伴寒战。小儿易发生惊厥。常见于疟疾、大叶性肺炎、败血症、流行性感冒、急性肾盂肾炎、输液或某些药物反应等。

(2)缓升型:体温逐渐上升,数日内达高峰,多不伴寒战。如伤寒、结核病、布鲁氏菌病(brucellosis)等所致的发热。

2. **高热期(极期)** 是指体温上升达到高峰之后保持一定的时间,持续时间的长短可因病因不同而有所差异。如疟疾可持续数小时,大叶性肺炎、流行性感冒可持续数天,伤寒则可为数周。此期体温已达到或略高于上移的体温调定点,体温调节中枢不再发出寒战冲动,故寒战消失;皮肤血管由收缩转为舒张,常伴有皮肤潮红、灼热、呼吸深快、开始出汗并逐渐增多等现象。此期产热与散热过程在较高水平上保持相对平衡。

3. **体温下降期(退热期)** 由于病因的消除,致热原的作用也逐渐减弱或消失,体温中枢的体温调定点逐渐降至正常,产热相对减少,散热大于产热,体温降至正常水平。此期表现为出汗多、皮肤潮湿。

体温下降有两种方式:

(1)骤降(crisis):指体温在数小时内迅速下降至正常,偶可略低于正常,多伴有大汗淋漓。常见于疟疾、急性肾盂肾炎、大叶性肺炎及输液反应等。

(2)渐降(lysis):指体温在数天内逐渐降至正常,如伤寒、风湿热等。

(三)热型及临床意义

发热病人在不同时间测得的体温数值分别记录在体温单上,将各体温数值点连接起来,即为体温曲线,该曲线的不同形态(形状)称为热型(fever type)。不同病因所致发热的热型也常有所不同。临床上常见的热型有以下几种:

1. **稽留热(continued fever)** 体温恒定维持在 39～40℃以上的高水平,达数天或数周,24 小时内体温波动范围不超过 1℃(图 1-4-1)。常见于大叶性肺炎、斑疹伤寒及伤寒高热期。

2. **弛张热(remittent fever)** 又称败血症热型。体温常在 39℃以上,波动幅度大,24 小时内波动范围超过 2℃,但都在正常水平以上(图 1-4-2)。常见于败血症、风湿热、化脓性炎及重症肺结核等。

3. **间歇热(intermittent fever)** 体温骤升达高峰后持续数小时,又迅速降至正常水平,无热期(间歇期)可持续 1 天至数天,高热期与无热期反复交替出现(图 1-4-3)。常见于疟疾、急性肾盂肾炎等。

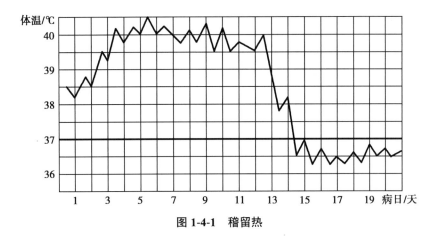

图 1-4-1 稽留热

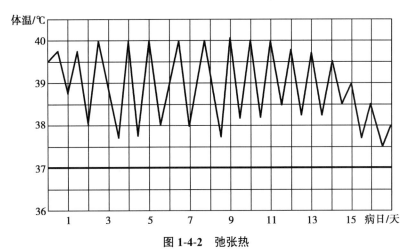

图 1-4-2 弛张热

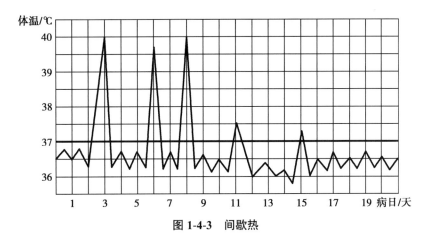

图 1-4-3 间歇热

4. **波状热**（undulant fever） 体温逐渐上升达 39℃或以上，数天后逐渐下降至正常水平，再持续数天后又逐渐升高，如此反复多次（图 1-4-4）。常见于布鲁氏菌病。

5. **回归热**（recurrent fever） 体温急剧上升至 39℃或以上，持续数天后又骤然下降至正常水平，高热期与无热期各持续若干天后规律性交替一次（图 1-4-5）。可见于霍奇金（Hodgkin）病等。

6. **不规则热**（irregular fever） 发热的体温曲线无一定规律，可见于结核病、风湿热、支气管肺炎、渗出性胸膜炎、癌性发热等（图 1-4-6）。

不同的发热性疾病各具有相应的热型，可根据热型的不同进行发热病因的诊断和鉴别诊断。但必须注意：

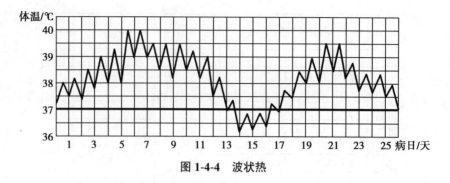

图 1-4-4 波状热

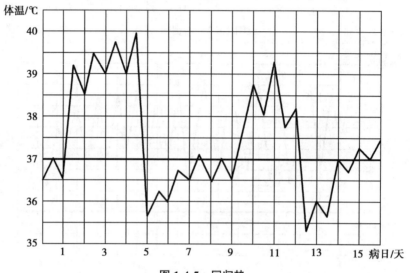

图 1-4-5 回归热

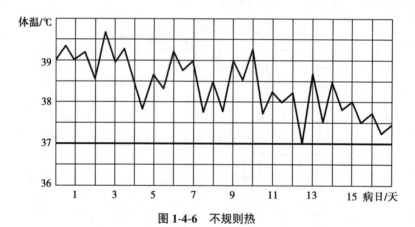

图 1-4-6 不规则热

（1）由于抗生素的应用及时控制了感染,或因解热药、糖皮质激素的应用使某些疾病的特征性热型变得不典型或呈不规则热型。

（2）热型也与个体反应的强弱有关,如老年人的休克型肺炎可不具备肺炎的典型热型,而仅有低热甚至无发热。

五、发热的常见伴随症状

1. **寒战** 常见于大叶性肺炎、败血症、急性胆囊炎、急性肾盂肾炎、流行性脑脊髓膜炎、疟疾、钩端螺旋体病、药物热、急性溶血或输血反应等。

2. **结膜充血** 常见于麻疹、流行性出血热、斑疹伤寒、钩端螺旋体病等。

3. **单纯疱疹** 口唇单纯疱疹多出现于急性发热性疾病,常见于大叶性肺炎、流行性脑脊髓膜炎、间日疟、流行性感冒等。

4. 淋巴结肿大 常见于传染性单核细胞增多症、风疹、淋巴结结核、局灶性化脓性感染、丝虫病、白血病、淋巴瘤、转移癌等。

5. 肝脾大 常见于传染性单核细胞增多症、病毒性肝炎、肝及胆道感染、布鲁氏菌病、疟疾、结缔组织病、白血病、淋巴瘤、黑热病、急性血吸虫病等。

6. 发热伴皮肤黏膜出血 可见于重症感染及某些急性传染病，如流行性出血热、病毒性肝炎、斑疹伤寒、败血症等。也可见于某些血液病，如急性白血病、再生障碍性贫血、恶性组织细胞病等。

7. 关节肿痛 常见于败血症、猩红热、布鲁氏菌病、风湿热、结缔组织病、痛风等。

8. 皮疹 常见于麻疹、猩红热、风疹、水痘、斑疹伤寒、风湿热、结缔组织病、药物热等。

9. 昏迷 先发热后昏迷者常见于流行性乙型脑炎、斑疹伤寒、流行性脑脊髓膜炎、中毒性菌痢、中暑等。先昏迷后发热者见于脑出血、巴比妥类药物中毒等。

六、针对以发热为主要临床表现的病人，在问诊时应注意的要点

1. 注意询问起病时间、季节、诱因、情况（缓急）、程度（热度高低）、频度（间歇性或持续性）、病程。

2. 询问有无畏寒、寒战、大汗或盗汗。

3. 询问多系统症状，是否伴有咳嗽、咳痰、咯血、胸痛，腹痛、恶心、呕吐、腹泻，尿频、尿急、尿痛，皮疹、出血，关节肌肉痛，咽痛、颈痛，头痛、抽搐、意识状态改变等。

4. 询问患病发热以来的一般情况，如精神状态、食欲、体重改变、睡眠及大小便情况。

5. 询问诊治经过（药物、剂量、疗效）。

6. 询问传染病接触史、疫水接触史、手术史、流产或分娩史、服药史、过敏史、职业特点等。

【诊断要点分析】

（一）诊断思路

1. **起病特点** 青年、女性，急性起病，病程短。

2. **症状** 咽痛、高热呈稽留热型（体温波动在 39～40℃），伴寒战。无其他系统临床表现。

3. **体征** 急性热病容，精神萎靡，咽部充血，双扁桃体Ⅱ度肿大，可见黄白色脓苔。颈部淋巴结肿大，触痛明显。

4. **实验室检查** 白细胞 $15.2 \times 10^9/L$，中性粒细胞 89%，可见中毒颗粒。

（二）分析要点

扁桃体红、肿、热、痛的化脓性炎症的临床表现，淋巴结的炎症反应，发热、畏寒的伴随症状，以及外周血象的升高及中毒颗粒，均支持化脓性扁桃体炎的诊断。

发热的机制考虑为外侵或隐藏于隐窝的细菌感染扁桃体，释放内毒素，激活血液中的中性粒细胞、嗜酸性粒细胞、单核-吞噬细胞系统，使其产生并释放内源性致热原，如 IL。一方面通过血-脑屏障直接作用于体温调节中枢，使体温调定点上升，进而通过垂体内分泌因素使代谢增加或通过运动神经因素使骨骼肌阵缩（寒战）产热增多；另一方面通过交感神经使皮肤血管及竖毛肌收缩，停止排汗，减少散热，使体温升高。

第二节 咳嗽与咳痰

【案例】

病人，女性，25 岁，平素体健。刺激性咳嗽伴大量黄痰 3 天。多于夜间及晨起明显，影响睡眠。1 周前感冒后出现鼻塞、流清涕，间断口服感冒药效果不佳，鼻涕渐呈脓性。

病程中无发热、胸痛、胸闷、呼吸困难。查体:一般状态良好,鼻周皮肤充血、局部破溃。咽部略充血,扁桃体无肿大,双肺呼吸音清,无啰音。

一、咳嗽、咳痰的定义

(一) 咳嗽

咳嗽是人体的一种反射性防御动作。通过咳嗽可以清除呼吸道分泌物及气道内异物。但是咳嗽也有不利的一面,例如咳嗽可使呼吸道内感染扩散,剧烈的咳嗽可导致呼吸道出血,甚至诱发自发性气胸、脑血管疾病等。如果频繁咳嗽影响工作与休息,则为病理状态。

咳嗽是由延髓咳嗽中枢受刺激引起的。来自耳、鼻、咽、喉、支气管、胸膜等感受区的刺激传入延髓咳嗽中枢,该中枢再将冲动传向运动神经,即喉下神经、膈神经和脊髓神经,分别引起咽肌、膈肌和其他呼吸肌的运动,从而完成咳嗽动作,表现为深吸气后,声门关闭,继以突然剧烈的呼气冲出狭窄的声门裂隙产生咳嗽动作并发出声音。

(二) 咳痰

痰是气管、支气管的分泌物或肺泡内的渗出液,借助咳嗽将其排出称为咳痰。

咳痰是一种病态现象。正常支气管黏膜腺体和杯状细胞只分泌少量黏液,以保持呼吸道黏膜的湿润。当呼吸道发生炎症时,黏膜充血、水肿,黏液分泌增多,毛细血管壁通透性增加,浆液渗出。此时含红细胞、白细胞、巨噬细胞、纤维蛋白等的渗出物与黏液、吸入的尘埃和某些组织破坏物等混合成痰,随咳嗽动作排出。在呼吸道感染和患肺寄生虫病时,痰中可查到病原体。另外,在肺淤血和肺水肿时,肺泡和小支气管内有不同程度的浆液漏出,也可引起咳痰。

二、咳嗽、咳痰的病因

1. **呼吸道疾病** 从鼻咽部至小支气管的呼吸道,当黏膜受到刺激时均可引起咳嗽。刺激效应以喉部杓状间隙和气管分叉部黏膜最敏感。当肺泡内有分泌物、渗出物、漏出物进入小支气管即可引起咳嗽,或某些化学刺激物刺激分布于肺的 C 纤维末梢亦可引起咳嗽。如咽喉炎、喉结核、喉癌等可引起干咳;气管支气管炎、支气管扩张、支气管哮喘、支气管内膜结核及各种物理(包括异物)、化学、过敏等刺激气管、支气管可引起咳嗽;肺部细菌、真菌、病毒、支原体或寄生虫感染及肺部肿瘤亦均可引起咳嗽和 / 或咳痰。引起咳嗽、咳痰的病因较多,呼吸道感染是引起咳嗽、咳痰的最常见原因。

2. **胸膜疾病** 如各种原因所致的胸膜炎、胸膜间皮瘤、自发性气胸或胸腔穿刺等均可引起咳嗽。

3. **心血管疾病** 二尖瓣狭窄或其他原因所致左心衰竭引起肺淤血或肺水肿时,因肺泡及支气管内有不同程度的浆液性漏出或血性渗出物,可引起咳嗽、咳痰。另外,右心或体循环静脉栓子脱落造成肺栓塞也可引起咳嗽。

4. **中枢神经因素** 从大脑皮质发出冲动传至延髓咳嗽中枢引起咳嗽。如皮肤受冷刺激或三叉神经支配的鼻黏膜及舌咽神经支配的咽峡部黏膜受刺激时,可反射性引起咳嗽。脑炎、脑膜炎时也可出现咳嗽。人还可以自主地咳嗽或抑制咳嗽。

5. **其他因素所致慢性咳嗽** 如服用血管紧张素转化酶抑制剂后咳嗽、胃食管反流病所致咳嗽和习惯性及精神心理性因素所致的咳嗽等。

三、咳嗽、咳痰的临床表现

(一) 咳嗽的性质

咳嗽无痰或痰量极少,称为干性咳嗽。干咳或刺激性咳嗽常见于急性或慢性咽喉炎、喉癌、急性支气管炎初期、各种原因所致胸膜炎、肺结核初期、气管受压、支气管异物、支气管肿瘤、原发性肺动脉高压及二尖瓣狭窄等。咳嗽伴有咳痰称为湿性咳嗽,常见于慢性支气管炎、支气管扩张、肺炎、肺脓肿和空洞型肺结核等。

(二)咳嗽的时间与规律

突发性咳嗽常由吸入刺激性气体或异物、淋巴结或肿瘤压迫气管或支气管分叉处引起。发作性咳嗽可见于百日咳、支气管内膜结核及以咳嗽为主要症状的支气管哮喘(变异性哮喘)等。长期慢性咳嗽常见于慢性支气管炎、支气管扩张、肺脓肿及肺结核。夜间阵发性咳嗽常见于左心衰竭和肺结核,夜间咳嗽可能与夜间肺淤血加重及迷走神经兴奋性增高有关。

(三)咳嗽的音色

指咳嗽声音的特点。

1. **咳嗽声音嘶哑**　多为声带的炎症或肿瘤压迫喉返神经所致。

2. **鸡鸣样咳嗽**　表现为连续阵发性剧咳伴有高调吸气回声,多见于百日咳、会厌或喉部疾患、气管受压。

3. **金属音咳嗽**　常为因纵隔肿瘤、主动脉瘤或原发性支气管癌直接压迫气管所致的咳嗽。

4. **咳嗽声音低微或无力**　见于严重肺气肿、声带麻痹及极度衰弱者。

(四)痰的性质和痰量

痰依据性质可分为黏液性、浆液性、脓性和血性等。黏液性痰多见于急性支气管炎、支气管哮喘及大叶性肺炎的初期,也可见于慢性支气管炎、肺结核等。浆液性痰见于肺水肿、肺泡细胞癌等。脓性痰见于化脓性细菌性下呼吸道感染。血性痰是由于呼吸道黏膜受侵害,损害毛细血管或血液渗入肺泡所致。上述各种痰液均可带血。健康人很少有痰,急性呼吸道炎症时痰量较少,痰量增多常见于支气管扩张、肺脓肿和支气管胸膜瘘,且排痰与体位有关,痰静置后可出现分层现象:上层为泡沫,中层为浆液或脓性浆液,下层为坏死物质。恶臭痰提示有厌氧菌感染。铁锈色痰为典型肺炎球菌性肺炎的特征;黄绿色或翠绿色痰提示铜绿假单胞菌感染;棕褐色痰提示阿米巴肺脓肿;黏稠白痰且牵拉成丝难以咳出提示有真菌感染;大量稀薄浆液性痰中含粉皮样物提示棘球蚴病(包虫病);粉红色泡沫痰是肺水肿的特征。日咳数百至上千毫升浆液泡沫痰还需考虑肺泡细胞癌的可能。

(五)咳嗽、咳痰对病人的影响

频繁、持久咳嗽的病人可有头痛、胸痛及乏力表现,由此不敢或无力咳嗽,造成痰液潴留,加重呼吸道感染,阻塞呼吸道,引起呼吸困难、发绀,甚至导致窒息。也有病人因咳嗽发生自发性气胸。

四、咳嗽、咳痰的常见伴随症状

1. **咳嗽伴发热**　多见于急性呼吸道感染、肺结核、胸膜炎等。

2. **咳嗽伴胸痛**　常见于肺炎、胸膜炎、支气管肺癌、肺栓塞和自发性气胸等。

3. **咳嗽伴呼吸困难**　见于喉水肿、喉肿瘤、支气管哮喘、慢性阻塞性肺疾病、重症肺炎、肺结核、大量胸腔积液、气胸、肺淤血、肺水肿及气管或支气管异物。

4. **咳嗽伴咯血**　常见于支气管扩张、肺结核、肺脓肿、支气管肺癌、二尖瓣狭窄、支气管结石、肺部曲霉菌病、肺含铁血黄素沉着症等。

5. **咳嗽伴大量脓痰**　常见于支气管扩张、肺脓肿、肺囊肿合并感染和支气管胸膜瘘。

6. **咳嗽伴有哮鸣音**　多见于支气管哮喘、慢性阻塞性肺疾病、心源性哮喘、弥漫性泛细支气管炎、气管与支气管异物等。当支气管肺癌引起气管与支气管不完全阻塞时可出现局限性分布的吸气性哮鸣音。

7. **咳嗽伴有杵状指(趾)**　常见于支气管扩张、慢性肺脓肿、支气管肺癌和脓胸等。

五、针对咳嗽、咳痰的病人，在问诊时应注意的要点

1. **发病性别与年龄** 疾病的发生与性别和年龄有一定关系。如异物吸入或支气管淋巴结肿大是儿童呛咳的主要原因；青壮年长期咳嗽首先须考虑肺结核、支气管扩张；40岁以上吸烟男性长期咳嗽则须考虑慢性支气管炎、肺气肿、支气管肺癌；青年女性长期咳嗽须注意支气管结核和支气管腺瘤等。

2. **咳嗽的程度与音色** 咳嗽程度是重是轻、是单声还是连续、是否发作性剧咳、是否嗅到异味时咳嗽加剧，这些对咳嗽病因的鉴别有重要意义。如单声咳常见于干性胸膜炎、大叶性肺炎等；声嘶多出现在声带炎症或肿瘤压迫喉返神经的病人；鸡鸣样咳嗽多见于百日咳、喉部疾病；金属音咳嗽多为胸部肿瘤病人的表现；发作性咳嗽或嗅到不同异味时咳嗽加剧多见于支气管哮喘。慢性干咳（3个月以上）需注意有无后鼻部分泌物滴流、变异性哮喘、慢性支气管炎和胃食管反流的存在，以及是否服用抗高血压药物所致。

3. **咳嗽伴随症状** 伴随症状是鉴别诊断的重要依据。如肺炎、肺脓肿、脓胸、胸膜炎等病人咳嗽可伴高热、胸痛；支气管扩张、肺结核（尤其是空洞型）、支气管肺癌病人可伴咯血；伴大量脓臭痰，将痰收集静置后出现明显分层现象，多见于支气管扩张和肺脓肿病人；伴随进行性体重下降，须考虑有无支气管肺癌或结核等。

【诊断要点分析】

(一) 诊断思路

1. 病历特点

（1）"咳嗽、咳痰"是呼吸系统的最常见症状。

（2）"3天"提示起病急，病程短。

（3）"1周前感冒后出现……"提示"感冒"是诱因。

所以初步判断是呼吸系统的急性感染性疾病。

2. 判断感染部位

（1）根据"鼻塞、流清涕至黄涕""咽部充血"提示上呼吸道感染。

（2）咳嗽伴黄痰应该进一步鉴别下呼吸道感染：支气管炎？肺炎？

3. 鉴别诊断

（1）肺炎：痰量多（症状），但肺部没有啰音（体征），且感染中毒症状不明显（伴随症状），故肺炎不成立。

（2）急性支气管炎：可以表现为刺激性咳嗽及咳痰，但一般痰量少（除合并慢性肺疾病），肺部听诊呼吸音增粗，伴或不伴啰音。也不支持支气管炎的诊断。

4. 还需完善的内容

（1）既往史：着重询问内容包括鼻部的慢性呼吸系统疾病、心血管系统疾病、消化系统疾病及过敏性疾病等。

（2）胸部X线检查：进一步排除肺炎、支气管炎、肺结核等疾病。

（3）痰培养：明确致病菌。

5. **明确诊断** 上气道咳嗽综合征，是指由于鼻部疾病引起分泌物倒流鼻后和咽喉部，甚至反流入声门或气管，导致以咳嗽为主要表现的综合征。

(二) 分析要点

刺激性咳嗽和大量黄痰，"多于夜间及晨起明显，影响睡眠"，提示入睡后（体位）明显，符合平卧后上呼吸道分泌物（黄涕）向鼻后、咽部滴漏导致夜间症状突出；而清醒、直立时可通过"擤鼻涕""吞咽"等动作及时清理分泌物，所以症状不明显。因此，疾病的诊断不是症状、体征的简单堆砌，而应具有逻辑相关性，甚至还需要进一步检查才能得以确诊。

第三节　咯　血

【案例】

病人,男性,15岁,学生,平素体健。自习课时突发咯血半小时,色鲜红,量约300ml。无呕血、黑便,无发热、盗汗,无咽痛、牙出血、鼻出血,无胸痛、呼吸困难。查体:一般状态可,呼吸平稳,皮肤无瘀斑、出血点,左下肺可闻及痰鸣音,余肺清晰。血常规、尿常规、肝肾功能、凝血功能、心电图均正常。胸部平扫 CT 提示左下肺大片云雾状密度均匀增高影。

一、咯血的定义

咯血(hemoptysis)是指喉及喉部以下的呼吸道和肺组织出血,血液随咳嗽经口腔咯出。少量咯血有时仅表现为痰中带血,大咯血时血液可从口鼻涌出,常可阻塞呼吸道,造成窒息死亡。

二、咯血的病因

一旦出现经口腔排血,需要医生仔细鉴别究竟是口腔、鼻腔、上消化道的出血还是咯血。鉴别时须首先检查口腔与鼻咽部,观察局部有无出血灶,鼻出血多自前鼻孔流出,常在鼻中隔前下方发现出血灶;鼻腔后部出血,尤其是出血量较多时,易与咯血混淆,此时由于血液经后鼻孔沿软腭与咽后壁下流,使病人在咽部有异物感,用鼻咽镜检查即可确诊。其次,还需要与呕血进行鉴别。呕血(hematemesis)是指上消化道出血经口腔呕出,出血部位多见于食管、胃及十二指肠。可根据病史、体征及其他检查方法鉴别咯血与呕血(表 1-4-1)。

表 1-4-1　咯血与呕血的鉴别

鉴别点	咯血	呕血
病因	肺结核、支气管扩张、肺癌、支气管肺癌、肺炎、肺脓肿、心脏病等	消化性溃疡、肝硬化、急性胃黏膜病变、肠道出血、胃癌等
出血前症状	喉部痒感、胸闷、咳嗽等	上腹部不适、恶心、呕吐等
出血方式	咯出	呕出,可为喷射状
出血的颜色	鲜红色	暗红色、棕色,有时为鲜红色
血中混有物	痰、泡沫	食物残渣、胃液
酸碱反应	碱性	酸性
黑便	无,咽下血液量较多时可有	有,可为柏油样便,呕血停止后仍可持续数日
出血后痰的性状	常有血痰数日	无痰

咯血原因很多,主要见于呼吸系统疾病和心血管疾病。

1. **支气管疾病**　常见的有支气管扩张、支气管肺癌、支气管结核和慢性支气管炎等;少见的有支气管结石、支气管淀粉样变、气管异物、支气管腺瘤、支气管黏膜非特异性溃疡、气管或支气管子宫内膜异位症等。其发生机制是支气管黏膜或毛细血管通透性增加,或黏膜下血管破裂。

2. **肺部疾病**　常见的有肺结核、肺炎、肺脓肿等;较少见于肺淤血、肺栓塞、肺寄生虫病(肺吸虫病、阿米巴病、蛔虫病、华支睾吸虫病、肺棘球蚴病、钩虫病、类圆线虫病、旋毛虫病)、肺真菌病、肺泡炎。因肺炎出现的咯血,常见于肺炎球菌性肺炎、金黄色葡萄球菌肺炎、肺炎杆菌肺炎、军团菌肺炎,病毒性肺炎和支原体肺炎有时也可出现痰中带血。在我国,引起咯血的首要原因仍为肺结核。引起咯血的肺结核多为浸润型、空洞型肺结核和干酪样肺炎,急性血行播散型肺结核较少出现咯血。肺结核咯血的机制为结核病变使毛细血管通透性增高,血液渗出,出现痰中带血或血块;如病变累及小血管使管壁破溃,则造成中等量咯血;如空洞壁肺动脉分支形成的小动脉瘤破裂,或继发的结核性支气管扩张形成的动静脉瘘破裂,则可造成大咯血甚至危及生命。

3. 心血管疾病 较常见于二尖瓣狭窄、心内膜炎,其次为先天性心脏病所致肺动脉高压或原发性肺动脉高压、高血压病、主动脉瘤、动静脉畸形、肺血管炎、血管假体等。心血管疾病引起咯血可表现为小量咯血或痰中带血、大量咯血、粉红色泡沫样血痰和黏稠暗红色血痰。其发生机制多为肺淤血造成肺泡壁或支气管内膜毛细血管破裂和支气管黏膜下层支气管静脉曲张破裂。

4. 血液病 如白血病、血小板减少性紫癜、血友病、再生障碍性贫血、弥散性血管内凝血(DIC)等。

5. 某些急性传染病 如流行性出血热、肺出血型钩端螺旋体病等。

6. 系统性疾病 如白塞病、系统性红斑狼疮(SLE)、坏死性肉芽肿性血管炎、肺出血 - 肾炎综合征(Goodpasture综合征)、肺含铁血黄素沉着症、结节性多动脉炎、变应性肉芽肿性血管炎等。

7. 药物或毒素 阿司匹林、抗凝药、青霉胺等。

8. 医源性 如支气管镜检查、肺活检、经气管吸引、血流导向气囊导管检查等。

9. 创伤 支气管破裂、胸部钝伤或穿透伤、脂肪栓塞等。

10. 假性咯血 如黏质沙雷菌肺炎。

三、咯血的临床表现

1. 年龄 青壮年咯血常见于肺结核、支气管扩张、二尖瓣狭窄等。40岁以上有长期吸烟史(纸烟20支/d×20年)者咯血,应高度注意支气管肺癌的可能性。儿童慢性咳嗽伴少量咯血与小细胞低色素性贫血,须注意特发性含铁血黄素沉着症的可能。

2. 咯血量 咯血量大小的标准尚无明确的界定,一般认为每日咯血量在100ml以内为小量,100～500ml为中等量,500ml以上或一次咯血100～500ml为大量。咯血时常表现为咯出满口血液或短时间内咯血不止,常伴有呛咳、脉搏加快、出冷汗、呼吸急促、面色苍白、紧张不安或恐惧感。大量咯血主要见于空洞型肺结核、支气管扩张和慢性肺脓肿。支气管肺癌少有大咯血,主要表现为痰中带血,呈持续或间断性。慢性支气管炎和支原体肺炎也可出现痰中带血或血性痰,但常伴有剧烈咳嗽。

3. 颜色和性状 因肺结核、支气管扩张、肺脓肿和出血性疾病所致咯血,其颜色为鲜红色;铁锈色血痰可见于典型的肺炎球菌性肺炎,也可见于肺吸虫病和肺泡出血;砖红色胶冻样痰见于典型的肺炎克雷伯菌肺炎。二尖瓣狭窄所致咯血多为暗红色;左心衰竭所致咯血为浆液性粉红色泡沫痰;肺栓塞引起的咯血为黏稠暗红色血痰。

四、咯血的伴随症状

1. 咯血伴发热 多见于肺结核、肺炎、肺脓肿、流行性出血热、肺出血型钩端螺旋体病、支气管肺癌等。

2. 咯血伴胸痛 多见于肺炎球菌性肺炎、肺结核、肺栓塞(梗死)、支气管肺癌等。

3. 咯血伴呛咳 多见于支气管肺癌、支原体肺炎等。

4. 咯血伴脓痰 多见于支气管扩张、肺脓肿、空洞型肺结核继发细菌感染等。其中干性支气管扩张仅表现为反复咯血而无脓痰。

5. 咯血伴皮肤黏膜出血 可见于血液病、风湿病、肺出血型钩端螺旋体病和流行性出血热等。

6. **咯血伴杵状指**　多见于支气管扩张、肺脓肿、支气管肺癌等。

7. **咯血伴黄疸**　须注意钩端螺旋体病、肺炎球菌性肺炎、肺栓塞等。

五、针对咯血为主要临床表现的病人，在问诊时应注意的要点

1. **确定是否咯血**　首先须鉴别是咯血还是呕血，以及上、下呼吸道来源。注意询问出血有无明显病因及前驱症状，咯血开始和持续的时间，出血的颜色及其血中有无混合物等。

2. **发病年龄及咯血性状**　仔细询问发病年龄及咯血性状对分析咯血病因有重要意义。如青壮年大咯血多考虑肺结核、支气管扩张等；中年以上间断或持续痰中带血则须高度警惕支气管肺癌的可能；中老年有慢性潜在疾病，出现咳砖红色胶冻样血痰时，多考虑肺炎克雷伯菌肺炎等。

3. **伴随症状**　询问有无伴随症状是进行鉴别诊断的重要步骤。如伴有鼻、咽、喉、牙齿等症状考虑上呼吸道咯血；胃肠道症状考虑消化道出血；发热、胸痛、咳嗽、咳痰首先考虑肺炎、肺结核、肺脓肿等；伴有呛咳、杵状指考虑支气管肺癌；伴有皮肤黏膜出血、血尿等注意血液病、风湿病、肺出血型钩端螺旋体病及流行性出血热等。

4. **既往史**　吸烟史、结核接触史、心肺疾病史、免疫疾病史、血液病史等。

5. **个人史**　须注意结核接触史、职业性粉尘接触史、生食海鲜史及月经史等。如肺寄生虫病所致咯血、子宫内膜异位症所致咯血均须结合上述病史进行诊断。

【诊断要点分析】

（一）诊断思路

1. 无消化系统病史及症状，不支持呕血。

2. 无上呼吸道伴随症状，故考虑下呼吸道出血性疾病。

3. 咯血突发（即无呼吸系统前驱症状和伴随症状），持续咯血状态下的"左下肺可闻及痰鸣音"（体征），胸部平扫 CT 显示"左下肺云雾状密度增高影"，提示病灶可能来源于左下肺。

4. **原因**　支气管疾病？肺疾病？血管性疾病？系统性疾病？

需要详尽地检查，才可能明确诊断。

（二）分析要点

该患目前半小时内咯血 300ml，且症状持续，结合部位一致（左下肺）的体征和影像，考虑还有血液灌流至肺内。故在诊断病因的同时要注意评估病情的严重程度——大咯血。因此，目前病因诊断不是首要考虑，而需紧急行止血、扩容等抢救措施，以维持生命体征，若药物治疗无效，需行介入止血或手术切除治疗（可疑病灶——左下肺）。

第四节　恶心与呕吐

【案例】

病人，女性，44 岁。6 年来劳累后反复出现上腹部隐痛，伴有反酸、嗳气、腹胀，无恶心、呕吐，自行应用抑酸药物可缓解，但上述症状反复发作。近 2 天因为工作繁忙压力大，再次出现上述症状，空腹时加重，进食后缓解，有夜间疼痛，向后背放射，伴有恶心、呕吐，呕吐物为酸酵宿食。无呕血及黑便。查体：上腹部隆起并可见胃型及蠕动波，无腹壁静脉曲张。腹软，上腹部深压痛阳性，无反跳痛及肌紧张，未触及包块，肝脾肋下未触及。肝肾区叩痛阴性，全腹叩诊呈鼓音，移动性浊音阴性，振水音阳性，肠鸣音 4 次 /min，未闻及气过水声。血常规：WBC $8×10^9$/L，N 62%，Hb 120g/L。粪常规：隐血（-）。胃镜检查：十二指肠球部溃疡、幽门梗阻。

一、恶心、呕吐的定义

恶心、呕吐是临床较为常见症状。恶心（nausea）是上腹部不适和紧迫、欲吐的感觉。可伴随迷走神经兴奋的症状,如流涎、出汗、皮肤苍白、血压降低及心动过缓等,多为呕吐的前奏。一般情况下恶心后随之呕吐,但也有可能仅有恶心而没有呕吐,或者仅有呕吐而无恶心。呕吐（vomit）就是通过胃的强烈收缩迫使胃或者部分小肠的内容物经过食管、口腔排出体外的现象。二者都是较为复杂的反射动作,可由多种原因引起。

二、恶心、呕吐的病因

引起恶心与呕吐的病因非常多,按发病机制可分为下列几类:

（一）反射性呕吐

1. **咽部受到刺激**　如吸烟、剧咳、鼻咽部炎症或溢脓等。

2. **胃及十二指肠疾病**　如急性胃肠炎、慢性胃肠炎、功能性消化不良、消化性溃疡、急性胃扩张或幽门梗阻、十二指肠壅积症等。

3. **肠道疾病**　如急性阑尾炎、各型肠梗阻、急性出血性坏死性肠炎、腹型过敏性紫癜等。

4. **肝胆胰疾病**　如急性肝炎、肝硬化、肝淤血、胆囊炎或胰腺炎等。

5. **腹膜及肠系膜疾病**　如急性腹膜炎。

6. **其他疾病**　如异位妊娠破裂、急性肾盂肾炎、肾输尿管结石、急性盆腔炎等。青光眼、屈光不正、急性心肌梗死早期、心力衰竭等亦可出现恶心、呕吐。

（二）中枢性呕吐

1. **神经系统疾病**

（1）颅内感染:各种脑脓肿、脑炎、脑膜炎均可引起呕吐。

（2）脑血管疾病:如偏头痛、脑出血、脑血栓形成、高血压脑病及脑栓塞等。

（3）颅脑损伤:如脑挫裂伤、蛛网膜下腔出血及颅内血肿等。

（4）癫痫:特别是持续状态。

2. **全身性疾病**　肝昏迷、甲状腺危象、甲状旁腺危象、尿毒症、糖尿病酮症酸中毒、肾上腺皮质功能不全、低钠血症、低血糖及早孕都可引起呕吐。

3. **药物**　如某些抗生素、吗啡、抗癌药、洋地黄等可因兴奋呕吐中枢而致呕吐。

4. **中毒**　重金属、乙醇、一氧化碳、有机磷农药、鼠药等中毒均可引起呕吐。

5. **精神因素**　如胃神经症、癔症、神经性厌食等。

（三）前庭障碍性呕吐

凡呕吐伴有听力障碍、眩晕等耳科症状的病人,需考虑是否为前庭障碍性呕吐。常见的疾病有迷路炎(是化脓性中耳炎的常见并发症)、梅尼埃病(突发性的旋转性眩晕伴恶心呕吐)、晕动病(一般会在乘飞机、乘船和乘车时发生)。

三、恶心、呕吐的发病机制

呕吐是一种比较复杂的反射动作,呕吐的过程可以分为三个阶段:恶心、干呕（vomiturition）和呕吐。当病人恶心时,胃张力和蠕动均减弱,十二指肠的张力增加,可伴有或不伴有十二指肠液反流;干呕的时候,胃上部放松而胃窦部短暂收缩;当病人呕吐时,贲门开放,胃窦部持续收缩,腹肌收缩,腹压增加,使得胃的内容物急速并且猛烈地从胃反流,经过食管、口腔从而排出体外。呕吐与反食是不一样的,后者是指无恶心和呕吐的协调动作而使胃内容物经食管、口腔溢出体外的过程。

呕吐中枢在延髓,它具有两个功能不同的机构:一个是神经反射中枢,即呕吐中枢（vomiting center）,位于延髓外侧网状结构的背部,接受来自消化道、冠状动脉、内耳前庭、大脑皮质及化学感受器触发带的传入冲动,直接支配呕吐动作;另一个是化学感受器触发带(chemoreceptor trigger zone),位于延髓第四脑室底面,接受各种各样的外来化学物质或药物(例如阿扑吗啡、依米丁、洋地黄等)及内生代谢产物(如酮中毒、感染、尿毒症等)的刺激,并且由此引发神经冲动,传导至呕吐中枢引发呕吐。

四、恶心、呕吐的临床表现

1. **呕吐的时间**　育龄妇女晨起呕吐多见于早期妊娠,也可见于尿毒症、慢性酒精中毒或功能性消化不良等;鼻窦炎病人因起床后脓液经鼻后孔流出刺激到咽部,也可引起晨起恶心、干呕。晚上或夜间呕吐多见于幽门梗阻。

2. **呕吐与进食的关系**　进食过程中或餐后立即发生呕吐,可能是幽门管溃疡或精神性呕吐;餐后1小时以上发生呕吐称为延迟性呕吐,提示可能为胃张力下降或胃排空延迟;餐后近期发生呕吐,特别是集体发病者,多为食物中毒所致。

3. **呕吐的特点**　进食后立即发生呕吐,恶心很轻或者缺如,吐后又可进食,长期反复发作但营养状态不受影响者,多为神经功能性呕吐。颅内高压性疾病多表现为喷射性呕吐。

4. **呕吐物的性质**　带发酵、腐败气味多提示胃潴留;带粪臭味可能为低位小肠梗阻;不含胆汁说明梗阻平面多数位于十二指肠乳头以上,含多量胆汁则提示在此平面以下;胃泌素瘤或十二指肠溃疡病人呕吐物含大量酸性液体,无酸味者有可能是贲门狭窄或者贲门失弛缓症所致。上消化道出血多为咖啡色呕吐物。

五、恶心、呕吐常见伴随症状

1. 伴腹痛、腹泻者多见于急性胃肠炎、霍乱、副霍乱、细菌性食物中毒及其他原因引起的急性食物中毒。

2. 伴右上腹痛及发热、寒战或有黄疸的病人应考虑胆囊炎或胆石症。

3. 伴头痛及喷射性呕吐常见于颅内高压症或青光眼。

4. 伴眩晕、眼球震颤的病人常患有前庭器官疾病。

5. 应用某些药物,如抗癌药物和抗生素等,则呕吐有可能和药物的副作用有关。

6. 已婚育龄妇女早晨呕吐者应注意是否为早孕。

六、针对恶心、呕吐为主要临床表现的病人,在问诊时应注意的要点

1. **呕吐的起病**　如急起或缓起、有无酗酒史与晕车晕船史,以及以往同样的发作史、腹部手术史或女性病人的月经史等;呕吐的时间,如晨起还是夜间、间歇或持续,与饮食、活动等有无关系;呕吐物的特征及呕吐物性状及气味,由此可以推测是否为中毒、消化道器质性梗阻等;根据是否存在酸味可区别胃潴留与贲门失弛缓症;根据是否有胆汁,可区分十二指肠乳头平面上与下的梗阻;根据呕吐物的量可确定是否为上消化道梗阻,并估计液体丢失量。

2. **发作的诱因**　如体位、进食、药物、精神因素等。

3. **症状的特点与变化**　如症状发作频率及持续时间、严重程度等。

4. **加重与缓解因素**。

5. **诊治情况**　如是否做X线钡餐、胃镜、腹部B超及CT、血糖、尿素氮等检查。

【诊断要点分析】

(一)诊断思路

1. **病史特点**

(1)病人慢性病程,急性起病,以往无同样的发作史。

(2)呕吐的时间与饮食等有关系,呕吐物的特征及呕吐物性状为酸酵宿食,考虑为消化道梗阻。

（3）发作及加重的诱因与精神因素有关。

（4）结合症状表现，考虑呕吐性质为反射性呕吐。

2. 体格检查特点 上腹部隆起并可见胃型及蠕动波，无腹壁静脉曲张。腹软，上腹部深压痛阳性，无反跳痛及肌紧张，未触及包块，肝脾肋下未触及。肝肾区叩痛阴性，全腹叩诊呈鼓音，移动性浊音阴性，振水音阳性，肠鸣音 4 次/min，未闻及气过水声。

3. 辅助检查 血常规：WBC 8×10^9/L，N 62%，Hb 120g/L。尿常规无异常。粪常规：隐血（–）。肝肾功能无异常。胃镜检查：十二指肠球部溃疡、幽门梗阻。

（二）分析要点

1. 病人 6 年来劳累后反复出现上腹部隐痛，伴有反酸、嗳气、腹胀，近 2 天，病情再次加重，并伴有恶心、呕吐，呕吐物的特征为酸酵宿食，考虑为消化道梗阻。

2. 体格检查示上腹部隆起并可见胃型及蠕动波，上腹部深压痛阳性，肝肾区叩痛阴性，提示病变主要在中上腹，主要考虑为胃或十二指肠疾病。

3. 根据以上分析，予病人完善胃镜检查，示十二指肠球部溃疡、幽门梗阻，明确诊断。

4. 该病人诊断为幽门梗阻，应与下列疾病鉴别：

（1）痉挛水肿性幽门梗阻：系活动性溃疡所致，有溃疡疼痛症状，梗阻症状为间歇性，经胃肠减压和应用解痉制酸药，疼痛和梗阻症状可缓解。

（2）十二指肠球部以下的梗阻性病变：如十二指肠肿瘤、胰头癌、十二指肠淤积症也可以引起上消化道梗阻，据其呕吐物含胆汁，X 线、胃镜、钡餐检查有助于鉴别。

（3）胃窦部或幽门部的癌肿：病程较短，胃扩张较轻，钡餐与胃镜活检可明确诊断。

根据以上要点，诊断为幽门梗阻、十二指肠球部溃疡。

第五节 呕 血

【案例】

病人，男，58 岁，3 年来劳累后反复出现上腹部隐痛、进餐后明显，伴有反酸、嗳气、腹胀，无恶心、呕吐，自行应用抑酸药物可缓解，未予系统诊治。但上述症状反复发作。2 日前出现柏油样便，每日 200～300ml。自行口服止血药物。今日出现恶心、呕血，为暗红色，共呕血 4～5 次，总量约 800ml，排柏油样便一次，量约 200ml，伴头晕、乏力、心悸，出现一过性晕厥。为明确诊断来就诊，既往体健。查体：体温 36.5℃，脉搏 110 次/min，呼吸 18 次/min，血压 85/60mmHg。贫血外观，全身皮肤及黏膜苍白。皮肤湿冷，未见肝掌、蜘蛛痣。全身浅表淋巴结未触及肿大。睑结膜苍白。心率 110 次/min，律齐，心音正常。腹平坦，质软，上腹部压痛（+），无肌紧张及反跳痛。肝脾肋下未触及。肠鸣音 6 次/min。双下肢无浮肿。血常规：WBC 11×10^9/L，N 62%，Hb 70g/L。便常规：隐血（+++）。肾功尿素氮增高。胃镜检查：胃底和胃体小弯垂直部位可见直径 2.2cm 的圆形溃疡，底部附有血痂，边缘光滑整齐略有水肿。

一、呕血的定义

呕血（hematemesis）指上消化道（包括屈氏韧带以上的消化器官，如食管、胃、十二指肠、肝、胆、胰及胃空肠吻合术后的空肠上段）疾病或全身性疾病所导致的上消化道出血，血液从口腔呕出。常伴有黑便，严重时可有急性周围循环衰竭的表现。

二、呕血的病因

(一)消化系统疾病

1. **食管疾病**　包括食管贲门黏膜撕裂综合征(Mallory-Weiss综合征)、反流性食管炎、食管癌、食管憩室炎、食管异物、食管损伤等。门静脉高压所致的食管静脉曲张破裂及食管异物戳穿主动脉均可导致大量呕血,并危及生命。

2. **胃、十二指肠疾病**　最常见的是消化性溃疡(胃及十二指肠溃疡),其次为急性糜烂出血性胃炎、胃癌、胃泌素瘤(Zollinger-Ellison综合征)、胃血管异常如恒径动脉综合征(Dieulafoy病)等。其他少见疾病有平滑肌瘤、平滑肌肉瘤、淋巴瘤、息肉、胃黏膜脱垂、急性胃扩张、胃扭转、憩室炎、结核、克罗恩病等。

3. 门静脉高压引起的食管胃底静脉曲张破裂或门静脉高压性胃病出血。

(二)上消化道邻近器官或组织的疾病

如胆管癌、壶腹癌、胆道蛔虫、胆道结石、胆囊癌出血均可引起大量血液流入十二指肠导致呕血。此外,还有急性胰腺炎、慢性胰腺炎、胃或十二指肠或纵隔肿瘤破入食管、主动脉瘤破入食管、胰腺癌合并脓肿破溃等。

(三)全身性疾病

1. **血液疾病**　血小板减少性紫癜、过敏性紫癜、白血病、血友病、霍奇金淋巴瘤、弥散性血管内凝血、遗传性毛细血管扩张症及其他凝血机制障碍(如应用抗凝药过量)等。

2. **感染性疾病**　流行性出血热、钩端螺旋体病、登革热、急性重型肝炎、败血症等。

3. **结缔组织病**　系统性红斑狼疮、皮肌炎、结节性多动脉炎累及上消化道。

4. **其他**　尿毒症、肺源性心脏病、呼吸功能衰竭等。

三、呕血的临床表现

1. **呕血与黑便**　呕血前常伴有上腹部不适和恶心,随后可呕吐血性胃内容物。其颜色与出血量的多少、在胃内停留时间的长短及出血的部位有关。如果出血量多、在胃内停留时间短、出血位于食管则血液呈鲜红色或混有凝血块,或为暗红色;如果出血量较少或者在胃内停留时间长,由于血红蛋白与胃酸作用形成酸化正铁血红蛋白(hematin),呕吐物可呈棕褐色或者咖啡渣样,呕血的同时因部分血液经肠道排出体外,可形成黑便(melena)。

2. **失血性周围循环衰竭**　出血量决定临床表现。如出血量占循环血容量10%以下,病人可无明显临床表现;如出血量占循环血容量10%～20%,病人可有头晕、周身乏力等表现,多无血压、脉搏等变化;如出血量超过循环血容量的20%,则有心慌、冷汗、脉搏增快、四肢厥冷等急性失血症状;如出血量超过循环血容量的30%,则会出现面色苍白、神志不清、心率加快、呼吸急促、脉搏细弱、血压下降等急性周围循环衰竭的表现。

3. **血液学改变**　血液学改变早期不明显,出血3～4小时以后由于组织液的渗出及输液等情况,血液会被逐渐稀释,血红蛋白及血细胞比容逐渐降低。

4. **其他**　大量呕血后病人可出现氮质血症、发热等表现。大量血液的消化产物在肠道被吸收,血液中的尿素氮(BUN)会升高,称为肠源性氮质血症。一般情况下,血液中的BUN不超过14.3mmol/L,出血停止3～4天后可恢复正常。

四、呕血的常见伴随症状

1. **上腹痛**　中青年人,慢性反复发作的上腹痛,有一定的周期性和节律性,大多为消化性溃疡;而中老年人,慢性上腹痛,疼痛多无明显规律性且伴有消瘦、厌食和/或贫血者,应警惕胃癌。

2. **肝脾大**　脾大,皮肤有蜘蛛痣、肝掌,腹壁静脉曲张或有腹水,检验结果示肝功能异常者,提示肝硬化门静脉高压;肝大、肝区疼痛、质地坚硬、表面凹凸不平或有结节,检验结果示血清甲胎蛋白（AFP）阳性者,多为肝癌。

3. **黄疸**　发热、寒战、黄疸并伴右上腹绞痛而呕血者,可能由胆道疾病引起;发热、黄疸及全身皮肤黏膜具有出血倾向者,见于某些感染性疾病,如钩端螺旋体病及败血症等。

4. **皮肤黏膜出血**　常与血液疾病及凝血功能障碍性疾病有关。

5. **冷汗、头晕、口渴、黑矇**　多提示血容量不足。上述症状于出血早期可随体位变动(如由卧位变坐、立位时)而发生。如伴有黑便、肠鸣者,常提示可能有活动性出血。

6. **其他**　近期有服用非甾体抗炎药物史、大面积烧伤、酗酒史、颅脑手术、脑血管疾病、严重外伤伴呕血者,应考虑急性胃黏膜病变。在剧烈呕吐后继而呕血,应该警惕食管贲门黏膜撕裂综合征。

五、针对呕血为主要临床表现的病人,在问诊时应注意的要点

1. 呕血前是否有咳嗽、呕吐;呕吐物的颜色;是否混有食物;血液是否来自鼻腔;呕血量。

2. **呕血的诱因**　是否有饮食不洁、大量饮酒、毒物或特殊药物摄入。

3. **呕血的颜色**　可帮助推测出血的部位和速度,如食管病变出血或出血速度快者多为鲜红色或暗红色;胃内病变或出血量小、出血速度慢者多为咖啡色。

4. **呕血量**　可作为估计出血量的参考,但由于部分血液可较长时间滞留在胃肠道,故应结合全身表现估计出血量。

5. **病人一般情况**　是否有口渴、头晕、心悸、出汗、黑矇、晕厥等症状;卧位变坐、立位时是否有心悸、心率变化。

6. **既往病史**　是否有慢性上腹部疼痛、反酸、嗳气、胃灼热等消化不良病史,是否有肝病和长期药物摄入史,并注意药物、剂量及反应等。

7. **诊治情况**

（1）常规化验:血常规、尿常规、粪常规、肝肾功能、血糖、血脂、病毒性肝炎标志物。

（2）胃镜、腹部超声、腹部CT。

（3）治疗情况。

【诊断要点分析】

（一）诊断思路

1. **病史特点**

（1）病人慢性病程,急性起病,以往无同样的发作史。

（2）呕血前无咳嗽,呕吐后出现呕血,为暗红色。

（3）伴头晕、乏力、心悸,出现一过性晕厥。

（4）结合症状表现考虑消化系统疾病引起的上消化道出血。

2. **体格检查特点**　血压低:85/60mmHg。贫血外观,全身皮肤及黏膜苍白。皮肤湿冷,未见肝掌、蜘蛛痣。全身浅表淋巴结未触及肿大。睑结膜苍白。心率110次/min,律齐,心音正常。腹平坦,质软,上腹部压痛(+),无肌紧张及反跳痛。肝脾肋下未触及。肠鸣音6次/min。双下肢无浮肿。

3. **辅助检查**　血常规:WBC 11×10^9/L,N 62%,Hb 70g/L。尿常规无异常。便常规:隐血(+++)。肝功能无异常。肾功尿素氮增高。胃镜检查:胃底和胃体小弯垂直部位可见直径2.2cm的圆形溃疡,底部附有血痂,边缘光滑整齐,略有水肿。

（二）分析要点

1. 病人为一中老年男性,慢性反复发作的上腹痛,有一定的周期性和节律性,大多为消化性溃疡。

2. 中老年人,慢性上腹痛,疼痛多无明显规律性且伴有消瘦、厌食和/或贫血者,应警惕胃癌。结合胃镜等检查可除外。

3. 呕血的原因很多,但以消化性溃疡最为常见,其次为食管或胃底静脉曲张破裂,再次为急性胃黏膜病变和胃癌,因此考虑呕血的病因时,应首先考虑以上四种疾病。当病因不能明确时,也应考虑一些比较少见的疾病,如血管畸形、平滑肌瘤、原发性血小板减少性紫癜、血友病等。

根据以上要点,诊断为急性上消化道大出血、胃溃疡。

第六节 便 血

【案例】

病人,男性,50岁,间断血便半年,多为鲜红色,偶呈脓血便,且排便习惯改变,消瘦、食欲不振。"痔疮栓"效果不佳。查体:贫血貌,一般状态可,腹软,无压痛。直肠指检内痔I度,距肛门3cm处可及菜花样肿物。

一、便血的定义

便血(hematochezia)是指消化道出血,血液由肛门排出。便血颜色可呈鲜红、暗红或黑色。少量出血不造成粪便颜色改变,需经隐血试验才能确定者,称为隐血(occult blood)。

二、便血的病因

引起便血的原因很多,常见的有下列疾病。

(一)下消化道疾病

1. **小肠疾病** 肠结核、肠伤寒、急性出血性坏死性肠炎、钩虫病、克罗恩病、小肠肿瘤、小肠血管瘤、空肠憩室炎或溃疡、梅克尔憩室炎或溃疡、肠套叠等。

2. **结肠疾病** 急性细菌性痢疾、阿米巴痢疾、血吸虫病、溃疡性结肠炎、结肠憩室炎、结肠癌、结肠息肉等。

3. **直肠肛管疾病** 直肠肛管损伤、非特异性直肠炎、放射性直肠炎、直肠息肉、直肠癌、痔、肛裂、肛瘘等。

4. **血管病变** 如血管瘤、毛细血管扩张症、血管畸形、血管退行性变、缺血性肠炎、静脉曲张、痔等。

(二)上消化道疾病

见本章呕血章节,视出血的量与速度的不同,可表现为便血或黑便。

(三)全身性疾病

白血病、血小板减少性紫癜、血友病、遗传性毛细血管扩张症、维生素C及维生素K缺乏症、肝脏疾病、尿毒症、流行性出血热、败血症等。

三、便血的临床表现

便血多为下消化道出血,可表现为急性大出血、慢性少量出血及间歇性出血。便血颜色可因出血部位不同、出血量的多少及血液在肠腔内停留时间的长短而异。若出血量多、速度快则呈鲜红色;若出血量少、速度慢,血液在肠道内停留时间较长,则为暗红色。粪便可全为血液或混合有血液,也可仅黏附于粪便表面或于排便后肛门滴血。消化道出血每日出血量在5~10ml以内者,无肉眼可见的粪便颜色改变,需用隐血试验才能确定,称为隐血便。一般的隐血试验虽敏感性高,但有一定的假阳性,使用抗人血红蛋白单克隆抗体的免疫学检测,可以避免假阳性。

四、便血的常见伴随症状

引起便血的疾病很多,为进一步明确诊断必须结合其他症状全面综合考虑。

1. **腹痛** 慢性反复上腹痛,且呈周期性与节律性,出血后疼痛减轻,见于消化性溃疡;上腹绞痛或伴黄疸者,应考虑胆道出血;腹痛时排血便或脓血便,便后腹痛减轻,见于细菌性痢疾、阿米巴痢疾或溃疡性结肠炎;腹痛伴便血还见于急性出血性坏死性肠炎、肠套叠、肠系膜血栓形成或栓塞、膈疝等。

2. **里急后重(tenesmus)** 即肛门坠胀感。感觉排便未净,排便频繁,但每次排便量甚少,且排便后未感轻松,提示为肛门、直肠疾病,见于痢疾、直肠炎及直肠癌。

3. **发热** 便血伴发热常见于传染性疾病,如败血症、流行性出血热、钩端螺旋体病,或部分恶性肿瘤,如肠道淋巴瘤、白血病等。

4. **全身出血倾向** 便血伴皮肤黏膜出血者,可见于急性传染性疾病及血液疾病,如重症肝炎、流行性出血热、白血病、过敏性紫癜、血友病等。

5. **皮肤改变** 皮肤有蜘蛛痣及肝掌者,便血可能与肝硬化门静脉高压有关。皮肤黏膜有毛细血管扩张,提示便血可能由遗传性毛细血管扩张症引起。

6. **腹部肿块** 便血伴腹部肿块者,应考虑结肠癌、肠结核、肠道恶性淋巴瘤、肠套叠及克罗恩病等。

五、针对便血为主要临床表现的病人,在问诊时应注意的要点

1. **便血的病因和诱因** 是否有饮食不洁、进食生冷与辛辣刺激等食物史。是否有服药史、集体发病史。便血的颜色及其与大便的关系可以帮助推测出血的部位、速度及可能的病因。

2. **便血量** 如同呕血量一样,可以作为估计失血量的参考。但是由于粪便量的影响,需结合病人全身表现才能大致估计失血量。

3. **病人一般情况** 如是否伴有头晕、眼花、心慌、出汗等,可以帮助判断血容量丢失情况。

4. **既往史** 是否有腹泻、腹痛、肠鸣、痔、肛裂病史,是否使用抗凝药物,是否有胃肠手术史等。

【诊断要点分析】

(一) 诊断思路

1. **发病** 中年,男性,隐匿起病,慢性病程。

2. **症状** 便血伴消瘦、排便习惯改变。

3. **体征** 贫血貌。

4. **治疗效果** 痔疮治疗无效。

5. **检查** 指检提示痔疮及直肠肿物。

6. **诊断**

(1) 内痔Ⅰ度。

(2) 直肠癌待查。

(二) 分析要点

1. 鲜红血便伴排便习惯改变,考虑下消化道出血。

2. 贫血、消瘦、食欲不振、痔疮治疗无效等,不支持痔疮出血。

3. 指检结果提示直肠癌可能。

第七节　腹　痛

【案例】

　　病人，男性，32 岁。自诉 1 天前无明显诱因及原因突然出现上腹部疼痛，疼痛呈持续性隐痛，无明显阵发性加剧，无腰背部放射性疼痛，伴轻度恶心感，无呕吐，无发热、寒战，无头晕、头痛，无胸闷、气短，无腹胀、腹泻，无尿频、尿急、尿痛。未予重视，未予治疗。昨晚，腹痛加重，伴发热，最高体温 38.4℃，腹痛由胃部逐渐转移至右下腹部，夜里再次来就诊收入院。查体：体温 38.6℃，脉搏 120 次 /min，呼吸 18 次 /min，血压 110/70mmHg。急性病容。全身皮肤及黏膜无苍白、无黄染。全身浅表淋巴结未触及肿大。睑结膜无苍白。心率 120 次 /min，心律齐，心音正常。腹部平坦，质软，右下腹部麦氏点压痛（+），无肌紧张及反跳痛。肝脾肋下未触及。移动性浊音（−）。双下肢无浮肿。血常规：WBC 19×10^9/L，N 82%，Hb 135g/L。

一、腹痛的定义

　　腹痛（abdominal pain）是临床较为常见的症状。多数由腹部脏器的病变引起，但腹腔外疾病及全身性疾病也可引起腹痛。腹痛的性质和程度，既受病变性质和刺激程度的影响，又受神经及心理因素的影响。由于腹痛原因较多，发病机制较复杂，因此必须认真询问病史，进行全面的体格检查和必要的辅助检查，并结合病理生理的改变，进行综合性的分析，才能得出正确的诊断。

二、腹痛的病因

　　临床上一般将腹痛按起病的缓急、病程长短分为急性腹痛和慢性腹痛。

　　（一）急性腹痛

　　1. **腹腔器官急性炎症**　如急性胃炎、急性肠炎、急性出血性坏死性肠炎、急性胰腺炎、急性胆囊炎、急性阑尾炎等。

　　2. **空腔脏器阻塞或扩张**　如胆道结石、胆道蛔虫症、肠梗阻、肠套叠、泌尿系统结石梗阻等。

　　3. **脏器扭转或破裂**　如肝破裂、脾破裂、肠绞窄、胃肠穿孔、肠扭转、肠系膜或大网膜扭转、卵巢扭转、异位妊娠破裂等。

　　4. **腹膜炎症**　多由胃、肠穿孔引起，少部分为自发性腹膜炎。

　　5. **腹腔内血管阻塞**　如门静脉血栓形成、缺血性肠病和夹层腹主动脉瘤等。

　　6. **腹壁疾病**　如腹壁皮肤带状疱疹、腹壁挫伤及脓肿等。

　　7. **胸腔疾病所致的腹部牵涉性痛**　如食管裂孔疝、心绞痛、心肌梗死、急性心包炎、肺炎、胸膜炎、肺梗死、胸椎结核。

　　8. **全身性疾病所致的腹痛**　如糖尿病酮症酸中毒、尿毒症、腹型过敏性紫癜、铅中毒、卟啉病等。

　　（二）慢性腹痛

　　1. **腹腔脏器慢性炎症**　如慢性胰腺炎、慢性胃炎、慢性胆囊炎及胆道感染、十二指肠炎、结核性腹膜炎、溃疡性结肠炎、克罗恩病等。

　　2. **消化道运动障碍**　如功能性消化不良、胆道运动功能障碍及肠易激综合征等。

　　3. 胃、十二指肠溃疡。

　　4. **腹腔脏器扭转或梗阻**　如慢性肠梗阻、慢性胃肠扭转及十二指肠壅积症。

　　5. **脏器包膜的牵张**　实质性器官的病变肿胀引起包膜张力增加而导致的腹痛，如肝炎、肝癌、肝淤血、肝脓肿等。

6. 中毒与代谢障碍 如尿毒症、铅中毒等。

7. 肿瘤浸润及压迫 多为恶性肿瘤,与肿瘤不断生长、压迫及侵犯感觉神经有关。

三、腹痛的机制

腹痛的机制分为三种:内脏性腹痛、躯体性腹痛和牵涉痛(图1-4-7)。

1. 内脏性腹痛 是腹内某一器官受到刺激,痛觉信号由交感神经传入脊髓引起的,其疼痛特点如下所示。

(1)疼痛的部位不确切,接近腹中线。

(2)疼痛的感觉模糊,多为痉挛、不适、钝痛、灼痛。

(3)常伴有恶心、呕吐、出汗等其他自主神经兴奋症状。

2. 躯体性腹痛 来自腹膜壁层及腹壁的痛觉信号传至相应的脊髓节段,引起该节段支配的体表部位疼痛,其特点如下所示。

(1)定位准确,可在腹部一侧。

(2)程度剧烈而持续。

(3)可有局部腹肌强直、感觉过敏等。

(4)腹痛可因咳嗽、体位变化而加重。

3. 牵涉痛 腹部脏器引起的疼痛,刺激经内脏神经传入至相应脊髓的节段,引起该节段支配体表部位的疼痛。其特点是定位明确,疼痛剧烈,局部有压痛、肌紧张及感觉过敏等。

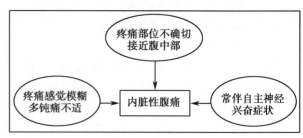

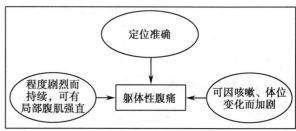

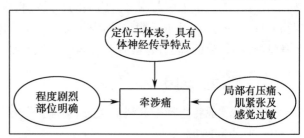

图 1-4-7 内脏性腹痛、躯体性腹痛和牵涉痛的特点

四、腹痛的临床表现

1. 腹痛部位 一般情况下,腹痛的部位多为病变所在部位。如胃、十二指肠及胰腺疾病,疼痛多在中上腹;胆石症、胆囊炎、肝脓肿等疾病,疼痛多在右上腹;急性阑尾炎的疼痛部位多在右下腹麦氏点处;小肠疾病疼痛多在脐部和/或脐周;结肠疾病的疼痛部位多在下腹或左下腹;膀胱炎、盆腔炎及异位妊娠破裂疼痛亦在下腹部。弥漫性或部位不定的疼痛多见于急性弥漫性腹膜炎(原发性或继发性)、机械性肠梗阻、急性出血性坏死性肠炎、腹型过敏性紫癜、卟啉病、铅中毒等。

2. 诱发因素 胆囊炎或胆石症发作前常有油腻食物进食史,急性胰腺炎发作前则常有暴饮暴食和/或酗酒史,部分机械性肠梗阻与腹部手术相关,腹部受到暴力作用引起的剧痛且有休克者,可能是肝、脾破裂所致。

3. 腹痛性质及其程度 腹痛的性质和病变性质密切相关。突然发生的中上腹部剧烈的刀割样疼痛、烧灼样疼痛多为胃、十二指肠溃疡穿孔所致;中上腹部持续性隐痛多提示慢性胃炎或胃、十二指肠溃疡;上腹部持续性钝痛或刀割样痛呈阵发性加剧常见于急性胰腺炎;持续性、广泛性剧烈腹痛伴腹壁肌紧张或板样强直,提示为急性弥漫性腹膜炎;其中隐痛或钝痛多为内脏性疼痛,多由胃肠张力变化或轻度炎症引起,胀痛可能为实质脏器包膜牵张所致。胆石症或泌尿系统结石常为阵发性绞痛,疼痛剧烈,致使病人辗转不安;阵发性剑突下钻顶样疼痛是胆道蛔虫症的典型表现。绞痛多由空腔脏器痉挛、扩张或梗阻引起;烧灼样痛多与化学性刺激有关,如胃酸分泌所致的刺激;持续钝痛可能为实质脏器牵张或腹膜外刺激所致;剧烈刀割样疼痛多为脏器穿孔或严重炎症所致;隐痛或胀痛反映病变轻微,可能为脏器轻度扩张或包膜牵扯等所致。临床常见的有肠绞痛、胆绞痛、肾绞痛,三者鉴别要点见表 1-4-2。

表 1-4-2 三种绞痛鉴别表

疼痛类别	疼痛的部位	其他特点
肠绞痛	多位于脐周围、下腹部	常伴有恶心、呕吐、腹泻、便秘、肠鸣音增强等
胆绞痛	位于右上腹,放射至右背与右肩胛	常有黄疸、发热,肝可触及或 Murphy 征阳性
肾绞痛	位于腰部并向下放射,达于腹股沟、外生殖器及大腿内侧	常有尿频、尿急,小便含蛋白质、红细胞等

4. 发作时间 餐后痛多由胰疾病、胃部肿瘤、消化不良引起,周期性、节律性上腹痛多见于胃、十二指肠溃疡,子宫内膜异位者腹痛与月经来潮相关,卵泡破裂者的腹痛发生在月经间期。

5. 与体位的关系 某些体位可使腹痛加剧或减轻,可能成为诊断的重要线索。如胃黏膜脱垂的病人左侧卧位可使疼痛减轻;十二指肠壅积症病人膝胸位或俯卧位可使腹痛及呕吐等症状缓解;胰体癌病人仰卧位时疼痛较明显,前倾位或俯卧位时疼痛减轻;反流性食管炎病人的烧灼痛在躯体前屈时明显,直立位时减轻。

五、腹痛的常见伴随症状

1. **腹痛伴发热、寒战** 提示有炎症存在,见于急性胆道感染、胆囊炎、肝脓肿、腹腔脓肿,也见于腹腔外感染性疾病。

2. **腹痛伴黄疸** 可能与肝、胆、胰腺疾病有关。急性溶血性贫血也可出现腹痛与黄疸。

3. **腹痛伴休克,同时有贫血** 可能是腹腔脏器破裂,如肝、脾或异位妊娠破裂;无贫血者则见于胃肠穿孔、绞窄性肠梗阻、急性出血性坏死性胰腺炎、肠扭转等。腹腔外疾病如心肌梗死、大叶性肺炎也可有腹痛与休克表现,应特别警惕。

4. **腹痛伴呕吐、反酸** 提示食管及胃肠病变:呕吐量大提示胃肠道梗阻,伴反酸、嗳气提示胃、十二指肠溃疡或胃炎。

5. **腹痛伴腹泻** 提示消化吸收障碍或肠道炎症、溃疡或肿瘤。

6. **腹痛伴血尿** 可能为泌尿系统疾病,如泌尿系结石。

六、针对以腹痛为主要临床表现的病人,在问诊时应注意的要点

1. **腹痛与年龄、性别、职业的关系** 幼儿常见原因有肠套叠、蛔虫病、先天畸形等;青壮年以急性阑尾炎、消化性溃疡、胰腺炎等多见;中老年以胆囊炎、胆石症、心血管疾病、恶性肿瘤多见;育龄妇女要考虑宫外孕、卵巢囊肿或扭转等;有长期铅接触史者要考虑铅中毒。

2. **腹痛起病情况** 需注意有无饮食及外科手术等诱因。急性起病者应特别注意各种急腹症的鉴别,因其涉及内、外科处理的方向,应仔细询问及寻找诊断线索;缓慢起病者涉及功能性与器质性、良性与恶性疾病的鉴别,除注意病因及诱因外,还应特别注意缓解的因素。

3. **腹痛的部位** 腹痛的部位多代表疾病的部位,对牵涉痛的理解更有助于判断疾病的部位及性质。熟悉神经分布与腹部脏器的关系对疾病的定位诊断有利(表 1-4-3)。

4. **腹痛的时间** 特别是与进食、体位、活动的关系,如前所述。饥饿性疼痛、进食缓解多考虑高酸分泌性胃病,如十二指肠溃疡。

5. **既往病史** 仔细询问相关病史对于腹痛的诊断帮助较大,如有消化性溃疡病史先考虑溃

表 1-4-3 神经分布与内脏的关系

内脏	传入神经	相应的脊髓节段	体表感应部位
胃	内脏大神经	胸髓节 6～10	上腹部
小肠	内脏大神经	胸髓节 7～10	脐部
升结肠	腰交感神经链与主动脉前神经丛	胸髓节 12 与腰髓节 1	下腹部与耻骨上区
乙状结肠与直肠	骨盆神经及其神经丛	骶髓节 1～4	会阴部与肛门区
肝与胆囊	内脏大神经	胸髓节 7～10	右上腹及右肩胛
肾与输尿管	内脏最下神经及肾神经丛	胸髓节 12,腰髓节 1、2	腰部与腹股沟部
膀胱底	上腹下神经丛	胸髓节 11、12,腰髓节 1	耻骨上区及下背部
膀胱颈	骨盆神经及其神经丛	骶髓节 2～4	会阴部及阴茎
子宫底	上腹下神经丛	胸髓节 11、12,腰髓节 1	耻骨上区与下背部
子宫颈	骨盆神经及其神经丛	骶髓节 2～4	会阴部

疡复发或穿孔;育龄妇女有停经史先考虑宫外孕;有酗酒史先考虑急性胰腺炎和急性胃炎;有心血管意外史要考虑血管栓塞。

　　腹痛的病因及发病机制十分复杂,临床上不少疾病的腹痛涉及多种发生机制,所以在诊断的过程中应重点了解病人的年龄、性别、职业,发病时情况,腹痛的部位、性质、严重程度和时间,既往相关病史。还应详细了解腹痛发生时有无发热、黄疸、恶心、呕吐、血尿等伴随症状,以协助明确诊断。

【诊断要点分析】

(一) 诊断思路

1. 病史特点

(1) 病人急性起病,以往无同样的发作史。

(2) 病人为青年男性。

(3) 转移性右下腹痛。

(4) 结合症状表现,考虑腹痛为腹腔脏器急性炎症。

2. 体格检查特点　体温 38.6℃,急性病容。全身皮肤及黏膜无苍白,无黄染。全身浅表淋巴结未触及肿大。睑结膜无苍白。心率 120 次 /min,律齐,心音正常。腹部平坦,质软,右下腹部麦氏点压痛(+),伴肌紧张及反跳痛。肝脾肋下未触及。移动性浊音(－)。双下肢无浮肿。

3. 辅助检查　血常规:WBC 19×10^9/L,N 82%,Hb 135g/L。尿常规无异常。便常规:隐血(－)。肝肾功能无异常。

(二) 分析要点

1. 病人 1 天前出现上腹部疼痛,腹痛逐渐向右下腹转移并伴有发热,考虑为急性阑尾炎。

2. 体格检查示体温 38.6℃,腹部平坦,质软,右下腹部麦氏点压痛(+),无肌紧张及反跳痛。符合阑尾炎体征。

3. 根据以上分析,予病人完善相关化验检查。血常规:WBC 19×10^9/L,N 82%,Hb 135g/L。尿常规无异常。便常规:隐血(－)。肝肾功能无异常。

4. 临床上很多疾病的腹痛涉及各种不同的发生机制。本例病人早期疼痛在脐周或上腹部,为隐痛或钝痛,常有恶心,多为内脏性疼痛,多由胃肠张力变化或轻度炎症引起,胀痛可能为实质脏器包膜牵张所致。随着疾病的发展,持续而强烈的炎症刺激影响相应脊髓节段的躯体传入纤维,随之出现牵涉痛,疼痛部位转移至右下腹的麦氏(McBurney)点;当炎症进一步发展波及腹膜壁层时,则出现躯体性疼痛,其程度较剧烈,并伴有压痛、肌紧张及反跳痛。

　　根据以上要点,诊断为急性阑尾炎。

第八节 腹 泻

【案例】

病人，女性，45 岁，自诉近半年腹泻明显，每日 5～6 次，便呈稀糊样，伴里急后重，间断有黏液脓血便。且常伴有下腹部疼痛，脐周为主，便后略缓解，有时伴有腹胀和停止排气排便，肛门排气后好转。无发热、腹块、恶心、呕吐等。体格检查：体温 36.6℃，脉搏 78 次 /min，呼吸 18 次 /min，血压 118/70mmHg。查体：腹部平坦，质软，脐周及左下腹压之不适，无肌紧张及反跳痛。肝脾肋下未触及。肠鸣音 6 次 /min。双下肢无浮肿。血常规：WBC $12×10^9$/L，N 62%，Hb 98g/L。粪常规：隐血（++）。肝肾功能无异常。结肠镜：溃疡性结肠炎。

一、腹泻的定义

腹泻（diarrhea）指排便的次数增多，粪质稀薄或者带有黏液和 / 或脓血、未消化的食物。如解液状便，每日 3 次以上，或者每天粪便的总量大于 200g，其中粪便的含水量大于 80%，则可以认为是腹泻。腹泻可以分为急性与慢性两种，超过两个月者属慢性腹泻。

二、腹泻的病因

（一）急性腹泻

1. 肠道疾病 常见的是由细菌、真菌、病毒、蠕虫、原虫等感染所引起的肠炎及急性出血性坏死性肠炎、克罗恩病或溃疡性结肠炎急性发作、急性肠道缺血等。此外，医院内感染可致腹泻，亦可因使用抗生素而发生抗生素相关性小肠炎、结肠炎。

2. 急性中毒 食用毒蕈、桐油、河豚、鱼胆及化学药物（如砷、磷、汞、铅等）引起的腹泻。

3. 全身性感染 如败血症、伤寒或副伤寒、钩端螺旋体病等。

4. 其他 如变态反应性肠炎、过敏性紫癜、服用某些药物（如氟尿嘧啶、利血平及新斯的明等）可引起腹泻；某些内分泌性疾病，如肾上腺皮质功能减退危象、甲状腺危象等亦可引起腹泻。

（二）慢性腹泻

1. 消化系统疾病

（1）胃部疾病：如慢性萎缩性胃炎、胃大部切除后胃酸缺乏等。

（2）肠道感染：如肠结核、慢性阿米巴痢疾、慢性细菌性痢疾、肠鞭毛原虫病、钩虫病、绦虫病、血吸虫病等。

（3）肠道非感染性病变：如结肠多发性息肉、溃疡性结肠炎、克罗恩病、吸收不良综合征等。

（4）肠道肿瘤：结肠绒毛状腺瘤、肠道恶性肿瘤等。

（5）胰腺疾病：慢性胰腺炎、胰腺癌、胰腺切除术后等。

（6）肝胆疾病：肝硬化、胆汁淤积性黄疸综合征、慢性胆囊炎与胆石症等。

2. 全身性疾病

（1）内分泌及代谢障碍疾病：如甲状腺功能亢进、血管活性肠肽（VIP）瘤、肾上腺皮质功能减退、胃泌素瘤、类癌综合征及糖尿病性肠病。

（2）其他系统疾病：系统性红斑狼疮、硬皮病、放射性肠炎、尿毒症等。

（3）药物副作用：如利血平、甲状腺素、考来烯胺、洋地黄类药物等。某些抗肿瘤药物及抗生素亦可导致腹泻。

（4）神经功能紊乱：如肠易激综合征。

三、腹泻的机制

腹泻的发病机制十分复杂,有些因素又互为因果,从病理生理的角度可将腹泻的机制归纳为如下几方面(图 1-4-8)。

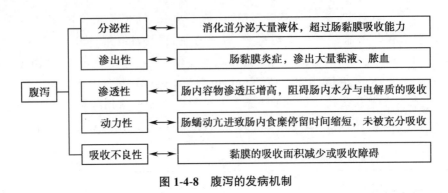

图 1-4-8　腹泻的发病机制

1. **分泌性腹泻**　由肠道分泌大量的液体超过肠黏膜的吸收能力所导致。霍乱弧菌外毒素所引起的大量水样腹泻属于典型的分泌性腹泻。肠道感染性或非感染性炎症,如溃疡性结肠炎、克罗恩病、阿米巴痢疾、细菌性痢疾、肠结核、肿瘤溃烂、放射性肠炎等都可使炎症性渗出物增多从而导致腹泻。某些胃肠道内分泌肿瘤,如 VIP 瘤、胃泌素瘤所致的腹泻也属分泌性腹泻。

2. **渗出性腹泻**　肠黏膜炎症渗出大量黏液、脓血而引起腹泻,如炎性肠病、感染性肠炎、缺血性肠炎、放射性肠炎等。

3. **渗透性腹泻**　肠内容物渗透压增高,阻碍肠内水分与电解质的吸收而引起腹泻,如乳糖酶缺乏,乳糖不能水解即形成肠内高渗。服用盐类泻剂或甘露醇等所引起的腹泻也属于此类。

4. **动力性腹泻**　肠蠕动亢进导致肠内食糜停留的时间缩短,未能被充分吸收所致的腹泻,如肠炎、糖尿病、甲状腺功能亢进、胃肠功能紊乱等。

5. **吸收不良性腹泻**　肠黏膜吸收面积减少或吸收障碍所引起的腹泻,如小肠大部分切除、吸收不良综合征、乳糜泻等。

以上的分类较简单明了,对理解腹泻的发生机制甚为有用,但腹泻病例通常不是单一的机制致病,可涉及多种原因,仅以其中的一种机制占优势。

四、腹泻的临床表现

1. **起病和病程**　急性腹泻起病急骤,病程比较短,多为感染或食物中毒所致。慢性腹泻则起病较缓慢,病程较长,常见于慢性感染、非特异性炎症、消化功能障碍、吸收不良、神经功能紊乱、肠道肿瘤等。

2. **腹泻次数和粪便性质**　急性感染性腹泻常有不洁饮食史,多于进食后 24 小时内发病,每日排便数次甚至达数十次,粪便多呈糊状或水样,少数为脓血便。慢性腹泻表现为每日排便次数增多,为稀便,亦可带有黏液及脓血,多见于慢性痢疾及炎性肠病、结肠癌、直肠癌等。阿米巴痢疾的粪便呈暗红色、果酱样。粪便中带有黏液但无异常发现者多见于肠易激综合征。

3. **腹泻和腹痛的关系**　急性腹泻常伴有腹痛,特别是感染性腹泻较为明显。小肠疾病的腹泻,疼痛多见于脐周,便后腹痛缓解并不明显。结肠病变的疼痛部位多在下腹,便后疼痛多可较前缓解。分泌性腹泻常无明显腹痛。

五、腹泻的常见伴随症状

1. **伴发热**　可见于急性细菌性痢疾、伤寒或副伤寒、肠结核、克罗恩病、溃疡性结肠炎急性发作期、肠道恶性淋巴瘤、败血症等。

2. **伴里急后重**　提示病变以乙状结肠、直肠为主,如细菌性痢疾、直肠炎、直肠肿瘤等。

3. **伴明显消瘦**　多提示病变位于小肠,如胃肠道恶性肿瘤、肠结核及吸收不良综合征。

4. **伴皮疹或皮下出血**　见于败血症、伤寒或副伤寒、麻疹、过敏性紫癜、糙皮病等。

5. **伴腹部包块**　见于胃肠道恶性肿瘤、肠结核、克罗恩病及血吸虫病性肉芽肿。

6. **伴重度失水**　常见于分泌性腹泻,如霍乱、细菌性食物中毒和尿毒症等。

7. **伴关节痛或关节肿胀**　见于克罗恩病、溃疡性结肠炎、系统性红斑狼疮、肠结核、惠普尔病等。

六、以腹泻为主要临床表现的病人,在问诊时应注意的要点

1. **腹泻的起病**　是否有不洁饮食、旅行、聚餐等行为,是否与脂肪餐摄入有关,或者与焦虑、紧张相关。腹泻的次数及大便量有助于判断病变的部位及腹泻的类型,分泌性腹泻的病人每日粪便量常大于 1L,而渗出性腹泻者的粪便量远少于此。次数多而便量少可能与直肠激惹有关,反之病变部位较高。

2. **大便的性状及臭味**　对腹泻的类型的确定十分有益。配合便常规检查,可将腹泻大致区分为感染与非感染,炎症渗出性与分泌性、动力性腹泻。大便奇臭多为消化吸收障碍、严重感染性肠病,无臭则多为分泌性腹泻。

3. **腹泻的伴随症状**　发热、腹痛、里急后重、贫血、水肿、营养不良等对判断病因十分有帮助。

4. **腹泻加重、缓解的因素**　如与进食、油腻食物的关系,以及禁食情况、抗生素的使用等。

5. **地区和家族中的发病情况及同食者群体发病史**　了解上述情况对诊断流行病、地方病、遗传病十分重要。同桌进餐者的发病情况有助于诊断食物中毒。

6. **病后一般情况变化**　功能性腹泻、下段结肠病变对病人一般情况的影响较小;而器质性疾病(如肝胆胰疾病、炎症及肿瘤)、小肠病变的影响则较大。

【诊断要点分析】

(一)诊断思路

1. 病史特点

(1)病人慢性起病。

(2)本例病人腹泻表现为每天排便次数增多,可为稀便,亦可带黏液、脓血。

(3)腹痛多在脐周及下腹,便后疼痛常可缓解。考虑为结肠病变。

(4)结合症状表现,考虑为慢性腹泻。

2. **体格检查特点**　腹部平坦,质软,脐周及左下腹压之不适,无肌紧张及反跳痛。肠鸣音亢进。

3. **辅助检查**　血常规:WBC 12×10^9/L,N 62%,Hb 98g/L。尿常规无异常。粪常规:隐血(++)。肝肾功能无异常。结肠镜:溃疡性结肠炎。

(二)分析要点

1. 病人腹泻伴腹痛、里急后重、间断有黏液脓血便半年。体格检查示脐周及左下腹压之不适,肠鸣音 6 次/min。考虑为炎症性肠病。

2. 根据上述两项可高度疑诊炎症性肠病,但需进一步做如下检查以明确诊断。血常规:WBC 12×10^9/L,N 62%,Hb 98g/L。尿常规无异常。粪常规:隐血(++)。结肠镜:溃疡性结肠炎。

3. 该病人诊断为溃疡性结肠炎,溃疡性结肠炎在临床上一般以腹痛肠鸣、里急后重、大便带脓血等为特征。由于溃疡性结肠炎与消化道的一些疾病存在某些相似之处,因此科学诊断病情非常重要。应该注意与如下几种疾病相鉴别。

(1)慢性细菌性痢疾:常有急性菌痢病史,粪便检查可分离出痢疾杆菌。

（2）阿米巴肠炎：病变主要侵犯右侧结肠，也可累及左侧结肠，结肠溃疡较深，边缘潜行，溃疡间的黏膜多正常。粪便或结肠镜取溃疡渗出物检查可找到溶组织阿米巴滋养体或包囊。血清抗阿米巴滋养体抗体阳性。

（3）克罗恩病：腹泻一般无肉眼血便，结肠镜检查病变主要在回肠末段和邻近结肠且呈非连续性、非弥漫性分布，并有其特征改变。

溃疡性结肠炎与克罗恩病的鉴别要点是：溃疡性结肠炎病变从肛端直肠开始逆行向上扩展，病变呈连续性和弥漫性，极少数病例可见回肠末段数厘米内黏膜炎症改变但无溃疡形成。如见直肠不受累的结肠病变、病变肠段间有正常黏膜的肠段（非连续性）、纵行溃疡间有正常周围黏膜（非弥漫性）则为克罗恩病特征。

根据以上要点，诊断为溃疡性结肠炎。

第九节 血 尿

【案例】

病人，男性，48岁，突发腰腹绞痛伴血尿2小时。查体：体温36.8℃，心率99次/min，血压135/87mmHg，面色苍白，表情痛苦，腹软，无压痛，左肾区叩痛，无浮肿。尿常规：红细胞满视野，形态正常。彩超提示：左肾多个大小不一的强回声团，后伴声影。

一、血尿的定义

血尿（hematuria）包括镜下血尿和肉眼血尿。前者是指尿色正常，须经显微镜检查方能确定，通常离心沉淀后的尿液镜检每高倍视野有红细胞3个以上的血尿。后者是指尿呈洗肉水色或血色，肉眼即可见的血尿。

二、血尿的病因

血尿是泌尿系统疾病最常见的症状之一。引起血尿的原因很多，约98%的血尿是由泌尿系统疾病引起的，仅2%的血尿由全身性疾病或泌尿系统邻近器官病变所致。

1. **泌尿系统疾病**　肾小球疾病，如急性肾小球肾炎、慢性肾小球肾炎、IgA肾病、遗传性肾炎和薄基底膜肾病；各种间质性肾炎、尿路感染、泌尿系统结石、肿瘤、结核、多囊肾、血管异常［包括肾静脉受到挤压，如胡桃夹现象（nutcracker phenomenon）］、尿路憩室、息肉和先天性畸形等。

2. **全身性疾病**

（1）血液病：白血病、再生障碍性贫血、血小板减少性紫癜、过敏性紫癜和血友病。

（2）感染性疾病：败血症、流行性出血热、猩红热、钩端螺旋体病和丝虫病等。

（3）免疫和自身免疫性疾病：系统性红斑狼疮、皮肌炎、类风湿关节炎、结节性多动脉炎、系统性硬化症等引起肾损害时。

（4）心血管疾病：急进性高血压、慢性心力衰竭、亚急性感染性心内膜炎、肾动脉栓塞和肾静脉血栓形成等。

3. **尿路邻近器官疾病**　如急性前列腺炎、慢性前列腺炎、精囊炎、急性盆腔炎或脓肿、宫颈癌、输卵管炎、阴道炎、急性阑尾炎、直肠和结肠癌等。

4. **化学物品或药品对尿路的损害**　如磺胺药、吲哚美辛、甘露醇、汞铅镉等重金属对肾小管的损害；环磷酰胺引起的出血性膀胱炎；抗凝剂如肝素过量使用也可导致血尿。

5. **功能性血尿**　平时运动量小的健康人，突然加大运动量可出现运动性血尿。

三、血尿的临床表现

1. **尿颜色的改变** 血尿的主要表现是尿颜色的改变,除镜下血尿颜色正常外,肉眼血尿根据出血量多少和尿液酸碱度的不同而呈不同颜色。尿呈淡红色、洗肉水样,提示每升尿含血量超过 1ml。出血严重时尿可呈血液状。肾脏出血时,尿与血混合得比较均匀,尿呈暗红色;膀胱或前列腺出血时,尿色鲜红,有时有血凝块。但红色尿不一定是血尿,需仔细辨别。如尿呈暗红色或酱油色,不混浊无沉淀,镜检无或仅有少量红细胞,见于血红蛋白尿;尿呈棕红色或葡萄酒色,不混浊,镜检无红细胞,见于卟啉尿;服用某些药物,如大黄、利福平,或进食某些红色蔬菜也可排红色尿,但镜检无红细胞。当尿液酸性时颜色较深,呈棕色或暗黑色;尿液碱性时则呈红色。

2. **镜下血尿** 尿颜色正常,但显微镜检查可确定血尿,并可判断是肾性或肾后性血尿。镜下红细胞大小不一、形态多样为肾小球性血尿,见于肾小球肾炎。因红细胞从肾小球基底膜漏出,通过具有不同渗透梯度的肾小管时,化学和物理作用使红细胞膜受损,血红蛋白溢出而变形。如镜下红细胞形态单一,与外周血近似,为均一型血尿,提示血尿来源于肾后,见于肾盂肾盏、输尿管、膀胱和前列腺病变。

3. **分段尿异常** 将全程尿分段观察颜色,如尿三杯试验,用三个清洁玻璃杯分别留起始段、中段和终末段尿观察。起始段血尿提示病变在尿道;终末段血尿提示出血部位在膀胱颈部、三角区或后尿道的前列腺和精囊腺;三段尿均呈红色,即全程血尿,提示血尿来自肾脏或输尿管。

4. **症状性血尿** 血尿的同时,病人伴有全身或局部症状,而以泌尿系统症状为主。如伴有肾区钝痛或绞痛提示病变在肾脏。膀胱和尿道病变则常有尿频、尿急和排尿困难等症状。

5. **无症状性血尿** 部分血尿病人既无泌尿道症状也无全身症状,见于某些疾病的早期,如肾结核、肾癌或膀胱癌早期。隐匿性肾炎也常表现为无症状性血尿。

四、血尿的常见伴随症状

1. **伴肾绞痛** 肾或输尿管结石的特征。
2. **伴尿流中断** 常见于膀胱和尿道结石。
3. **伴尿频、尿急、尿痛** 多见于膀胱炎和尿道炎,同时伴有腰痛、高热、畏寒常为肾盂肾炎。
4. **伴尿流细和排尿困难** 多见于前列腺炎、前列腺癌。
5. **伴有水肿、高血压、蛋白尿** 见于肾小球肾炎。
6. **伴肾肿块** 单侧可见于肿瘤、肾积水和肾囊肿,双侧肿大见于先天性多囊肾,触及移动性肾脏见于肾下垂或游走肾。
7. **伴有皮肤黏膜及其他部位出血** 见于血液病和某些感染性疾病。
8. **合并乳糜尿** 见于丝虫病、慢性肾盂肾炎。

五、针对以血尿为主要临床表现的病人,在问诊时应注意的要点

1. **尿的颜色** 如为红色应进一步了解是否有进食引起红色尿的药品或食物,是否为女性的月经期,以排除假性血尿。
2. 血尿出现在尿程的哪一段,是否全程血尿,有无血块。
3. 有无腰腹部新近外伤和泌尿道器械检查史。
4. 是否伴有全身或泌尿系统症状。
5. 过去是否有高血压和肾炎史。
6. 家族中有无耳聋和肾炎病人。

【诊断要点分析】

（一）诊断思路

1. **发病** 中年男性、急性起病。

2. **症状** 腰腹绞痛伴血尿。

3. **体征** 左肾区叩痛,无浮肿。

4. **检查** 尿红细胞满视野,形态正常。彩超提示:左肾多个大小不一的强回声团,后伴声影。

5. **诊断** 左肾多发结石。

(二) 分析要点

1. 伴有急性腰腹绞痛的血尿是泌尿系结石的典型表现。

2. 肾区叩痛可进一步鉴别病变部位。

3. 尿常规证实血尿的诊断。

4. 彩超是确诊的依据。

第十节 头 痛

【案例】

病人,男性,40 岁,自诉近 1 周无明显诱因出现阵发头痛,发作时表现为左侧后枕部疼痛,呈针刺样,无视物改变,不伴头晕及恶心、呕吐,持续时间数秒至数分钟不等,颈部按摩及热敷可缓解,类似症状反复出现。体格检查:一般内科查体无阳性体征,神经系统检查可见枕大神经浅出皮下点局部压痛阳性,余无阳性体征。辅助检查:头 CT 平扫未见异常。

一、头痛的定义

头痛(headache)是指头颅内外各种性质的疼痛。可见于多种疾病,大多无特异性,如全身感染发热性疾病往往伴有头痛,精神紧张、过度疲劳也可有头痛。但反复发作或持续的头痛,可能是某些器质性疾病的信号,应认真检查,明确诊断,及时治疗。

头痛的范围:通常将局限于头颅上半部,包括眉弓、耳轮上缘和枕外隆凸连线以上部位(图 1-4-9)的疼痛统称为头痛。

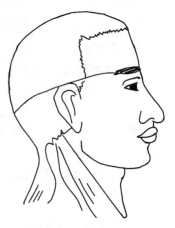

图 1-4-9 头痛范围示意图

二、头痛的病因

原发性头痛的病因较为复杂,常常涉及遗传、饮食、内分泌及精神因素等,其发病机制尚不清楚。继发性头痛往往存在明确的病因,其原因包括颅脑病变、颅外病变、全身性疾病及神经症等。

(一) 颅脑病变

1. **感染** 如脑膜炎、脑炎、脑膜脑炎、脑脓肿等。

2. **占位性病变** 如脑肿瘤、颅内转移瘤、颅内囊虫病或棘球蚴病等。

3. **血管病变** 蛛网膜下腔出血、脑出血、脑血栓形成、脑栓塞、高血压脑病、颅内静脉血栓形成、脑供血不足、脑血管畸形、风湿性脑脉管炎和血栓闭塞性脑脉管炎等。

4. **颅脑外伤** 如脑震荡、脑挫伤、硬膜下血肿、颅内血肿、颅骨骨折、脑外伤后遗症。

5. **其他** 如紧张性头痛、偏头痛、丛集性头痛、头痛型癫痫、腰椎穿刺后及腰椎麻醉后头痛等。

(二) 颅外病变

1. **颅骨疾病** 如颅底凹陷症、颅骨肿瘤等。

2. **神经痛**　如三叉神经、舌咽神经及枕神经痛等。

3. **颈部疾病**　如颈椎病及其他颈部疾病。

4. **其他**　如眼、耳、鼻和齿等疾病所致的头痛。

（三）全身性疾病

1. **急性感染**　如流行性感冒、伤寒、肺炎等发热性疾病。

2. **心血管疾病**　如高血压、心力衰竭等。

3. **中毒**　如铅、酒精、一氧化碳、有机磷、药物（如颠茄、水杨酸类）等中毒。

4. **其他**　尿毒症、低血糖、贫血、肺性脑病、系统性红斑狼疮、中暑等。

（四）神经症

如焦虑、抑郁、神经衰弱及癔症性头痛。

三、头痛的发生机制

　　头面部血管、神经、脑膜、静脉窦、皮肤、皮下组织、肌肉、帽状腱膜、骨膜、黏膜等构成头部痛敏结构，当其受到机械牵拉、移位、压迫、化学、生物刺激或体内内环境发生改变时，可发生头部疼痛（图 1-4-10）。

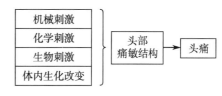

图 1-4-10　头痛发生机制

四、头痛的临床表现

　　头痛的表现，往往根据病因不同而有其不同的特点。

　　1. **发病情况**　急性起病并伴有发热者常为感染性疾病所致。急剧的头痛，持续不缓解，并有不同程度的意识障碍而无发热者，提示颅内血管性疾病（如蛛网膜下腔出血）。长期的反复发作头痛或搏动性头痛，多为血管性头痛（如偏头痛）或神经症。慢性进行性头痛并有颅内压增高的表现（如呕吐、缓脉、视神经盘水肿）应注意颅内占位性病变。青壮年慢性头痛，但无颅内压增高，常因焦急、情绪紧张导致，多为肌收缩性头痛（或称紧张性头痛）。

　　2. **头痛部位**　了解头痛部位是单侧或双侧、前额或枕部、局部或弥散、颅内或颅外对病因的诊断有重要价值。如偏头痛及丛集性头痛多在一侧。颅内病变的头痛常为深在性且较弥散，颅内深部病变的头痛部位不一定与病变部位相一致，但疼痛多向病灶同侧放射。高血压引起的头痛多在额部或整个头部。全身性或颅内感染性疾病的头痛，多为全头部疼痛。蛛网膜下腔出血或脑脊髓膜炎除头痛外还有颈痛表现。眼源性头痛为浅在性疼痛且局限于眼眶、前额或颞部。鼻源性或牙源性头痛也多为浅表性疼痛。

　　3. **头痛出现的时间与持续时间**　某些头痛可发生在特定时间，如颅内占位性病变引起的头痛往往清晨加重，鼻窦炎引起的头痛也常发生于清晨或上午，丛集性头痛常在晚间发生，女性偏头痛常与月经期有关。脑肿瘤引起的头痛多呈持续性，可有长短不等的缓解期。

　　4. **头痛的程度与性质**　头痛的程度一般分为轻、中、重三种，但与病情的轻重不一定存在平行关系。三叉神经痛、偏头痛及脑膜刺激的疼痛最为剧烈。脑肿瘤引起的疼痛多为中度或轻度。神经功能性头痛也常颇剧烈。高血压性、血管源性及发热性疾病引起的头痛，往往表现为搏动性。神经痛多呈电击样痛或刺痛，紧张性头痛多表现为重压感、紧箍感或戴帽感等非搏动性疼痛。

　　5. **加重、减轻头痛的因素**　咳嗽、打喷嚏、摇头、俯身可使颅内高压性头痛、颅内感染性头痛、血管源性头痛及脑肿瘤性头痛加剧。丛集性头痛在直立时可缓解。颅内低压性头痛可在坐位或立位时出现，卧位时减轻或缓解。颈肌急性炎症所致的头痛可因颈部运动而加剧；慢性或职业性的颈肌痉挛所致的头痛，可因活动按摩颈肌而逐渐缓解。偏头痛在应用麦角胺后可获缓解。

五、头痛的常见伴随症状

　　1. **伴剧烈呕吐**　为颅内压增高的表现，头痛在呕吐后减轻者见于偏头痛。

2. **伴眩晕** 见于小脑肿瘤、椎基底动脉供血不足等。

3. **伴发热** 常见于感染性疾病，包括颅内或全身性感染。

4. **慢性进行性头痛出现精神症状** 应注意颅内肿瘤的可能。

5. **慢性头痛突然加剧并有意识障碍** 提示可能发生脑疝。

6. **伴视力障碍** 多见于青光眼或脑肿瘤。

7. **伴脑膜刺激征** 提示有脑膜炎或蛛网膜下腔出血。

8. **伴癫痫发作** 可见于脑血管畸形、脑内寄生虫病或脑肿瘤等。

9. **伴神经功能紊乱症状** 可能为神经功能性头痛。

10. **伴紧箍感** 多见于紧张性头痛。

11. **头痛表现为一连串密集发作且有数月甚至数年的缓解期** 为丛集性头痛的表现。

六、对以头痛为主诉的病人，在问诊时应注意的要点

1. 发病时间、病程急缓、部位与范围、性质、程度、频度（间歇性、持续性）、激发或缓解因素。

2. 有无感染、高血压、动脉硬化、颅脑外伤、肿瘤、精神疾病、癫痫、神经症状及眼、耳、鼻、齿等部位疾病史。

3. 有无失眠、焦虑、剧烈呕吐（是否喷射性）、头晕、眩晕、晕厥、出汗、抽搐、视力障碍、感觉或运动异常、精神异常、意识障碍等相关症状。

4. 职业特点、毒物接触史。

5. 治疗经过及效果等。

【诊断要点分析】

（一）诊断思路

1. 首先应明确病人头痛是急性发病还是慢性发病，慢性头痛良性病因可能性大，急性头痛需首先排除恶性病变。该患发病 1 周，突然出现，属于急性发病。

2. **判断头痛原因** 从该症状出现的部位及性质进行分析。发病部位：根据病人疼痛位置为后枕部，考虑病变为颅外痛敏结构受损可能性大，不能除外颅后窝病变。头痛性质：根据病人头痛性质为针刺样，属于锐性头痛，考虑神经痛可能性较大。再结合病人头痛持续时间短，颈部按摩及热敷可缓解，提示良性病变可能性大。

3. **寻找可能导致此病人神经损害的依据**

（1）颅外痛敏组织中包含的末梢神经常见的有眶上神经、耳颞神经、枕大神经、枕小神经、耳大神经等。根据病人头痛部位明确在左侧后枕部，主要考虑枕神经病变。

（2）该患病史提示，病人为发作性头痛，无明显诱因，持续时间短，无其他伴随症状，按摩或热敷可缓解症状，高度提示局部肌肉紧张导致神经受压。神经系统检查可见枕大神经浅出皮下点（图 1-4-11）局部压痛阳性，高度提示枕大神经受损。

（3）辅助检查：后枕部病变需除外有颅内幕下病变，如脑血管病、占位等，头 CT 平扫未见异常可除外。

枕大神经痛常见病因有颈椎病、颈椎结核、外伤、脊髓肿瘤、骨关节炎、颈枕部肌炎等，多为继发性神经损害，需进一步检查明确颈椎病变。

（二）分析要点

1. 病人急性发病，临床症状以阵发针刺样头痛为主，考虑神经痛可能性大。

2. 病人头痛发生部位在后枕部，考虑颅外痛敏组织受损。

根据上述两项可高度疑诊枕神经痛，但需进一步检

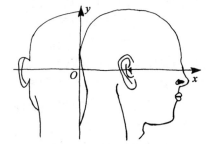

图 1-4-11 枕大神经浅出皮下点

选取经过双侧骨性外耳门中点的水平线为 x 轴，其与后正中线的交点为坐标原点，y 轴为通过原点的 x 轴的垂线。枕大神经浅出皮下点位于坐标原点旁 17~20mm 处。

查以明确诊断。

3. 神经系统检查可见枕大神经浅出皮下点局部压痛阳性,高度提示枕大神经受损。

4. 头 CT 平扫未见异常,除外颅内病变。

根据以上要点,诊断为枕大神经痛,主要原因为颈部肌肉紧张导致枕大神经受到压迫。

第十一节 眩 晕

【案例】

病人,女性,55 岁,自诉近半个月常有眩晕发生,多发生在向左侧转头时,向右侧转头不会发作,发作时出现视物旋转感,多伴恶心感,持续时间较短,停止活动数分钟多可缓解,近期病人自感颈部不适,有僵硬、疼痛感。体征检查:神经系统查体未见阳性体征;变位试验阴性。辅助检查:实验室检查未见异常;头部核磁平扫未见明显异常,颈椎 X 线及核磁显示颈椎失稳。

一、眩晕的定义

眩晕(vertigo)是病人感到自身或周围环境、物体旋转或摇动的一种主观感觉障碍,常伴有客观的平衡障碍,一般无意识障碍。眩晕主要由迷路、前庭神经、脑干及小脑病变引起,也可由其他系统或全身性疾病引起。

二、眩晕的病因

人体通过视觉、本体觉和前庭器官分别将躯体位置的信息经感觉神经传入中枢神经系统,整合后作出位置的判断,并通过运动神经传出,调整位置,维持平衡(图 1-4-12)。其中任何传入环节功能异常都会出现判断错误,产生眩晕。眩晕的发生有多种因素,可因病因不同而异。根据病因,可将眩晕分为周围性眩晕(耳性眩晕)、中枢性眩晕(脑性眩晕)和其他原因的眩晕。

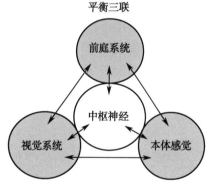

图 1-4-12 视觉、本体觉、前庭系统构成平衡系统

(一)周围性眩晕(耳性眩晕)

周围性眩晕(耳性眩晕)是指内耳前庭至前庭神经颅外段之间的病变所引起的眩晕。

1. **梅尼埃(Ménière)病** 是由于内耳的淋巴代谢失调、淋巴分泌过多或吸收障碍引起内耳膜迷路积水所致,也有观点认为是变态反应、维生素 B 族缺乏等因素所致。

2. **迷路炎** 常由中耳病变(胆脂瘤、表皮样瘤、炎症性肉芽组织等)直接破坏迷路的骨壁引起,少数是炎症经血行或淋巴扩散所致。

3. **前庭神经元炎** 前庭神经元发生炎性病变所致。

4. **药物中毒** 由于对药物敏感,内耳前庭或耳蜗受损所致。

5. **位置性眩晕** 由于头部处于某一位置所致,多不伴耳鸣及听力减退。

6. **晕动病** 是由于乘坐车、船或飞机时,内耳迷路受到机械性刺激,引起前庭功能紊乱所致。

(二)中枢性眩晕(脑性眩晕)

中枢性眩晕(脑性眩晕)是指前庭神经颅内段、前庭神经核及其纤维联系、小脑、大脑等病变引起的眩晕。

1. **颅内血管性疾病**　常见于脑动脉粥样硬化、椎基底动脉供血不足、锁骨下动脉盗血综合征、延髓背外侧综合征(瓦伦贝格综合征)、高血压脑病和小脑或脑干出血等。

2. **颅内占位性病变**　多见于听神经瘤、小脑肿瘤、第四脑室肿瘤和其他部位肿瘤。

3. **颅内感染性疾病**　见于颅后凹蛛网膜炎、小脑脓肿等。

4. **颅内脱髓鞘疾病及变性疾病**　多见于多发性硬化、视神经脊髓炎和延髓空洞症等。

5. **癫痫**　某些病人可出现眩晕发作。

6. **其他**　如脑震荡、脑挫伤及脑寄生虫病等。

(三) 全身疾病性眩晕

1. **心血管疾病**　多见于高血压、低血压、心律失常(阵发性心动过速、房室传导阻滞等)、病态窦房结综合征、心脏瓣膜病、心肌缺血、颈动脉窦综合征、主动脉弓综合征等。

2. **血液病**　多见于各种原因所致的贫血、出血等。

3. **中毒性疾病**　见于急性发热性感染、重症肝炎、尿毒症、重症糖尿病等。

(四) 眼源性眩晕

1. **眼病**　见于眼肌麻痹、屈光不正、先天性视力减退、青光眼、视网膜色素变性等。

2. **屏幕性眩晕**　看电影、看电视、用电脑时间过长和/或距离屏幕过近均可引起眩晕。

(五) 神经精神性眩晕

见于神经症、更年期综合征等。

(六) 其他

头部或颈椎损伤后可出现眩晕。

三、眩晕的临床表现

根据病因的不同、发生病变部位的不同,临床表现也各有特点。

(一) 周围性眩晕

1. **梅尼埃病**　以发作性眩晕伴耳鸣、听力减退及眼球震颤为主要特点,严重时可伴有恶心、呕吐、面色苍白和出汗,发作多短暂,很少超过2周。具有复发性特点。

2. **迷路炎**　多为中耳炎并发,症状同上。检查发现鼓膜穿孔有助于诊断。

3. **前庭神经元炎**　多在发热或上呼吸道感染后突然出现眩晕,伴恶心、呕吐,一般无耳鸣及听力减退。持续时间较长,可达6周,痊愈后很少复发。

4. **内耳药物中毒**　常由链霉素、庆大霉素及其同类药物中毒性损害所致。多为渐进性眩晕伴耳鸣、听力减退,常先有口周及四肢发麻等。水杨酸制剂、奎宁、某些镇静安眠药(氯丙嗪、哌替啶等)亦可引起眩晕。

5. **位置性眩晕**　病人头部处在一定位置时出现眩晕和眼球震颤,多数不伴耳鸣及听力减退。可见于迷路和中枢病变。

6. **晕动病**　见于晕船、晕车等。常伴恶心、呕吐、面色苍白、出冷汗等症状。

(二) 中枢性眩晕

1. **颅内血管性疾病**　多有眩晕、头痛、耳鸣等症状,高血压脑病可有恶心呕吐,重者抽搐或昏迷。小脑或脑干出血常以眩晕、头痛、呕吐起病,重者很快昏迷。

2. **颅内占位性病变**　听神经瘤、小脑肿瘤除有眩晕外,常有进行性耳鸣和听力下降,还有头痛、复视、构音不清等。其他肿瘤因部位不同表现也各不相同。

3. **颅内感染性疾病**　除神经系统临床表现外,尚有感染症状。

4. **颅内脱髓鞘疾病及变性疾病**　多发性硬化是以中枢神经系统多发病变为特点的脱髓鞘疾病,常以肢体疼痛、感觉异常及无力为首发症状,可有眩晕、视力障碍及相关的神经系统症状和体征。延髓空洞症是进行性变性疾病,可出现软腭瘫痪、吞咽困难、发音障碍等表现,部分病人伴有眩晕。

5. **癫痫** 有些病人可出现眩晕性发作,多见于颞叶癫痫和前庭癫痫。

(三)全身疾病性眩晕

1. **心血管疾病** 出现血压、心率、心律变化的同时伴有眩晕,不同疾病有其相应的临床表现。

2. **血液病** 眩晕是其中一个症状,还有贫血、出血等其他表现。

3. **中毒性疾病** 每种疾病均有其特征性的临床表现,眩晕只是一个伴随症状。

(四)眼源性眩晕

表现为视力减退、屈光不正、眼肌麻痹等,眩晕是其症状之一。

(五)神经精神性眩晕

可出现头晕、头痛、失眠多梦、胸闷、心悸、气短、食欲缺乏、乏力、情绪低落、自卑、无自信心、思维缓慢等临床表现。

四、眩晕的常见伴随症状

1. **伴耳鸣、听力下降** 常见于前庭器官疾病、第八对脑神经病及肿瘤等。
2. **伴恶心、呕吐** 常见于梅尼埃病、晕动病等。
3. **伴共济失调** 多见于小脑、颅后凹或脑干病变等。
4. **伴眼球震颤** 多见于脑干病变、梅尼埃病等。
5. **伴听力下降** 常见于药物中毒。

五、对以眩晕为主诉的病人,在问诊时应注意的要点

1. 眩晕发生的诱因,是否与转颈、仰头、起卧、翻身有固定的关系。
2. 有无周围物体旋转或自身旋转的错觉。
3. 眩晕发作时有无耳鸣,耳鸣是一侧还是双侧。
4. 眩晕时的伴随症状,有无全身性疾病。
5. 既往有无类似的发作,如何治疗。

【诊断要点分析】

(一)诊断思路

1. **首先要明确病人主诉中"眩晕"的真伪** 根据病人症状首先要明确是眩晕还是头晕,该患明确视物旋转,确定为眩晕。

2. **判断眩晕原因** 从该症状出现的三个方面原因进行逐一分析。首先,根据病人症状判断是中枢性还是周围性。临床上周围性眩晕多见,中枢性眩晕少见,但中枢性眩晕的疾病性质相对较为严重。此病人阵发性眩晕,发作时间以分钟计算,可自行缓解,考虑周围性眩晕可能性大。其次,病人无耳部症状,无耳鸣、耳闷及听力改变,暂不考虑内耳病变。再次,根据病人转颈可诱发眩晕,需高度考虑位置性眩晕,但位置性眩晕发作时间多不超过1分钟,且本病人变位试验阴性,暂可除外。转颈明确导致发病,需检查颈部疾病。

3. **寻找此病人颈性眩晕的依据** 诊断颈性眩晕前提是必须除外中枢病变,头 MRI 平扫未见异常可排除中枢病变。颈性眩晕发生的基础是颈椎结构失稳,需进行颈椎 X 线、MRI 等检查,结果证实有颈椎失稳发生,可作为诊断依据。

(二)分析要点

1. 病人急性发病,临床症状以头位改变诱发刻板眩晕发作为主,考虑周围性眩晕。
2. 病人无耳鸣、耳聋、听力改变等,可除外内耳疾病;变位试验阴性可除外位置性眩晕。

根据上诉两项排除常见阵发性眩晕疾病,结合病人头位改变为发病诱因,可高度怀疑颈性眩晕,但需完善检查除外中枢病变及明确是否有颈椎不稳情况。

3. 头 MRI 平扫除外中枢病变。

4. 颈椎 X 线及 MRI 显示颈椎失稳。

根据以上要点,诊断为颈性眩晕。颈性眩晕主要发病原因为颈椎失稳,病人存在一侧或者优势侧椎动脉狭窄或解剖学变异,当头向对侧转动时在颈椎 1、2 水平压迫椎动脉,导致椎动脉痉挛或狭窄,从而引起椎基底动脉血流降低(图 1-4-13)。

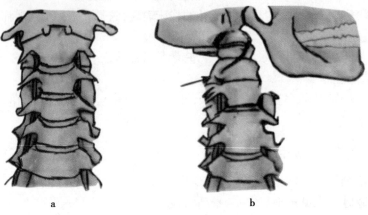

a   b

图 1-4-13　颈性眩晕

a. 正常;b. 转头。

(刘佳　张金玲)

第五章 问 诊

问诊（inquiry）是了解病情，获取与疾病有关的病史资料，并对其进行综合分析进而作出临床判断的一种重要方法。病史的完整性和准确性对疾病的诊治有很大影响，解决病人诊断问题的大多数线索和依据都来源于问诊所获取的病史资料，尤其是某些疾病早期，病人尚未出现客观体征而仅有自觉症状时，只有通过问诊，医生才能抓住疾病的线索，进而诊断。通过问诊，医生可以了解病人对所患疾病的恐惧、顾虑、疑问等，以便及时进行开导、教育和解答，也有助于疾病的诊断和治疗。清代医家赵晴初曾说："脉居四诊之末，望、闻、问贵焉。其中一问字，尤为辨证之要。"充分说明问诊在疾病诊治中的重要作用。因此，问诊是每个临床医生必须掌握的基本技能。

第一节 问诊的内容

一、一般项目

一般项目（general data）主要包括：姓名、性别、年龄、民族、出生地、籍贯、婚姻、工作单位、职业、电话号码、通信地址、入院日期、记录日期、病史陈述者及可靠程度等。因年龄亦具有诊断参考意义，故记录年龄时应填写具体年龄。若病史陈述者不是本人，则应注明与病人的关系。为方便与病人交流，可适当调整一般项目问诊内容的问诊顺序。

二、主诉

主诉（chief complaint）是病人本次就诊最主要的原因，通常是病人感受最明显的症状和/或体征，或是最主要的痛苦及其持续时间。记录主诉应言简意赅，并注明自主诉发生至就诊的时间，通常用一两句话概括，并尽可能使用病人自己描述的症状，如"尿频、尿急、尿痛 2 天""多食、多饮、多尿、消瘦 3 年"等，而不是诊断用语，如"甲状腺功能亢进半年""十二指肠溃疡 3 年""肺心病 5 年"。对于病情比较复杂、病程较长的病例，由于症状、体征较多，或病人对其不适诉说太多时，应结合病史综合分析、归纳出更能反映患病特征的主诉，如"发现心脏杂音 15 年，心悸、气短 2 个月"。对当前无症状，诊断资料和入院目的又十分明确的病人，主诉也可以无症状、体征的描述，如"化验发现血糖高 2 周"。总之，要视病情、情况灵活掌握。确切、恰当的主诉不仅可初步反映病情轻重、缓急，还可提供对某系统疾病的诊断线索。

三、现病史

现病史（history of present illness）是病史中的主体部分，是主诉相关信息的具体描述，记述了病人患病后的全过程，反映了病人此次就诊的健康状况变化情况，包括疾病的发生、发展、演变和诊治经过。主要内容如下：

1. 起病情况与患病的时间 每种疾病的起病或发作均有其自身特点，详细询问起病情况对疾病的诊断和鉴别诊断具有重要意义。疾病的发生常与某些因素有关，如心绞痛、脑出血常发生于情绪激动或紧张状态时。起病急缓也各有不同：有的疾病起病急骤，如颅内动脉瘤破裂和脑栓塞等;有的疾病起病缓慢,如肿瘤、2型糖尿病、风湿性心脏病等。患病时间是指从起病到就诊或入院的时间,时间长短可按数年、数月、数日计算,急骤起病者可按小时、分钟计时。如先后出现几个症状则需从首发症状开始按时间顺序询问整个病史,然后分别记录,如活动后心悸、气短6个月,反复夜间呼吸困难1个月,双下肢水肿1周。从以上症状及其发生的时间顺序可以看出心脏病病人逐渐出现心力衰竭的发展过程。

2. **主要症状的特点** 包括主要症状出现的部位、性质、持续时间和程度,缓解或加剧的因素,了解这些特点对判断疾病所在的器官或系统,以及病变的部位、范围和性质有很大帮助。如胸骨后疼痛多为心脏疾病;上腹部痛多为胃、十二指肠、胰腺或胆囊疾病;右下腹急性腹痛则多为阑尾炎症,女性病人还应考虑输卵管或卵巢疾病;全腹痛则提示病变广泛或腹膜受累。对症状的性质、特点也应作有鉴别意义的询问,如压榨样痛、刺痛、灼痛、胀痛、绞痛、隐痛,疼痛为持续性或阵发性,发作及缓解的时间等。以十二指肠溃疡为例,其主要症状特点为上腹部烧灼样疼痛,空腹、夜间疼痛明显,进食后缓解,可持续数日或数周,呈周期性或季节性发病等。

3. **病因与诱因** 问诊时应尽可能了解与本次发病有关的病因(如感染、中毒、外伤等)和诱因(如情绪、环境改变、起居饮食失调、气候变化等),有助于明确诊断及拟定治疗措施。病人对近期或直接的病因容易讲述清楚,当病程较长或病因比较复杂时,病人往往说不清楚,可能提出一些似是而非或自以为是的因素,此时医生应进行科学的归纳和分析,切忌不假思索地记入病历。

4. **病情的发展与演变** 包括患病过程中主要症状的变化或新症状的出现。如心绞痛病人本次发作疼痛程度加重且持续时间较长、应用硝酸类药物缓解不明显时,应考虑到急性心肌梗死的可能。如慢性支气管炎、阻塞性肺气肿病人,在咳嗽、咳痰、轻度呼吸困难的基础上,突然出现严重的呼吸困难和剧烈的胸痛,应考虑自发性气胸的可能。

5. **伴随病状** 是在主要症状的基础上同时出现的一系列其他症状,常常提示出现了并发症,或是可以作为鉴别诊断的依据。腹泻可见于多种疾病,仅凭此症状不能诊断某病,如问明伴随症状则有助于诊断和鉴别诊断。如腹泻伴恶心、呕吐,可能为饮食不洁或误食毒物引起的急性胃肠炎;腹泻伴里急后重,结合发病季节则考虑为痢疾。咳嗽亦可见于多种疾病情况,单凭此症很难明确诊断,如咳嗽为急性,且伴有发热、咳痰,考虑为急性呼吸道感染,如为慢性咳嗽,伴有咳痰、气喘,且有长期吸烟史,则考虑为慢性支气管炎。如某一疾病应该出现的伴随症状实际上没有出现,这种阴性表现则被称为阴性症状,也应将其记述于现病史中作为诊断和鉴别诊断的重要参考资料,或以备进一步观察。任何一个细小伴随症状都不应漏过,因为其在明确诊断方面有时会起到很重要的作用。

6. **诊治经过** 病人于本次就诊前已经接受过其他医疗单位的诊治时,应询问已经接受过何种诊断措施及其结果,并应问明使用过的药物名称、剂量、时间和疗效,为本次诊治疾病提供参考。切忌用既往的诊断代替自己的诊断。

7. **病程中的一般情况** 在现病史的最后应记述病人患病后的精神、体力状态,食欲及食量的改变,睡眠与大小便的情况等。这部分内容对全面评估病人病情的轻重及预后、帮助鉴别诊断及指导采取何种辅助治疗措施十分有用。

四、既往史

既往史(past history)包括病人既往的健康状况和过去曾经患过的疾病(包括各种传染病)、外伤、手术、预防接种、药物及食物过敏等,特别是与目前所患疾病有密切关联的情况。如应询问冠状动脉粥样硬化性心脏病和脑血管意外病人过去是否有过高血压、糖尿病、脂代谢紊乱;应询问风湿性心脏病病人过去是否反复发生过咽痛、游走性关节痛等。在记述既往史时应注意不要和现病史发生混淆,如目前患支气管肺炎则不应把数年前也患过支气管肺炎的情况写入现病史。而对冠心病、心绞痛、慢性阻塞性肺疾病病人,则可把历年发作情况记述于现病史中。此外,外伤、手术史,药物、食物和其他接触物的过敏史,居住或生活地区的主要传染病和地方病史,预防接种史等,也应记录于既往史中。一般按年月的先后顺序记述。

五、系统回顾

系统回顾(review of systems)由很长的一系列直接提问组成,用以作为最后一遍搜集病史资料,避免问诊过程中病人或医生有忽略或遗漏的内容。它可以帮助医生在短时间内扼要地了解病人除现在所患疾病以外的其他各系统是否发生目前尚存在或已痊愈的疾病,以及这些疾病与本次疾病之间是否存在着因果关系。主要情况应分别记录在现病史和既往史中。系统回顾涉及的临床疾病很多,医学生在学习采集病史之前,必须对各系统可能出现的症状和体征的病理生理意义有比较清晰的理解。实际应用时,可在每个系统询问 2～4 个症状,如有阳性结果,再全面深入地询问该系统的症状;如为阴性,则可过渡到下一个系统。在针对具体病人时,可以根据情况变通调整一些内容。

1. **呼吸系统** 咳嗽的性质、程度、频率、与气候变化及体位改变的关系。咳痰的颜色、黏稠度和气味等。咯血的性状、颜色和量。呼吸困难的性质、程度和出现的时间。胸痛的部位、性质,以及与呼吸、咳嗽、体位的关系,有无发冷、发热、盗汗、食欲不振等。

2. **循环系统** 心悸发生的时间与诱因,心前区疼痛的性质、程度及出现和持续的时间,有无放射及放射的部位,引起疼痛发作的诱因和缓解方法。呼吸困难出现的诱因和程度,发作时与体力活动和体位的关系。有无咳嗽、咯血等。水肿出现的部位和时间;尿量多少,昼夜间的改变;有无腹水、肝区疼痛、头痛、头晕、晕厥等。有无风湿热、心脏疾病、高血压、动脉硬化等病史。女性病人应询问妊娠、分娩时有无高血压和心功能不全的情况。

3. **消化系统** 有无腹痛、腹泻、食欲改变、嗳气、反酸、腹胀、口腔疾病,以及其出现的缓急、程度、持续的时间及进展的情况。上述症状与食物种类、性质的关系及有无精神因素的影响。呕吐的诱因、次数,呕吐物的内容、量、颜色及气味。呕血的量及颜色。腹痛的部位、程度、性质和持续时间,有无规律性,是否向其他部位放射,与饮食、气候及精神因素的关系,按压时疼痛减轻或加重。排便次数,粪便颜色、性状、量和气味。排便时有无腹痛和里急后重,有无发热与皮肤巩膜黄染。体力、体重的改变。

4. **泌尿系统** 有无尿痛、尿急、尿频和排尿困难;尿量和夜尿量多少,尿的颜色(洗肉水样或酱油色)、清浊度,有无尿潴留及尿失禁等。有无腹痛,疼痛的部位,有无放射痛。有无咽炎、高血压、水肿、出血等。

5. **造血系统** 皮肤黏膜有无苍白、黄染、出血点、瘀斑、血肿,有无淋巴结、肝、脾大,有无骨骼痛等。有无乏力、头晕、眼花、耳鸣、烦躁、记忆力减退、心悸、舌痛、吞咽困难、恶心。营养、消化和吸收情况。

6. **内分泌及代谢系统** 有无怕热、多汗、乏力、畏寒、头痛、视力障碍、心悸、食欲异常、烦渴、多尿、水肿等;有无肌肉震颤及痉挛。性格、智力、体格、性器官的发育,骨骼、甲状腺、体重、皮肤、毛发的改变。有无产后大出血。

7. **神经精神系统** 有无头痛、失眠、嗜睡、记忆力减退、意识障碍、晕厥、痉挛、瘫痪、视力障碍、感觉及运动异常、性格改变、感觉与定向障碍。如疑有精神状态改变,还应了解情绪状态、思维过程、智能、能力、自知力等。

8. **肌肉骨骼系统** 有无肢体肌肉麻木、疼痛、痉挛、萎缩、瘫痪等。有无关节肿痛、运动障碍、外伤、骨折、关节脱位、先天畸形等。

六、个人史

个人史(personal history)包括以下几项:

1. **社会经历** 包括出生地、居住地区和居留时间(尤其是疫源地和地方病流行区)、受教育程度、经济生活和业余爱好等。不同传染病有不同潜伏期,应根据考虑的疾病,询问过去某段时间是否去过疫源地。

2. **职业及工作条件**　包括工种、劳动环境、对工业毒物的接触情况及时间。

3. **习惯与嗜好**　饮食、起居与卫生习惯,烟酒嗜好时间与摄入量,以及其他异嗜物和麻醉药品、毒品等接触情况。

4. **有无冶游史**　是否患过淋病性尿道炎、尖锐湿疣、下疳等性传播疾病。

七、婚姻史

婚姻史(marital history)包括未婚或已婚、结婚年龄、配偶健康状况、性生活情况、夫妻关系等。

八、月经史与生育史

月经史(menstrual history)主要包括月经初潮年龄、月经周期、经期天数、经血的量和颜色、经期症状、有无痛经与白带、末次月经日期、闭经日期、绝经年龄。记录格式如下:

$$初潮年龄\frac{行经期(天)}{月经周期(天)}末次月经时间(LMP)或绝经年龄$$

$$14\frac{3\sim5天}{28\sim30天}2023年12月8日(或52岁)$$

生育史(childbearing history)主要包括妊娠与生育次数,人工或自然流产的次数,有无死产、手术产、围生期感染、计划生育、避孕措施(安全期、避孕药、避孕环、子宫帽、阴茎套等)等。对男性病人应询问是否患过影响生育的疾病。

九、家族史

家族史(family history)要询问父母、兄弟、姐妹及子女的健康与疾病情况,特别应询问家族中是否有人与病人患有相同疾病,有无与遗传有关的疾病,如家族性结肠息肉病、先天性软骨发育不全、多囊肾、白化病、半乳糖血症、家族性低磷酸血症佝偻病、血友病、家族性甲状腺功能减退症、糖尿病、精神病等。对已死亡的直系亲属要问明死因与年龄。某些遗传性疾病还应了解父母双方亲属情况,若在几个成员或几代人中皆有同样疾病发生,可绘出家系图谱,显示详细情况。

第二节　问诊的方法与技巧

系统完整、真实可靠的病史资料对疾病的正确诊治至关重要,而获取病史资料的数量和质量与采用的问诊方法和技巧息息相关,其涉及医学知识、资料收集、仪表礼节、沟通技能、医患关系、提供咨询和教育病人等诸多方面。取得病人的信任才能获取真实可靠、内容翔实的病史资料,医生应根据不同的临床情景采用相应的问诊方法和技巧。

一、问诊的基本方法与技巧

问诊的方法与获得信息的数量及质量息息相关,直接影响问诊效果,所以在问诊过程中医生应尽量采用正确、恰当的问诊方法和技巧。

(一) 恰当进行自我介绍

医患的初次见面就意味着疾病诊断已经开始了,所以恰当的自我介绍会为问诊的顺利进行打下良好的基础。佩戴胸牌是一种很好的自我介绍方式。医生自我介绍时应面带微笑,与病人进行适当的眼神交流,通过简短而随和的交谈、适当的肢体语言,向病人讲明自己的身份、职责和问诊目的,使病人了解自己会竭尽全力为其解除病痛,尽量满足其要求,从而使病人放松情绪,缩短医患之间的距离,使问诊得以继续顺利进行。比如可以这样说"李女士,您好,我是您的主管医生,现在我来了解一下您的病情,请您配合一下",初次问诊不宜直呼病人姓名。

(二)合理选择问诊对象

问诊时应尽量直接询问病人,本人可更详细、更清楚地描述疾病所带来的不适、疼痛等感受。但对特殊病人应灵活选择问诊对象,如小儿无法准确描述病痛,则应主要询问其父母;针对病情危重、意识障碍等特殊病人,则应主要询问发病时在场者及了解病情的看护人。

(三)合理组织问诊内容

问诊内容一般包括开场白、问诊的主体(主诉、现病史、既往史、系统回顾、个人史、家族史)和结束语。医生问诊时应按问诊内容的序列系统地询问病史,对交谈的目的、进程、预期结果要做到心中有数。

医生在做完自我介绍后,可以用诸如"你是因为什么来住院的?"一个普通的开放性问题作为开场白。在正式问诊前,医生首先了解病人的自身情况更有利于病史的采集,因为这样病人更愿意与医生交流,更有利于医患和谐关系的建立。而在问诊结束前,医生应对本次就诊的主要原因、现病史、既往史、个人史重要问题做总结,此时也是核实病史、避免遗漏与病情有关的信息的最佳时机,同时对病人的合作表示感谢,说明下一步对病人的要求,安排接下来要做什么,对病人的要求和希望只给出合适的承诺。对病人的咨询内容不明确时,不要随便解答,可以请教上级医生或由上级医生对病人进行解释。

在问诊时应合理安排问诊顺序。主诉和现病史中症状或体征的出现有先后次序。问诊时应追溯首发症状开始的确切时间,并按照时间顺序追溯症状的演进,避免遗漏重要的资料。有几个症状同时出现时,则不必严格按照症状出现的先后提问,但对收集到的资料进行整理时必须确定其先后顺序,并按时间顺序整理主诉和现病史。例如:一名 42 岁男性病人,间断性上腹部疼痛 3 年,复发 4 天,加重 2 小时就诊。3 年前春季时,病人首次发生上腹部疼痛,伴有泛酸、嗳气,空腹、夜间疼痛明显,当时诊断"十二指肠球部溃疡",口服"奥美拉唑"缓解。近两年时有上述不适出现,春季明显,自服抑酸药物缓解。4 天前上腹痛再发,2 小时前上腹疼痛加重,并出现全腹痛,伴有大汗。

问诊时还应合理掌握问诊进度。为了使问诊进展顺利,要让病人用自己的语言叙述病情,医生应注意聆听,不要轻易打断病人讲话,要注意多倾听、少说话、少打断,为了让病人有时间考虑问诊者提出的问题,尽量不要同时提出一连串的问题,要让其有足够的时间回答问题,并允许有必要的停顿(如在回顾思索时)。为了节约时间,如果病人不停地谈论许多与病史无关的问题,则可巧妙地把病人引导到病史线索上来,如"你的那些问题,我已经理解了,现在请你谈一下当时胸痛的情况吧",也可提出现成的问题,如"疼痛和进食有关系吗?"等。问诊时间一般不超过 40min,但危重病人除外;亦不应过于简短,如低于 10min。

(四)合理运用过渡语言

过渡语言是用于两个项目之间的转换性语言,合理运用过渡语言,可以使问诊顺利地从一个话题过渡到另一个话题,并可使病人更好地理解医生问题的逻辑性。例如"现在我想进一步了解一下你以前的健康状况""你小时候健康情况如何?"用了这种过渡性语言,病人就会清楚、明白你为什么要改变话题。过渡性语言并非必需的,因为大多数病人比较清楚医生问诊的主线,但在询问比较隐私的问题时,最好应用合适的过渡性语言。

(五)灵活运用不同的问题类型

高效问诊的关键在于问诊的语气,能够让病人自由畅谈的问题才是好问题。故应根据具体情况采用不同的问题类型。问诊时常用的问题类型有一般性提问(或称开放式问题)和直接提问(或称封闭性问题)。问诊时遵循从一般性提问到直接提问的原则,往往可系统有效地获得准确的病史资料。

1. **一般性提问** 可以让病人像讲故事一样叙述他的病情,而不限定于特定的答案,如"你最近身体怎么样?""你今天来,有哪里不舒服?"此类问题常用于问诊的开始或转换话题时(可在现病史、过去史、个人史等不同问诊项目开始时使用),待用一般性提问获得某一方面的大量信息、资料后,再着重追问重点问题。

2. 直接提问 获得的信息更有针对性,所以主要用于收集一些特定的细节性问题。在现病史中,症状特点的描述常包括部位、发生时间、诱发缓解因素、性质、放射、严重程度、时间特点及伴随症状,这些可用直接提问,如"您何时开始胸痛的?""胆囊切除时你多少岁?"另一种直接提问,病人只需回答"是"或"不是",或者对提供的选择做出回答即可,如"休息后胸痛会缓解吗?""腹部疼痛是胀痛还是绞痛?"

3. 问诊时应避免的问题 "你腹痛时疼痛向右肩放射吗?""腹痛是从上腹部向右下腹部转移的吗?"这类问题为提示性问题,本身就带有答案。"用胰岛素治疗比原来的口服降血糖药物效果好吧?""你没有高血压,对吧?"这类问题为诱导性问题,本身带有提问者倾向的答案。"你父母健在吗? 他们是否患有糖尿病、高血压、冠心病?"这是连续性提问,可能病人无法正确回答或只回答了部分问题。"你为什么这么晚才来看病?""你怎么自己把降血糖药停了?"这是带有指责意味的提问,常使病人产生防御心理。"我还会给你做一下心肌酶学方面的检查。""我准备给你做一下头颅 MRA,明确有否脑血管畸形。"类似应用医学术语的提问,可能给病人带来困扰。在问诊时应用上述问题,可能会使病人默认或附和医生的提问,或不愿回答医生的提问,隐瞒病情,或没能完全回答所有的问题,从而导致获得的病史资料有遗漏或是错误的信息,或是符合询问者主观印象所要求的材料,应予避免。

(六) 归纳总结、核实记录

为了理顺思路、避免遗漏、防止遗忘病史、保证获得的病史资料的准确性,在问诊时,应翔实记录,不同问诊部分结束时应及时总结,对重要病史部分或不可靠的、含糊不清的内容,要反复询问,认真核实,确保获得的病史资料的可靠性。例如,病人:"5 年前我患了糖尿病。"医生:"当时有什么不适症状吗?"病人:"口渴、多饮、多尿、乏力。"医生:"做过血糖测定吗?"病人:"做过。"医生:"经过降血糖药物治疗吗?"病人:"用过胰岛素治疗。"但应注意:记录不是埋头做笔记,把询问到的所有病史内容都记录下来,而是应该记录重要的短语、数据和时间等内容,然后再书写详细的病历;在记录的过程中要倾听病人的叙述,与病人有适当的眼神交流,观察病人的肢体语言。总结、核实问诊内容对确保病史资料的准确性非常重要,但是无针对性的、不恰当的重复提问反而不利于和谐的医患关系形成,甚至会失去病人的信任,因此要尽量减少或避免不必要的重复提问。

(七) 问诊语言通俗易懂

由于文化背景、受教育程度的不同,病人对医学术语的理解能力存在较大差异,问诊时如果应用医学术语,可能导致病人对所提问题不理解或误解,故询问病史时应使用通俗易懂的语言与病人交流,避免使用医学术语,必要时医生应对难懂的医学术语做出适当的解释后再使用,例如可以问:"你在夜间睡眠时,有无突然憋醒的情况?"而不能问:"你有阵发性夜间呼吸困难吗?"或者也可以这样提问:"你是否有过柏油样大便,换句话说有没有大便颜色像柏油样的情况?"问诊时,类似"里急后重""鼻衄""隐血""谵语"等含义待定的医学术语也不应使用。

(八) 鼓励病人提问

问诊进程中,病人往往也会存在疑问,需要医生解释,或者想起一些在询问者提问前不曾想到的新问题,因此鼓励病人提出问题,对完善、补充病史资料是非常重要的。问诊医生要向病人明确说明,如有疑问或者可为正在讨论的问题提供更多的相关信息时,请大胆地讲出来。在每个主要问诊项目结束时及问诊最终结束时,都要鼓励病人提出问题。

(九) 尊重病人、关爱病人

每个人的道德观念不同,因此医生不能将自己的道德观念强加给病人,不能因信仰、教育背景、文化程度、经济状况等原因歧视病人,要尊重病人。病人会因对疾病本身的担心、疾病对自我形象的影响、自身的经济负担等而忧心、焦虑,医生应关注疾病对病人及其家庭造成的影响,了解病人对诊疗的理解、需求和期望,给予适当的教育,消除其顾虑,并尽量帮助病人寻找经济资助。在关心帮助病人、为其排忧解难的过程中,也可获得对疾病诊疗有价值的病史资料。

(十)营造适宜的问诊环境

不同的问诊环境可导致不同的问诊效果。患病后的恐惧心理、陌生的医疗环境,会导致病人产生紧张情绪,影响问诊效果。因此问诊应尽量在安静、光线较好、让病人感到舒适的环境中进行,以消除病人的紧张情绪和不安心理。依据现有的医疗条件,尽量为病人营造相对舒适、私密的空间环境,并使病人感受到医生在保护他的隐私,如可以在病房中调小电视的音量,放下病床边的床帘,床头灯调至合适的光线,尽量避免在病人进餐或正在应用便盆时问诊,征得病人同意的情况下方可在有陌生人在场或其有访客时进行问诊,如病人要求家属在场,医生应予同意。问诊时与病人相对而坐,甚至可让其坐得略高一些,使其获得视觉上的优势,以便于医患之间有适当的眼神交流,使病人能更轻松地回答医生的问题。医患之间的座位距离在 1.0~1.2m 为佳。如病人卧床,应协助病人调至舒服的体位开始问诊。

(十一)仪表端庄优雅、言谈举止恰当

医生的外在形象也对问诊有着重要影响。病人对医生的第一印象,往往来自对医生外在形象的直观感觉。医生问诊时仪表端庄优雅、衣着得体整洁、态度和蔼可亲、语言规范,会给病人以安全感和亲切感,更易获得病人的信任和尊重,也更有助于和谐的医患关系的建立,从而使病人愿意同医生谈论敏感的问题,并向医生提供有助于疾病诊疗的客观、真实的资料。反之,外表邋遢、衣冠不整、举止懒散、浓妆艳抹、粗鲁傲慢,会使病人对医生的能力产生怀疑,对医生产生不信任感,甚至会产生担忧或恐惧。问诊时,不仅仪表端庄、语言规范重要,恰当的语音、语调、肢体语言及不偏不倚的言语也同样重要,比如眼神的交流,适时微笑或赞许地点头示意,与病人交谈时采取前倾姿势,温暖、轻柔的语调,鼓励病人继续谈话的短语(如"请接着讲""请说得更详细些"),当病人谈及其私生活等敏感问题时,医生显示出的能接受和理解这类敏感问题的身体语言等,都会使病人感到温暖亲切,更易获得病人的信任、建立良好的医患关系,有利于问诊质量的提升。

(十二)其他需要注意的问题

1. **抓住重点,分清主次** 病人陈述病史时,有时会杂乱无章,主次不分,医生应对病人的陈述进行分析和鉴别,要抓住重点,分清主次,要深入了解与疾病有关的内容。

2. **勇于承认经验不足** 当问诊医生因自身的知识水平不能为病人提供所需的帮助、足够的信息及适当医嘱时,应勇于承认自己的经验不足,一旦病人问及自己不懂的问题时,应承认自己的不足并立即设法为病人寻找答案。

3. **转诊病人** 接诊医生须亲自询问病史、检查,以作为诊断的依据。虽对其他医疗单位的病情介绍或病历摘要应给予足够的重视,但只能作为参考材料。

4. **问诊应注意** 医生适时地用语言(包括肢体语言)鼓励病人表达自己的意见、提出问题,面对安静的病人和情绪失控的病人,医生做出适当的沉默,与病人进行眼神等非语言性交流,或者对病人的诉说、感受表示理解、认同,这些对良好医患关系的建立、病史采集的顺利进行都会起到一定作用。有时医生亲切的语言、真诚的关心、在病人床旁的多些停留,对病人而言都是极大的安慰和鼓励,进而有利于获取准确而全面的信息。

必须指出,只有理论学习结合实际反复训练,才能较好地掌握问诊的方法与技巧。没有一成不变的问诊模式和方法,应根据具体情况灵活把握。初学者有时思维紊乱、语涩词穷,难以提出恰当的问题,问诊进展不够顺利,应在临床实践中不断总结经验,吸取教训。

二、特殊人群的问诊方法与技巧

1. **焦虑与抑郁** 焦虑是面对压力的常见反应。病人经常担心其患有重病,而出现焦虑情绪。应鼓励焦虑病人讲出其感受,注意其语言的和非语言的各种异常线索,确定问题性质,给予

适当的宽慰和保证来缓解病人的焦虑情绪,但应注意分寸,以免适得其反,使病人产生抵触情绪,导致交流更加困难。抑郁是一种慢性情绪低落状态,是最常见的临床问题之一。在重症病人当中,大约20%处于抑郁状态,且易于被忽略,故应予特别重视。医生问诊时应注意评估病人的情绪,如疑有抑郁症,应尽早请相关科室医生会诊。

2. **缄默与忧伤**　缄默的病人可能是由于羞涩、缺乏自信、害怕自己说错或做错,可能是由于疾病使病人对治疗丧失信心或感到绝望,也可能是由于严重的抑郁状态,因此医生应注意观察病人的表情、目光、动作姿势和心态,为可能的诊断提供线索;另外,医生要保持尊重的态度,耐心地向病人表明理解其痛苦并通过言语和恰当的肢体语言给病人以信任感,鼓励其客观地叙述病史。对于这样的病人,一般性提问往往效果不佳,直接提问更容易获得答案,但过多、过快的直接提问,会使病人惶惑而被动,应给病人足够的沉默时间,让他去思考和回忆,同时医生应注意倾听。有时医生批评性的提问可使病人沉默或不悦,所提问题触及病人的敏感方面可使其伤心,所以提问时应注意观察病人的面部表情和肢体语言,对这些应及时察觉,予以避免。如问诊时病人伤心、哭泣、情绪低落,医生应表示理解,予以适当安抚,减慢问诊速度,使病人镇定后继续叙述病史。

3. **愤怒与敌意**　患病和缺乏安全感的人可能表现出愤怒和不满,因此愤怒或有敌意的病人很常见,有时病人也难说出愤怒的原因和具体对象,可能仅仅因为医生在他面前或提醒他想到了自己的不适感觉,或者他们向医生,尤其是向年轻医生表示愤怒更感到安全。如果病人认为医务人员举止粗鲁、态度生硬或语言冲撞,更可能使他们愤怒或怀有敌意。此时医生可能会感到不耐烦、厌恶、愤怒。但医务人员应采取坦然、理解、不卑不亢的态度,尽量发现病人发怒的原因并予以说明,切勿使其迁怒他人或医院其他部门。提问应该缓慢而清晰,内容主要限于现病史为好,对可能比较敏感的问题,问诊要十分谨慎,或分次进行,以免触怒病人。

4. **唠叨**　唠叨的病人往往主导了问诊,掌握问诊的主动权,医生不易插话及提问。一个问题会引出病人一长串的回复,即使是"是"与"否"的问题也会使病人说个没完。由于病人的回答不得要领及时间的限制,使得问诊不顺利。此时问诊可运用以下技巧:一是尽量应用直接提问;二是根据初步判断,在病人所说的内容不相关时,可以用另一个问题巧妙地打断;三是请病人稍休息,并观察病人有无思维奔逸或混乱的情况,必要时请专科医生会诊;四是分次进行问诊、告知病人问诊有时间限制等,但应态度诚恳、有礼貌,切勿表现得不耐烦而失去病人的信任,比如医生可以说"我很想继续听你说下去,不过因为我们时间有限,我想问你几个具体问题,你能简要回答吗?"

5. **不诚实、不信任**　病人有意说谎是少见的,但为了博取医生的关注、医学知识所限、害怕所患疾病等原因会影响病人对病史的叙述。如病人家属死于肝癌,他可能将各种肝病都视为一种致命性疾病,而把病情叙述得很重;有的病人由于害怕面对可能的疾病,淡化甚至隐瞒某些病史。医生应向其亲属或朋友了解病情,并明确需要进行的相关检查,客观评价病情,避免记录不可靠的病史资料。

病人有时因对某些症状、各种有创性检查、诊断、疾病的后果或将来许多难以预料的情况感到恐惧,而对过去信任的环境、医生变得不信任,甚至说谎,此时医生不必强行纠正,可待病人情绪稳定后再询问病史资料。若有人没病装病或怀有其他非医学上的目的有意说谎时,医生应根据医学知识综合判断,予以鉴别。

6. **讨好与攻击**　讨好是指病人取悦医生,攻击性的病人大多存在人格障碍,其根源可能为病人的焦虑和无奈,故医生应尽量与病人建立起融洽的医患关系,消除其焦虑情绪,并讲明病史真实性的重要意义。

7. **文化程度低下和语言障碍**　文化程度低下病人理解力差、医学知识贫乏,虽然一般不妨碍其提供适当的病史,但可能影响回答问题及遵从医嘱,故问诊时,语言应通俗易懂,减慢提问的速度。此类病人通常对症状耐受力较强,不易主动陈述;对医生通常表现得过分顺从,有时对问题回答"是"或者"不是"不过是一种礼貌,可能并不理解,因此尽量用开放式提问,并注意必要的重复及核实。

语言不通者,最好是找到翻译,并尽量如实翻译,勿带倾向性,更不应只是解释或总结。如翻译存在理解困难,应使翻译理解后再询问病人,有时可使用手势、肢体语言作为辅助手段。反复的核实很重要。

8. **儿童** 小儿多不能自述病史,须由家长或看护人员代述。由于他们观察小儿的能力、接触小儿的密切程度不同,所提供的病史材料可靠程度也不同,对此应予注意并记录。问诊时应态度和蔼,体谅家长的焦急心情,认真地对待家长提供的每个症状。对于学龄儿童,应向其讲明就诊原因和进行检查的重要性、必要性,5~6岁以上的小儿,在家长提供病史后,可让他补充叙述一些有关病情的细节,但应注意其提供情况的可靠性和准确性。

9. **老年病人** 由于老年病人体力、视力、听力的减退,甚至生活不能自理,部分病人还有反应缓慢或思维障碍,可对问诊造成一定的影响。所以对老年人的问诊要直接、简单清楚、通俗易懂;减慢问诊速度,给老人一定的思考时间,并注意适当的重复、核实;要询问陪同的家庭成员,必要时电话询问不在场的家庭成员,收集补充病史;仔细询问既往史、个人史,认真进行系统回顾;要注意老年病人的精神状态、外貌言行、社会经济地位、与家庭及子女的亲密程度等。

10. **危重症病人** 重危病人的问诊应简短,并可将问诊与体格检查同时进行。病情重危者反应变慢,甚至迟钝,不应催促病人,应耐心等待;意识不清的病人,可询问家属。此类病人经积极的初步处理、病情稳定后,可进一步详细询问病史。重症晚期病人可能因治疗无望而出现拒绝、孤独、违拗、懊丧、抑郁等情绪,此时对诊断、预后等回答应恰当和力求中肯,避免与其他医生的回答不一致、彼此矛盾,造成对病人的伤害。

11. **残疾病人** 残疾病人往往带有焦虑和猜疑,有自卑感,医生需要花更多的时间询问、收集病史。医生应给予他们更多的同情、关爱和耐心,向病人表明会尽最大努力让他们感到舒适。善意的微笑和友好的话语都可以鼓励他们配合医生,从而建立良好的医患关系。针对不同的残疾病人,应采用不同的技巧。

对听力障碍或聋哑人,言语交流、理解常有困难。应在光线充足的房间问诊,与病人"面对面"交谈,让他看清医生的脸和唇语,可用简单明了的手势或其他肢体语言、表情进行沟通、交流;谈话清楚、大声、态度和蔼、友善;请病人亲属、朋友解释或代述,同时注意病人表情;让病人使用助听器,或将听诊器的耳塞置于病人耳部,医生对着听筒隔膜说话;必要时作书面提问和交流。

对盲人,先向病人自我介绍及介绍现场情况,搀扶病人就座,告诉病人其他现场人员,保证病人舒适,给予更多安慰,减轻病人的恐惧心理,获得病人的信任。询问病史时要仔细聆听病人的叙述并及时做出语言的应答,适当触碰他/她的手臂或肩膀,使病人放心与配合。

12. **精神疾病病人** 自知力属于自我意识的范畴,在医学上表示病人对自身疾病的认识能力。对有自知力的精神疾病病人,问诊对象是病人本人,对缺乏自知力的病人,问诊的对象是病人的家属或相关人员。有时家属提供的资料杂乱无序,医生应结合医学知识综合分析,归纳整理后记录。对缺乏自知力病人的交谈、询问与观察属于精神检查的内容,但有时所获得的一些资料可以作为其病史的补充。当病人出现偏执妄想的情况时,应避免激怒他,立即结束问诊。

13. **多种症状并存的病人** 有的病人多种症状并存,似乎医生问及的所有症状都存在,尤其是慢性过程又无侧重时,应注意在其描述的大量症状中抓住关键,应用相对客观的指标对症状进行评价;另外,在注意排除器质性疾病的同时,亦考虑其可能由精神因素引起,必要时可建议其进行精神检查。但初学者在判断功能性问题时应特别谨慎。

三、重点问诊的方法

重点问诊是指针对就诊的最主要或"单个"问题(现病史)问诊,并收集与该问题密切相关的其他病史部分的相关资料,主要用于门诊和急诊。医生在掌握全面问诊的内容和方法技巧、拥有丰富的医学知识、具有病史资料分类和提出诊断假设的能力时,才能进行重点问诊。重点问诊主要基于病人表现的问题及其紧急程度,故应询问针对解决该问题的所必需的内容,问诊形式应简洁,问诊顺序应根据具体情况适当调整。一般情况下主诉或主要症状已经提示了需要重点问诊的内容,并且随着问诊的进行,医生会逐渐形成诊断假设,判断病人可能患病的器官系统,从而选择下一步过去史、个人史、家族史和系统回顾中拟要问诊的相关内容,并忽略掉对解决本次就诊问题无关的病史内容。虽为重点问诊,但仍必须获得主要症状的以下资料,即主要症状的发生、发展、性质、强度、频度、加重和缓解因素及相关症状等。

医生一旦形成诊断假设,就应有针对性地对某一系统的内容进行全面而重点的问诊,通过直接提问收集有关本系统中疑有异常的更进一步的资料。对阳性回答应进行分类并按发生的时间顺序完整记录,对阴性的回答也应加以分类并记录。这对明确诊断或做进一步的鉴别诊断很有意义。

采集过去史资料是为了能更进一步解释目前的问题或进一步证实诊断假设,如针对目前考虑的受累器官系统询问病人是否患过疾病或是否进行过手术,过去是否有过该病的症状或类似的症状。如果病人的回答是肯定的,则应进一步了解相关情况,同时还要询问病人的药物(包括处方和非处方药)使用情况和过敏史,以及育龄期妇女有否妊娠。还要根据诊断假设决定家族史和个人史的问诊内容,而且对每个病人都应询问更普通的个人史资料,包括年龄、职业、生活状况、近来的精神状态和体力情况。系统回顾所收集的资料会对先前提出的诊断假设进行支持或修改。

问诊本身就是医生收集客观资料与主观分析不断相互作用的过程。医生的认知能力和整合资料的能力将决定其问诊的实践过程。只有较好地完成重点的问诊,医生才有条件选择重点的体格检查内容和项目,而体格检查结果将支持、修正或否定问诊中建立的诊断假设。

第三节　问诊的重要性与医德要求

一、问诊的重要性

问诊即病史采集(history taking),是医生通过对病人或相关人员的系统询问,收集和获取与疾病相关的一切基本信息,并对病人病情作出评估的过程。解决病人诊断问题的大多数线索和依据即来源于问诊所获取的资料,故通过问诊获取病史资料对疾病的诊断具有极其重要的意义,尤其对病情复杂而又缺乏典型症状和体征的病例,深入、细致的问诊就更为重要。而忽视问诊,会使病史资料残缺不全,往往造成临床工作中的漏诊或误诊。在某些疾病,或是在疾病的早期,机体处于功能或病理生理改变的阶段,还缺乏器质性或组织、器官形态学方面的改变,体格检查、实验室检查甚至特殊检查均不能发现阳性体征,而病人却已经有某些特殊的感受,此时问诊所得资料能更早地作为诊断的依据。而具有深厚医学知识和丰富临床经验的资深医生,常常通过问诊,全面考虑病人的叙述,就可能对某些病人作出准确的诊断。

早在1977年,美国精神病学家和内科学教授Engel就提出了生物-心理-社会医学模式。这一医学模式要求医生必须具有良好的交流与沟通技能,以及教育病人的技能。而问诊也是医患沟通、建立良好医患关系的最重要时机,恰当、正确的问诊方法和良好的问诊技巧会使病人感觉医生亲切可信,愿意与医生合作,这对诊治疾病十分重要,有时候甚至交流本身也具有治疗作用。问诊也是医生向病人提供信息、对病人进行疾病诊断宣教、与病人协商治疗计划、劝告病人改变不利于病情的行为习惯的过程,医生也应该关注社会、经济、文化因素对病人病情的影响。因此,问诊是每个临床医生必须掌握的基本技能。

二、问诊的医德要求

每个行业都有应遵循的职业道德,医生也不例外,工作中也应遵守职业道德——医德。在临床工作中,问诊是医患沟通的第一步,同时也会涉及诸如病人的疾病、工作、生活等方面的大量信息、资料,甚至包括病人不愿向任何人诉及的隐私等多方面的问题,因此在问诊过程中必须注意和遵守以下的医德。

1. **尊重隐私、严肃认真**　问诊是非常严肃的医疗行为,病人提供的所有情况仅能作为解决其疾苦的科学依据,而绝不能用作其他任何用途。必须尊重、保护病人隐私,对病人提出的任何涉及隐私问题,不可以嘲讽、讥笑,亦不可传播给任何不相关的人。问诊时必须认真、耐心倾听病人诉说,态度要认真严谨、注意力集中。只有态度认真,才能给病人信心,使其与医生合作,问诊者才能以科学的方式收集到完整、准确的病史资料。

2. **对待病人一视同仁**　老年人和儿童的表述能力和理解能力不同于普通成人,问诊时应给予特别的关爱;面对经济困难病人,既要更多地理解其处境,又要给予尊重和更多的关怀。在与病人沟通交流时决不能因病人的经济状况、社会地位、文化程度、家庭背景、残疾与否、种族等而有不同的言行、态度及歧视表现。

3. **病人健康教育**　对病人进行健康教育和指导是医生应尽的社会责任和义务。在与患方沟通交流时,应适时对病人及其家属进行包括疾病知识在内的健康教育和指导,承担起相应的维护病人健康、促进病人康复的责任。

4. **不对同道妄加评价**　在问诊过程中,病人会谈及过去的诊疗经过,可能对过去医生的诊疗提出疑问,甚至表现出不满和愤怒,此时问诊医生不应对此作出任何评价,更不应指责、诋毁其他医生。

第四节　问诊的示范与案例

一、问诊示范

问诊是医生获取、收集与疾病相关的所有基本信息,并对病情作出评估的过程,是了解病情、诊察疾病的重要方法,也是建立良好医患关系的开始,但初学者一般很难在短时间内掌握问诊的方法与技巧。下面对问诊做一简单的示范。

病例简介:病人李某,男性,68 岁,因上腹痛 2 天来诊。生命体征:体温 37.8℃,脉搏 90 次/min,呼吸 16 次/min,血压 110/75mmHg。

医生:您好,李先生。我是杨某,是您的管床医生。我来了解一下您的病情,希望您能合作。

病人:你好,杨医生。

医生:请问您多大年龄? 从事什么工作?

病人:我今年 75 岁,以前是司机,现在已经退休了。

医生:这次来院哪里不舒服?

病人:我肚子疼。(主要症状)

医生:能详细说明一下腹部疼痛具体在什么部位吗?

病人:右上腹疼的明显。(病变部位)

医生:最初发生类似的腹疼是什么时候?

病人:两天前开始疼的。(起病时间)

医生:您能讲一讲腹痛的特点吗? 比如是一阵阵的疼还是一个劲的疼? 是针扎样疼还是刀割样疼,是拧劲儿疼还是顶着顶着疼?

病人:开始时是一阵阵的疼,后来就一直疼,绞着劲儿疼,现在有点儿忍不住了。(疼痛性质)

医生:疼时向哪个地方窜不?

病人:往右后背窜着疼。(伴有放射痛)

医生:您能想起来这次腹痛有什么诱因吗?

病人:两天前早餐吃得多了点儿,而且吃了一个油煎鸡蛋。(腹痛诱发因素)

医生:您能讲一讲哪些因素使您的腹痛加重或轻点儿吗?

病人:我感觉吃油腻的东西时疼痛更重,吃清淡点儿疼痛就轻些。(腹痛加重或减轻因素)

医生:除了腹痛还有其他不舒服吗?(伴随症状)

病人:有! 恶心,吐过一次。

医生:吐的是当顿的饭吗? 有血没有?

病人:是当天吃的饭,就吐了两口,没有血。

医生:您大便好不好?

病人:大便正常,这两天少些。

医生:小便正常吗? 尿的颜色怎么样? 有人发现您眼睛黄不?

病人:小便正常,尿的颜色没什么变化,也没人说我眼睛黄。

医生:您发热吗?

病人:发热,在家测了体温,38.5℃。

医生:您病后食欲怎么样? 体重有变化吗? 睡眠好吗?(既进一步了解了一般情况,又使病人感受到医生对他的关心)

病人:食欲不太好,吃东西就疼得厉害了。睡眠也差些。但是体重没什么变化。

医生:您出现腹痛后看过医生、治疗了吗?

病人:没看过医生。现在疼得厉害了,就来看病了。医生,我很担心,我会不会出现大问题呀?(诊疗经过)

医生:不要太担心,住院后会给您做相应的系统检查来明确诊断。我还需要了解一下,您出现过类似腹痛吗? 得过其他疾病吗?

病人:我患有冠心病,5 年前曾行冠脉支架手术。3 年前曾有一段时间"胃疼",有一个多星期,吃胃药好了,就没到医院检查。1 年前体检,B 超发现胆石症,未经特殊治疗。

医生:有药物、食物过敏吗?

病人:没有发现明显的食物过敏和药物过敏。

医生:您吸烟吗? 如果吸烟,每天吸烟多少? 吸烟多久了?

病人:我曾经吸烟 35 年,每天 20～30 支,冠脉支架手术后戒烟了。

医生:您能戒烟真是太有毅力了,一般很难做到。我还要了解下,请问您以前得过什么传染病吗? 是否去过疫源地? 接触过工业毒物吗?

病人:这些都没有。

医生:请问您以前有过不洁性生活史吗?

病人:没有。

医生:您结婚没有?

病人:结婚 50 年了。

医生:您爱人身体怎么样?

病人:爱人身体很好。

医生:您有几个子女,他们身体状态如何?

病人:有 1 个儿子、1 个女儿,他们身体都很健康。

医生:我还要了解一下,您的家人身体状况如何? 有患冠心病、高血压等类似疾病的吗?

病人:我父亲曾患高血压、冠心病,母亲及弟弟身体健康。

医生:我最后还有一些问题,请您回答"有"或者"没有"即可。(进一步引出系统回顾部分,略。)

医生:我想要了解的情况基本结束了,现在我来总结一下您的病史,请您确认一下是否准确,有无需要补充的内容(向病人简明扼要地复述重要的问诊内容)。如果内容准确,没有需要补充的,接下来我要对您进行体格检查。

二、病例示范

完整的病历书写是指医务人员通过问诊、查体、辅助检查、诊断、治疗、护理等医疗活动获得相关资料,并对其进行归纳、分析、整理,从而形成医疗活动记录的行为。入院记录是对问诊所获得的信息的总结和概括,在问诊和查体完成后书写。基于上述问诊示范内容,下面进行简单的入院记录示范(主诉、现病史、既往史、个人史、家族史部分)。

主诉:右上腹痛 2 天。

现病史:病人 2 天前早餐进食油煎鸡蛋后开始出现腹痛,右上腹明显,初为阵发性隐痛,疼痛逐渐加重,现为持续性绞痛,且疼痛向右肩背部放散,难以忍受,伴有恶心,呕吐 1 次,呕吐物为胃内容物,但无腹泻,无呕血、黑便;发热,体温最高 38.5℃,但无明显寒战,无明显意识模糊等症。发病后未进行任何诊治。因上述症状持续不缓解,为求进一步检查及治疗来院。病程中食欲较前减退,睡眠不佳,小便正常,大便颜色正常,量较前减少。

既往史:患有冠心病,5 年前曾行冠脉支架手术,否认高血压、糖尿病史,否认肺结核、肝炎等传染病史,否认外伤史,否认输血史,否认食物、药物过敏史,按时预防接种。

个人史:生于本地并长期居住于本地,否认外地旅游史,否认冶游史,退休工人,否认粉尘、放射性物质接触史,曾吸烟 35 年,每日 20～30 支,已戒烟,不饮酒。

家族史:父亲患有高血压、冠心病,母亲及弟弟身体健康。

系统回顾:(略)

(金 立)

第六章 体格检查基本方法

体格检查(physical examination)是医生运用自己的感官,包括眼、手、耳、鼻等或借助简便的检查工具,如体温计、血压计、叩诊锤、听诊器、检眼镜等,客观地对人体健康状况进行了解及评估的一系列最基本的检查方法。许多疾病通过采集详细的病史、全面而准确的体格检查即可得出初步的临床诊断,有些疾病虽掌握了一些辅助检查,如化验检查、X线、心电图等检查资料,但如无确切的病史和查体表现,也可能无法作出正确的诊断。由此可见,正确而熟练地进行体格检查,是每个医生必须掌握的基本功。医生通过全面体格检查后对病人健康状况和疾病状态提出的临床判断称为检体诊断(physical diagnosis)。

体格检查的基本方法包括:视诊、触诊、叩诊、听诊和嗅诊。在系统的体检中,视、触、叩、听、嗅的内容虽各不相同,但其基本手法和原则是一致的。

第一节 视 诊

视诊(inspection),顾名思义就是医生通过眼睛对病人的全身或局部表现进行观察。视诊是医生结合临床经验及所学医学知识对疾病的轻重、缓急作出的第一主观判断,包括病人的全身一般状态(年龄、性别、发育、营养、意识状态、面容、表情、体位、步态等)和局部状态(皮肤、黏膜、眼、耳、鼻、口、舌、头颈、胸廓、腹部、四肢、肌肉、骨骼、关节外形的异常等)。特殊部位的视诊,如胃、气管、耳、眼等,可借助胃镜、气管镜、内耳镜、检查眼镜等仪器进行。

视诊时要向病人告知,嘱病人松解衣、裤,逐一观察,从头到脚。视诊可以得到某些急、重症的征象,如口唇及肢端发绀(首先考虑循环衰竭)、重症哮喘的喘息状态。

视诊时观察异常的全身状态和体征,从细节上寻找诊断资料和线索,并可以对一些疾病作出诊断。只有把临床经验和所学的丰富医学知识相结合,才能避免少看、漏看、视而不见的现象。

视诊时应尽量在自然光线下仔细观察异常的全身状态,避免少看、漏看、视而不见。病人应取仰卧位、充分暴露被检查部位、注意避免受凉及隐私保护,医生应站于病人的右侧。

第二节 触 诊

触诊(palpation)是指医生通过手接触被检查部位时的感觉进行判断的一种方法。

触诊的应用范围极为广泛,适用于全身各个部位的检查,腹部触诊尤为重要(腹部听诊结束后才可以触诊,以免影响肠鸣音的判断)。触诊不仅能进一步检查视诊发现的异常征象,也能够发现视诊无法明确的体征,如体温、湿度、震颤、波动、压痛、摩擦感,包块的位置、大小、轮廓、表面性质、硬度、移动度等。由于手指指腹对触觉较为敏感,掌指关节部掌面皮肤对震动较为敏感,手背皮肤对温度较为敏感,因此触诊时应多用这些部位。此种检查需多加练习和体会。

一、触诊注意事项

1. 检查前医生首先要向病人讲清触诊的目的,减免病人的紧张情绪,取得病人的密切配合。
2. 医生手应温暖,检查时手法要轻柔,避免引起肌肉紧张,影响检查效果。在检查过程中,

触诊

102

应随时观察病人表情,避免使病人疼痛难忍,充分体现人文关怀。

3. 根据触诊的不同部位,病人应采取适当体位。通常可取仰卧位,双手放于身体两侧,双腿稍曲,尽可能使腹肌放松。检查胸廓活动度时也可嘱病人取直立坐位,肝、肾触诊时也可嘱病人取侧卧位。

4. 腹部的触诊检查前,要嘱病人排空尿液,以免充盈的膀胱影响判断或将其误认为腹腔包块,有时还须排便后检查。

5. 触诊时医生要手脑并用,边查边思索。应注意病变的部位、特点、毗邻关系,以明确病变的性质、来源。

二、触诊方法

触诊时,由于触诊目的不同而施加的压力有轻有重。可依此将触诊法分为浅部触诊法和深部触诊法。

1. **浅部触诊法**(light palpation)　适用于体表浅在病变,如软组织、浅部动脉、静脉、关节、阴囊、精索等部位的检查、评估。浅部触诊触及的深度约为1cm。

浅部触诊时,将一手置于被检查部位,运用掌指关节和腕关节的协同运动,以旋转或滑动的方式轻压触摸(图 1-6-1)。浅部触诊一般不引起病人痛苦或痛苦较轻,也多不引起肌肉紧张,故有利于检查腹部有无压痛、抵抗感、搏动、包块及肿大脏器等。浅部触诊常在深部触诊之前进行,有利于病人做好接受深部触诊检查的心理准备。

2. **深部触诊法**(deep palpation)　检查时,可用单手或两手重叠由浅入深、逐渐加压以达到深部触诊的目的(图 1-6-2)。腹部深部触诊法触及的深度可在 2cm 以上,有时可达 4~5cm,主要用于检查和评估腹腔内的脏器、病变情况。根据检查目的和手法不同可分为以下几种:

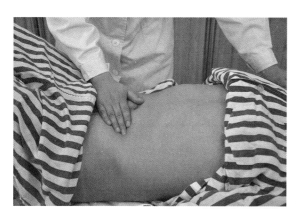

图 1-6-1　浅部触诊法

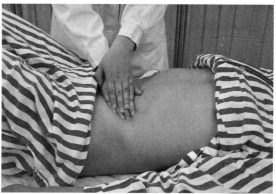

图 1-6-2　深部触诊法

(1)深部滑行触诊法(deep slipping palpation):检查时需嘱病人张口配合呼吸,与病人谈话常有助于腹肌的松弛。医生右手并拢示、中、环指,指端平放在腹壁上,逐渐触向腹腔的脏器或包块,在被触及的包块上做上、下、左、右滑动触摸,如为肠管或索条状包块,应向与包块长轴相垂直的方向进行滑动触诊。该触诊方法主要用于腹腔深部包块和胃肠病变的检查。

(2)双手触诊法(bimanual palpation):将左手手掌置于被检查脏器或包块的背后部,右手示、中、环指三指并拢,平置于腹壁被检查部位,左手掌向右手方向托起,使被检查的脏器或包块位于双手之间,并且更接近于体表,有利于右手触诊检查。检查时需配合好病人的腹式呼吸。双手触诊法常用于肝、脾、肾和腹腔肿物的检查。

(3)深压触诊法(deep press palpation):用一个或两个并拢的手指逐渐深压腹壁被检查的部位,用于探测腹腔深在病变的部位或确定腹腔压痛点,如输尿管压痛点、胆囊压痛点、阑尾压痛点等。检查反跳痛的时候,在手指深压的基础上稍停片刻,2~3 秒,迅速将手抬起,并询问病人是否感觉疼痛加重或察看其面部是否出现痛苦表情。

（4）冲击触诊法（ballottement）：又称为浮沉触诊法。这种检查方法一般只用于大量腹水时肝、脾及腹腔包块的触诊。检查时，右手并拢示、中、环三个手指，取 70°～90° 角，放于腹壁拟检查的相应部位，做多次急速而较有力的冲击动作，冲击腹壁时指端可感觉到腹腔脏器或包块浮沉（图 1-6-3）。这是因为手指在急速冲击的时候，腹水在脏器或包块表面暂时移开，故指端易于触及肿大的肝、脾或腹腔包块。操作时要避免用力过猛，否则会使病人感到不适。

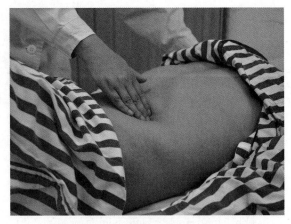

图 1-6-3　深部冲击触诊法

三、触诊要点

注意病人应取低枕仰卧位，两腿屈曲，两手平放于身体两侧，张口腹式呼吸。医生应立于病人右侧，两手温暖，动作轻柔。注意应转移病人注意力，以减少腹肌紧张。应注意检查顺序：健侧→患侧、下→上、左→右、浅→深（逆时针方向）。触诊可在听诊后进行。

肝脏触诊注意事项：

1. 用食指前外侧指腹触肝。

2. 沿腹直肌右侧外缘，平脐水平开始。

3. 应配合呼吸运动，吸气时手指上抬速度一定要落后于腹壁的抬起速度，而呼气时手指应在腹壁下陷前提前下压，这样可以有两次机会触到肝缘。

4. 肿大或下垂的肝脏触诊时应避免肝上摸肝（估计肝下缘下方开始）。

5. 注意双线触诊（右锁骨中线、前正中线）。

6. 大量腹水时可使用冲击触诊法。

第三节　叩　诊

叩诊

叩诊（percussion）指医生用手指叩击病人身体表面部位，使之震动而产生声响，并根据震动和声响的特点判断病人被检查部位的脏器状态有无异常的检查方法。

叩诊是医生手指触觉和听觉的结合，更是思维和动作的结合。由于器官密度、组织构成和叩诊的力度不同，产生的叩诊音也不同。通过叩诊可确定肺下缘位置、肺尖宽度、胸膜腔中液体多少或气体的有无、胸膜病变、纵隔宽度、肺部病变大小与性质、心界大小与形状、腹水有无与多少、肝脾的边界，以及卵巢、子宫、膀胱有无胀大等情况。此外，用手或者叩诊锤直接叩击被检查的部位，诊察病人有无疼痛反应和反射情况也属叩诊。

一、叩诊方法

根据叩诊的目的和叩诊的手法不同，可将叩诊法分为直接叩诊法和间接叩诊法两种。

1. **直接叩诊法（direct percussion）**　医生右手中间三手指并拢，用其掌面直接拍击被检查部位，借助拍击的声音和指下的震动感，判断病变情况的方法称为直接叩诊法（图 1-6-4）。适用于胸部和腹部病变范围较广泛情况，如大量胸腔积液或腹水、胸膜粘连或增厚、气胸等。

2. **间接叩诊法（indirect percussion）**　医生左手中指第二指节紧贴于叩诊部位（勿施重压，以免影响被叩诊组织的震动），其他手指微微抬起，勿与病人体表接触；右手指自然弯曲，用右手中指的指端叩击左手的中指末端指关节处或者第二节指骨的远端，因为此处易与被检查部位

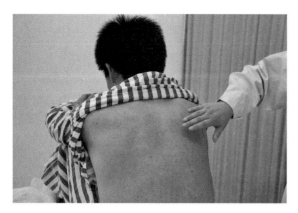

图 1-6-4 直接叩诊法

紧密接触,而且对于被检查部位的震动较敏感。叩击方向要与叩诊部位的体表垂直(图 1-6-5)。叩诊时要以腕关节与掌指关节的活动为主,应避免肘关节和肩关节参与运动。叩击动作应灵活、富有弹性、短促。叩击之后右手中指应该立即抬起,避免影响对叩诊音的判断。同一部位可连续叩击 2~3 次,若未获得明确印象,可以再连续叩击 2~3 次。应该避免不间断地连续快速叩击,因为这样不利于叩诊音的分辨。此种叩诊方法是最为常用的方法(图 1-6-6)。

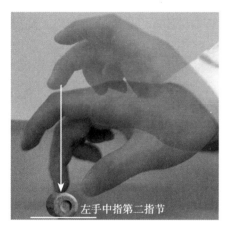

图 1-6-5 间接叩诊法示意图

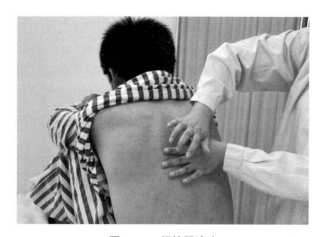

图 1-6-6 间接叩诊法

为了检查病人肝区或肾区有无叩击痛,医生可将左手手掌平置于被检查部位,右手握成拳状,并用其尺侧叩击左手手背,询问或观察病人有无疼痛感。

二、叩诊注意事项

1. **准备工作** 环境应安静,否则会影响叩诊音的判断。温度要适宜,避免病人寒战。叩诊前应嘱咐病人充分暴露被叩诊部位,并放松肌肉。

2. **根据叩诊部位不同,病人采取相应体位** 如叩诊胸部时,可取坐位或卧位;叩诊腹部时常取仰卧位;确定有无少量腹水时,可嘱病人取肘膝位。

3. 叩诊心脏和肺脏时,一定要先确定叩诊的肋间(胸骨角是寻找肋间的标志)。

4. 叩诊时要注意对称部位的比较、鉴别。

5. 叩诊时注意叩诊音响变化,并且注意不同病灶的震动感差异,两者要相互配合。

6. 叩诊操作需规范,用力应均匀适当,叩诊的深度可达 5~7cm。不同的检查部位、范围大小或位置深浅、病变组织性质等叩诊力量不同。

7. **掌握叩诊的基本要领** 紧(左手中指第二指骨紧贴叩诊部位)、翘(左手其他手指稍抬起,勿与体表接触)、直(以右手中指指端垂直叩击左手中指第二指骨前段)、匀(叩击力量要均匀一致)、快(每次叩击后右手要快速抬起)。

三、叩诊音

叩诊时被叩击的部位产生的音响即为叩诊音(percussion sound)。叩诊音的不同取决于被叩击部位组织或器官的密度、含气量、弹性及与体表的间距。根据叩诊部位的音响频率(高音者调

高,低音者调低)、是否乐音(音律和谐)和振幅(大者音响强,小者音响弱)的不同,在临床上将叩诊音分为清音、浊音、鼓音、实音、过清音五种。

1. **清音(resonance)** 为正常肺部的叩诊音。清音频率为100～128次/s,振动持续时间相对较长,为音响一致的非乐性声音。叩诊清音提示肺组织的弹性、致密度、含气量是正常的。

2. **浊音(dullness)** 为音调较高的,振动持续时间较短的,音响较弱的非乐性叩诊音。除音响外,板指所感受到的振动也比较弱。浊音是叩击被少量含气组织覆盖的实质脏器时所产生的声音,如叩击心或者肝被肺段边缘所覆盖的部位,或者在病理状态下,如肺炎(肺组织含气量减少)的叩诊音。

3. **鼓音(tympany)** 音似击鼓声,是一种和谐的乐音,音响要比清音更强,振动的持续时间也比较长,在叩击含有大量气体的空腔脏器时出现。正常情况下可见于腹部和胃泡区,病理情况下也可见于肺内空洞、气胸、气腹等。

4. **实音(flatness)** 为一种音调较浊、音更高的,振动持续时间更短的,音响更弱的一种非乐性音,如叩击心脏和肝脏等实质脏器所产生的音响。在病理状态下可见于肺实变和大量胸腔积液等。

5. **过清音(hyperresonance)** 介于清音和鼓音之间,是从属于鼓音范畴的一种变音,音调比清音低,音响比清音强,是一种类乐性音,是正常成人不会出现的一种病态叩击音。临床上常见于肺组织弹性减弱、含气量增多时,如肺气肿。正常儿童可以叩出相对过清音。

几种叩诊音及其特点见表1-6-1。

表1-6-1 叩诊音及其特点

叩诊音	强度	音调	持续时间	性质	正常出现的部位	病理情况
清音	强	低	长	空响	正常肺	支气管肺炎
浊音	较强	较高	较短	重击声样	心、肝被肺缘覆盖的部分	大叶性肺炎
鼓音	强	高	较长	鼓响样	胃泡区和腹部	大量气胸、肺空洞、气腹
实音	弱	高	短	极钝	实质脏器部分	大量胸腔积液、肺实变
过清音	更强	更低	更长	回响	正常成人不出现,可见于儿童	肺气肿

四、叩诊要点

叩诊时叩击力度应适当,不宜过轻或过重。叩诊右腋中线和右肩胛线时,可嘱被检查者取左侧卧位;叩诊左腋中线和左肩胛线时,可嘱被检查者取右侧卧位。由于肝下界与胃、结肠等脏器重叠,叩诊难以准确定位,可采用触诊或叩听法。

第四节 听　诊

听诊(auscultation)是医生用耳或借助听诊器听取身体内有运动舒缩能力的器官及气体或血液流动的器官所发出的声音,以识别正常与病理状态的诊断方法。

广义的听诊包括听身体各部分所发出的任何声音,如语声、呼吸声、咳嗽声和呃逆、嗳气、呻吟、啼哭、呼叫发出的声音,以及肠鸣音、关节活动音、骨擦音,这些声音有时可对临床诊断提供有用的线索。

一、听诊方法

1. **直接听诊法(direct auscultation)** 医生将耳廓直接贴附于病人的体表进行听诊,此种方法听到的体内声音很微弱,而且既不卫生也不方便。这是听诊器发明之前所采用的听诊方法,

听诊

目前只有在某些特殊和紧急情况下才会采用。

2. **间接听诊法**（indirect auscultation）　是用听诊器进行听诊的一种检查方法。适合任何体位听诊，此法方便，听诊效果好。因听诊器对器官活动的声音具有放大作用，并可以阻断环境中的噪声，故除用于心、肺、腹的听诊外，还用于听取身体其他部位声音，如血管音、皮下气肿音、肌束颤动音、关节活动音、骨折面摩擦音等。

二、听诊注意事项

1. 环境应安静，以免影响听诊音的判断。温度要适宜，避风，寒冷可以引起肌束颤动，出现附加音，影响听诊效果。

2. 根据听诊部位不同，病人应采取适当体位。听诊时应注意对称部位的比较与鉴别，从上到下，从外到内。

3. 切忌隔着衣服听诊，为防止听诊器体件过凉，接触皮肤前应用手测试其温度，过凉时应捂热体件，以体现对病人的关怀。

4. **排除干扰，集中注意力**　听诊心脏时要排除呼吸音的影响，听诊肺部时也要排除心音的影响。

5. **要正确使用听诊器**（stethoscope）长度应与医生的手臂长度相适应；听诊前要注意检查耳件的方向是否正确，软管和硬管管腔是否通畅。体件有膜型和钟型两种类型，膜型体件适用于听取高调声音，如主动脉瓣关闭不全的杂音及呼吸音、肠鸣音等，使用时应紧触体表被检查部位；钟型体件适用于听取低调声音，如二尖瓣狭窄的隆隆样舒张期杂音，使用时应轻触体表被检查部位，注意避免体件与皮肤摩擦而产生的附加音（图 1-6-7）。

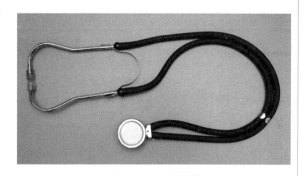

图 1-6-7　听诊器

听诊器是临床医生的助手，而听诊是临床医生的一项基本功，尤其是对心肺疾病诊断有着重要的意义。体格检查中，听诊是重点和难点，尤其对心、肺的听诊，必须要反复实践、仔细体会、勤学苦练、善于比较，才能对疾病的诊断做到精准、有效。

三、听诊要点

腹部听诊对某些疾病的诊断有实用价值，但应注意：肠鸣音是肠蠕动时肠内气体和液体流动产生的声音，其发生频率、强度及音调常因病人进食时间、胃肠功能、神经精神状态等影响而有较大变异，所以听诊时要耐心细致，时间不少于 5min，或反复多次地进行听诊。

第五节　嗅　诊

嗅诊（olfactory examination）是医生通过嗅觉来判断病人的异常气味与疾病之间关系的方法。这些气味大多来自病人皮肤、黏膜、胃肠道、呕吐物、排泄物、呼吸道、分泌物、脓液和血液等，根据疾病的不同，其特点和性质也有所不同。

1. **汗液**　正常汗液无特殊气味；酸性汗液可见于风湿热和长期服用水杨酸等解热镇痛药物的病人；狐臭味见于腋臭病人，腋窝皮脂腺分泌的皮脂经细菌的作用，散发出特殊的狐臭味。

2. **痰液**　如痰液呈恶臭味，提示有厌氧菌感染，多见于支气管扩张症和肺脓肿，也可见于气性坏疽。

3. **呕吐物**　如呈酸味提示食物在胃内滞留时间过长而发酵，常见于幽门梗阻和贲门失弛缓症的病人;呕吐物出现粪便的气味常见于长期剧烈呕吐和肠梗阻的病人;呕吐物杂且有脓液并有令人反胃的烂苹果气味,常见于胃坏疽。

4. **尿液**　有浓烈氨味多见于膀胱炎,这是尿液在膀胱内被细菌发酵所导致的。

5. **粪便**　带有腐败性臭味常见于胰腺功能不良和消化不良者,腥臭味粪便多见于细菌性痢疾,肝腥味粪便见于阿米巴痢疾。

6. **呼吸**　伴有刺激性蒜味多见于有机磷杀虫药中毒,烂苹果味见于糖尿病酮症酸中毒,肝腥味见于肝性脑病,氨味见于尿毒症。

7. **口臭**　口腔发出难闻气味,一般见于口腔炎症、胃炎等消化道疾病。

在临床工作中,嗅诊可以迅速地提供具有重要意义的诊断线索,但必须要结合其他检查才可以作出准确的诊断。

(刘佳　张金玲)

第七章　医疗卫生机构

前几章我们对医生角色、病人角色有所了解,并对临床疾病常见的症状进行了系统阐述,学习了如何与病人交流、如何从与病人交流中了解到更多与疾病相关的信息,也就是问诊方法和技巧。接下来将带领大家到临床去实践上述所学知识,在进入临床实践之前同学们要先对你们未来所从事的行业在社会中的定位、作用及发展趋势有所认识,了解医疗卫生机构的分类与分级、不同类型医疗机构的特点、不同级别医院内部的组成、病人就医过程的一般流程等。

> **【案例】**
>
> 　病人,男,64岁。性格乐观开朗,每日以步行和跳广场舞锻炼身体。近一年来,走路急或行走路程稍远会感到双膝关节不适,时有轻微疼痛,曾到社区卫生服务站咨询全科医生,医生嘱其减少活动,适当休息,此后病人适当减少了活动。在一次广场舞比赛后左膝关节疼痛加重伴有肿胀,致使活动受限,社区全科医生检查后建议转诊至上级医疗机构进一步诊治。次日上午病人到附近三级综合性医院就诊,在门诊大厅遇到热情的导诊员,导诊员介绍:今天有两位骨科专家出门诊,其中一位专家更擅长骨关节病的诊治。在导诊员的陪同下,骨科专家对其进行了仔细的体格检查,并进行了双膝关节磁共振检查,确诊为半月板损伤、膝关节腔内有积液,而入院接受治疗。经过一系列的保守治疗,10天后病情缓解出院,出院前住院医生再次对其进行健康教育与指导,并在出院记录上注明下一步诊疗意见。

案例中,病人患病初期是疾病的慢性阶段,在社区全科医生的指导下膝关节症状得以维持或缓解,后期因某些因素促发病情变化而到三级医疗机构就诊。为什么同一病人、同一部位病变,病情略有变化社区全科医生就建议转诊呢? 综合医院和社区医疗机构的职责有哪些不同呢? 因此,需要我们了解不同医疗机构的性质和功能定位。

第一节　我国的医疗卫生服务体系

一、医疗服务网络的建立

原卫生部《医疗机构设置规划指导原则(2009版)》文件中,对我国的医疗服务体系框架做出了明确的规划。一是在农村建立以县级医院为龙头、乡镇卫生院为骨干、村卫生室为基础的服务网络;在城市建立以社区卫生服务机构、大型综合医院(区域医疗中心)和专科医院为基础,门诊部、诊所等为补充的新型城市医疗卫生服务体系。二是大力发展中间性医疗服务和设施(包括医院内康复医学科、社区康复、家庭病床、护理院、护理站、老年病和慢性病医疗机构等),充分发挥基层医疗卫生机构的作用,合理分流病人。三是建立健全急救医疗业务体系。急救医疗业务体系应由急救中心、急救站和医院急诊科(室)组成,合理布局,缩短业务半径,形成急救业务网络。四是将其他医疗机构纳入医疗服务体系,与上述医疗机构配合、协调。五是建立中医、中西医结合、民族医疗机构业务体系。

新中国成立几十年来,我国的三级医疗预防保健网经历了"建立—发展—变革—衰退—新变革"的历程。截至 2015 年底,我国的城乡三级医疗预防保健体系已基本完善,即城乡医疗预防保健机构,以及按照各自功能构建的医疗预防保健服务网络基本完善。其中,农村为县、乡、村三级医疗预防保健网,城市为街道卫生服务中心(卫生服务站)、区级医院(卫生服务中心)、市级医疗机构三级医疗预防保健网(图 1-7-1)。

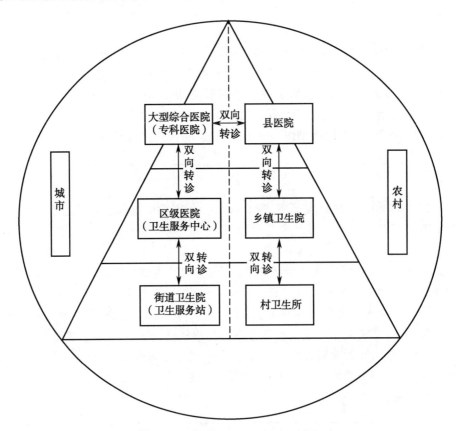

图 1-7-1　我国三级医疗预防保健网

2015 年 9 月 8 日国务院办公厅发布的《国务院办公厅关于推进分级诊疗制度建设的指导意见》提出:"到 2017 年,分级诊疗政策体系逐步完善,医疗卫生机构分工协作机制基本形成,优质医疗资源有序有效下沉,以全科医生为重点的基层医疗卫生人才队伍建设得到加强,医疗资源利用效率和整体效益进一步提高,基层医疗卫生机构诊疗量占总诊疗量比例明显提升,就医秩序更加合理规范。到 2020 年,分级诊疗服务能力全面提升,保障机制逐步健全,布局合理、规模适当、层级优化、职责明晰、功能完善、富有效率的医疗服务体系基本构建,基层首诊、双向转诊、急慢分治、上下联动的分级诊疗模式逐步形成,基本建立符合国情的分级诊疗制度。"

国家卫生健康委员会印发的《"十四五"卫生健康人才发展规划》中指出:"'十四五'期间,我国卫生健康人才发展的总体目标是:促进人才服务能力提高与结构优化,完善人才管理制度机制,营造人才发展的良好环境。人才资源总量稳步增长。到 2025 年,卫生健康人员总量达到 1 600 万人,每千人口执业(助理)医师数达到 3.20 人(其中中医类别 0.62 人)、每千人口注册护士数达到 3.80 人、每千人口药师(士)数达到 0.54 人,每万人口全科医生数达到 3.93 人,专业公共卫生机构人员数增长到 120 万人。人才结构和区域分布进一步优化。加强公共卫生人才、基层卫生人才队伍建设,推进人才结构和区域分布与服务需求、服务数量、服务效率相匹配,公立医院医护比逐步达到 1∶2 左右。人才服务能力进一步提高。提高卫生健康人才专业技术水平和服务能力,执业助理医师占医师的比例降低到 15% 以下,基层医疗卫生机构中卫生技术人员占到

75% 以上。"

国家卫生健康委员会印发的《"十四五"卫生健康标准化工作规划》中指出:"'十四五'期间,以标准化引领医疗卫生服务高质量发展。构建推动公立医院高质量发展的标准体系。完善医疗卫生服务标准体系,以标准化推动优质医疗资源扩容下沉、均衡布局,加强县级医院设施设备标准化建设。以标准化提升医院管理科学化、规范化、精细化水平。持续改进医疗质量标准,提高不同地区、不同医院医疗服务同质化水平。加强基层医疗卫生机构标准化建设,提升基层医疗卫生服务标准化水平,提高基层防治结合和健康管理能力。"

二、医疗卫生机构中的相关概念

医疗卫生机构(medical and health institution)是指从卫生行政部门取得医疗机构执业许可证,或从民政、工商行政、机构编制管理部门取得法人单位登记证书,为社会提供医疗保健、疾病控制、卫生监督服务或从事医学科研和医学在职培训等工作的单位。医疗卫生机构包括医院、基层医疗卫生机构、专业公共卫生机构和其他医疗卫生机构。

1. **医院(hospital)** 是以诊疗疾病、照料病人为目的的医疗机构。医院是运用医学科学和技术,对病人、特定人群和健康人群提供医疗、预防、保健和康复等服务的场所,具有一定数量的病床、医务人员和必要的设备,通过医务人员的集体协作,达到保障人民健康的目的。医院包括综合医院、中医医院、中西医结合医院、各类专科医院和妇幼保健院等。

(1)综合医院(general hospital):是指采用医学综合诊疗手段开展防病、治病工作的医疗机构。一般根据规模,可将综合医院分为三个等级,即一级医院、二级医院和三级医院。

(2)中医医院(Chinese medicine hospital):是指以祖国医学为主要诊疗手段,开展防病、治病工作的医疗机构,一般可根据医院规模分为三个等级。

(3)专科医院(specialized hospital):是指只进行某一个医学分科诊疗活动的医院,其在某方面诊疗技术非常突出,包括眼科医院、口腔医院、胸科医院、血液病医院、妇产(妇、产)科医院、儿童医院、精神病医院、传染病医院、康复医院、美容医院等。

(4)妇幼保健院(health care of women and children):是指为妇女儿童提供公共卫生和基本医疗服务的专业机构。妇幼保健院分为三级。

2. **基层医疗卫生机构** 包括社区卫生服务中心、社区卫生服务站、街道卫生院、乡镇卫生院、村卫生室、门诊部、诊所(医务室)。这里介绍两类基层医疗卫生机构,供同学了解。

(1)社区卫生服务机构(community health service institution):是指在城市范围内设置的、在区(市、县)级政府卫生行政部门登记注册并取得医疗机构执业许可证的社区卫生服务中心和社区卫生服务站。其以社区、家庭和居民为服务对象,以妇女、儿童、老年人、慢性病人、残疾人、贫困居民等为服务重点,开展健康教育、预防、保健、康复、计划生育技术服务和常见病、多发病的诊疗服务。其担负着我国城市三级预防保健网的最基本工作,在医疗卫生服务体系中有着非常重要的地位。

(2)卫生院(community health center):指县或乡设立的一种从事卫生行政兼医疗预防工作的综合性机构,负责向农村地区居民提供公共卫生服务和常见病、多发病的诊疗等综合服务,并承担村卫生室的业务管理和技术指导工作,是农村三级医疗网点的重要组成部分,担负着医疗防疫、保健等重要任务。

3. **专业公共卫生机构** 专业公共卫生机构(public health agency)包括疾病预防控制中心、专科疾病防治机构、妇幼保健机构、健康教育机构、急救中心、采供血机构、卫生监督机构等。下面介绍两个专业公共卫生机构,供同学了解。

(1)中国疾病预防控制中心(Chinese Center For Disease Control and Prevention,CDC):通过对疾病、残疾和伤害的预防控制,创造健康环境,维护社会稳定,保障国家安全,促进人民健康;其宗旨是以科研为依托、以人才为根本、以疾病控制为中心,在卫生行政部门的领导下,发挥技术管理及技术服务职能,围绕国家疾病预防控制重点任务,通过对疾病预防控制策略与措施的研究,组织实施各类疾病预防控制工作规划;实施食品安全、职业安全、健康相关产品安全、放射卫生、环境卫生、妇女儿童保健等各项公共卫生业务管理工作,开展全国疾病预防控制和公共卫生服务的技术指导、培训和质量控制,在防病、应急、公共卫生信息能力的建设等方面发挥作用。

疾病控制中心一词来自美国主管国家疾病预防控制的业务机构,现更名为疾病控制与预防中心(Center for Disease Control and Prevention,CDC 或 CDCP)。目前,我国已建立"中国疾病预防控制中心",并且在各省、自治区、直辖市设立了相应的分支机构。中国疾病预防控制中心,是由政府举办的实施国家级疾病预防控制与公共卫生技术管理和服务的公益事业单位。

(2)卫生监督机构(health supervision institution):卫生监督是政府卫生行政部门依据卫生法律法规的授权,对公民、法人和其他组织贯彻执行卫生法规的情况进行督促检查,对违反法律法规规定、危害人体健康的行为追究法律责任的一种卫生行政执法行为。

卫生监督机构是由政府举办的,在各级卫生行政部门领导下,依据《中华人民共和国传染病防治法》《中华人民共和国职业病防治法》《中华人民共和国食品安全法》《中华人民共和国医师法》《公共场所卫生管理条例》《放射性同位素与射线装置安全和防护条例》《化妆品监督管理条例》《学校卫生工作条例》等法律、法规和规章,对所辖消毒产品、涉及饮用水卫生安全产品等健康相关产品生产经营行为和公共场所、生活饮用水供水单位、职业病危害企业、学校和托幼机构、放射诊疗机构、传染病防治和各类医疗卫生机构实施卫生监督管理的机构。

第二节　医院的分类与分级

一、医院的分类

1. **国际上医院分类情况**　国际上对营利性组织和非营利性组织的概念、含义理解大体一致,但在实践中如何分类尚存有争议。目前大体有几种分类体系,包括联合国国际标准产业分类体系(ISIC)、欧共体经济活动产业分类体系(NACE)、美国慈善统计中心涉及的免税团体分类体系(NTEE)等。

一般国际上将医院划分为三类:一是政府医院,二是非营利性医院,三是营利性医院(图 1-7-2)。

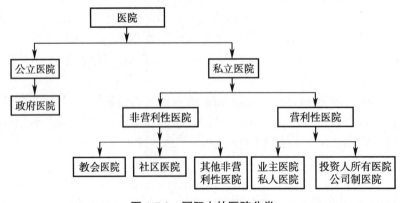

图 1-7-2　国际上的医院分类

2. **我国医疗机构分类情况**　我国依据原卫生部、财政部、国家中医药管理局等发布的《关于城镇医疗机构分类管理的实施意见》指出,不同类型的医疗机构的经营目的、服务任务不同,其执行的财政、税收、价格政策和财务会计制度等也不同。

我国将医院分为两类:一类是非营利性医院,是指为社会公众利益服务而设立和运营的医疗机构,以非营利为目的,其收入用于弥补医疗服务成本,收入只能用于自身发展;一类是营利性医院,是指医疗服务所得利益可用于投资者经济回报的医疗机构(图1-7-3)。

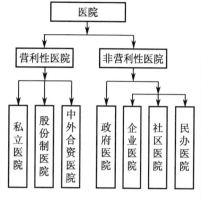

图1-7-3　我国的医院分类

二、医院的分级

依据1989年卫生部发布的《医院分级管理办法(试行草案)》和《综合医院分级管理标准(试行草案)》,由卫生行政部门按照区域卫生规划的要求,结合城乡医疗卫生的实际,根据医院的规模、技术水平、管理水平、质量和设备设施等对医院实行分级管理,将医院统一划分为三级十等。三级:一级医院、二级医院、三级医院。十等:各级医院分为甲、乙、丙三等,三级医院增设特等医院。

1. **一级医院**　是向一个社区(人口一般在十万以下)提供基本医疗、预防、保健和康复服务的基层医疗卫生机构,如乡镇卫生院和城市街道医院。

2. **二级医院**　是向含有多个社区的地区(人口一般在数十万)提供医疗为主,兼顾预防、保健和康复医疗服务并承担一定教学和科研任务的综合或专科的地区性医疗机构。如市、县医院及省辖市的区级医院,以及相当规模的工矿、企事业单位的职工医院。

3. **三级医院**　是向含有多个地区的区域(人口一般在百万以上)提供以高水平专科医疗服务为主,兼顾预防、保健和康复服务并承担相应的高等医学院校教学和科研任务的综合或专科区域型医疗机构;是省或全国的医疗、预防、教学和科研相结合的技术中心,是国家高层次的医疗机构。如全国、省、市直属的市级大医院及医学院校的附属医院等。

第三节　医院内部设置及就医流程

一、医院内部设置

医院基本设置包括一定数量的住院床位、与床位数匹配的卫生技术人员和房屋建筑,诊疗工作需要的基本设备,开展诊疗工作的门急诊、临床和医技科室,以及保障诊疗工作运转的后勤行政科室和完善的规章制度、各种操作规范等。

根据医院的级别一般应设有如下部门。

临床科室:如急诊科、内科、儿科、外科、妇科、产科、五官科、麻醉科、感染科等二级学科科室。三级医院可设有三级学科科室或专病科室,如普通外科、骨外科、泌尿外科、神经外科、胸心外科、心血管内科、消化内科、呼吸内科、神经内科、肾内科、内分泌科、风湿免疫科、血液内科等。

门诊部:设有上述临床科室的门诊诊室,如中医门诊、呼吸病门诊、消化病门诊、普外科门诊、骨外科门诊、神经外科门诊、神经内科门诊等。

医技科室:如药剂科、检验科、功能科、超声医学科、放射影像科等。

支持部门:如总务科、财务科、医疗保险科、物价科等。

行政管理部门:院办、医务科、护理部、病案室、科教部、微机室、统计室、预防保健科等。大学附属医院还应该设有科研科、教务科、学生科、继续教育科或住院医师规范化培训办公室等负责教学、科研、学生管理及毕业后教育等工作的部门。

二、就医流程

【案例】

　　病人,男,25 岁。2 天前与外地探访同学相聚,在餐馆进食鱼肉等,同时饮啤酒 4 瓶,次日自感上腹部隐痛伴恶心,3 小时前腹痛阵发性加剧并向右下腹转移,到某二级医院就诊。

　　1. 门诊病人就诊流程 见图 1-7-4。

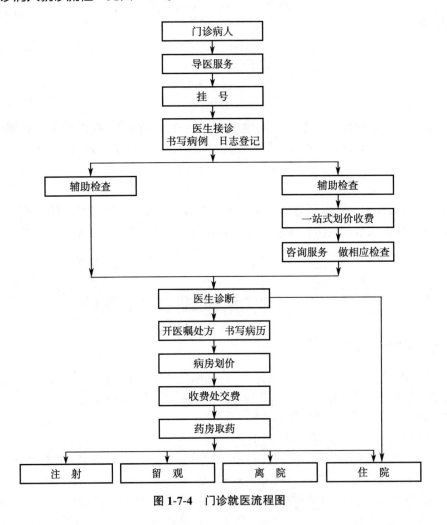

图 1-7-4 门诊就医流程图

【案例】

　　病人,男,60 岁。独居,规律生活,既往体健。冬季时,邻居发现其上午 9 时仍未出门,敲门无人应答,随即请警察破门而入。发现其侧卧于地,室内温暖,病人双目紧闭,呼之不应,身边有呕吐的胃内容物。遂由"120"急送市级医院急诊科。

　　2. 急诊病人就诊流程 见图 1-7-5。
　　3. 互联网技术引入的就诊流程 见图 1-7-6。
不同的医院根据与本地医疗保险部门、金融机构沟通情况,依居民的需求及医院硬件设施、

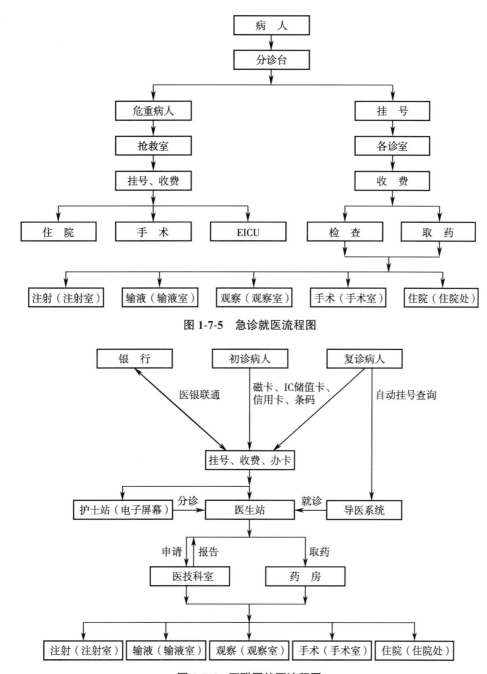

图 1-7-5　急诊就医流程图

图 1-7-6　互联网就医流程图

环境的差异,同软件公司合作开发互联网就医系统,其就医流程有所差异。随着互联网时代的发展,智能手机的普及,网上预约、挂号、远程就诊与会诊等应运而生,医疗机构将开发出方便、安全、快捷,适合各类病人就医的方式和手段,以满足国民预防、医疗、保健的需求。

　　前述病例,病人患病初期是疾病的慢性阶段,在社区全科医生的指导下膝关节症状得以维持或缓解。由于我国社区卫生服务中心和社区卫生服务站是以社区、家庭和居民为服务对象,以妇女、儿童、老年人、慢性病人、残疾人、贫困居民等为服务重点,开展健康教育、预防、保健、康复、计划生育技术服务和常见病、多发病的诊疗服务,所以该病人患病初期处于疾病的慢性阶段,属于社区卫生服务中心的服务范畴,但是后期因某些因素促发病情变化,疾病发展到急性期或有加重的倾向,超出了社区卫生服务中心的诊疗范畴,这时就必须通过转诊而到三级医疗机构的更专业的科室就诊,以免耽误病人的救治时机。

（张可勇）

第八章　早期临床体验

第一节　早期临床体验概述

2018 年发布的《教育部　国家卫生健康委员会　国家中医药管理局关于加强医教协同实施卓越医生教育培养计划 2.0 的意见》中指出：加强学生职业能力培养，提升学生促进健康和解决临床实际问题的能力、批判性思维能力、信息管理能力及终身学习能力。2020 年 9 月发布的《国务院办公厅关于加快医学教育创新发展的指导意见》文件再次强调了"早临床"的重要性，强调高校附属医院要健全临床教学组织机构、稳定教学管理队伍、围绕人才培养整合优化临床科室设置，设立专门的教学门诊和教学病床，着力推进医学生早临床、多临床、反复临床。

早期临床体验（early clinical experience）是医学教育的一种方式，目前在我国还处于初级阶段，还没有完全统一的标准和要求。"早期"通常是指传统医学教育的临床实习之前，也就是基础医学教育阶段；"临床体验"是指医学生在临床的环境下真正地与病人接触，以此增强医学生对健康、疾病、诊疗过程和卫生专业角色的理解。

早期临床体验主要是指针对低年级的学生在学习临床医学专业知识以前，深入综合性医院、社区卫生服务中心、乡镇卫生院、疾病预防控制中心等医疗相关单位，与医疗环境、医护人员、病人、卫生管理人员等直接接触，通过观察、走访或协助医务人员参与一些简单医疗卫生行为的一种体验活动。在课外实践教学环节，从基础课程学习开始，有计划地安排医学生到附属医院门诊，体验医生接诊全过程，做义务导诊，陪同病人就医，体验病人就医的全部流程，促使医学生从中切身体会到疾病给病人带来的痛苦及给家属带来的焦虑和给家庭带来的经济负担等，进而强化医学生对疾病、事故、死亡等事件对当事人日常生活和家庭产生影响的深入认识，激发医学生养成同理心和爱伤观念。利用假期社会实践活动，安排学生到社区卫生服务中心，综合性医院，县、乡镇卫生院等医疗机构，接触更多需要医治、需要帮助的病人，让学生早接触临床环境，了解医生在社会中的角色和责任，提前感受从事医生职业的崇高使命感。

一、早期临床体验的目的

早期临床体验可以使还处于基础医学学习阶段的学生，从入学开始就通过各种形式接触临床常规工作，进而对医疗服务、医学研究乃至医生整个职业生涯有一个初步的感性认识；通过在实践中学习、在实践中感悟，加强医学生对医患关系的正确认识，提高医患沟通能力，增强医学生博爱、人道的职业责任感和同理心，为日后养成良好的医患沟通意识和临床思维能力奠定坚实基础；通过早期临床体验可以改善医学教育理论和实践脱节的情况，实现理论与实践的有机融合，让学生在临床体验中增加对医学理论知识的感性认识，增强责任感，锻炼与医生、护士、医疗技术人员和病人沟通交流的能力，促使医学生具备团队合作精神，激发医学生对医学知识的学习兴趣，培养医学生以一种主动、积极的方式获取临床医学知识和临床基本技能的态度；早期临床体验可以使学生了解医院的建设和发展情况、医院的医疗环境、科室设置、就医过程和基本的医疗技术操作流程，进一步明确自己的学习动机；通过早期临床体验，学生直接接触病人并与病人交流、了解病人的需求与疾苦，通过现身说法对学生进行医德教育，使其在实践中感同身受地体会立德树人的思政教育,激发学生对病人的同情心和怜悯心,强化学生对生命的敬畏之心,同时激发他们对医学知识的求知欲和攻克疑难病诊治的强烈欲望,进而提高他们主动学习的热情;通过与病人沟通、学习病史采集和观察体格检查基本方法、参与处理一些简单的临床诊疗活动等途径,让医学生用心去感受、了解医疗行为和医患关系,初步掌握医疗机构疾病诊断与治疗的基本程序、病史采集、病历书写、沟通和交流技能,了解病人的需求和医生角色等,能够为学生今后临床专业课程的学习起到一定的引领作用。

二、早期临床体验的范围及主要内容

可供医学生进行早期临床体验的场所有很多,如综合性医院、专科性医院、社区卫生服务中心、乡镇卫生院等医疗机构,以及疾病预防控制中心、卫生监督所等卫生行政机构。目前各医学院校基本都已经建设了现代化的临床技能实验教学中心,为学生临床技能培训提供了十分有利的条件,该中心亦可作为学生在校内进行早期临床体验的场所之一。

早期临床体验内容除了初步了解医院的设置、跟随带教老师观摩病房及门诊的日常医疗工作外,还可以在不违反医疗规定的前提下,参与部分临床医疗活动,如导诊,陪护病人做各种医学检查,帮老师借阅影像检查资料、送标本、取化验单,帮助医务人员整理医疗资料和配合医务人员完成一些简单的医疗操作,等等。通过这些所谓的"跑腿"工作,一方面让学生初步了解未来的工作环境,医院相关科室的名称、职能,以及一些具体的医疗过程和程序;另一方面让学生提前体会到医生日常工作的平凡与忙碌,所肩负的治病救人、救死扶伤的重担和使命,培养医学生的职业道德和敬业精神。

三、早期临床体验的注意事项

虽然早期临床体验在医学教育中有着举足轻重的作用,但是早期临床体验并不是在医疗环境中漫无目的地随便观察或参与医疗活动,而是应该有纪律、有计划、有组织、有目的地给医学生安排一些体验活动,使医学生在体验中能够受到启发、有所感悟、有所收获。医学生在早期临床体验活动中应该注意以下几点:

(一)严格要求自己

医学生应穿白服、衣帽整洁、举止得体;应注意人身安全,遇到突发事件应及时与带教老师和学校联系,妥善处理;应严格遵守医院的规章制度,在没有教师的允许和指导下,不得触碰任何医疗器械,不能独自为病人诊治,不做任何危害社会和他人利益的事情。

(二)多看、多听、多问、多思、多想

在早期临床体验中,由于医学生还没有学习到完整的医学专业理论知识,所以应把重点放在多看、多听、多问、多思、多想,以多跑腿、少动手或不动手为原则,以看、听、问、思考为主,适当参与医疗相关活动。

(三)掌握好体验的"深度"

由于医学生目前尚未取得临床执业医师资格,从事临床医疗操作属于违法行为,所以应该以循序渐进的方式做到对医院医疗环境、科室设置、医生职业、病房常规工作流程和病人就医过程等方面有直观的了解和感性的认识即可,切莫深入参与临床医疗活动,以免产生不良的后果,甚至会导致发生医疗纠纷的严重后果。

(四)体恤病人、感受医生职业、培养爱岗敬业的精神

医学生在早期临床体验时不要在意通过这项活动能够学到多少临床专业知识,而应该把重点放在去"感受"上——感受医院、感受医生、感受病人,感受医生日常工作的忙碌、所肩负的救死扶伤的重担和使命,感受、体会病人被疾病折磨的心理和痛苦的情绪,思考如何去关心病人、如何从病人的角度出发帮助病人解决问题、如何与病人沟通等,应该逐步培养作为一名医生应该具有的崇高的职业道德和敬业精神。

（五）应短期、多次去不同医院及科室进行体验

不同的医院和科室,具有各自的专业特长和特色,可以根据自身的情况和喜好进行选择。医学生最好利用每个假期,短期、多次去不同的医院和科室进行见习,有助于开拓视野、增长见识,为接下来的临床专业课学习起到启蒙的作用。

（六）注重人文素质的培养

医学生通过与病人"面对面"的接触,深刻体会疾病给病人带来的痛苦、给家庭造成的负担,有助于学生树立"健康所系、性命相托"的使命感。学生在见习的同时,也应该注重培养不计较个人得失、吃苦耐劳、胜不骄、败不馁、乐观自信、勇于探索、乐于奉献的职业精神,为将来从事的临床工作奠定一定的人文素养基础。

四、早期临床体验对医学生成长的意义

早期临床体验的开展在一定程度上可以弥补传统医学模式的不足,有效避免了纯理论学习的枯燥,有利于激发学生的职业荣誉感、职业责任感和职业热情;促使学生理论联系实践,激发学生的学习热情,学生能够及时应用所学的理论知识和技能,有利于提高学生临床思维能力、动手操作能力、分析和独立工作的能力;同时可以培养医学生的社会责任感、同理心和敬业精神。

（一）明确医学教育的目的

医学生通过早期接触临床的真实环境,能够更早地认识和体会到医生的责任、使命和医生职业的崇高性,能够提高其学习的积极性,使其学习目的更加明确,更加热爱自己将来从事的职业。

（二）培养换位思考意识与沟通技能

医学生通过早期临床体验深入了解疾病对病人个人、家庭的影响及给家庭和社会造成的负担,可提高医学生的同理心和换位思考的意识,以此激发医学生对病人的怜悯之情。通过与病人及其家属的直接接触交流,可了解医患关系的复杂性、病人的疾苦和想法;通过与家属合作共同安慰病人的过程,可增加学生医患沟通的技巧及信心,促进其对医学伦理及法律常识的理解。

（三）培养团队精神与协调能力

医学生通过早期临床体验观察和/或亲自参与医务人员精诚合作抢救危重病人的过程,能够深入认识团队合作在医疗工作中的重要性,提高其在今后学习中培养团队合作的意识和能力。早期临床体验可使学生近距离地接触医生和病人,深入了解病人的感受与痛苦,感受医生工作的辛苦、体会医务人员工作的环境,学到医患沟通的技巧,初步掌握与病人沟通交流和处理医患关系、医护关系、医技关系的能力。

（四）培养医学人文素养

早期临床体验可为学生提供早期接触病人、了解病人需求的机会,培养医学生与病人进行沟通与交流的能力,以及培养学生尊重病人、关心病人、理解病人、爱护病人、与病人建立良好医患关系的医学人文素养。

（五）激发学习自发动力、培养融会贯通能力

一般在早期临床体验中能够对学生产生触动的主要有三个方面:一是被临床老师忘我的治病救人、救死扶伤的精神所感动;二是对病人忍受疾病给其躯体带来的痛苦产生深切同情之心;三是因现代医疗技术还无法治愈某些疾病而对病人产生惋惜与感叹之情。通过这种心灵触动,必然会给学生带来潜在的影响,成为他们日后努力学习的自发动力之一。通过临床体验不仅可促进学生基础与临床、理论与实践的相互联系,而且能够培养学生将所学知识有机联系起来的能力,不但解除了学生单纯学习基础知识的枯燥与乏味,而且激发了学生对学习临床专业知识的兴趣与期盼。

（六）稳定专业思想、有利于复合型医学人才的培养

医学生在早期临床体验中通过与病人"面对面"的直接接触,对疾病给病人带来的痛苦有了更深刻的感性认识,加强了学生对医生职业道德的理解,促使学生同情病人、关心病人,进一步感

受到"健康所系、性命相托"的使命感,帮助学生牢固树立终身为病人服务和为医疗卫生事业发展献身的专业思想。

学生通过临床体验了解医疗环境,学习医德医风、医学伦理、医患沟通、临床基本技能等,可加快医学生角色的转变,提高职业价值感;通过参与医疗活动形成初步的临床思维能力,学会主动学习,培养与人沟通的技巧,推进后期专业课程的学习,启发科学思维能力,这正是复合型医学人才所必须具备的。

总之,早期临床体验是提高医学生对医学专业学习兴趣、沟通能力,使学生了解所学专业发展前景、明确学习目标、激发学习动力、稳固专业思想和树立崇高敬业精神的有效途径之一。早期临床体验对培养医学生的职业操守,培养具有责任感、同理心和有"温度"的临床工作者具有一定的意义。

第二节　早期临床体验分享

在早期临床体验实践报告中摘录 6 篇与大家分享。

一、对医疗环境的初步体验

【实践报告 1】

为落实"早期接触临床"的教育理念,使我们在今后的学习中对医学产生感性认识,激发学习的兴趣,端正学习态度,实现在早期学习阶段接触病人、了解病人需求、体验医学职业精神、了解医患关系的复杂性、提高综合素质和树立为人类健康服务的理念,学校特意给我们安排了一个特殊的寒假任务,即寒假期间到家庭所在地医疗机构见习两周的临床体验任务。

拿着学校的介绍信,我来到了家附近的一所三级甲等医院,医务科的主任很热情地接待了我。简单地交谈后,我主动提出想去外科见习,那是我一直以来梦想的科室。就这样我来到了普外科,普外科的面积不是很大,里面有十几位外科医生和三位实习生及十几位护理人员。从紧张而有序的工作节奏中不难发现他们的关系很融洽,像一个和睦的大家庭。主任每次查房时,首先都是由主管医生介绍病人的病情、治疗情况、存在的问题等,然后由主任提出指导性意见。每当这时,我就像捡到宝贝一样赶紧拿出小笔记本,记下老师说的知识点,其间老师还会问我一些理论知识。有一次我正在记笔记,老师问我胆总管的直径是多少?当时我的心怦怦直跳,因为我真的记不清了,当时我好恨自己,为什么不会,羞愧的我更坚定了今后要好好学习的决心。老师安慰说:"学习理论知识一定要学会、记牢。"每次主任说的话我都很认真地记下来,不懂的就回家好好查阅。见习期间,我在每个病房穿梭,跟随老师问诊、查体、换药、拔管、量血压等。对自己挑战最大的是进手术室,这是我人生第一次进手术室。在老师的帮助下穿好无菌衣帽,一切准备就绪后,进了梦想中的手术室,和我想象的差不多,进去后老师让我一直站在旁边,和手术台保持一定的距离。看老师们刷手,在手术前穿无菌手术衣、戴手套等,每一步都是那么规范。

通过见习,我慢慢地了解到医生和护士是医院的核心人员,他们的目标是一样的,都是为了缓解或解除病人生理上和心理上的病痛。只有医生和护士做到密切配合,才能给病人带来最大的利益,医生给病人诊断,护士认真看护病人,还要随时把病人的情况及时报告给医生,相互沟通合作,病人才能得到及时的诊治,才能更快地恢复健康,还有很重要的一点就是做好病人的心理护理,病人的情绪及心理状态对疾病的恢复有很大的影响。

即将成为医生的我们应该充分认识到,医生是一个平凡却不普通的职业,他的责任就是救死扶伤、挽救病人的生命。一位合格的医生应该具备一定的思想素质、专业素质和科学素质,要有一定的责任心,把病人的生命看作自己的生命;医生要有创新和探索的能力,积极为医学的发展做出贡献。在临床实践中我们应该多学、多问、多看、多想、多做、善于思考,才能有所收获,这就是经验,只有在这样的环境中才能看出一个人的毅力,想到这些我全身就充满了力量。接下来的人生是一种体验也是一种机遇和挑战,我定将好好把握,奋斗终身,相信在我的不断努力下能够不断收获,以此为起点,走上我的从医路。

二、门诊导医体验

【实践报告2】

两周的医院医疗体验过程中,我被分派到导护中心进行体验和学习。其实在开始时我还是很不情愿的,我学的是临床医学专业,又不是护理学专业,为什么要被分派到导护中心,但是后来我才真正明白导护中心的的确确是一个能够让你体会很多、感受很多、学习到很多知识的地方。

和医护中心的护士一样,每天从早八点到晚四点半,不敢迟到、不敢有任何一分的怠慢。这是一家具有百年历史的三级甲等医院,来来往往的病人很多。导护中心,我个人认为它是一个医院运行的枢纽,极其重要。在导护中心,我学到了很多书本上学不到的知识,如皮外伤挂普外科号。你知道"耳石症"应该挂哪科吗?我知道,我学会了什么病应该挂什么科。通过这半个月在门诊的实践,我还做了一个初步的疾病频率调查,即在东北,什么病是冬季高发的。除了做楼层引导工作,我的大部分时间都在"护送",就是护送病人去门诊看病,在这期间我学到了很多,医生在给病人下诊断、说病症时,我就在旁边认真地记在心上。中午午休的时候我会把每一位病人的情况和诊断都记在本子上,回去再好好琢磨一番,哪怕我琢磨不明白,我还是想再多收获一些。导护中心是一个特别考验人的地方,在这里不仅需要对病人有基本的判断并进行分诊,还要与病人家属打交道,有效地锻炼了我的沟通能力,真的是特别长见识,哪怕苦一点、累一点也是值得的。除此之外,我还知道了网上挂号、网上专家会诊等就诊方式。

通过这半个月的学习,我感受到了很多很多。我和家属一起推平板车把病人送进科室,我和家属一起把病人托到轮椅上,我扶老奶奶去CT室,中午在餐厅与家属共进午餐。当我看到病人康复出院的笑容;当我在手术室外听到婴儿的哭声,感受又一条生命的降生;当我看到家属对我肯定的眼神;当我陪护病人几个小时,家属对我感谢时,我的心里早就有了答案。这些事情一次又一次激励着我热爱医学的心!这次实践让我对很多事物有了全新的了解和认识。我本以为护士这个职业是很轻松的,我真真切切地体会了才知道其实不然,很辛苦,让我对医护人员有了一次新的认识。面对突发的紧急情况,他们有丰富知识和多年经验,更有一个冷静的头脑,他们身负重责,是最坚强的战士!时至今日,最让我兴奋的事就是帮助了很多病人和家属。相信这次学习对我今后的求学生涯及日后的从医工作将会有极大的帮助!

三、职业精神、职业态度体验

【实践报告3】

自从选择医学开始,就注定要看遍人间的生老病死。在县医院实习的这段时间里,我见到了不少受疾病折磨的病人,他们带着心理和生理上的疾病来医院就诊。在医院里我看见了癌症病人与病魔作斗争的经过,很多病人乐观的心态和积极想要活下去的那股意志力令我动容。医院的同志对于病人的亲切服务也让我印象深刻。

这两个星期的实践令我受益匪浅,通过这两个星期的实践,我学到了许多课本上学不到的东西。实习期间,我对自己严格要求,遵守医院的劳动纪律和一切工作管理制度,以医学生的标准严格要求自己,认真学习,将课本上的知识运用到实践中,虚心请教,扩展自己的知识面,用心体会实习的真正意义。实习,让我很好地巩固了上学期学到的知识,同时也了解了下学期需要学习的内容,为今后的学习打下了一定的基础。在实习的这段日子里,我无论是在知识、为人处世上,还是面对生活的态度上,都有了很大的进步,同时让我收获最多的莫过于团队合作精神。

虽然这段时间有点苦也有点累,但还是挺开心的。每天跟着老师查房、换药、写病历、跟手术、写出院总结等,每天都在这样的重复忙碌中度过。在普外科最苦的还是跟手术,往往一站就是好几个小时,经常回到家后都是腰酸背痛的,虽然我的基础知识掌握得不多,但还是积极地跟着上手术台长长见识,实习的这段时间让我也感受到作为一名医生的不容易,想成为一名好医生更是一件非常不容易的事情。

作为一名医务工作者,我们应该有一颗"仁心"。用我们所学的医学知识和技能去帮助病人祛除疾病,这是医务工作者的职责。在医院的这段时间里,我看了好多、也思考了不少。首先"规范"是最基本、最重要的准则。记得在手术室跟着老师第一次参观了整台手术,在手术前,洗手穿衣的每一个细节都要按规范来,由于我对技术不熟悉而且感到紧张,很多地方都做不好,在老师的帮助下我纠正了错误,我深感应该提升自己的技能水平,对于老师的教导我也深表感谢。看到老师以娴熟的技术为病人做手术,我很是崇拜和羡慕。老师强调说,手术台上每一步操作都必须是规范的,尤其是无菌观念,容不得半点的马虎。"规范"不仅体现在手术台上,也体现在写病历、体格检查、药物使用等方面,整个医院的有序运作依赖于一个规范的管理制度。所以我觉得我们每个人都要学习让自己遵守各种"规范"的准则,这是走向成功的必备的素质。从"书本"到"临床"的过程中,我们首先要掌握书本上的理论知识,在遇到病人时,还需要联系所有相关学科知识进行综合分析,才能作出正确的诊断。医学博大精深,千变万化,同种疾病在不同病人身上的表现往往是不同的,这就需要医生多与病人沟通,多思考、多总结。在与病人接触中,我们可以获得对疾病诊断极有帮助的临床资料。在诊断中,我们需要有一个清晰的诊断思维,许多书本上讲到的知识都是在大多数病人身上体现的,但并非每个病人都适用,我们需要从病人身上提取有效的信息,作出正确的诊断。

当我进入医学院的时候,我已经学习过了《医学生誓言》,那也是我今后一生所要践行的誓言。在今后的学习中我要以一名真正的医生的标准来要求自己,以更加饱满的热情和更加踏实的态度对待每一项工作任务。我决心竭尽全力除人类之病痛,维护医术的圣洁和荣誉,救死扶伤,不辞艰辛,执着追求,为祖国医药卫生事业的发展和人类的身心健康奋斗终身。

四、基础医学知识重要性体验

【实践报告4】

临床是理论知识巩固与实践的基地,临床的实地见闻让我不由得感觉到书到用时方恨少的无奈,每天面对老师们忙碌的身影,我心里有深深的愧疚,愧疚于自己不能把自己的所学用于实践,对于书本的记忆也只有短暂的时间。初入临床,胆怯而又不安,但幸运的是遇到了一个好的指导老师,是他在我迷茫不知所措的时候安慰我、支持我、教导我,给了我莫大的鼓励。

"刘医生""刘大夫",这是我在假期实习期间最大的收获。虽然只是两个称呼,但是却让我更加明确了我的责任并让我更加严格地要求自己。原本以为在考试中获得90分就证明我已学会了系统解剖学这一门课,但是在假期的实习过程中我才发现我并没有完全理解自己所学的知识,对所学的知识还只是停留在记忆背诵的层面,并不会很好地运用于临床中。在实习之前我以为只学了一本系统解剖学能有什么用呀,有用的是内、外、妇、儿这几门课程,这学期所学的系统解剖学只是其他专业课的基础,而要运用到临床上的内容很少,所以我只是在实习之前把这本书从头到尾翻看了一遍。本以为这样就没什么问题了,但在实习的过程中,老师说很多问题用我现在所学的知识就已经可以解决了。例如:在神经系统的检查中,对于各种显著的症状对应的神经损伤,虽然我还尚不知道疾病发生的原因和相应的预防方法及治疗手段,但是确定是哪条神经发生了损伤却是最基本的开展相应治疗方法的前提。如外伤后出现的手不能背伸(垂腕)主要是桡神经损伤所致,手不能实现对掌功能主要是正中神经损伤所致,出现"爪"形手主要是尺神经损伤所致,等等。还有在进行各器官手术时要避开哪些相应的血管、神经等,脑组织什么部位损伤会出现典型的"三偏"综合征,等等。这让我真正认识到自己的不足之处:对所学的内容并没有真正掌握,在运用到临床实际中时又不能很好地提取自己所学知识。这提示了我,在以后的学习中一定要将知识学透、在真正理解的基础上才能将所学知识运用到实践之中。

在假期半个月的实习过程中,我还了解了一些作为医生的软实力。例如:如何应对一些语言过激的病人、如何通知病人一些不好的消息等。虽然一些事情我还无法处理,但在医院实习的过程中每天都能看到各位老师处理类似的事情,对我来说是一个很好的学习和积累经验的机会。实践活动就像指尖上的流水匆匆流过,而那些经历却深深地刻在我的心里,其中的酸甜苦辣只有身临其境才能体会到。假期的实习让我对医生这个职业充满期待,内心满怀激动。

五、医患沟通技能体验

【实践报告 5】

医生不仅需要有高超的医术,更需要有高尚的医德。建立和谐的医患关系,首先要做到将心比心,用一颗博爱之心,一种换位思考的思维去想象病人的疼与痛、矛盾与徘徊,将病人的疼痛视为自己的疼痛,用心去体会病人的茫然和不知所措。也许你伸出一只手、给予一个微笑,病人就会获得一份战胜病魔的信心与决心,疾病可能会不攻自破,那该是医学界的灿烂风景。其次要善于与病人沟通,微笑是一把出奇制胜的"尚方宝剑",看到笑脸,我就会感到有一种轻松与惬意。我要求自己不要把情绪带到工作中,每天保持灿烂的笑容,让病人每天都会感觉到温暖。"微笑服务"既有利于自身的愉悦,又能减轻病人的痛苦和心理压力。不得不说,微笑真的有利于心身健康,是医患关系最好的"调和剂"。在病人面前保持自信,这样既可以使病人减轻心理压力,也可以让我们从中学习到更多,获得更多的学习机会。这十几天的见习中,我虽然不能学到过多医学理论知识,但我可以学到很多医生为人处世的方式,了解医院医疗管理知识,这一过程更是对自己医生梦想的前期准备。

见习时,最幸福的事莫过于跟着主任查房。查房时听主任与病人间的亲切交谈与问候,我觉得在他们的脑子里肯定有许多的结构图,应对各种疑难杂症,虽然复杂,但是他们却能有条不紊地一步一步进行着。良好的思维能力,其实也是一种良好的习惯。面对病人们,习惯了细致地进行病史的询问,习惯了针对病人的病情进行完善的体格检查,也习惯了如果病人出现这样那样的情况,选择最合适的药物或处理方法。见习这段时间,我感到很幸运,遇到了一位不吝把多年临床工作经验传授给我的老师,他对我悉心教导,从不厌倦,很有耐心,同时我也相信临床上所有的老师都是这样的。我相信我这段时间的改变都是因为他,他教导我如何去与病人沟通,对我十分严厉,如果犯了错误他会让我自己反省,也不会因为我只是一个大一的学生而忽略对我的教导,反而更加关注我的学习态度。他告诉我,只要我肯学,他就肯教,只要病人还有希望就永远不要说放弃。

在医患关系中,医生对病人的态度尤为重要,病人在生病时内心是脆弱的、恐惧的,此时需要的是医生的关怀。如果一个医生表现出不耐烦,或冷漠,往往就会出现医患纠纷。见习时见到一个例子,一个左膝关节疼的病人问主治大夫他的病要紧不?还问,输的是什么液?过了几天他又来说不起作用,而他的主治医生说:"哎呀,你回去吧!输完液就好了。"病人听后就生气地说:"你当的什么医生,我不懂问问你,你就不耐烦了,是一个合格的医生吗?"结果他们就开始大吵,之后病人想出院,本来半个月能好的病,硬拖了一个月。由此可见,医生的态度是多么重要。有时候医生不合理的生活细节也会影响治疗过程。见习时,一个医生烟瘾犯了,去楼道里抽了根烟,被病人看见了。之后那个病人经常不配合工作,后来聊天才知道,病人觉得:"一个抽烟的医生,还能治好病吗?"原来是因为这个,所以医生的良好习惯是多么重要。

通过第一次临床实践,我领悟了知识的重要性,领悟到良好的医患关系是促进病人康复的关键,我感到激动不已,我发誓将要为所从事的事业奋斗终生。时间到了,十五天的时间转瞬即逝,就要告别这段时间一直教导我的主任,跟细心美丽的护士姐姐们说再见,还有跟病房的病人们说再见,希望他们早日康复。学习告一段落了,但是所有人的教诲会一直记在我的心里,时时刻刻提醒着我,让我更加认真地对待每一个人、每一件事。

六、初识临床基本技能体验

【实践报告 6】

临床基本技能，单从字面上就能看出，这是指要想当好临床医生，必须要掌握的最基本的技能。例如病史的采集、体格检查、病历书写、各种化验单的分析、诊断、鉴别诊断、基本技能操作和病人管理等。

由于我只是一个刚刚读了一个学期的大一学生，还没有系统学习医学的专业知识。但很幸运的是，我在医院实践时遇到了很好的老师，她就是内科的杨主任。她耐心地询问我的情况，问我是否知道人体的四大生命体征、会不会量血压等问题，我都一次次无奈地摇头，但是主任并没有像我想象的那样对我不满，而是耐心地告诉我人体的四大生命体征是必须要知道的，他们分别是"体温、脉搏、呼吸和血压"。到了查房时间，我就跟随主任到每个病房查看病人情况，第一天我就学会了量血压，量血压是医生、护士应该掌握的最基本的技能之一，它看似简单，实则有很多细节要注意，而且测血压是医生了解病症的重要手段之一，尤其在内科科室，它是所有病人就诊时需要做的第一件要事。测量步骤还是杨主任教给我的，真的很开心！学会以后，我十分兴奋，回到家主动要求给家人测血压，听到脉搏咕咚咕咚就像青蛙入水的声音，不同的人，声音的大小强弱也不同。不过有的时候搏动音不容易被听到，需要多测一次，每每这个时候我都会紧张，害怕被认为学术不精，幸运的是病人都是很有亲和力的，有些病人还会微笑着鼓励我，这让我越来越喜欢这个职业，也更有信心了。

在四五天的见习之后，我又学会了一项医生应该掌握的技能——心电图检查。心电图检查是诊断心脏功能异常最有效的无创检查，对诊断心律失常、心室肥大、心肌病、心包积液、冠状动脉供血不足、心肌梗死等有重要的参考意义。这次也是主任亲自教给我的，综合主任的要求，我归纳如下：①病人应平躺在检查床上，露出手腕、脚踝、胸部，双手自然放在身体两侧，检查中切勿讲话或移动体位；②肢体导联连接，右上肢为红色导连线、左上肢为黄色导连线、左下肢为绿色导连线、右下肢为黑色导连线；③胸导联连接，V_1 导联在胸骨右缘第四肋间，V_2 导联在肋骨左缘第四肋骨，V_3 导联在 V_2 与 V_4 连线中点，V_4 导联在锁骨中线第五肋间，V_5 导联在左腋前线与 V_4 同水平，V_6 导联在左腋中线与 V_4 同一水平。整体导联口诀是："右红右黑""红黄绿、褐蓝紫"。

由于我第一次给病人做心电图，有些紧张，所以整理导联线用了好长的时间，并且不知道自己是否把每个导联线都连在正确的位置，但是当打出心电图以后，我的心情是无比兴奋的，我感觉我离真正的医生又前进了一步！

没过几天我又学会了测血糖，真是太幸福了！在指导老师示教后，我第一次捏起体检者的手指肚子，"你捏得松了，"体检者说。我赶忙改正捏好后，由于想到针扎的刺痛，心里一紧张，力气使得不够，出血不多而测值不佳。体检者又挨了一针，这次是由带教老师亲自出手做的，同时也是出于抱歉，一路送走体检者还替我道了好多声对不起。在第一次失败后，我认真地观察老师的操作步骤及动作要领，还在自己身上做了尝试，成功后，终于有了第二次机会，这次我成功了，一针下去力度恰到好处，抹掉第一滴血不要，顺利测出了数值，成功的喜悦难于言表。

最让我兴奋的事莫过于有幸走进手术室，观摩人生的第一台手术。手术开始前，我和主任来到手术室门口，门上写着"手术中请勿进入"，但这次我是以助理医生的身份进入的，想象自己今后会经常穿梭于这里，心里真有一点兴奋。得知我是在此见习的学生，督查护士长告知我隔离服的摆放位置。老师认真地教我怎样进行无菌消毒，也就是"外科刷手"。我认真按照老师的要求操作着，一一洗净，又涂上清洁剂，用毛刷重点刷手 1/3 以上的位置，刚开始刷手会有点疼，但为了进手术室，也为以后成为一名合格的医生，必须坚持。最终，我涂上了厚厚的免洗消毒洗手液，准备进入手术室。此时负责麻醉的老师已经完成了麻醉工作，病人安静地躺在手术台上，似乎沉睡了。我按照老师的要求小心地穿上了手术服，由助理护士系好带子，又在老师的指导下将无菌手套带上，总算是完成了手术前期的全部工作。老师说，这是你第一次进手术室，重中之重是确保手术的整个过程无菌,观察手术,将手放在胸前。虽然我看不懂手术,但我能看到医生那专业的眼神,让我有一种莫名的紧张和责任。医生额头上的汗珠会由助理护士帮他们擦,我也小心地站在一旁,生怕手术有一丝差错,手术进行到一个多小时的时候,我的脚已经麻木了。但我为了确保无菌,还是没乱动,可想而知,在手术台上的医生做那么长时间的手术,会多么疲劳。由于第一次手术中,我没有出现任何的差错,无菌操作都达标,于是获得了更多次手术的观摩机会:颈部脂肪切除术、髋关节置换术。这一切的一切都源于两个字:严谨。

（宋芳婷）

第二篇　深悟医术

第一章 症 状 学

第一节 皮肤黏膜出血

【案例】

病人,女性,25岁,2周前无诱因出现流涕、咳嗽,同时伴发热,体温在38℃左右,经服用"头孢类"药物3天后好转。就诊前2天洗澡时发现四肢散在大小不均的红色斑疹,今天因红色斑疹明显增多伴有阵发性脐周部疼痛而就诊。体格检查:四肢皮肤可见密集、大小不均、略高于皮肤的红色斑丘疹,部分融合成片,压之不褪色。辅助检查:血常规提示红细胞、白细胞、血小板数量正常。

一、皮肤黏膜出血的定义

皮肤黏膜出血(mucocutaneous hemorrhage):由机体凝血或止血功能障碍引起,通常以全身性或局限性皮肤黏膜自发性出血或损伤后难以止血为临床表现特征。表现为血液淤积于皮肤或黏膜下,形成红色或暗红色斑(点),压之不褪色,视出血面积大小可将其分为瘀点(亦称出血点,直径不超过2mm)、紫癜(直径3～5mm)、瘀斑(直径大于5mm)。

二、皮肤黏膜出血的发生

造成皮肤黏膜出血的原因(或病因)有血管壁功能异常、血小板异常及凝血功能障碍。

1. **血管壁功能异常** 正常人血管破损时,局部小血管即发生反射性收缩,使血流变慢,以利于初期止血,继之,在血小板释放的血管收缩素等血清素作用下,使毛细血管较持久收缩,发挥止血作用。当毛细血管壁存在先天性缺陷或受损伤时则不能正常地发挥止血作用,导致皮肤黏膜出血。常见疾病有:

(1)过敏性紫癜、单纯性紫癜、老年性紫癜及机械性紫癜等。

(2)严重感染、化学物质或药物中毒及代谢障碍,维生素C或维生素B(烟酸)缺乏、尿毒症、动脉硬化等。

(3)遗传性出血性毛细血管扩张症、血管性假血友病等。

2. **血小板异常** 血小板在止血过程中起重要作用,在血管损伤处血小板相互聚集、黏附成白色血栓阻塞伤口。血小板膜磷脂在磷脂酶作用下释放花生四烯酸,随后转化为血栓烷(TXA_2),进一步促进血小板聚集,并有强烈的血管收缩作用,促进局部止血。当血小板数量或功能异常时,均可引起皮肤黏膜出血。

(1)血小板减少

1)血小板生成减少:见于再生障碍性贫血、白血病、感染、药物性骨髓抑制等。

2)血小板破坏过多:见于特发性血小板减少性紫癜、药物免疫性血小板减少性紫癜等。

3)血小板消耗过多:见于血栓性血小板减少性紫癜、弥散性血管内凝血等。

(2)血小板增多

1）原发性：见于原发性血小板增多症。

2）继发性：继发于慢性粒细胞白血病、脾切除、感染、创伤等。

此类疾病血小板数虽然增多，但仍可引起出血现象，是活动性凝血活酶生成迟缓或伴有血小板功能异常所致。

（3）血小板功能异常

1）遗传性：见于血小板无力症（thrombasthenia）（主要为聚集功能异常）、血小板病（thrombocytopathy）（主要为血小板第 3 因子异常）等。

2）继发性：继发于药物、尿毒症、肝病、异常 γ 球蛋白血症等。

3. 凝血功能异常　凝血过程较复杂，有许多凝血因子参与，任何一个凝血因子缺乏或功能不足均可引起凝血障碍，导致皮肤黏膜出血。

（1）继发性：见于重症肝病、尿毒症、维生素 K 缺乏等。

（2）遗传性：见于低纤维蛋白原血症、血友病、凝血酶原缺乏症、低凝血酶原血症、凝血因子缺乏症等。

（3）循环血液中抗凝物质增多或纤溶亢进：见于抗凝药物治疗过量、异常蛋白血症、类肝素抗凝物质增多、原发性纤溶或弥散性血管内凝血所致的继发性纤溶等。

三、各种原因所致的皮肤黏膜出血的临床表现

1. 因血小板减少引起的皮肤黏膜出血的特点为全身皮肤黏膜散在分布大小不等的出血点（瘀点、紫癜和瘀斑），同时有鼻出血、齿龈出血、血尿及黑便等，女性多以月经过多为首发症状，严重者可导致重要脏器出血，如脑出血。血小板病病人血小板计数正常，出血轻微，以皮下出血、鼻出血及月经过多为主，但手术时可出现出血不止。

2. 因血管壁功能异常引起的出血特点为皮肤黏膜的瘀点、瘀斑或紫癜，如过敏性紫癜表现为四肢或臀部有对称性、高出皮肤的荨麻疹或丘疹样融合成片的瘀斑或紫癜，可伴有痒感、关节痛及腹痛，累及脏器时可有血尿、血便。老年性紫癜常为手、足的伸侧瘀斑；单纯性紫癜为四肢慢性偶发瘀斑，常见于女性病人月经期等。

3. 因凝血功能障碍引起的出血常表现为内脏、肌肉出血或软组织血肿，亦常有关节腔出血，常有家族史或肝脏病史。

四、常见出血性疾病的伴随症状

1. **过敏性紫癜**　四肢对称性皮肤黏膜出血（紫癜）常伴有关节痛和 / 或腹痛、血尿。

2. **血小板减少性紫癜、弥散性血管内凝血**　皮肤黏膜出血（紫癜）伴有广泛性出血，如鼻出血、牙龈出血、血尿、黑便等。

3. **肝脏疾病**　皮肤黏膜出血伴有黄疸。

4. **白血病、再生障碍性贫血等**　皮肤黏膜出血常伴有贫血和 / 或发热。

5. **血友病**　自幼有轻伤后出血不止或机体深部血肿，且有关节肿痛或畸形。

五、皮肤黏膜出血的问诊

1. 注意询问病人发现皮肤黏膜出血的时间、缓急、部位、范围、特点（自发性或损伤后）及诱因。

2. 有无伴发鼻出血、牙龈渗血、咯血、便血、血尿等出血症状。

3. 有无皮肤苍白、乏力、头晕、眼花、耳鸣、记忆力减退、发热、黄疸、腹痛、骨关节痛等贫血及相关疾病症状。

4. 询问过敏史、外伤、感染、肝肾疾病史。

5. 过去是否有容易出血倾向及是否有易出血疾病的家族史。

6. 注意询问其职业特点，有无化学药物及放射性物质接触史、服药史。

【诊断要点分析】

（一）诊断思路

1. 首先要明确病人主诉中"四肢皮肤黏膜发现红色斑疹"的性质,是出血还是充血。通过体格检查按压及解除按压斑疹时观察皮肤颜色变化:按压前后颜色无变化者为出血点;按压后局部皮肤红色消失,解除按压后红色斑疹再次出现者为充血。

2. 判断出血原因　从该症状出现的三个方面原因逐一进行排除。首先,根据辅助检查结果可以排除血小板因素所致皮肤黏膜的出血,最常见的是血小板减少性紫癜;其次,根据既往体健,血常规无异常,无肝病、肾病、其他部位出血等病史,基本不考虑凝血机制缺陷造成的出血,但需要辅助检查支持;排除上述两种原因后,只剩血管壁异常所致皮肤黏膜出血。

3. 寻找此病人血管壁异常所致皮肤黏膜出血的依据

（1）血管壁异常所致皮肤黏膜出血的常见疾病有过敏性紫癜、严重感染、化学物质或药物中毒、尿毒症、遗传性出血性毛细血管扩张症等。可通过上述病史和追问病史得到相应的信息。该病人无严重感染,无尿毒症、肾病,无遗传性疾病,无长期服用某种药物史,可排除严重感染、化学物质和药物中毒、尿毒症、遗传性出血性毛细血管扩张症。

（2）该患病史中提示,发病前2周流涕、咳嗽,伴有明确的发热,曾服用药物好转,提示病毒或细菌等病原体致上呼吸道感染,并可能与皮肤黏膜出血有关。与病毒感染有关的血液系统疾病常见于血小板减少性紫癜和过敏性紫癜,可进一步检查血常规,了解血小板是否异常即可鉴别。

（3）辅助检查:目前血常规提示红细胞、白细胞、血小板数量正常,支持排除常见的血小板减少性紫癜。

进一步进行毛细血管脆性试验,过敏性紫癜者半数以上此试验阳性。试验阳性者支持血管壁异常性疾病,但阴性者不能完全排除血管壁异常性疾病。

（二）分析要点

1. 病人发病前1~3周有上呼吸道感染史,提示主诉与感染有关。

2. 四肢皮肤可见散在或密集的、高于皮肤的、压之不褪色的红色斑疹,伴有腹痛,提示典型的过敏性紫癜斑丘疹。

根据上诉两项可高度疑诊过敏性紫癜,但需进一步做如下检查以明确诊断。

3. 血常规检测提示血小板计数正常,基本可以排除血小板减少性紫癜,而更支持过敏性紫癜的诊断。

4. 进一步进行血小板功能和凝血相关检测,排除血小板减少、血小板功能异常及凝血功能异常所致的出血性疾病。

根据以上要点,诊断为过敏性紫癜。

第二节　胸　痛

【案例】

病人,男性,57岁,在砍树劳动中突发剧烈左胸痛,气短,晕厥2小时,曾入某医院诊断为急性心肌梗死,按心肌梗死治疗后症状稍有缓解。出院2个月后再次发作,两侧胸痛,为持续性,伴有明显呼吸困难,服用硝酸酯类药物不能缓解。既往曾有下肢静脉血栓形成病史。体格检查:血压115/70mmHg,唇及指端发绀,呼吸25次/min,脉搏88次/min。两肺未闻及啰音,心界不大,律齐,P$_2$增强,未闻及杂音。胸片可见两肺纹理不均,两肺上叶纹理较稀疏,但不对称。心电图示:肺性P波,余无异常。实验室检查:心肌酶正常。

一、胸痛的定义

胸痛（chest pain）是临床上常见的症状,是一种主观感觉,主要由胸部疾病所致,少数由其他疾病引起。胸痛的程度因个体痛阈的差异而不同,与疾病病情轻重程度不完全一致,临床意义可大可小。若起源于局部轻微损害,则意义不大;但若为由内脏疾病引起的疼痛则有重要的临床意义,甚至可由此引起猝死。

二、胸痛的发生

1. **局部疼痛** 各种物理因素、化学因素及刺激因子均可刺激胸部的感觉神经纤维产生痛觉冲动,并传至大脑皮质的痛觉中枢引起胸痛。胸部的感觉神经纤维有:①肋间神经感觉纤维;②支配气管与支气管的迷走神经纤维;③支配主动脉的交感神经纤维;④膈神经的感觉纤维。

2. **放射痛(radiating pain)或牵涉痛(referred pain)** 内脏病变与相应区域体表的传入神经进入脊髓同一节段并在后角发生联系,使来自内脏的感觉冲动可直接激发脊髓体表感觉神经元,引起相应远离器官某部位体表或深部组织疼痛。如心绞痛时除出现心前区、胸骨后疼痛外,也可放射至左肩、左臂内侧或左颈、左侧面颊部。

三、胸痛常见的原因

1. **胸壁疾病** 急性皮炎、肋间神经炎、带状疱疹、皮下蜂窝织炎、肋软骨炎、流行性肌炎、肋骨骨折、多发性骨髓瘤、急性白血病等。

2. **心血管疾病** 冠状动脉粥样硬化性心脏病(心绞痛、心肌梗死)、急性心包炎、胸主动脉瘤(夹层动脉瘤)、心肌病、二尖瓣或主动脉瓣病变、肺栓塞(肺梗死)、肺动脉高压等。此类疾病是胸痛的最常见原因。

3. **呼吸系统疾病** 胸膜炎、自发性气胸、胸膜肿瘤、血胸、支气管炎、支气管肺癌等。

4. **纵隔疾病** 纵隔炎、纵隔气肿、纵隔肿瘤等。

5. **其他** 过度通气综合征、食管炎、食管癌、痛风、食管裂孔疝、膈下脓肿、肝脓肿、脾梗死,以及长期心理应激、焦虑、抑郁等精神因素亦可引起胸痛。

四、胸痛的临床表现

1. **胸痛部位** 大部分疾病引起的胸痛局限在一定部位,有些疾病除引起胸痛外还伴有放射痛或牵涉痛。胸壁疾病所致的胸痛常固定在病变部位,且局部有压痛;若为胸壁皮肤的炎症性病变,局部可有红、肿、热、痛表现;带状疱疹所致胸痛,可见成簇的水疱沿一侧肋间神经分布伴剧痛,且疱疹不超过体表中线;肋软骨炎引起的胸痛,常在肋软骨处见单个或多个隆起,局部有压痛,但无红肿表现;胸膜炎引起的疼痛多在胸侧部;心绞痛及心肌梗死引起的疼痛多在胸骨后、心前区或剑突下,可向左肩背和左臂内侧放射,甚至达无名指与小指,也可放射于左颈或面颊部而被误认为牙痛;肺尖部肺癌(肺上沟癌)引起的疼痛多以肩部、腋下为主,向上肢内侧放射;夹层动脉瘤引起的疼痛多位于胸背部,向下放射至下腹、腰部与两侧腹股沟、外阴和下肢内侧;食管及纵隔病变引起的胸痛多在胸骨后;肝胆疾病及膈下脓肿引起的胸痛多在右下胸,侵犯膈肌中心时疼痛放射至右肩部。

2. **胸痛程度与性质** 胸痛的程度可为剧烈、轻微和隐痛。胸痛的性质可多种多样。如气胸发病初期呈撕裂样疼痛;胸膜炎常为隐痛、钝痛或刺痛;肋间神经痛为阵发性灼痛或刺痛;带状疱疹呈刀割样或灼热样剧痛;食管炎多为烧灼样痛;心绞痛呈绞榨样痛并有重压窒息感,心肌梗死则疼痛更为剧烈并有恐惧、濒死感;肺梗死为突然发生的胸部剧痛或绞痛;夹层动脉瘤常表现为突然发生的胸背部撕裂样剧痛或锥痛。

3. **疼痛持续时间** 平滑肌痉挛或血管狭窄缺血所致的疼痛为阵发性,炎症、肿瘤、栓塞或梗死所致疼痛呈持续性。如带状疱疹引起的疼痛为持续性剧痛,阵发性加重;心绞痛发作时间短暂(持续1~5分钟),而心肌梗死疼痛持续时间很长(数小时或更长)且不易缓解。

4. **发病年龄** 青少年胸痛多考虑自发性气胸、结核性胸膜炎、心肌炎、心肌病、风湿性心脏病等疾病;40岁以上者须注意心绞痛、心肌梗死和支气管肺癌等疾病。

5. **影响疼痛因素** 主要为疼痛发生的诱因、加重与缓解等因素。如心绞痛发作可在劳力或精神紧张时诱发,休息后或含服硝酸甘油或硝酸异山梨酯后于1~2分钟内缓解,而心肌梗死所致的疼痛则服药无效。胸膜炎及心包炎引起的胸痛可因咳嗽或用力呼吸而加剧。食管疾病引起的胸痛多在进食时发作或加剧,服用抗酸剂和促胃肠道动力药物可减轻或消失。

不同疾病所致胸痛特点总结如下(表2-1-1)。

表 2-1-1　不同疾病所致胸痛特点

疾病	年龄	疼痛部位	疼痛性质	疼痛持续时间	影响疼痛因素
自发性气胸	青壮年	患侧胸部	呈撕裂样疼痛	长,数小时或数天	咳嗽或呼吸加剧
结核性胸膜炎、心包炎	青壮年	患侧胸部、腋下	呈隐痛、钝痛、刺痛	长,数天	咳嗽或呼吸加剧
心绞痛	>40岁	胸骨后或心前区	呈绞榨样痛、窒息感	短,1~5分钟	休息或含服硝酸酯类药后缓解
心肌梗死	>40岁	胸骨后或心前区	呈绞榨样痛、濒死感	长,数小时或更长	休息或含服硝酸酯类药后不易缓解
肋间神经痛	不定	沿肋间神经呈带状分布	沿肋间神经呈带状刀割样、触电样灼痛	长,呈阵发性	服用止痛药可短暂缓解
支气管肺癌	>40岁	胸膜或胸壁	固定、剧烈	长,持续性	咳嗽或呼吸加剧
食管疾病	不定	食管或胸骨后	呈隐痛	长,发作性	进食时发作或加剧,服抗酸剂和促胃肠道动力药物可减轻或消失

五、胸痛的伴随症状

1. **气管、支气管和肺部疾病** 胸痛常伴有咳嗽、咳痰和/或发热。

2. **大叶性肺炎、自发性气胸、渗出性胸膜炎和肺栓塞等** 若胸痛伴呼吸困难,常提示病变累及范围较大。

3. **肺栓塞、支气管肺癌** 胸痛常伴有咯血。

4. **心肌梗死、夹层动脉瘤、主动脉窦瘤破裂和大块肺栓塞** 除胸痛外,常伴有颜面苍白、大汗、血压下降或休克。

5. **食管疾病、反流性食管炎** 一般为胸痛伴有吞咽困难。

六、胸痛的问诊

1. 注意询问发病年龄、发病急缓、诱因、加重与缓解的方式。

2. 询问胸痛发生的部位、疼痛的性质、程度、持续时间及有无放射痛。

3. 询问胸痛有无伴随症状。

【诊断要点分析】

(一) 诊断思路

1. 首先,从"突发剧烈胸痛"的主诉入手,应考虑急性胸肺部或心肺血管系统疾病,从胸痛的性质、部位、程度及伴随症状判断哪个系统或器官疾病可能性大。如:急性肺大疱破裂、气胸、急性胸膜炎、急性心肌梗死、肺血管病和主动脉夹层动脉瘤等。

2. 其次,了解既往史并寻找与本次发病的关联度,是一种疾病的不同演变时期、不同疾病并存还是同一疾病病因。结合病人临床表现尽量用一元论考虑相关度最高的疾病进行排序,以此缩小疾病的范围。

3. 再次,明确诊断。根据病情,由简到繁、由无创到有创、由急需到必要的原则选择检查项目,以辅助医生对诊断判断和鉴别。

4. 最后,寻找疾病的病因。通过既往史及疑似诊断的相关检查尽量明确病因或危险因素。

初步诊断:肺动脉栓塞。

需进一步采取措施确定诊断:首先进行D-二聚体检查,确诊则需依靠肺CT血管造影(CTA)或磁共振血管成像(MRA)或肺动脉造影。

(二)分析要点

1. 中老年男性病人,活动中突发剧烈左胸痛伴有气短、晕厥,结合指端及口唇发绀,首先应考虑致命性急性心肌梗死、大动脉夹层、肺血管疾病、气胸等。根据胸片可见两肺纹理不均,两肺上叶纹理较稀疏,可排除气胸。

2. 根据血压正常、未闻及心脏杂音、体征、心电图检查和心肌酶检查正常,可排除急性心肌梗死和主动脉夹层动脉瘤。

3. 结合既往有下肢静脉血栓病史 + 呼吸困难(症状)+ 晕厥(症状)+ 胸部 X 线结果,注意到两肺纹理不均匀,上肺野纹理稀少,肺野上下及左右纹理均不对称,超声心动图显示主肺动脉增宽,左右肺动脉分叉处似有血栓,肺动脉压 116mmHg。考虑肺血管疾病(肺动脉栓塞)。

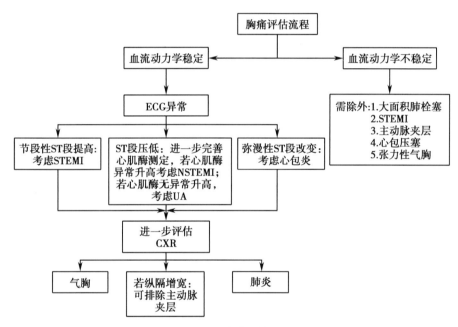

图 2-1-1 胸痛评估流程

ECG= 心电图,STEMI=ST 段抬高型心肌梗死,NSTEMI= 非 ST 段抬高型心肌梗死,UA=不稳定型心绞痛,CXR= 胸部 X 线检查。

第三节 发 绀

【案例】

病人,65 岁,男性,平素体健。胆囊炎术后第 3 天,如厕后突发呼吸困难、颜面及口唇青紫 20 分钟。咳嗽轻,无发热、畏寒、胸痛,无平卧呼吸困难。体格检查:神志清,呼吸促,口唇发绀,气管居中,双肺呼吸音清,无啰音。心律齐,无期前收缩及杂音。右下肢肿胀(新发现),左下肢正常。心电监护:BP 120/80mmHg,HR 100 次 /min,RR 25 次 /min,血氧饱和度 72%。急查床头胸片正常,心电图提示窦性心动过速。

一、发绀的定义

发绀（cyanosis）是指血液中还原血红蛋白增多使皮肤和黏膜呈青紫色改变的一种表现。全身皮肤与黏膜均可出现发绀，但以口唇、舌、口腔黏膜、鼻尖、颊部、耳垂与指（趾）、甲床等皮肤较薄、色素较少和毛细血管较丰富的部位最为明显。

二、发绀的病理生理

1. **生理情况下** 正常血液中血红蛋白含量为 15g/dl，能携带 20vol/dl 的氧，此种情况称为 100% 氧饱和度。从肺毛细血管流经左心至体动脉的血液，其氧饱和度为 96%（19vol/dl）；静脉血液的氧饱和度为 72%～75%（14～15vol/dl），氧未饱和度为 5～6vol/dl；在周围循环毛细血管血液中，氧的未饱和度平均约为 3.5vol/dl。

2. **病理情况下** 当血液中的还原血红蛋白绝对值增加超过 50g/L（5g/dl）时（即血氧未饱和度超过 6.5vol/dl），皮肤黏膜即出现发绀。

3. **还原血红蛋白浓度增高能够确切地反映动脉血氧的饱和度吗** 临床资料表明，此说法并非完全可靠，因为以正常血红蛋白浓度 150g/L 计，50g/L 为还原血红蛋白时，提示 1/3 血红蛋白不饱和，而动脉血氧饱和度（SaO_2）在 66% 时，相应动脉血氧分压（PaO_2）已降低至 34mmHg（4.5kPa），这是非常危险的。临床上，血红蛋白浓度正常的病人，当其 SaO_2<85% 时，发绀已很明确。近年有临床资料显示：在轻度发绀病人中，SaO_2>85% 占 60% 左右，此外若病人吸入氧能满足 120g/L 血红蛋白氧合时，病理生理上并不缺氧。而若病人血红蛋白增多达 180g/L 时，SaO_2>85% 临床上也可表现发绀；而血红蛋白减少至<60g/L 时，虽 SaO_2 明显降低，但常不表现为发绀。因此，临床上所见发绀并不能确切反映动脉血氧下降的情况。

三、发绀的原因

引起发绀的原因有如下几类：

1. **血液中还原血红蛋白增加（真性发绀）**

（1）中心性发绀：此类发绀主要累及四肢及颜面的皮肤和黏膜，其特点为全身性，受累部位的皮肤温暖。其多由通气与换气功能障碍、肺氧合作用不足、心肺疾病引起呼吸功能衰竭等导致 SaO_2 降低引起。分为：①肺源性发绀，由肺氧合作用不足、呼吸功能不全所致发绀。常见于各种严重的呼吸系统疾病，如阻塞性肺气肿、肺淤血、肺水肿、弥漫性肺间质纤维化、急性呼吸窘迫综合征、肺栓塞、肺炎、喉或气管或支气管的阻塞、原发性肺动脉高压等。②心源性混合性发绀，由于异常通道分流，使部分静脉血未通过肺进行氧合作用而入体循环动脉，如分流量超过心排血量的 1/3 即可出现发绀。常见于发绀型先天性心脏病，如法洛四联症、艾森门格综合征等。

（2）周围性发绀：此类发绀常出现于下垂部位与肢体的末端，受累部位的皮肤温低，但若给予按摩或加温，皮肤温升高转暖，发绀随之消退，说明此类发绀多由周围循环血流障碍引起。该特点可与中心性发绀相鉴别。分为：①淤血性周围性发绀，常见于引起体循环淤血、周围血流缓慢的疾病，如右心衰竭、渗出性心包炎心脏压塞、缩窄性心包炎、上腔静脉阻塞综合征、血栓性静脉炎、下肢静脉曲张等。②缺血性周围性发绀，常见于局部血流障碍性疾病和引起心排血量减少的疾病，如雷诺（Raynaud）病、血栓闭塞性脉管炎、暴露于寒冷中、肢端发绀症、严重休克、冷球蛋白血症等。

（3）混合性发绀：中心性发绀与周围性发绀同时存在，见于心力衰竭。

2. **血液中存在异常血红蛋白衍生物**

（1）高铁血红蛋白血症：可分为先天性和后天获得性。先天性是指自幼即有发绀，而无心、肺疾病及引起异常血红蛋白的其他原因；通常有家族史，身体一般状况较好。后天获得性最常见于各种化学物质或药物中毒引起血红蛋白分子中二价铁被三价铁所取代,致使铁失去与氧结合的能力。当血中高铁血红蛋白量达到 30g/L(3g/dl)时可出现发绀。其特点是发绀出现急剧,抽出的静脉血呈深棕色,只有静脉注射亚甲蓝或大量维生素 C 后,发绀才可消退,氧疗不能改善发绀症状。常见于苯胺、硝基苯、伯氨喹、亚硝酸盐、磺胺类化合物等中毒所致发绀,如大量进食含亚硝酸盐的变质蔬菜而引起的中毒性高铁血红蛋白血症,也称为"肠源性青紫症"。用分光镜检查可证实血中存在高铁血红蛋白。

(2)硫化血红蛋白血症:为后天获得性。特点是血液呈蓝褐色,发绀持续时间长,可达数月以上。服用某些含硫药物或化学品后,血液中硫化血红蛋白达到 5g/L(0.5g/dl)即可出现发绀。分光镜检查可证明有硫化血红蛋白的存在。

四、常见发绀的伴随症状

1. 重症心、肺疾病及急性呼吸道梗阻、大量气胸　除发绀外,还伴有呼吸困难。
2. 发绀型先天性心脏病及某些慢性肺部疾病　除发绀外,伴有杵状指(趾),提示病程较长。
3. 某些药物或化学物质中毒、休克、急性肺部感染或急性心力衰竭等疾病　发绀同时伴有意识障碍及衰竭。

五、发绀的问诊

1. 发病年龄与性别　注意询问是何年龄段开始发绀的,若自出生或幼年出现发绀,常见于发绀型先天性心脏病或先天性高铁血红蛋白血症。育龄女性可出现特发性阵发性高铁血红蛋白血症,且发绀出现多与月经周期有关。

2. 发绀的部位及其特点　用以判断发绀的类型。如为周围性,则须询问有无心脏和肺部疾病症状,如心悸、晕厥、胸痛、气促、咳嗽等。

3. 发病诱因及病程　急性起病又无心肺疾病表现的发绀,须询问有无摄入相关药物、化学物品、变质蔬菜及在有便秘情况下服用含硫化物的病史。

【诊断要点分析】

(一)诊断思路

术后卧床—下肢静脉血流速度缓慢—血栓形成(右下肢新发肿胀)—下肢活动后(如厕)血栓经下腔静脉入右心房—右心室—肺动脉—嵌顿肺动脉分支—肺血流量减少—肺泡通气不能被充分利用(无效腔样通气)—低氧血症—发绀。

最可能的诊断:肺血管疾病。

明确诊断需采取措施:进一步检查肺动脉 CTA 或肺血管造影。

(二)分析要点

1. 呼吸困难(症状)+ 发绀(体征)+ 低氧血症(血氧饱和度 72%),考虑严重的心血管或呼吸系统疾病。

2. 根据心脏体征正常、心电图描述可排除先天性心脏病(病史 + 心脏杂音)、心力衰竭(病史 + 症状 + 体征)等心脏病。

3. 根据肺部体征及胸片正常,可排除以下疾病:

(1)气道疾病:如气道梗阻、痉挛等,表现为局限性或弥漫性干啰音(体征),X 线表现为局限性或弥漫性气肿或正常(影像)。

(2)肺部疾病:如肺炎、肺不张等,表现为咳嗽、咳痰、咯血(症状),呼吸音减弱或消失、湿啰音(体征),肺实变(影像)。

(3)胸膜疾病:如气胸、胸腔积液等,表现为气管移位、呼吸音减弱或消失(体征),特异性X 线表现。

(4)肺间质疾病:如肺水肿、间质性肺炎,表现为湿啰音、爆裂音(体征),云雾、斑片等 X 线表现(影像)。

4. 最终只有肺血管疾病无法排除,进一步采取检测手段明确诊断。

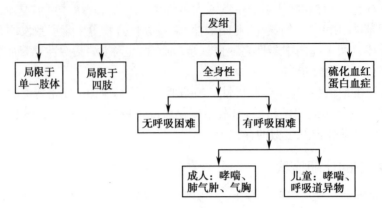

图 2-1-2 发绀评估流程

第四节 呼 吸 困 难

【案例】

病人,男性,56 岁。因活动后喘憋,呼吸困难 1 年余,加重 1 周来诊。否认"高血压心脏病、冠心病、瓣膜性心脏病、先天性心脏病"等疾病病史。查体:血压 110/70mmHg,口唇发绀,颈静脉充盈,两肺底可闻及湿啰音,心界向两侧扩大,心率 96 次 /min,律齐,心尖区 3/6 级吹风样收缩期杂音,可闻及舒张期奔马律,肝肋缘下 2cm 可触及,双下肢凹陷性水肿。心电图示:完全性左束支传导阻滞。胸部 X 线检查示:肺淤血,心影普大。超声心动图示:左心房、室均扩大,室壁运动减弱,心脏射血分数(EF)30%。

一、呼吸困难的定义

呼吸困难(dyspnea)是指病人主观感到空气不足、呼吸费力,客观上表现为呼吸运动用力,严重时可出现张口呼吸、鼻翼扇动、端坐呼吸,甚至发绀、呼吸辅助肌参与呼吸运动,并且可有呼吸频率、深度、节律的改变。病人的精神状况、生活环境、文化水平、心理因素及疾病性质等都可对呼吸困难的描述产生一定影响。

二、呼吸困难的原因

引起呼吸困难的原因繁多,主要为呼吸系统和循环系统疾病。

1. 呼吸系统疾病

(1)气道阻塞:如喉或气管或支气管的炎症、水肿、肿瘤或异物所致的狭窄或阻塞,以及支气管哮喘、慢性阻塞性肺疾病等。

(2)肺部疾病:如肺炎、肺脓肿、肺结核、肺不张、肺淤血、肺水肿、弥漫性肺间质疾病、细支气管肺泡癌等。

(3)胸壁、胸廓、胸膜腔疾病:如胸壁炎症、严重胸廓畸形、胸腔积液、自发性气胸、广泛胸膜粘连、结核、外伤等。

(4)神经肌肉疾病:如脊髓灰质炎病变累及颈髓、急性多发性神经根神经炎和重症肌无力累及呼吸肌、药物导致呼吸肌麻痹等。

(5)膈肌运动障碍:如膈肌麻痹、大量腹腔积液、腹腔巨大肿瘤、胃扩张和妊娠末期。

2. **循环系统疾病** 常见于各种原因所致的左心和/或右心衰竭、心脏压塞、肺栓塞和原发性肺动脉高压等。

3. **中毒** 系各种中毒所致,如糖尿病酮症酸中毒、吗啡类药物中毒、有机磷杀虫药中毒、氰化物中毒、亚硝酸盐中毒和急性一氧化碳中毒等。

4. **神经精神疾病** 如脑出血、脑外伤、脑肿瘤、脑炎、脑膜炎、脑脓肿等颅脑疾病引起呼吸中枢功能障碍和精神因素所致的呼吸困难,如癔症等。

5. **血液病** 常见于重度贫血、高铁血红蛋白血症、硫化血红蛋白血症等。

三、呼吸困难的临床表现

根据发生机制及临床表现特点,可将呼吸困难归纳分为以下五种类型。

1. **肺源性呼吸困难** 肺源性呼吸困难主要是呼吸系统疾病引起的通气、换气功能障碍导致缺氧和/或二氧化碳潴留引起的。临床上常将其分为三种类型:

(1)吸气性呼吸困难:主要表现为吸气显著费力,严重者吸气时可见"三凹征"(three depressions sign),表现为胸骨上窝、锁骨上窝和肋间隙明显凹陷,此时亦可伴有干咳及高调吸气性喉鸣。"三凹征"的出现主要是呼吸肌极度用力,胸腔负压增加所致。常见于喉部、气管、大支气管的狭窄与阻塞。

(2)呼气性呼吸困难:主要表现为呼气费力、呼气缓慢、呼吸时间明显延长,常伴有呼气期哮鸣音。主要由肺泡弹性减弱和/或小支气管的痉挛或炎症所致。常见于慢性支气管炎(喘息型)、慢性阻塞性肺气肿、支气管哮喘、弥漫性泛细支气管炎等。

(3)混合性呼吸困难:主要表现为吸气期及呼气期均感呼吸费力、呼吸频率增快、深度变浅,可伴有呼吸音异常或病理性呼吸音。主要是由肺或胸膜腔病变使肺呼吸面积减少导致换气功能障碍所致。常见于重症肺炎、重症肺结核、大面积肺栓塞(梗死)、弥漫性肺间质疾病、大量胸腔积液、气胸、广泛性胸膜增厚等。

2. **心源性呼吸困难** 主要由左心和/或右心衰竭引起,尤其是左心衰竭时呼吸困难更为严重。

左心衰竭发生的主要原因是肺淤血和肺泡弹性降低。其机制为:①肺淤血使气体弥散功能降低;②肺泡张力增高,刺激牵张感受器,通过迷走神经反射兴奋呼吸中枢;③肺泡弹性减退,使肺活量减少;④肺循环压力升高对呼吸中枢的反射性刺激。

左心衰竭引起的呼吸困难特点为:①有引起左心衰竭的基础病因,如风湿性心脏病、高血压心脏病、冠状动脉粥样硬化性心脏病等;②呈混合性呼吸困难,活动时呼吸困难出现或加重,休息时减轻或消失,卧位明显,坐位或立位时减轻,故而当病人病情较重时,往往被迫采取半坐位或端坐呼吸(orthopnea);③两肺底部或全肺出现湿啰音;④应用强心剂、利尿剂和血管扩张剂改善左心功能后,呼吸困难症状随之好转。

急性左心衰竭时,常可出现夜间阵发性呼吸困难,表现为夜间睡眠中突感胸闷气急,被迫坐起,惊恐不安。轻者数分钟至数十分钟后症状逐渐减轻、消失;重者可见端坐呼吸、面色发绀、大汗、有哮鸣音、咳浆液性粉红色泡沫痰,两肺底有较多湿啰音,心率加快,可有奔马律。此种呼吸困难称"心源性哮喘"(cardiac asthma)。左心衰竭发生机制为:①睡眠时迷走神经兴奋性增高,冠状动脉收缩、心肌供血减少、心功能降低;②小支气管收缩,肺泡通气量减少;③仰卧位时肺活量减少,下半身静脉回心血量增多,致肺淤血加重;④呼吸中枢敏感性降低,对肺淤血引起的轻度缺氧反应迟钝,当淤血加重、缺氧明显时,才刺激呼吸中枢引起应答反应。

右心衰竭严重时也可引起呼吸困难,但程度较左心衰竭轻,其主要由体循环淤血所致。其发生机制为:①右心房和上腔静脉压升高,刺激压力感受器反射性地兴奋呼吸中枢;②血氧含量减少,乳酸、丙酮酸等代谢产物增加,刺激呼吸中枢;③淤血性肝大、腹腔积液和胸腔积液,使呼吸运动受限,肺气体交换面积减少。临床上主要见于慢性肺源性心脏病、某些先天性心脏病或由左心衰竭发展而来。另外,也可见于各种原因所致的急性或慢性心包积液。其发生呼吸困难的主要机制是大量心包渗液致心脏压塞或心包纤维性增厚、钙化、缩窄,使心脏舒张受限,引起体循环静脉淤血。

3. 中毒性呼吸困难 代谢性酸中毒可导致血中代谢产物增多,刺激颈动脉窦、主动脉体化学感受器或直接刺激呼吸中枢引起呼吸困难。其主要特点为:①有引起代谢性酸中毒的基础病因,如尿毒症、糖尿病酮症酸中毒等;②出现深长而规则的呼吸,可伴有鼾音,称为酸中毒深大呼吸(Kussmaul 呼吸)。

某些药物如吗啡类、巴比妥类等中枢抑制药物和有机磷杀虫药中毒时,可抑制呼吸中枢,引起呼吸困难。其主要特点为:①有药物或化学物质中毒史;②呼吸缓慢、变浅伴有呼吸节律异常的改变,如陈 - 施呼吸(潮式呼吸)或比奥呼吸(间停呼吸)。

化学毒物中毒可导致机体缺氧,引起呼吸困难,常见于一氧化碳中毒、亚硝酸盐和苯胺类中毒、氰化物中毒。其发生机制分别为:一氧化碳中毒时,吸入的一氧化碳与血红蛋白结合形成碳氧血红蛋白,血红蛋白失去携带氧的能力导致缺氧而产生呼吸困难;亚硝酸盐和苯胺类中毒时,血红蛋白变为高铁血红蛋白失去携带氧的能力导致缺氧;氰化物中毒时,氰离子抑制细胞色素氧化酶的活性,影响细胞呼吸作用,导致组织缺氧引起呼吸困难,严重时引起脑水肿,抑制呼吸中枢。

4. 神经精神性呼吸困难 神经性呼吸困难主要由于呼吸中枢受增高的颅内压和供血减少的刺激,使呼吸变得慢而深,并常伴有呼吸节律的改变,如双吸气(抽泣样呼吸)、呼吸遏制(吸气突然停止)等。临床上常见于重症颅脑疾患,如脑出血、脑炎、脑膜炎、脑脓肿、脑外伤及脑肿瘤等。

精神性呼吸困难主要表现为呼吸频率快而浅,伴有叹息样呼吸或出现手足搐搦。临床常见于癔症病人,病人可突然发生呼吸困难。其发生机制多为过度通气而发生呼吸性碱中毒,严重时也可出现意识障碍。

5. 血源性呼吸困难 多由红细胞携氧量减少,血氧含量降低所致。表现为呼吸浅、心率快。临床常见于重度贫血、高铁血红蛋白血症、硫化血红蛋白血症病人。除此以外,大出血或休克时,因缺氧和血压下降,刺激呼吸中枢,也可使呼吸加快。

四、呼吸困难的伴随症状

1. 发作性呼吸困难伴哮鸣音 多见于支气管哮喘、心源性哮喘。突发性重度呼吸困难见于急性喉水肿、气管异物、大面积肺栓塞、自发性气胸等。

2. 呼吸困难伴发热 多见于肺炎、肺脓肿、肺结核、胸膜炎、急性心包炎等。

3. 呼吸困难伴一侧胸痛 见于大叶性肺炎、急性渗出性胸膜炎、肺栓塞、自发性气胸、急性心肌梗死、支气管肺癌等。

4. 呼吸困难伴咳嗽、咳痰 见于慢性支气管炎、阻塞性肺气肿继发肺部感染、支气管扩张、肺脓肿等;伴大量泡沫痰可见于有机磷中毒;伴粉红色泡沫痰见于急性左心衰竭。

5. 呼吸困难伴意识障碍 见于脑出血、脑膜炎、糖尿病酮症酸中毒、尿毒症、肺性脑病、急性中毒、休克型肺炎等。

五、呼吸困难的问诊

1. 呼吸困难发生的诱因 包括有无引起呼吸困难的基础病因和直接诱因,如有无心肺疾病、肾病、代谢性疾病病史和有无药物、毒物摄入史及头痛、意识障碍、颅脑外伤史。

2. 呼吸困难发生的快与慢 询问起病是突然发生、缓慢发生、渐进发生还是有明显的时间性。

3. **呼吸困难与活动、体位的关系** 如左心衰竭引起的呼吸困难。

4. **询问其伴随症状** 如发热、咳嗽、咳痰、咯血、胸痛等。

【诊断要点分析】

(一) 诊断思路

1. 病人有喘憋,呼吸困难 1 年余,加重 1 周,使对该病人的诊断倾向于心源性呼吸困难。既往史:否认"高血压心脏病、冠心病、瓣膜性心脏病、先天性心脏病"等疾病病史。常以心力衰竭为首诊症状,常有颈静脉怒张、肝大、下肢凹陷性水肿。

2. **体征** BP 110/70mmHg,口唇发绀,颈静脉充盈,两肺底闻及湿啰音,心界向两侧扩大,心尖区可闻及 3/6 级收缩期杂音,S_1 减弱,可闻舒张期奔马律,肝大,下肢浮肿。符合"慢性充血性心力衰竭"诊断。

3. **辅助检查** ①心电图常有心律失常,如频发室性期前收缩(多源性、成对性或短阵室速)、完全性左束支传导阻滞;②胸片可见心影增大呈普大型,肺淤血;③超声心动图示左心房、室均扩大,心脏弥漫性运动减弱,EF 小于 50%;④除外瓣膜病、冠心病、高血压心脏病、肺心病及先天性心脏病。故充血性心力衰竭的病因诊断为"扩张型心肌病"。

(二) 分析要点

1. 此例为 56 岁中老年男性,呼吸困难 1 年余,加重 1 周,经病史询问及体格检查,发现心界向两侧扩大,有奔马律,心尖区 3/6 级收缩期吹风样杂音,考虑为扩张型心肌病,后经超声心动图检查证实而确诊。因而病史、查体、超声心动图三个步骤便可对扩张型心肌病确诊。

2. **呼吸困难的原因** 此例为扩张型心肌病,心功能 Ⅲ 级,发生呼吸困难是由于肺淤血,使气体弥散功能降低,肺泡张力增高,刺激牵张感受器,通过迷走神经反射兴奋呼吸中枢,肺泡弹性减退,使肺活量减少,肺循环压力升高对呼吸中枢产生反射性刺激。仰卧时肺活量减少,下肢静脉回心血量增多,使肺淤血加重;心力衰竭较重时,病人被迫取半坐位或端坐位呼吸。

3. **此病例诊断较容易** 呼吸困难 1 年余,加重 1 周,使得对该病人的诊断倾向于心源性呼吸困难。体检时,BP 110/70mmHg,有颈静脉充盈,两肺底闻及湿啰音,心界向两侧扩大,奔马律,心尖区 3/6 级吹风样收缩期杂音,肝大,下肢浮肿。排除了高血压心脏病、冠心病、瓣膜性心脏病、先天性心脏病。

初步诊断为扩张型心肌病,心律失常,完全性左束支传导阻滞,慢性充血性心力衰竭,心功能 Ⅲ 级。

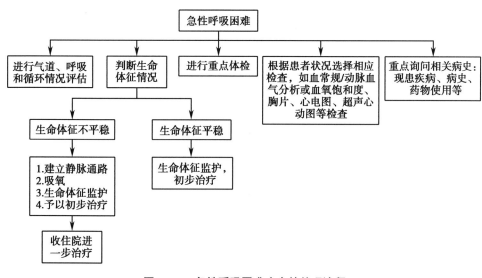

图 2-1-3 急性呼吸困难病人的处理流程

第五节 心　悸

【案例】

病人,女,34岁,因反复心慌、气促4年,加重伴双下肢水肿1周来诊。既往有反复咽痛及游走性大关节痛病史。查体:T 36.7℃,R 30次/min,P 95次/min,BP 110/70mmHg;半坐卧位,颈静脉怒张;心界向两侧扩大;HR 120次/min,心律绝对不齐,心音强弱不等,短绌脉,心尖部可闻及舒张中晚期隆隆样杂音和3/6级收缩期吹风样杂音;肝肋下2~3cm;双下肢中度浮肿。ECG示:异位心律,快速心房颤动。心脏彩超示:二尖瓣中度狭窄伴关闭不全。

一、心悸的定义

心悸(palpitation)是一种自觉心脏跳动的不适感或心慌感。当心率加快时感到心脏跳动不适,心率缓慢时则感到搏动有力。心悸时,心率可快、可慢,也可有心律失常,心率和心律正常者亦可有心悸。

二、心悸的原因

心悸的病因很多,除心脏本身外,某些全身性疾病也可以引起心悸,还有生理性和功能性心悸。

1. **心脏搏动增强**　心脏收缩力增强引起的心悸,可为生理性或病理性。

(1)生理性

1)健康人在剧烈运动或精神过度紧张时。

2)饮酒、喝浓茶或咖啡后。

3)应用某些药物,如肾上腺素、麻黄碱、咖啡因、阿托品等。

4)妊娠。

(2)病理性

1)心室肥大:高血压心脏病、主动脉瓣关闭不全、二尖瓣关闭不全等引起的左心室肥大,心脏收缩力增强。动脉导管未闭、室间隔缺损回流量增多,增加心脏的负荷量,导致心室肥大,也可引起心悸。此外脚气性心脏病,因缺乏维生素,周围小动脉扩张,阻力降低,回心血流增多,心脏工作量增加,也可出现心悸。

2)其他引起心脏搏动增强的疾病:①甲状腺功能亢进,系基础代谢与交感神经兴奋性增高导致心率加快。②贫血,以急性失血时心悸最为明显。贫血时血液携氧量减少,器官及组织缺氧,机体为保证氧的供应,通过增加心率提高心排出量来代偿,心率加快导致心悸。③发热,此时基础代谢率增高,心率加快、心排血量增加,也可引起心悸。④低血糖症、嗜铬细胞瘤等引起肾上腺素释放增多,心率加快,也可发生心悸。

2. **心律失常**　心动过速、过缓或其他心律失常,均可出现心悸。

(1)心动过速:各种原因引起的窦性心动过速、阵发性室上性或室性心动过速等,均可发生心悸。

(2)心动过缓:高度房室传导阻滞(二、三度房室传导阻滞)、窦性心动过缓或病态窦房结综合征,由于心率缓慢,舒张期延长,心室充盈度增加,心搏强而有力,引起心悸。

(3)其他心律失常:期前收缩、心房扑动或颤动等,由于心脏跳动不规则或有一段间歇,使病人感到心悸,甚至有停跳感觉。

3. **心力衰竭**　各种原因引起的心力衰竭均可出现心悸。

4. **心脏神经症**　由自主神经功能紊乱引起,心脏本身并无器质性病变,多见于青年女性。除心悸外,常有心率加快、心前区或心尖部隐痛,以及疲乏、失眠、头晕、头痛、耳鸣、记忆力减退等神经衰弱表现,且在焦虑、情绪激动等情况下更易发生。

5. **β 受体亢进综合征** 也与自主神经功能紊乱有关,易在紧张时发生。其表现除心悸、心动过速、胸闷、头晕外,尚可有心电图的一些改变,出现窦性心动过速、轻度 ST 段下移及 T 波平坦或倒置,易与心脏器质性病变混淆。可采用普萘洛尔试验进行鉴别,β 受体亢进综合征病人应用普萘洛尔后心电图改变可恢复正常,提示其改变为功能性。

6. **更年期综合征** 在绝经期前后出现的一系列内分泌与自主神经功能紊乱症状,心悸也是其中一个症状。

7. **其他** 胸腔大量积液、高原病、胆心综合征,也可出现心悸。

三、心悸的发病机制

心悸发生机制尚未完全清楚,一般认为心脏活动过度是心悸发生的基础,常与心率及心搏出量改变有关。

1. **血流动力学改变** 器质性心脏病出现心室肥大、心肌收缩力增强、心搏出量增加、心脏搏动增强产生心悸。某些疾病因引起代谢增强或交感神经兴奋性增高,致心率加快、心脏搏动增强而引起心悸。

2. **心律失常** 心动过速时,由于舒张期缩短,心室充盈量减少,收缩期心室内压力上升速率增快,使心室肌与心瓣膜的紧张度突然增加而产生心悸。心动过缓时,舒张期延长,心室充盈量增加,心肌收缩力代偿性增强而导致心悸。期前收缩时,于一个较长的间歇之后的心室收缩,强而有力,引起心悸,加之提前的心脏搏动距前一次心脏搏动间歇较短,似连续心跳,也会感到心悸。

3. **神经体液调节** 心力衰竭时,交感神经兴奋性增强,去甲肾上腺素分泌增多,心肌收缩力增强,心率增快,引起心悸;再者,心力衰竭病人由于心排血量降低,肾血流减少,肾素-血管紧张素-醛固酮系统被激活,心肌收缩力增强引起心悸。

4. **神经精神因素** 心脏本身无器质性病变,心悸是由自主神经功能紊乱引起的,在焦虑、紧张、情绪激动及注意力集中时更易出现。

四、心悸的伴随症状

1. **伴心前区痛** 见于冠状动脉粥样硬化性心脏病(如心绞痛、心肌梗死)、心肌炎、心包炎,亦可见于心脏神经症等。

2. **伴发热** 见于急性传染病、风湿热、心肌炎、心包炎、感染性心内膜炎等。

3. **伴晕厥或抽搐** 见于高度房室传导阻滞、心室颤动或阵发性室性心动过速、病态窦房结综合征等。

4. **伴贫血** 见于各种原因引起的急性失血,此时常有虚汗、脉搏微弱、血压下降或休克。慢性贫血时,心悸多在劳累后较明显。

5. **伴呼吸困难** 见于急性心肌梗死、心肌炎、心包炎、心力衰竭、重症贫血等。

6. **伴消瘦及出汗** 见于甲状腺功能亢进。

五、心悸的问诊

1. 注意发作的诱因(如是否与精神因素、活动、药物等有关)、时间、频率、病程、发作特点(是否突发突止)。

2. 发作时有无心前区疼痛、发热、头晕、头痛、晕厥、抽搐、呼吸困难、消瘦及多汗、失眠、焦虑等相关症状。

3. 有无心脏病、内分泌疾病、贫血性疾病、神经症等病史。

4. 有无嗜好浓茶、咖啡、烟酒情况,有无精神刺激史。

【诊断要点分析】

(一) 诊断思路

1. 有反复链球菌扁桃体炎或风湿性关节炎病史。

2. 以劳力性呼吸困难、咳嗽、咯血为主要表现,或以心房颤动、血栓栓塞为首发症状,严重者可出现心绞痛、头晕或晕厥,甚至猝死。

3. 体格检查常发现心界扩大和典型病理性杂音,尤其是二尖瓣区和/或主动脉瓣区的病理性杂音。

4. 排除退行性心瓣膜病、梗阻性肥厚型心肌病、先天性心脏病等。

5. 彩色多普勒超声检查常可确诊。

(二) 分析要点

病史特点:本病人因反复心慌、气促 4 年,加重伴双下肢水肿 1 周来诊。既往有反复咽痛及游走性大关节痛病史。

体格检查:T 36.7℃,R 30 次/min,P 95 次/min,BP 110/70mmHg。半坐卧位,颈静脉怒张,HR 120 次/min,心律绝对不齐,心音强弱不等,短绌脉,心尖部可闻及舒张中晚期隆隆样杂音和 3/6 级收缩期吹风样杂音,肝肋下 2～3cm,双下肢中度浮肿。符合"心律失常 - 快速心房颤动、心力衰竭"诊断。

辅助检查:ECG 示异位心律,快速心房颤动;心脏彩超示二尖瓣狭窄伴关闭不全,故病变累及心脏瓣膜,结合既往有反复咽痛及游走性大关节痛病史,支持链球菌感染史。故"风湿性心脏病:二尖瓣狭窄并关闭不全"病因诊断成立。

初步诊断:风湿性心脏病,二尖瓣狭窄并关闭不全,心律失常 - 快速心房颤动,慢性充血性心力衰竭,心功能Ⅲ级。

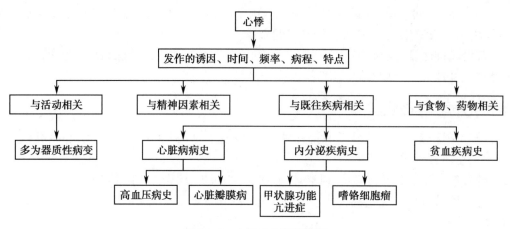

图 2-1-4 心悸病人评估流程

第六节 水 肿

【案例】

病人,男,65 岁,3 年前出现活动后胸闷、气短,未重视,1 年前出现下肢足踝部浮肿,呈间断性,未系统诊治,近 1 周上述症状加重,下肢足踝部、胫前浮肿呈持续性。病程中未出现颜面、眼睑部浮肿,进食正常,二便正常。既往吸烟多年,20～30 支/d,无明显药物、食物过敏史,近 2 年未服用药物。查体:口唇轻度发绀,颈静脉怒张,双肺底可闻及少许细湿啰音,心界扩大,心率 90 次/min,心律齐,肝脾肋下未触及,双下肢中度可凹性水肿。辅助检查:心电图提示窦性心律,多导联 ST-T 改变;心脏超声提示左心房、左心室增大,射血分数下降。

一、水肿的定义

水肿(edema)是指人体组织间隙或体腔内积聚过多的液体而导致的组织肿胀。水肿按性质可分为凹陷性水肿和非凹陷性水肿,按分布范围可分为全身性水肿(液体弥漫性分布在体内组织间隙)和局部性水肿(液体积聚在局部组织间隙)。发生于体腔内称积液,如胸腔积液、腹腔积液、心包积液等。通常水肿不包括内脏器官局部的水肿,如脑水肿、肺水肿等。

检查水肿是否可凹陷,可将手指按压在病人相应部位2～3秒,如检查者的手可以按压进去,则为凹陷性水肿。通常将胫骨前作为检查部位。根据按压的深度和凹痕持续的时间可将凹陷性水肿定量分为+～++++。

+:按压深度大约2mm,很快恢复。

++:按压深度大约4mm,10～15秒可恢复。

+++:按压深度大约6mm,可能超过1分钟恢复,肢体肿胀。

++++:按压深度8mm或更深,可能持续2～5分钟,肢体肿胀变形。

二、水肿的原因

在正常人体中,血管内液体不断地从毛细血管小动脉端滤出至组织间隙形成组织液,同时组织液又不断地从毛细血管小静脉端回吸收入血管中,正常情况下两者始终保持着动态平衡。保持这种体液动态平衡的主要因素有:①组织间液生成因素,包括毛细血管内静水压、组织间液胶体渗透压;②组织间液回吸收因素,包括血浆胶体渗透压、组织间隙机械压力(组织压)。当维持体液平衡的因素发生障碍,出现组织间液的生成大于回吸收时,则可导致水肿发生。

导致水肿的主要因素(图2-1-5)如下。

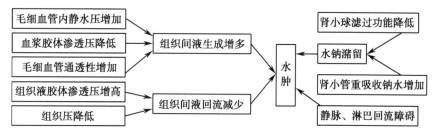

图2-1-5　水肿发生机制

1. 毛细血管血流动力学改变

(1)血浆胶体渗透压降低。

(2)毛细血管内静水压增加。

(3)毛细血管通透性增加。

(4)组织液胶体渗透压增高。

(5)组织压降低。

2. 水钠潴留

(1)肾小球滤过率降低:①肾小球滤膜通透性降低;②肾小球滤过面积减少;③肾小球有效滤过压下降;④管球失衡。

(2)肾小管对钠水的重吸收增加:①醛固酮分泌增加;②抗利尿激素分泌增加;③肾小球滤过分数增加。

3. 静脉、淋巴回流障碍　多产生局部水肿。

各种病因引起的水肿机制不尽相同,分述如下:

(一) 全身性水肿

1. 心源性水肿(cardiac edema)　发生机制主要是有效循环血量减少,肾血流量减少,继发性醛固酮增多引起水钠潴留;静脉回流障碍,毛细血管静水压增高,组织间液回吸收障碍。前者决定水肿程度,后者决定水肿部位。心源性水肿主要是右心衰竭的表现。

2. **肾源性水肿(renal edema)** 可见于各型肾炎和肾病。发生机制主要是由多种因素引起肾排泄水、钠减少,导致水钠潴留;细胞外液增多,导致毛细血管静水压升高。其中水钠潴留是肾源性水肿的基本机制。水钠潴留可能与下列因素相关:肾小球滤过率下降,而肾小管回吸收钠增加(管球失衡);大量蛋白尿导致低蛋白血症,出现血浆胶体渗透压下降;肾实质缺血,刺激肾素-血管紧张素-醛固酮活性增加,继发性醛固酮增加;肾内前列腺素(PGI2、PGE2等)产生减少,致使肾排钠减少。

3. **肝源性水肿(hepatic edema)** 主要发生于肝炎后肝硬化、酒精性肝硬化等,发生机制主要是:肝功损害使蛋白合成障碍,血浆白蛋白降低,导致血浆胶体渗透压降低;醛固酮代谢清除减少,继发性醛固酮增多;肝淋巴液回流障碍;门静脉高压症。

4. **营养不良性水肿(nutritional edema)** 发生机制主要是:皮下脂肪减少导致组织松弛,组织间隙机械压力降低;低蛋白血症导致血浆胶体渗透压降低;维生素 B_1 缺乏。见于结核病、肿瘤、慢性胰腺炎、神经性厌食等慢性消耗性疾病及蛋白丢失性胃肠病、重度烧伤等。

5. **内分泌代谢疾病所致水肿** 甲状腺功能减退症和腺垂体功能减退症主要由于组织间隙亲水物质增加导致非凹陷性水肿;甲状腺功能亢进症由于蛋白质分解加速,导致低蛋白血症,引起凹陷性水肿,或组织间隙黏多糖、黏蛋白等物质沉积引起非凹陷性水肿;原发性醛固酮增多症因醛固酮、去氧皮质酮分泌增多,导致水钠潴留引起水肿;库欣综合征由于肾上腺皮质激素分泌过多,导致水钠潴留引起水肿。

6. **其他原因所致全身性水肿** 经前期紧张综合征;药物性水肿,最多见于钙通道阻滞剂,亦可见于性激素、糖皮质激素、胰岛素、血管扩张药物、甘草制剂等药物;特发性水肿,多见于妇女,原因未明;妊娠性水肿;结缔组织疾病或变态反应性水肿;其他功能性水肿,如高温环境引起的水肿、肥胖性水肿、老年性水肿、旅行者发生水肿、久坐者水肿。

(二)局部性水肿

见于过敏、局部炎症、肢体静脉血栓形成及血栓性静脉炎、腔静脉阻塞综合征、丝虫病等。

三、水肿的临床表现

(一)水肿表现

发生水肿时,水肿部位皮肤紧张、发亮,原有皮纹变浅、变少或消失,甚至出现液体渗出,手指按压后局部发生凹陷,但有些疾病(如甲状腺功能减退症)所致水肿为非凹陷性。

(二)水肿特点

不同疾病所致水肿各有其临床特点,分述如下:

1. **心源性水肿的特点** 首先出现于身体下垂部位(下垂部流体静水压较高)。能起床活动者,最早出现于踝内侧,行走活动后明显,休息后减轻或消失;经常卧床者以腰骶部较为明显。随着心力衰竭程度的加重,水肿可自轻度的踝部水肿逐渐发展为严重的全身性水肿,但颜面部一般不发生水肿。

2. **肾源性水肿的特点** 疾病早期表现为晨间起床时有眼睑与颜面水肿,随着病情加重发展为全身水肿,肾病综合征时可发生重度水肿。

3. **肝源性水肿的特点** 主要表现为腹水。水肿发生时首先出现踝部水肿,逐渐向上蔓延,而头、面部及上肢常无水肿。

4. **营养不良性水肿的特点** 水肿发生前常有消瘦、体重减轻等表现。

5. **经前期紧张综合征水肿的特点** 月经前 7～14 天出现眼睑、踝部及手部轻度水肿,月经后水肿逐渐消退。无器质性疾病表现。

6. **特发性水肿的特点** 为周期性水肿,体重昼夜变化大,水肿主要见于身体下垂部位。此类水肿几乎仅发生于女性。

四、水肿的伴随症状

1. 心源性水肿常伴有呼吸困难、发绀、颈静脉怒张、肝大,可有轻度蛋白尿;上腔静脉阻塞综合征引起的水肿也可伴有呼吸困难、发绀。

2. 肾源性水肿常伴有重度蛋白尿、高血压。

3. 肝源性水肿常伴肝大、腹胀、腹水、皮肤及巩膜黄染、面色晦暗等。

4. 经前期紧张综合征水肿与月经周期有明显关系,无其他器质性病变表现。

5. 营养不良性水肿常伴有消瘦、体重减轻、肝大等。

五、水肿的问诊

1. 水肿出现时间、急缓、部位(开始部位及蔓延情况)、是否凹陷性、是否对称性、全身性或局部性、与体位变化及活动的关系等。

2. 有无心、肾、肝、内分泌疾病及过敏性疾病病史,有无心悸、气促、咳嗽、咳痰、咯血、腹胀、腹痛、食欲改变、体重及尿量变化等相应系统疾病症状伴随。

3. 水肿与月经、妊娠、药物、饮食等的关系。

4. 有无心脏病、肝病、肾病、甲状腺疾病等家族史等。

【诊断要点分析】

(一) 诊断思路

1. 病人水肿,首先分析引起水肿的原因:心源性、肾源性、肝源性、内分泌代谢疾病所致水肿,还是药物性水肿。

2. 病人为老年男性,特发性水肿可能性不大;无药物应用史,基本排除药物所致水肿;否认肾病、肝病史,且未出现颜面、眼睑水肿,未出现明显腹胀、腹水,基本排除肾源性、肝源性水肿。

3. 病人为老年男性,长期大量吸烟,有冠心病高危因素,逐渐出现活动后胸闷、气短、下肢水肿,且水肿自下肢足踝部开始出现,渐进性加重,支持心源性水肿。

4. 心电图提示多导联 ST-T 改变,超声心动图提示心脏扩大,射血分数明显下降,支持冠状动脉粥样硬化性心脏病、心功能不全。

(二) 分析要点

1. 老年男性,逐渐出现活动后胸闷、气短、下肢水肿,且水肿自下肢足踝部开始出现,渐进性加重,既往长期吸烟,20~30 支 /d,无肝病、肾病、内分泌系统疾病史,故心源性水肿可能性大。

2. 体格检查无贫血貌,未见明显肝掌、蜘蛛痣,有口唇发绀、颈静脉怒张,双肺底可闻及细湿啰音,心界扩大,心率 90 次 /min,腹水征不明显,双下肢中度凹陷性水肿。符合心源性水肿特点。

3. 可进一步完善辅助检查。尿常规、血生化、肝肾功能检查及甲状腺功能测定有助于肝源

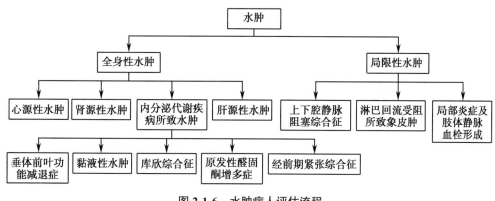

图 2-1-6 水肿病人评估流程

性、肾源性、内分泌代谢疾病所致水肿的鉴别诊断。心电图提示窦性心律,多导联 ST-T 改变;心脏超声提示左心房、左心室增大,射血分数下降。初步诊断为冠状动脉粥样硬化性心脏病、心功能不全。

第七节 消 瘦

【案例】

病人,男,42 岁,消瘦 1 个月。病人近 1 个月出现消瘦,体重逐渐下降大约 10kg,且自觉乏力、多尿、口渴、多饮,但无明显怕热、多汗、心悸、手抖、大便次数增多,无头晕、体毛减少、性欲减退,无咳嗽、胸痛、咯血、恶心、呕吐、腹胀、腹痛等不适。自测空腹毛细血糖 13.2mmol/L。既往身体健康,父母均患有糖尿病。查体:体型肥胖,无明显其他阳性体征。辅助检查:生化检查 FBG 12.6mmol/L,PBG 22.0mmol/L,HbA1c 9.0%。

一、消瘦的定义

消瘦(emaciation)是由于各种原因造成体重低于正常低限的一种状态。目前国内外多采用体重指数(BMI)来判定消瘦,BMI<18.5kg/m² 为消瘦。按照体重判定,通常认为体重低于标准体重的 10% 为消瘦;也有将低于标准体重的 10% 判定为低体重,低于标准体重的 20% 判定为消瘦。

二、消瘦的原因

消瘦是机体摄入营养物质(主要是指蛋白质、碳水化合物、脂肪三大营养物质)减少或者机体对营养物质消耗增多,使机体负氮平衡所致(图 2-1-7)。

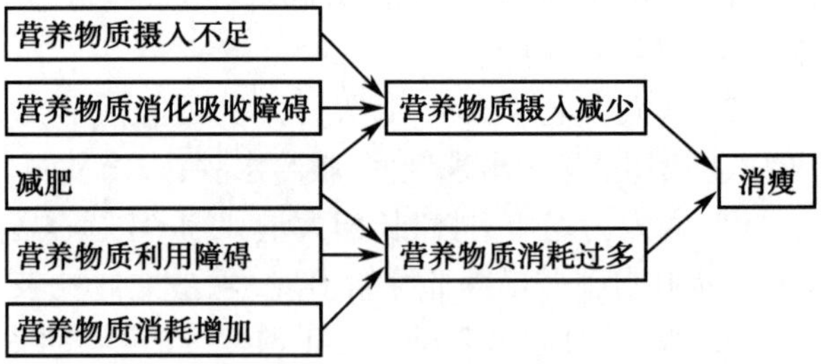

图 2-1-7 消瘦发生机制

(一)机体摄入营养物质减少

1. 营养物质摄入不足

(1)吞咽困难:可见于咽后壁脓肿、口腔炎、急性扁桃体炎等口腔疾病,食管癌、贲门癌等消化道疾病,重症肌无力等神经肌肉疾病。

(2)进食量减少:可见于糖尿病性胃轻瘫、慢性萎缩性胃炎、胰腺炎、肝硬化等消化系统疾病,神经性厌食、抑郁症等神经精神疾病,肺功能不全,心功能不全,慢性肾功能不全,重症感染等。

2. 营养物质消化、吸收障碍

(1)胃肠疾病:如胃切除术后、胃泌素瘤、皮革胃、重症胃炎、胃溃疡、短肠综合征、各种肠道疾病等。

(2)肝胆疾病:如重症肝炎、肝硬化、胆囊切除后、肝癌、胆囊癌等。

(3)胰腺疾病:如慢性胰腺炎、胰腺大部切除术后、胰腺癌及胰瘘等。

(二)营养物质消耗增多

1. 高热 病人高热时可出现食欲不佳,而且体温每升高 1℃,会使机体代谢率提高 13%左右。

2. 重症结核病、肿瘤等慢性消耗性疾病。

3. 大面积烧伤。

4. 糖尿病、甲状腺功能亢进等内分泌与代谢性疾病。

（三）营养物质利用障碍

1. 代谢性疾病，如糖尿病，可因胰岛素缺乏而导致葡萄糖利用障碍。

2. 人为性消瘦，可因大量运动、应用减肥药物导致营养物质消耗过多，或是控制饮食、应用减肥药物导致营养物质摄入减少。

3. 体质性消瘦，有家族倾向，但无明显疾病征象。

三、消瘦的临床表现

各种原因引起的消瘦主要临床表现均是体重减轻，而由于引起消瘦的原因不同尚有其他相应的临床表现。

1. **呼吸系统疾病**　可有咳嗽、咳痰、咯血、气喘、发绀、呼吸困难等症。

2. **循环系统疾病**　可有浮肿、少尿、心悸、气短、呼吸困难等症。

3. **消化系统疾病**　可有恶心、呕吐、食欲不佳、腹胀、腹痛、腹泻等症，并有不同消化疾病自身表现。

4. **内分泌代谢疾病**　如甲状腺功能亢进症可有怕热、多汗、性情急躁、易怒、心悸、多食易饥、便次增多、女性月经紊乱、眼球突出、甲状腺肿大、胫前黏液性水肿等表现；垂体前叶功能减退可有性功能减退、月经稀少或闭经、毛发脱落等表现；肾上腺皮质功能减退亦可出现厌食、恶心、呕吐、乏力、低血压，并有皮肤黏膜色素沉着等表现；糖尿病可有多尿、口渴、多饮、多食易饥等症。

5. **慢性消耗性疾病**　如结核病有低热、盗汗、乏力、咯血等症。

6. **神经系统疾病**　可有吞咽困难、恶心、呕吐等表现，并有相应神经定位体征。

7. **精神性疾病**　可有厌食、睡眠障碍、自卑、情绪低落、思维缓慢等表现。

四、消瘦的伴随症状

1. 口咽、食管疾病可伴有吞咽困难。

2. 胃病、肝胆疾病、胰腺疾病常可伴有上腹不适、疼痛、呕血等症。

3. 肠道疾病、短肠综合征、倾倒综合征可伴有腹泻、下腹不适、疼痛等症。

4. 肝硬化、消化性溃疡、炎性肠病、胃肠道肿瘤可伴有便血等症。

5. 肺结核、肺癌伴有咯血等症。

6. 肿瘤、结核病、慢性感染可伴有发热等症。

7. 糖尿病、甲状腺功能亢进症可伴有口渴、多饮、多尿、食欲增加等症，且甲状腺功能亢进症可伴有怕热、多汗、心悸、双手细颤、性情急躁、易怒等症。

8. 抑郁症、神经性厌食可伴有食欲缺乏、情绪低落、自杀倾向。

五、消瘦的问诊

1. 消瘦出现的时间、缓急、有无诱因情况及症状特点。

2. 有无心、肾、肺、消化系统疾病史，有无内分泌代谢疾病史，有无神经、精神系统疾病史及相关症状。

3. 注意询问饮食习惯、职业特点、家庭经济状况，有无用药史、输血史、放射性物质接触史、吸烟及酗酒史。

4. 人际交往情况及生活、工作压力情况。

5. 有无结核病与肝炎等感染性疾病、遗传性疾病、恶性肿瘤等疾病家族史等。

【诊断要点分析】

（一）诊断思路

1. **首先考虑可能引起消瘦的原因**　营养物质摄入不足，营养物质消化、吸收障碍或者是营养物质利用障碍，由于病人体形肥胖，因而不支持慢性消耗性疾病的诊断。

2. 病人无咳嗽、咯血、胸痛等呼吸系统症状,无恶心、呕吐、腹胀、腹痛、排便异常等消化系统症状,无浮肿、少尿、气短、呼吸困难等心血管疾病症状,无怕热、多汗、心悸、手抖、皮肤色素沉着等症状,无肺结核、肝胆疾病、胃肠道疾病、甲状腺功能亢进等疾病史,不支持上述相关疾病引起的摄入不足、消化吸收障碍、慢性消耗性消瘦。

3. 病人体形肥胖,三多一少症状明显,生化检查 FBG、PBG、HbA1c 明显升高,且有糖尿病家族史,故考虑诊断为糖尿病。

（二）分析要点

1. 中年男性,消瘦 1 个月,但无明显咳嗽、咯血、胸痛、发热、恶心、呕吐、腹胀、腹痛、排便异常、浮肿、少尿、气短、呼吸困难等症状,无长期口腔破溃、吞咽困难等症状,亦无消化系统、呼吸系统、神经系统等疾病史,故摄入障碍、消化吸收障碍等原因引起的消瘦可能性不大。

2. 病人消瘦,且伴多尿、口渴、多饮、乏力;体型肥胖,无其他明显阳性体征;有糖尿病家族史。故糖尿病可能性大。

3. 可进一步行胸片、肝胆胰脾超声、甲状腺功能测定、垂体前叶功能测定等检查,与呼吸系统、消化系统、甲状腺功能亢进、垂体前叶功能减退等引起的消瘦相鉴别。生化检查结果示 FBG 12.6mmol/L,PBG 22.0mmol/L,HbA1c 9.0%,结果支持糖尿病诊断。

第八节　肥　胖

【案例】

病人,女,46 岁,体重增加 3 年。病人 3 年前开始出现体重增加,逐渐增重近 9kg,近 1 年逐渐出现怕冷、少汗、腹胀、便秘、记忆力减退、行动迟缓、皮肤黄白粗糙与脱屑,但无多血质外貌、满月脸、痤疮、皮肤紫纹等症状。正常产出生,发育正常,既往体健,饮食健康,发病前体重大约 45kg。父母身体健康,无明显肥胖。查体:黏液水肿面容,表情呆板,反应迟钝,皮肤干燥脱屑,头发干枯,双肺未闻及明显干湿啰音,心率 50 次/min,心音低钝,肝脾肋下未触及。辅助检查:心电图提示窦性心动过缓,低电压。化验检查 FT_3 2.5pmol/L↓、FT_4 8.3pmol/L↓、TSH 75μIU/ml↑,TG-Ab、TPO-Ab 阳性,生化检查血糖、血脂正常,胰岛素释放试验显示正常曲线和范围。

一、肥胖的定义

肥胖（obesity）是体内脂肪积聚过多而呈现的一种状态,比较公认的定义是体内贮积的脂肪量超过理想体重 20% 以上。

（一）肥胖的评定

1. 体重指数（BMI） 目前,BMI 是测量肥胖比较准确的方法。BMI= 体重（kg）/ 身高的平方（m^2）。

世界卫生组织标准:BMI 18.5～24.9kg/m² 为正常,BMI 25～29.9kg/m² 为超重,BMI≥30kg/m² 为肥胖。肥胖分 3 级:BMI 30～34.9kg/m² 为 1 级,BMI 35～39.9kg/m² 为 2 级,BMI≥40kg/m² 为 3 级。

我国标准:BMI 18.5～23.9kg/m² 为正常,BMI 24～27.9kg/m² 为超重,BMI≥28kg/m² 为肥胖。

2. 腰围标准 男≥90cm 为肥胖,女≥85cm 为肥胖。

3. 身高体重标准 通常认为超过标准体重 10% 为超重,超过标准体重 20% 为肥胖。

世界卫生组织标准体重计算方法:男性标准体重（kg）=［身高（cm）-80］×0.7;女性标准体重（kg）=［身高（cm）-70］×0.6。

简单粗算方法:标准体重(kg)= 身高(cm)−105。

4. **测量三角肌皮肤皱褶标准** 男>2.5cm 为肥胖,女>3.0cm 为肥胖。

5. **其他标准** 标准体重百分率、腰身比值、腰臀比值、臂周长测量等方法。

(二)肥胖的分类

1. 按照病因分为原发性肥胖(单纯性肥胖)和继发性肥胖。

2. 按照脂肪分布范围分为全身性肥胖(均匀性肥胖)、向心性肥胖(内脏型肥胖或腹型肥胖)和臀型肥胖(女性肥胖)。

3. 按脂肪细胞肥大或增殖分为肥大性肥胖和增殖性肥胖。

二、肥胖的原因

肥胖的发病机制尚未完全阐明,可能与下列因素相关(图 2-1-8)。

1. **遗传因素** 父母双方均肥胖者所生子女比父母双方体重均正常者所生子女发生单纯性肥胖的概率高 5~8 倍,提示单纯性肥胖有家族发病倾向。

2. **神经精神因素** 许多激素和细胞因子可调节下丘脑的食欲中枢和个体的摄食行为,而且周围神经系统对摄食也有调节作用。因此,患有神经精神疾病也可导致肥胖的发生。

3. **内分泌因素** 许多内分泌激素(如糖皮质激素、胰岛素、甲状腺激素等)可调节摄食,故患有库欣综合征、甲状腺功能减退、下丘脑 - 垂体疾病、多囊卵巢综合征、性腺功能减退等疾病时,可导致肥胖。近年来的研究还发现,瘦素、脂联素、肿瘤坏死因子 - α、抵抗素等脂肪细胞因子参与了胰岛素抵抗、糖代谢异常、脂代谢紊乱的发生,同时也参与了肥胖的发生。

4. **不良的生活方式和饮食习惯** 摄食过多,活动过少,高脂肪、高热量饮食,摄食行为(如进餐的次数、时间、种类)异常等不健康的生活方式及饮食习惯均可导致肥胖。

5. **医源性肥胖** 糖皮质激素、氯丙嗪、磺脲类降血糖药、胰岛素等药物的长期应用可引起肥胖。

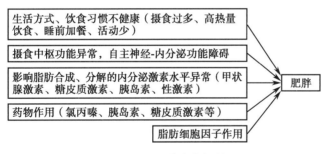

图 2-1-8 肥胖发生机制

三、肥胖的临床表现

肥胖最主要的临床表现就是体重增加。病因不同,临床表现亦有不同。

(一)单纯性肥胖

单纯性肥胖是最常见、最主要的肥胖,其临床特点主要是:常缓慢发生;多呈均匀性肥胖;可同时有高胰岛素血症、糖耐量异常、高脂血症、高尿酸血症、高血压、微量白蛋白尿等代谢紊乱和疾病;可有肥胖家族史或营养过度史。

(二)继发性肥胖

较少见,由于继发于不同疾病,临床表现亦不同。

1. **甲状腺功能减退症** 体重增加主要是因皮下蛋白质和水的潴留所致。肥胖的特点为脂肪沉积于颈部明显,皮肤黄白粗厚,呈现非凹陷性水肿,并常伴有怕冷少汗、便秘、动作迟缓、表情呆滞等症。

2. **库欣综合征** 由于皮质醇分泌增多而导致脂肪重新分布,表现为向心性肥胖(胸、腹、颈、背脂肪沉积过多),同时伴有多血质外貌、满月脸、痤疮、皮肤紫纹、骨质疏松、高血压等症。

3. **多囊卵巢综合征** 肥胖的同时,可有月经紊乱、闭经、长期无排卵、不孕、多毛、痤疮等高雄性激素表现及双侧卵巢多囊、对称性增大。

4. **垂体性肥胖** 垂体瘤或垂体增生时,由于促肾上腺皮质激素(ACTH)分泌增多而导致皮质醇增多,从而出现向心性肥胖,并可出现闭经、溢乳、不孕等症。

5. **间脑性肥胖** 间脑损害可引起自主神经-内分泌功能障碍,出现间脑综合征,表现为肥胖(多呈均匀性肥胖)、食欲波动、血压易变、性功能减退、睡眠节律异常、尿崩症等。

6. **下丘脑性肥胖** 下丘脑功能障碍时可出现肥胖(多呈均匀性中度肥胖),并可有进食、饮水、睡眠、体温、智力及精神异常等。

7. **性腺性肥胖** 多在切除性腺或放射线照射损毁性腺以后出现肥胖,脂肪主要分布在腰部以下、臀部及大腿等处。

8. **性幼稚-色素性视网膜炎-多指(趾)畸形综合征** 亦称 Laurence-Moon-Biedl 综合征,主要表现为肥胖、多指(趾)、色素性视网膜退行性变三联症,此外可伴有智力障碍、生殖器发育不良、卷发、长眉毛、长睫毛和侏儒症等。男性居多。

9. **其他** 如肥胖生殖无能综合征(亦称 Frohlich 综合征)、痛性肥胖综合征、肥胖-通气不良综合征、颅骨内板增生症等均可表现为肥胖,同时有相应疾病的特异性表现。

四、肥胖的伴随症状

1. 单纯性肥胖常伴有不良的饮食习惯、生活方式及家族史。

2. 甲状腺功能减退症常伴有怕冷、少汗、食欲不佳、腹胀、便秘、乏力、表情呆滞、黏液性水肿外貌等表现。

3. 库欣综合征常伴有多血质外貌、满月脸、高血压、痤疮等表现。

4. 多囊卵巢综合征及肥胖生殖无能综合征常伴有闭经、不育、性功能丧失,多囊卵巢综合征还可有高雄激素表现。

5. 垂体性肥胖常伴有闭经、溢乳、不孕等表现。

五、肥胖的问诊

1. 注意肥胖的起病时间、部位、范围等情况及症状特点。

2. 注意了解病人的职业,家庭经济状况,有无不良生活、饮食习惯,用药史,有无肥胖家族史等。

3. 注意了解病人有无颅脑外伤、肿瘤,有无肾上腺疾病、甲状腺功能异常、性腺功能异常等疾病史。

【诊断要点分析】

(一)诊断思路

1. 先考虑体重增加的原因,即单纯性肥胖还是继发性肥胖。

2. 病人平素无暴饮暴食、高脂肪、高热量饮食习惯,父母体重正常,不支持单纯性肥胖。

3. 病人为正常产,发育正常,无多血质外貌、满月脸、痤疮、皮肤紫纹、闭经、溢乳等症,可排除下丘脑性肥胖、库欣综合征等疾病。

4. 病人体重增加的同时,逐渐出现怕冷、少汗、腹胀、便秘、记忆力减退、行动迟缓、皮肤黄白粗糙与脱屑;体检可见黏液性水肿面容,表情呆板,反应迟钝,心率慢,心音低钝,心电图提示窦性心动过缓、低电压。符合甲状腺功能减退症。

5. 甲状腺功能测定结果:FT_3 及 FT_4 降低、TSH 升高、TG-Ab 及 TPO-Ab 阳性。支持原发性甲状腺功能减退症。

（二）分析要点

1. 中年女性，正常产出生，发育正常，平素无暴饮暴食、高脂肪、高热量饮食习惯，父母体重正常，单纯性肥胖可能性不大。近 3 年体重逐渐增加，且近 1 年逐渐出现怕冷、少汗、腹胀、便秘、记忆力减退、行动迟缓、皮肤黄白粗糙与脱屑，症状符合甲状腺功能减退症表现。

2. 查体可见黏液性水肿面容，表情呆板，反应迟钝，皮肤干燥脱屑，头发干枯，心率慢，心音低钝，体征亦符合甲状腺功能减退症表现。

3. **进一步辅助检查** 化验甲状腺功能示 FT_3、FT_4 降低，TSH 升高，TG-Ab、TPO-Ab 阳性；心电图提示窦性心动过缓、低电压。结果支持原发性甲状腺功能减退症。

第九节 尿频、尿急与尿痛

【案例】
病人，女性，35 岁，3 天前淋雨后出现尿频、尿急、尿痛，伴有畏寒、高热、腰痛。每日排尿二十余次，每次间隔时间数分钟，每次尿量少，尿色清，一有尿意需要立刻排尿，每于排尿末下腹部及尿道有针刺样剧痛。体温波动在 38～39.5℃ 之间，间断寒战。无血尿，无浮肿，无排尿困难。

一、尿频、尿急、尿痛的定义

尿频（frequent micturition）是指单位时间内排尿次数增多。正常成人白天排尿 4～6 次，夜间 0～2 次。尿急（urgent micturition）是指病人一有尿意即迫不及待需要排尿，难以控制。尿痛（dysuria）是指病人排尿时感觉耻骨上区、会阴部和尿道内疼痛或烧灼感。尿频、尿急和尿痛统称为膀胱刺激征。

二、尿频、尿急和尿痛的原因

1. **尿频** 有生理性和病理性之分。

（1）生理性尿频：特点是仅表现为尿频，每次尿量不少，一般不伴随尿痛、尿急等其他症状。多因饮水过多、精神紧张或气候寒冷而引起排尿次数增多，属正常现象。

（2）病理性尿频：常见于以下几种情况。

1）多尿性尿频：特点是排尿次数增多而每次尿量不少，全日总尿量增多。见于糖尿病、精神性多饮、尿崩症和急性肾功能衰竭的多尿期。

2）炎症性尿频：特点是排尿次数增多而每次尿量少，多伴有尿急和尿痛，尿液镜检可见炎性细胞（白细胞、红细胞等）。见于尿道炎、膀胱炎、前列腺炎和尿道旁腺炎等。

3）神经性尿频：特点是排尿次数增多而每次尿量少，不伴尿急和尿痛，尿液镜检无炎性细胞。见于中枢及周围神经病变，如神经源性膀胱、癔症等。

4）膀胱容量减少性尿频：表现为持续性排尿次数增多而每次尿量少，药物治疗难以缓解。见于妊娠子宫增大或卵巢囊肿等压迫膀胱；膀胱占位性病变；膀胱结核引起膀胱纤维性缩窄。

5）刺激性尿频：特点为排尿次数增多而每次尿量少，一般无尿急、尿痛。见于尿道口周围病变，如尿道口息肉、处女膜伞和尿道旁腺囊肿等。

2. **尿急** 有器质性和生理性因素。

（1）炎症：尿急症状特别明显见于急性尿道炎、膀胱炎，特别是膀胱三角区和后尿道炎症；常有尿急症状的见于急性前列腺炎，尿急伴排尿困难、尿线细和尿流中断见于慢性前列腺炎伴有腺体增生肥大者。

（2）结石和异物：膀胱和尿道结石或异物刺激黏膜可产生尿急。

（3）神经源性：精神因素和神经源性膀胱。

（4）肿瘤：膀胱癌和前列腺癌。

（5）高温环境下机体水分散发较多，未得以及时补充而使尿液高度浓缩，酸性高的尿可刺激膀胱或尿道黏膜产生尿急。

3. 尿痛　引起尿急的病因几乎都可以引起尿痛。其特点是疼痛部位多在耻骨上区、会阴部和尿道内，尿痛性质可为刺痛或灼痛。不同疾病出现尿痛的时段不同，如尿道炎多在排尿开始时出现疼痛；后尿道炎、膀胱炎和前列腺炎常出现终末性尿痛（图 2-1-9）。

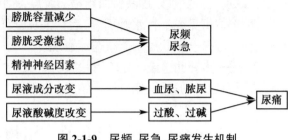

图 2-1-9　尿频、尿急、尿痛发生机制

三、常见尿频、尿急、尿痛的伴随症状

1. 尿频伴有尿急和尿痛见于尿道炎和膀胱炎。

2. 尿频、尿急、尿痛伴双侧腰痛见于肾盂肾炎。

3. 男性尿频、尿急、尿痛伴有会阴部、腹股沟和睾丸胀痛见于急性前列腺炎。

4. 尿频、尿急伴有血尿、乏力盗汗、午后低热见于膀胱结核。

5. 尿频伴有多饮、多尿和口渴，但无尿急和尿痛，见于糖尿病、精神性多饮和尿崩症。

6. 尿频、尿急伴无痛性血尿见于膀胱癌。

7. 老年男性尿频伴有尿线细、进行性排尿困难见于前列腺增生。

8. 尿频、尿急、尿痛伴有尿流突然中断，见于膀胱结石堵住出口或后尿道结石嵌顿。

四、尿频、尿急、尿痛的问诊

1. 重点了解尿频、尿急、尿痛的发病方式（起病急缓）、发作频率、发作时间、持续时间、疼痛程度及伴随症状。

2. 应注意询问发病的诱因，既往有无泌尿系统疾病、泌尿道器械检查史、糖尿病史。

3. 应了解病人年龄和性别。

4. 女性需注意月经史及近期性生活史，是否妊娠；男性需注意是否有前列腺疾患。

【诊断要点分析】

（一）诊断思路

1. 首先从病人主诉"尿频、尿急、尿痛"等典型的膀胱刺激症状入手，出现此类症状一般提示病变部位在泌尿系统肾盂及以下，病人之前有明确的受凉诱因。

2. 分析疾病的性质　由于此患为青年人，又是急性起病，无盗汗、乏力等症状，特殊炎症——结核性疾病可不予考虑；腰痛但无血尿及浮肿，基本可不考虑肾小球肾炎、肾病综合征等；泌尿系统肿瘤以无痛性血尿为主要症状，该病人病史不支持。本例年轻病人有明确的诱因，出现典型的尿道刺激症状，伴有高热等急性炎性感染的表现。

（二）分析要点

病人存在典型的膀胱刺激症状加之伴随畏寒、高热、腰痛等症状，常见的急性炎症性疾病可能性最大。初步诊断：急性肾盂肾炎。

明确诊断需进一步采取措施：行尿常规、尿白细胞排泄率、尿细菌培养、血常规、泌尿系超声等检查。

第十节 少尿、无尿与多尿

【案例】
　　病人,女性,65 岁,糖尿病史 5 年,1 周前出现咽痛、感冒、发热等症状,自服多种抗生素、大量退热药、中成药等治疗,未见明显好转。进食差,近 2 天来出现尿少、浮肿,在家自测 24 小时尿量 200～300ml,近 24 小时来,尿量约 80ml,尿色深,伴浮肿,以眼睑及双下肢为主。尿常规提示:尿蛋白++,肾小管上皮细胞管型。入院经治疗半月后尿量增多,每日可达 3 000～5 000ml,持续 2 周,恢复正常出院。

一、少尿、无尿、多尿的定义

正常成人 24 小时尿量为 1 000～2 000ml。24 小时尿量少于 400ml 或每小时尿量少于 17ml 称为少尿(oliguria);24 小时尿量少于 100ml 或 12 小时完全无尿称为无尿;24 小时尿量超过 2 500ml 称为多尿(polyuria)。

二、少尿、无尿、多尿的病因

1. **少尿和无尿的基本病因**　包括肾前性、肾性、肾后性三类。

(1)肾前性:包括肾的血液灌流量减低或肾脏血管病变。

1)有效血容量减少:重度失水、大出血、多种原因引起的休克、肾病综合征和肝肾综合征,大量水分渗入组织间隙和浆膜腔,有效循环血容量减少,导致肾血流减少。

2)心脏排血功能下降:各种原因所致的心功能不全、严重的心律失常,心肺复苏后体循环功能不稳定。血压下降导致肾血流减少。

3)肾血管病变:肾血管狭窄或炎症、肾病综合征、狼疮性肾炎、长期卧床不起所致的肾动脉栓塞或血栓形成,高血压危象、妊娠高血压综合征等引起肾动脉持续痉挛,肾缺血导致急性肾衰竭。

(2)肾性:包括肾小球、肾小管病变。

1)肾小球病变:重症急性肾炎,急进性肾炎和慢性肾炎因严重感染、血压持续增高或肾毒性药物作用引起肾功能急剧恶化。

2)肾小管病变:急性间质性肾炎,包括药物性和感染性间质性肾炎;生物毒或重金属及化学毒所致的急性肾小管坏死;严重的肾盂肾炎并发肾乳头坏死。

(3)肾后性:包括输尿管、膀胱及以下尿路的病变或其邻近组织病变致少尿或无尿。

1)各种原因引起的机械性尿路梗阻:如结石、血凝块、坏死组织阻塞输尿管、膀胱进出口或后尿道。

2)尿路的外压:如前列腺肥大、肿瘤、腹膜后淋巴瘤、特发性腹膜后纤维化。

3)其他:输尿管手术后,结核或溃疡愈合后瘢痕挛缩,肾严重下垂或游走肾所致的肾扭转,神经源性膀胱等。

2. **多尿**　按性质可分为器质性多尿和功能性多尿;按持续时间可分为暂时性多尿和持续性多尿。

(1)暂时性多尿:一般见于溶质性多尿,由于短时间内摄入过多水、饮料和食用含水分过多的食物;使用甘露醇、山梨醇等利尿剂后,可出现短时间多尿。

(2)持续性多尿:主要见于内分泌代谢障碍性疾病和肾脏疾病。

1)内分泌代谢障碍:①垂体性尿崩症,因下丘脑、垂体病变使抗利尿激素(anti-diuretic

hormone，ADH）分泌减少或缺乏，远曲肾小管重吸收水分下降，排出低比重尿，尿量可达到5 000ml/d以上；②糖尿病，因高血糖引起溶质性利尿，致尿量增多；③原发性甲状旁腺功能亢进症，血液中过多的钙和尿中高浓度磷致溶质性多尿；④原发性醛固酮增多症，引起血中钠浓度升高，刺激渗透压感受器，摄入水分增多，以及肾小管重吸收功能下降，而致排尿增多。

2）肾脏疾病：①肾远曲小管和集合管存在先天或获得性缺陷，对ADH反应性降低，水分重吸收减少而出现多尿，见于肾性尿崩症；②肾小管浓缩功能不全，见于急性肾衰竭多尿期，也见于肾小管酸中毒、慢性肾炎、慢性肾盂肾炎、肾小球硬化，药物、化学物品或重金属对肾小管的损害。

3）精神因素：精神性多饮病人常自觉烦渴而大量饮水，引起多尿。

三、少尿、无尿、多尿的伴随症状

（一）致少尿的疾病的常见伴随症状

1. 肾动脉血栓形成或栓塞、肾结石致少尿者可伴有肾绞痛。
2. 心功能不全致少尿者常可伴有心悸、气促、胸闷、不能平卧。
3. 肾病综合征致少尿者常伴有大量蛋白尿、水肿、高脂血症和低蛋白血症。
4. 肝肾综合征致少尿者常伴有乏力、食欲缺乏、腹水和皮肤黄染。
5. 急性肾炎、急进性肾炎致少尿者常伴有血尿、蛋白尿、高血压和水肿。
6. 急性肾盂肾炎致少尿者常伴有发热、腰痛、尿频、尿急、尿痛。
7. 前列腺肥大致少尿者常伴有排尿困难。

（二）致多尿的疾病的常见伴随症状

1. 尿崩症致多尿者常伴有烦渴、多饮、排低比重尿。
2. 糖尿病致多尿者常伴有多饮、多食和消瘦。
3. 原发性醛固酮增多症致多尿者常伴有高血压、低血钾和周期性瘫痪。
4. 肾小管性酸中毒致多尿者常伴有酸中毒、骨痛和肌麻痹。
5. 急性肾小管坏死恢复期常表现为少尿数天后出现多尿。
6. 精神性多饮致多尿者常伴有神经症状。

四、少尿、无尿、多尿的问诊

1. **少尿** ①开始出现少尿的时间；②少尿程度，即具体尿量，应以24小时尿量为准；③有无引起少尿的病因，如休克、大出血、脱水或心功能不全等；④过去和现在是否有泌尿系统疾病，如慢性肾炎、尿路结石、前列腺肥大等；⑤伴随症状。

2. **多尿** ①开始出现多尿的时间；②24小时总尿量；③有无烦渴多饮和全天水摄入量增多；④是否服用利尿剂；⑤同时伴有何种症状；⑥有无慢性病史，用药史及疗效情况等。

【诊断要点分析】

（一）诊断思路

1. 病人主诉"尿少、眼睑浮肿2天"，提示起病急。要明确少尿的程度，本节学习内容中，少尿标准是24小时尿量少于400ml，无尿标准是24小时尿量少于100ml，该病人定为少尿。此时需密切观察其尿量变化，尽快分析出其少尿的最可能原因并给予必要的处置，以防出现肾功能衰竭。

2. **分析少尿的原因** 少尿原因一般从肾前、肾和肾后三个环节考虑。依据少尿起病的急缓、持续时间、诱发的因素及伴随症状，病人的年龄、性别、职业，既往病史和伴随疾病、外伤史、服药史、中毒史和家族史等进行逐一排除，不能排除的需要进行检查。该老年女性病人既往患有糖尿病，虽然无腹泻、呕吐、失血等血容量减少的因素，但此次因感冒发热服退热药物，是否有出汗、脱水、进食差等因素引起的肾灌注不足导致肾前性少尿仍不确定;对于肾后性少尿,需要进一步检查排除输尿管、膀胱机械性梗阻、泌尿系统结石等病变;肾性少尿是本病例最可能的致病因素,需要集中精力分析判断,肾性病变包括肾小球和肾小管的病变,病人无肾小球基础疾病,有服中成药(具体成分不详)史,非甾体抗炎药等肾毒性药物引起的急性间质性肾炎不除外。

3. **寻找肾性病变的证据及排除肾后性病变的依据** 除病史、体征外,追问其急性腰腹部疼痛史、排尿异常等情况,进一步检查泌尿系统彩色多普勒超声,以排除肾后性疾病。再次复查尿常规,明确是否有血尿、蛋白尿及管型尿等;血液检测是否有肾小球滤过率下降、氮质血症、血清C3补体下降等肾性病变的依据。

4. 在疑诊急性肾小管坏死与肾前性少尿时,可以进行补液实验,发现有容量不足、体液丢失等病史,体检发现皮肤和黏膜干燥、低血压,颈静脉充盈不明显者,考虑肾前性少尿。经补液实验好转不明显者,应考虑急性间质性肾炎引起的急性肾损伤。

(二)分析要点

1. 病人以"尿少、浮肿2天"为主诉,1周前咽痛、发热,上呼吸道感染服用多种抗生素、非甾体抗炎药及中药治疗,要考虑尿少与服药的关系,尽量用一元论解释。

2. 病人尿量由发现时每天300~400ml直到一天前80ml,表明短期内从尿量正常到少尿再到接近无尿的过程,说明病情发展迅速。要密切观察尿量及生命体征变化,尽快采取有效措施减轻重要脏器的损害,同时尽早明确病因、采取针对性治疗很重要。

3. 尿常规检查提示蛋白尿和管型尿,说明存在肾脏损害。

4. 鉴别药物引起的急性间质性肾炎与容量不足引起的肾前性少尿,可进行补液实验,但由非甾体抗炎药引起的不典型病例必须依靠肾穿刺病理明确。

以上符合急性间质性肾炎引起的急性肾损伤的诊断。

第十一节 尿 失 禁

【案例】

病人,女性,68岁,生育5个子女,曾有产伤。近半年来出现咳嗽、打喷嚏、上楼梯或跳动时即有尿液自尿道流出,不能控制。既往无手术史,无脑血管病史。经查,肝功能、肾功能及血糖正常。

一、尿失禁的定义

尿失禁(incontinence of urine)是由于膀胱括约肌损伤或神经功能障碍导致排尿自控能力下降或丧失,使尿液不自主地流出。国际尿控协会的定义:尿失禁是指"确定构成社会和卫生问题,且客观上能被证实的不自主的尿液流出"。尿失禁可以发生在任何年龄及性别,以女性及老年人多见。

二、尿失禁的病因

尿失禁的病因可分为下列几项:①先天性疾患,如尿道上裂;②创伤,如妇女生产时的创伤、骨盆骨折等;③手术,成人的前列腺手术、尿道狭窄修补术等,儿童的后尿道瓣膜手术等;④其他,各种原因引起的神经源性膀胱。

按病程可分为:①暂时性尿失禁,见于尿路感染、急性精神错乱性疾病、药物反应和心理性忧郁症;②长期性尿失禁,见于前列腺增生、脑卒中、痴呆、骨髓炎和骨盆外伤损伤尿道括约肌。

三、尿失禁是如何发生的

1. 尿道括约肌受损　正常男性的尿液控制依靠：①近端尿道括约肌,包括膀胱颈部及精阜以上的前列腺部尿道括约肌;②远端尿道括约肌,包括精阜以下的后尿道括约肌和尿道外括约肌。对于男性,近端尿道括约肌功能完全丧失(如前列腺增生手术后)而远端尿道括约肌完好者,仍能控制排尿;远端尿道括约肌功能同时受到损害,则依损害的轻重可引起不同程度的尿失禁。不论男女,膀胱颈部(交感神经控制的尿道平滑肌)都是制止尿液外流的主要力量。对于女性,膀胱颈部功能完全丧失会引起压力性尿失禁。糖尿病性膀胱也常伴有括约肌受损。

2. 逼尿肌无反射　该类病人的逼尿肌收缩力及尿道闭合压力(即尿道阻力)都有不同程度的降低,逼尿肌不能完全主动地将尿液排出,排尿须依靠增加腹压。当残余尿量过多、尿道阻力很低时可有压力性尿失禁,尿潴留时可发生充溢性尿失禁。

3. 逼尿肌反射亢进　脑桥上中枢神经对排尿反射主要起抑制作用,此处病变常导致抑制不足,逼尿肌反射亢进的发生率为 75%～100%,一般不伴有逼尿肌外括约肌协同失调;糖尿病等引起骶髓周围神经病变,也可能出现逼尿肌反射亢进的现象,这可能与其病变的多灶性有关。此外,膀胱出口梗阻引起不稳定膀胱的发生率高达 50%～80%,病人在膀胱贮尿期,出现膀胱逼尿肌不自主收缩,引起膀胱内压升高,称为逼尿肌过度活动(detrusor overactivity)或膀胱过度活动(overactive bladder,OAB)。膀胱壁的神经、肌肉改变,最终也可引起逼尿肌兴奋性增加,出现 OAB 症状。

4. 逼尿肌和括约肌功能协同失调　一类是在逼尿肌收缩过程中外括约肌出现持续性痉挛而导致尿潴留,随后引起充溢性尿失禁;另一类是由上运动神经元病变引起的尿道外括约肌突然发生无抑制性松弛(伴或不伴逼尿肌的收缩)而引起尿失禁。该类尿失禁病人常无残余尿。脑桥 - 骶髓间病变多表现为逼尿肌反射亢进和逼尿肌外括约肌协同失调,其特点是尿急,有或无急迫性尿失禁,常伴有尿频和夜尿。也见于糖尿病性膀胱。

5. 膀胱膨出　是女性生殖系统损伤的一种,表现为膀胱向阴道前壁膨出。最常见原因是产伤造成维持膀胱正常位置的骨盆底筋膜及肌肉损伤而又未及时修复。严重时尿道也膨出。轻者无症状,重症时常感腰酸下坠,自觉有物自阴道脱出,排尿后肿物会缩小。常伴有排尿困难及尿不净的感觉。多伴有压力性尿失禁,即在腹压增加时(如咳嗽、用力时)可有尿液溢出,绝经后症状加重。

四、不同原因的尿失禁的临床表现

可表现为尿液不受主观控制而自尿道口处点滴溢出或流出。

(一) 根据尿失禁的程度可分为轻、中、重度
轻度:仅在咳嗽、打喷嚏、抬重物时出现尿溢出。
中度:在走路、站立、轻度用力时出现尿失禁。
重度:无论直立或卧位时都可发生尿失禁。

(二) 根据症状表现形式和持续时间可分为以下四类

1. 持续性溢尿　常见于外伤、手术或先天性疾病引起的膀胱颈和尿道括约肌损伤。也可见于尿道口异位和女性膀胱阴道瘘等。此类为完全性尿失禁,尿道阻力完全丧失,膀胱内不能储存尿液,致尿液持续从膀胱流出,而膀胱呈空虚状态。

2. 间歇性溢尿　由于下尿路有较严重的机械性(如前列腺增生)或功能性梗阻引起慢性尿潴留,当膀胱过度充盈使其内压力不断上升并超过尿道阻力时,就会造成尿液不断自尿道溢出。因排尿过程是依靠脊髓反射来完成的,当上运动神经元发生病变时,也会出现不自主地间歇溢尿,此时病人排尿无感觉。该类病人的膀胱呈膨胀(充盈)状态。

3. **急迫性溢尿** 见于部分性上运动神经元病变或急性膀胱炎等,由于逼尿肌强烈收缩、强烈局部刺激而发生尿失禁。多伴有尿频、尿急等膀胱刺激症状和下腹部胀痛;病人尿意感强烈,有迫不及待排尿感,尿液自动流出,流出的尿量较多时膀胱可完全排空。

4. **压力性溢尿** 主要见于女性,特别是多次分娩或产伤者,偶见于尚未生育的女性。当腹压增加时(如咳嗽、打喷嚏、上楼梯或跑步时)即有尿液自尿道流出。

五、尿失禁的伴随症状

1. 急性膀胱炎所致的尿失禁常伴有膀胱刺激征及脓尿。
2. 神经源性膀胱所致的尿失禁常伴有排便功能紊乱(如便秘、大便失禁等)。
3. 前列腺增生症、前列腺癌所致的尿失禁伴进行性排尿困难,一般见于 50 岁以上男性。
4. 上运动神经元病变所致的尿失禁常伴有肢体瘫痪(单瘫、偏瘫、截瘫),检查时常有肌张力增高、腱反射亢进、病理反射等体征。
5. 慢性阻塞性肺疾病所致的尿失禁常伴有慢性咳嗽、气促等症状,多由腹内压过高引起。
6. 糖尿病性膀胱所致的尿失禁常伴有多饮、多尿和消瘦等症状,多由膀胱括约肌失控、膀胱逼尿肌与括约肌不协调等引起排尿障碍所致。

六、尿失禁的问诊

1. 尿失禁发生的时间,是短暂、间断还是持续发作。
2. 每次发作的诱因,除尿失禁外是否伴有其他症状。
3. 尿失禁的严重程度,即尿失禁的发作频率、每次溢出的尿量等。
4. 既往有无外伤史、盆腔及会阴部手术史、反复泌尿系统感染史,是否患有糖尿病、前列腺增生、神经系统疾病、盆腔及泌尿生殖系统疾病等。
5. 是否有排尿习惯或环境的突然改变,是否正在使用可能导致功能性尿失禁的药物。

【诊断要点分析】

(一) 诊断思路

1. 首先依据病人最痛苦的症状——主诉,判断其是否为尿失禁。若现有信息不够全面,需要进一步了解相关病史。

2. **查找与分析尿失禁的原因** 尿失禁病因包括先天性的尿道上裂,该患不支持;成人尿道狭窄切除术等,该患没有手术史,故排除;由尿路感染、急性神经错乱、药物反应和心理抑郁状态等引起的短暂性尿失禁,该患也不支持;脑卒中、痴呆、脊髓炎等疾病引起的尿失禁,该患也不支持。该患多次生产,考虑产伤造成维持膀胱正常位置的骨盆底筋膜及肌肉损伤而又未及时修复,致使膀胱向阴道前壁膨出,出现压力性尿失禁,在腹压增加时(如咳嗽、用力时)可有尿液溢出,绝经后症状加重。

3. **寻找压力性尿失禁的依据**

(1) 老年女性,多次生育史。

(2) 近半年来出现咳嗽、打喷嚏、上楼梯或跳动时即有尿液自尿道流出,不能控制。尿失禁时间持续半年以上,排除尿路感染、药物、心理等因素引起的短暂性尿失禁。

(3) 无手术史、无外伤史,排除手术、创伤引起的膀胱颈和尿道括约肌损伤。

(4) 病人无糖尿病、肾病、脑卒中等基础病,故排除。

(二) 分析要点

本例病人由于多次生产及产伤,造成维持膀胱正常位置的骨盆底筋膜及肌肉损伤而未及时得以修复,致使膀胱向阴道前壁膨出,造成尿失禁,为轻度压力性尿失禁。

第十二节 排 尿 困 难

【案例】

病人,男性,75岁,自诉1年前自感尿线细、射程短、排尿滴沥,有排尿不尽感,夜尿次数增多,3～5次/夜,未重视,近来排尿费力,且逐渐加重,无尿痛,无肉眼血尿及腰痛。既往体健。体格检查:双肾区无隆起及包块,无叩痛,耻骨上膀胱区无隆起及压痛。肛门指诊:前列腺二度增大,质韧,无结节,无压痛,肛门括约肌有力。辅助检查:彩超提示前列腺增大。

一、排尿困难的定义

排尿困难(difficulty of urination)是指排尿时须增加腹压才能排出。包含排尿踌躇(urinary hesitancy)、费力(straining)、不尽感、尿线无力(decreased force of urination)、分叉、变细、滴沥(dribbling)等。排尿踌躇是指排尿开始时间延迟。排尿费力是指增加腹内压才能启动排尿的过程。排尿不尽感是指排尿后仍感到膀胱内有尿液未排出。尿流分叉是指尿流形成双股状或散射状。尿流变细是由尿流阻力增加所致。排尿滴沥是指排尿终末出现少量尿液从尿道口滴出。

二、排尿困难的分类及成因

排尿困难可分为两大类。

1. 阻塞性因素

(1)前尿道病变:如前尿道狭窄、损伤、结石、肿瘤、异物、阴茎异常勃起或先天畸形等。

(2)膀胱颈部病变:一是因结石、肿瘤、血块、异物阻塞等造成膀胱颈部阻塞;二是因子宫肌瘤、卵巢囊肿、晚期妊娠压迫等造成膀胱颈部受压;三是因炎症、先天或后天获得性狭窄等膀胱颈部器质性狭窄使尿液排出受阻。

(3)后尿道病变:包括前列腺肥大、前列腺急性炎症、前列腺癌等疾病压迫后尿道,以及后尿道本身的炎症、损伤、结石、肿瘤、异物等病变。

2. 功能性因素

(1)神经损伤:包括中枢神经受损和周围神经受损两部分。中枢神经受损可造成膀胱的压力感受不能上传而致尿潴留。因下腹部手术,特别是肛门、直肠、子宫等盆腔手术或麻醉而造成周围神经受损,如支配膀胱逼尿肌的腹下神经、支配尿道内括约肌的盆神经和支配尿道外括约肌的阴部神经受损等,可造成暂时性或永久性排尿障碍。

(2)膀胱平滑肌和括约肌病变:包括可致膀胱平滑肌和括约肌异常的药物、疾病。使用某些药物,如阿托品、654-2、硝酸甘油后,可使平滑肌松弛致膀胱收缩无力而诱发尿潴留;糖尿病病人因能量代谢障碍导致膀胱肌球蛋白降低,肌膜表面环磷酸腺苷(cAMP)含量下降,肌球蛋白轻链激酶磷酸化和脱磷酸障碍,可使平滑肌收缩乏力;膀胱逼尿肌和尿道括约肌协同失调症病人在膀胱收缩时,膀胱内括约肌和尿道外括约肌不能协同开放,可造成排尿困难。

(3)精神因素:排尿反射直接受意识支配。主要在排尿环境不良、排尿体位习惯改变或局部疼痛等情况下发生。如病房男女同室而怕暴露隐私;产后外阴侧切,剖宫产后有男陪护在场时排尿受精神因素控制;需绝对卧床的疾病如急性心肌梗死、心脏手术等不习惯床上排尿;下腹部手术,如会阴、肛门直肠手术后,排尿时有可能产生疼痛而惧怕排尿,久之造成排尿困难而出现尿潴留。

三、排尿困难的临床特点

由于原发病的病因不同,排尿困难的临床表现及特点也有所不同。

1. **膀胱结石** 多见于膀胱颈部结石,其排尿突然中断、排尿困难伴有下腹部绞痛,并且疼痛向大腿会阴方向放射,伴随肉眼血尿或镜下血尿(疼痛的当时或疼痛后)、尿潴留,膀胱镜检查可发现结石的存在,B超和CT检查在膀胱颈部可发现结石影像改变。

2. **前列腺良性肥大和前列腺炎** 此类疾病的早期多因前列腺充血刺激所致首发症状为尿频、尿急,可伴有夜尿增多,随着膀胱残余尿增加而使上述症状逐渐加重,以后出现进行性排尿困难、排尿无力、排尿踌躇、排尿间断、尿流变细、尿末滴沥和尿失禁等。通过肛门指诊检查可确定前列腺大小、质地、压痛及表面光滑度,对区分良、恶性前列腺病变非常重要。通过前列腺按摩取前列腺液行常规检查和细菌培养对诊断前列腺炎十分重要。

3. **膀胱肿瘤或血块** 膀胱内肿瘤的特点是无痛性肉眼或镜下血尿,膀胱镜下取活检可确定肿瘤的性质。膀胱内肿瘤病程一般较长,晚期可发现肿瘤远处转移病灶。膀胱内血块常继发于血液病和外伤,如血友病、白血病、再生障碍性贫血等致凝血功能障碍造成的出血,依血液实验室的检查,一般不难确诊;外伤引起的膀胱内血块,有明确的外伤史,外伤后出现肉眼血尿,逐渐出现排尿困难,B超检查在膀胱内可发现高密度影,膀胱镜检查即可明确诊断,亦可作为最有效的治疗手段。

4. **后尿道损伤** 会阴区外伤致排尿困难或无尿液排出,尿液潴留于膀胱内,尿道造影检查可确定损伤的部位和程度,此检查是术前的必要手段。

5. **前尿道狭窄** 见于结石、异物、前尿道瘢痕等。依据泌尿道结石病史一般诊断不困难,前尿道结石少见,多见于肾盂、输尿管、膀胱结石随尿流移至尿道,必要时行尿道造影可确诊;瘢痕引起排尿困难者常有外伤史或尿道手术史。

6. **脊髓损害** 由于各种原因引起脊髓损害而致病人截瘫,可有排尿困难、尿潴留,多伴有运动和感觉障碍。

7. **隐性脊柱裂** 以夜间遗尿、幼年尿床时间长为临床特点,发病年龄早,腰骶椎X线检查可确诊。

8. **糖尿病神经源性膀胱** 有明确的糖尿病史,实验室检查血糖、尿糖升高可确诊,应排除其他原因所致排尿困难。

9. **药物性排尿困难** 见于阿托品中毒、使用麻醉药物等。有明确的用药史,一般诊断不困难。

10. **低血钾** 除排尿困难以外,此类病人表现为心率快、心电图出现病理性u波、血生化检查表现血钾低等临床特点,随着补钾排尿困难应随即消失。常由于大量利尿、洗胃、呕吐、禁食等引起低血钾,值得注意的是肾小管性酸中毒、甲状腺功能亢进、棉酚中毒、结缔组织病等亦可引起顽固性低血钾。应根据其特有的临床表现和相应的实验室检查进行诊断。

四、排尿困难的伴随症状

1. 良性前列腺增生(hyperplasia of prostate)表现为进行性排尿困难伴有尿频、尿急、排尿踌躇、射尿无力、尿流变细、排尿间断甚至尿失禁。

2. 膀胱颈部结石表现为排尿突然中断、排尿困难伴有下腹部绞痛并向大腿会阴方向放射。

3. 排尿困难伴有血尿见于后尿道损伤、膀胱颈部结石、血液病(如血友病)等。

4. 脊髓损伤(如脊柱骨折、脊髓炎、肿瘤压迫、结核等)引起排尿困难常伴有运动和感觉障碍,甚至截瘫和尿潴留。

5. 糖尿病神经源性膀胱所致排尿困难常伴有血糖、尿糖升高。

五、排尿困难的问诊

1. 注意询问排尿困难发生的时间和程度(如射程、射力和排尿持续时间)、排尿频率(包括夜尿次数)及每次尿量。

2. 排尿困难是否合并有尿痛、尿急、尿频,尿流突然中断、分叉、变细,以及全身症状(如发热、乏力、消瘦等)。

3. 是否有颅脑、脊髓、泌尿系统的外伤,以及手术、感染史。

4. 有无糖尿病、周围神经炎、骨盆会阴区放射治疗史等。

5. 是否正在使用可导致排尿困难的药物(如抗胆碱药、抗抑郁药、抗组胺药及阿片类制剂等)。

【诊断要点分析】

(一) 诊断思路

1. 首先明确导致排尿困难的原因为机械性(阻塞性)因素还是动力性(功能性)因素,机械性因素常为前列腺增生、前列腺癌、膀胱颈硬化等,动力性因素包括脊髓损伤、神经源性膀胱功能障碍等。本例病人既往体健,无神经系统疾病病史,无明确动力性因素导致排尿困难,肛门括约肌有力,考虑为机械性因素导致排尿困难。

2. 机械性因素导致排尿困难常见的原因

(1) 膀胱颈挛缩(膀胱颈硬化症):由慢性炎症引起。发病年龄较轻,多于40～50岁出现排尿困难症状,但前列腺不增大,膀胱镜检查可诊断。本例病人为老年男性,彩超检查前列腺增大,所以可排除此诊断。

(2) 前列腺癌:前列腺坚硬、呈结节状。血清前列腺特异性抗原(PSA)升高,活组织或针吸细胞学检查可发现癌细胞。本例病人肛门指诊:前列腺二度增大,质韧,无结节,无压痛,肛门括约肌有力。查体不支持此诊断,可进一步完善血清 PSA 检查。

(3) 前列腺增生:前列腺增生的症状随着病理改变而逐渐出现。早期最常见的症状是尿频,且逐渐加重,尤其是夜尿次数增多。进行性排尿困难为其最主要症状。随着病程的进展可出现尿失禁及尿潴留。直肠指诊是诊断前列腺增生的重要步骤,可触及增大的前列腺,表面光滑、中等硬度。本例病人根据病史、查体、辅助检查,可诊断为良性前列腺增生。

(二) 分析要点

1. 老年男性病人,进行性排尿困难 1 年病史,症状逐渐加重,应重点考虑老年男性的常见病和多发病,前列腺增生压迫尿道导致排尿困难为老年男性排尿困难最常见的病因。

2. 体格检查:肛门指诊发现前列腺二度增大,质韧,无结节,无压痛,肛门括约肌有力。肛门括约肌有力可基本排除脊髓损伤及糖尿病神经病变等神经系统疾病导致的排尿困难。

3. 彩超提示前列腺增大,据此也可排除膀胱颈硬化及膀胱结石等疾病,进一步支持前列腺增生的诊断。

4. 可进一步完善血清 PSA 检查,排除前列腺肿瘤等疾病。

根据以上几点可诊断为前列腺增生。

第十三节 腰 背 痛

【案例】

病人,男性,42 岁,农民。突然腰痛 1 周就诊。发病前 1 周在搬重物时突然感觉腰部剧痛而无法行走,持续十余分钟略减轻,咳嗽时腰痛明显加剧,因疼痛剧烈难以忍受,一直卧床休息,常取胸膝位以求缓解。查体:L_5～S_1 及棘突间右旁压痛,叩击时腰痛放射至右臀及足;肌力正常;右臀部、大小腿后外及足背外侧痛觉减退,鞍区正常。跟腱反射:左侧正常,右侧消失。直腿抬高试验:左 75° 引起左腿痛,右 25° 致右腿痛至足。

一、腰背痛的定义

腰背痛（lumbodorsal pain）是常见的临床症状之一。腰背部的组织自外向内包括皮肤、皮下组织、肌肉、韧带、脊椎、肋骨和脊髓，许多疾病可以引起上述组织的病变，其中局部病变占多数，可能与腰背部长期负重，其结构易于损伤有关。腰背部任何一个（层）组织病变均可引起腰背痛，此外，腰背部的邻近器官病变也可引起腰背痛。

二、腰背痛发生的原因及分类

（一）按病因可分为五大类

1. 外伤性

（1）急性损伤：因各种直接或间接暴力、肌肉拉力所致的腰椎骨折、脱位或腰肌软组织损伤。如脊柱骨折，韧带、肌肉、关节囊撕裂，急性椎间盘突出等。

（2）慢性损伤：工作时的不良体位、劳动姿势、搬运重物等引起的慢性累积性损伤，在遇到潮湿寒冷等物理性刺激后极易发生腰背痛。如韧带炎、肌肉劳损、脊柱滑脱、脊柱骨关节的增生和退变等。

2. 炎症性

（1）细菌感染性炎症：结核菌特异性感染，如脊柱结核；化脓菌或伤寒菌对腰部及软组织的侵犯形成感染性炎症，如硬膜外脓肿、椎体脊髓炎等。

（2）无菌性炎症：寒冷、潮湿、变态反应和重手法推拿可引起骨及软组织炎症，如强直性脊柱炎等，病理表现为骨膜、韧带、筋膜和肌纤维的渗出、肿胀和变性。

3. 退行性变 近年来，因胸腰椎的退行性改变引起的腰背痛呈上升趋势。一般认为，人体脊柱发育 20～25 岁停止，其退行性改变则随之而来，包括纤维环及髓核组织退变。如过度活动、经常处于负重状态则髓核易于脱出，前后纵韧带、小关节随椎体松动移位可引起韧带骨膜下出血，微血肿机化，骨化形成骨刺。髓核突出和骨刺可压迫或刺激神经引起疼痛。常见的退行性变包括椎间盘退变、继发性椎管狭窄、小关节退变性骨关节炎等。

4. 骨发育不良 即先天性疾患，是引起下腰痛的常见病因。最常见于腰骶部的隐性脊柱裂、腰椎骶化或骶椎腰化、漂浮棘突、发育性椎管狭窄和椎体畸形等，少见于下肢不等长、扁平足等。此类病人在年轻时常无症状。但以上骨性结构所形成的薄弱环节，为累积性损伤时出现腰背痛提供了基础。

5. 肿瘤性疾患 原发性或转移性肿瘤对胸腰椎及软组织的侵犯。

（二）按解剖部位可分为四大类

1. 脊椎疾病 如椎间盘突出、增生性脊柱炎、脊椎骨折、感染性脊柱炎、脊椎肿瘤、先天性畸形等。

2. 脊柱旁软组织疾病 如腰肌劳损、腰肌纤维组织炎、风湿性多肌炎。

3. 脊神经根病变 如脊髓压迫症、腰骶神经炎、急性脊髓炎、颈椎炎。

4. 内脏疾病 呼吸系统疾病，如肺胸膜病变引起上背部疼痛；泌尿系统疾病，如肾与输尿管结石、炎症；盆腔、直肠、前列腺及子宫附件炎症均可引起放射性腰背部疼痛。

三、不同部位、不同病变所致腰背痛的临床特点

1. 脊椎病变

（1）脊椎骨折：多有高空坠下或跌倒等明显的外伤史，足或臀部先着地，骨折部有压痛和叩痛，脊椎可能有后凸或侧凸畸形，并伴有活动障碍。

（2）椎间盘突出：常由于搬重物或扭伤等，出现以腰痛和／或坐骨神经痛为主的症状，两者可同时或单独存在。有时疼痛性质剧烈，咳嗽、喷嚏时疼痛加重，卧床休息时可缓解。可伴有下

肢麻木、冷感或间歇跛行。可以突然也可缓慢发病。以青壮年多见,腰4~骶1易发。

（3）增生性脊柱炎:又称退行性脊柱炎,多以晨起时感腰痛、酸胀、僵直、活动不便为主要症状,活动腰部后疼痛好转,但过多活动后腰痛又加重。傍晚时疼痛明显。平卧可缓解,疼痛不剧烈,敲打腰部有舒适感,腰椎无明显压痛。多见于50岁以上病人。

（4）结核性脊椎炎:以背部疼痛为首发(早起)症状,疼痛部位局限,夜间明显,活动后加剧,性质为隐痛、钝痛或酸痛。伴有低热、盗汗、乏力、食欲缺乏等全身症状。晚期可有脊柱畸形、冷脓肿及脊髓压迫症状。是感染性脊椎炎中最常见的疾病,最易受累部位依次是腰椎、胸椎。

（5）化脓性脊柱炎:病人感剧烈腰背痛,有明显压痛、叩痛,伴畏寒、高热等全身中毒症状。常为败血症、外伤、腰椎手术、腰椎穿刺和椎间盘造影等引起的感染所致,不多见。

（6）脊椎肿瘤:表现为顽固、剧烈而持续的腰背痛,伴有放射性神经根痛,休息和使用药物均难缓解。多见于前列腺癌、甲状腺癌和乳腺癌等转移性恶性肿瘤,也见于多发性骨髓瘤累及脊椎。

2. 脊柱旁组织病变

（1）腰肌劳损:以腰骶酸痛、钝痛为主,休息可以缓解,劳累后再次加重。特别是弯腰工作时疼痛明显,而伸腰或叩击腰部可缓解疼痛。常因腰扭伤未彻底治疗或长期累积性损伤所致。

（2）腰肌纤维组织炎:主要表现为腰背部弥漫性疼痛,以腰椎两旁肌肉及髂嵴上方为主,晨起时加重,活动数分钟后好转,但活动过多疼痛又加重。轻叩腰部疼痛可以缓解。常由于寒冷、潮湿、慢性劳损等致腰背部筋膜及肌肉组织水肿,纤维变性,导致腰背部疼痛。

3. 脊神经根病变

（1）蛛网膜下腔出血:大量进入蛛网膜下腔的血液刺激脊膜和脊神经后根引起剧烈的腰背痛。

（2）脊髓压迫症:主要表现为神经根激惹征,为沿一根或多根脊神经后根分布区剧烈的放射痛,呈烧灼样或绞榨样,多以颈背痛或腰痛为主,脊柱活动、咳嗽、喷嚏时加重。可通过疼痛部位结合感觉障碍节段定位。常见于椎管内原发性或转移性肿瘤、硬膜外脓肿或椎间盘突出症等疾病。

（3）腰骶神经根炎:主要以下背部和腰骶部疼痛为主,并有僵直感,疼痛向臀部及下肢放射,腰骶部有明显压痛;严重时出现下肢无力、肌萎缩等,可有节段性感觉障碍和腱反射减退。

4. 内脏疾病引起的腰背痛

（1）泌尿系统疾病:泌尿道结石、肾炎、肾盂肾炎、结核、肿瘤、肾下垂和肾积水等多种疾病均可引起腰背痛。不同疾病有其不同疼痛特点:肾结石多为绞痛,叩痛剧烈;肾炎呈深部胀痛,位于腰肋三角区,并有轻微叩痛;肾盂肾炎腰痛较鲜明,叩痛较明显;肾脓肿多为单侧腰痛,常伴有局部肌紧张和压痛;肾肿瘤引起的腰痛多为钝痛或胀痛,有时呈绞痛。

（2）盆腔器官疾病:女性盆腔炎、慢性附件炎、宫颈炎和子宫脱垂等均可引起腰骶部疼痛,伴有下腹坠胀感和盆腔压痛;男性前列腺炎、前列腺癌常引起下腰骶部疼痛,伴有尿频、尿急和排尿困难。

（3）消化系统疾病:胃、十二指肠溃疡及其后壁慢性穿孔直接累及脊柱周围组织,可引起腰背肌肉痉挛而致腰背痛,多于上腹部疼痛的同时,出现下胸上腰椎区域疼痛。溃疡性结肠炎和克罗恩病有消化道功能紊乱的同时,常伴有下腰痛。急性胰腺炎,常有左侧腰背部放射痛;1/4的胰腺癌可出现腰背痛,多数疼痛与体位有关,取前倾坐位时疼痛缓解,仰卧位时加重。疼痛机制为,消化道及脏器的传入纤维与一定皮肤区的传入纤维进入相同的脊髓段,故内脏传入疼痛感觉刺激兴奋了皮肤区的传入纤维,引起感应性疼痛。

（4）呼吸系统疾病:胸膜炎、肺结核和肺癌等可引起后胸部和侧胸肩胛部疼痛。背痛的同时常伴有呼吸系统症状及体征,胸膜病变时疼痛常在深呼吸时加重,而脊柱本身无病变、无压痛、运动不受限。

四、腰背痛的伴随症状

1. **伴脊柱畸形** 外伤后畸形多因脊柱骨折、错位所致;自幼畸形者多为先天性脊柱疾病所致;缓慢起病畸形者见于脊柱结核和强直性脊柱炎。

2. **伴有活动受限** 见于脊柱外伤、强直性脊柱炎、腰背部软组织急性扭挫伤。

3. **伴发热** 腰背痛伴长期低热见于脊柱结核、类风湿关节炎;伴高热者见于化脓性脊柱炎和椎旁脓肿。

4. 腰背剧痛伴血尿者,见于肾或输尿管结石;腰痛伴尿频、尿急、排尿不尽者,见于尿路感染、前列腺炎和前列腺肥大。

5. 伴反酸、嗳气和上腹胀痛见于胃、十二指肠溃疡或胰腺病变;伴腹泻或便秘见于溃疡性结肠炎或克罗恩病。

6. 下腰痛伴痛经、白带过多、月经异常见于盆腔炎、卵巢及附件炎症、宫颈炎或肿瘤。

五、腰背痛的问诊

1. **起病时间** 外伤或感染病人可准确指出疼痛发生的时间,慢性累积性腰部损伤者一般仅能述说大概起病时间和加重时间。

2. **起病缓急** 疼痛出现的缓急因疾病而异,起病急骤的见于腰背部外伤、肾结石、胆道胰腺脏器等急性病变,起病缓慢的见于腰椎结核、腰肌劳损等。

3. **疼痛部位** 一般来讲,疼痛的部位对提示病变所在的脏器、组织有一定的参考价值。脊椎及其软组织病变引起的腰背痛多在病变部位;颈胸背部疼痛应考虑胸膜、肺部的疾病;中腰背部疼痛应考虑胃肠、胰腺及泌尿系统疾病;腰骶疼痛则应注意前列腺炎、子宫及附件等病变。

4. **疼痛的性质** 腰椎骨折和腰肌急性扭伤多为锐痛,肾结石则感腰部绞痛,化脓性炎症呈跳痛,腰肌陈旧性损伤为胀痛。

5. **疼痛的程度** 急性外伤、泌尿系统结石、炎症、脊椎肿瘤压迫神经根等引起的疼痛剧烈;腰肌慢性劳损、盆腔脏器炎症引起的疼痛一般轻微、模糊或为钝痛。

6. **疼痛的诱因及缓解因素** 腰椎间盘突出症引起的疼痛在咳嗽、打喷嚏和用力大小便时加重;腰肌劳损引起的疼痛多在劳累或活动过多时加重,休息可缓解;妇科盆腔疾病常在月经期因充血而致下腰部疼痛加重;风湿性腰背痛常在天气变冷或潮湿阴冷的环境下诱发,热疗后可缓解。

7. **疼痛的演变过程** 慢性腰肌劳损引起的疼痛多为复发与缓解反复出现,不遗留畸形的良性过程;椎间盘突出症、脊椎结核和肿瘤引起的疼痛则呈进行性加重。

8. **职业特点** 因搬运负重、弯腰工作及在潮湿环境工作,如翻砂工、搬运工、井下工作的掘矿工人等易因腰背部损伤而致疼痛;从事某些体育项目,如排球、体操、举重、柔道和摔跤等,易造成腰背损伤而引起腰背痛。

【诊断要点分析】

(一) 诊断思路

1. 首先要明确病人主诉中"突然腰痛"的性质,通过追问病史,了解到腰痛与提重物有明显的因果关系,此腰痛以钝性剧痛为主而非绞痛,并且卧床休息期间未加重。

2. **判断腰痛原因** 从该症状发生的六个方面原因逐一进行排除。第一,病史中未提示有消化、呼吸系统疾病,可以追问后排除这两个系统疾病引起的腰痛。第二,基于该病人腰痛的性质和伴随症状(非绞痛,无血尿、发热等症状),基本不考虑泌尿系统疾病,但需要进一步检查尿常规、肾脏超声等进行排除。第三,根据发病较急、既往无反复腰痛病史、无突发剧烈头痛及腰背部放射痛等,基本可以排除腰肌劳损和腰肌纤维组织炎等脊柱旁组织病变、排除蛛网膜下腔出血和腰骶神经根炎等脊神经压迫性疾病。第四,根据既往体健,血常规、红细胞沉降率无异常,无结核病史,基本不考虑腰椎结核造成的出血,需要放射线辅助检查支持。第五,根据病人年龄,无间歇性跛行病史,基本不考虑腰椎退变、腰椎管狭窄造成的腰痛,需要CT、MRI辅助检查支持。第六,根据辅助检查结果可以排除腰椎骨折。排除上述原因后,需要重点考虑最常见的疾病——腰椎间盘突出症。

3. 寻找此病人腰椎间盘突出所致腰痛的依据

(1)该患病史提示,1周前搬重物时突然腰部疼痛,腹压增高可使疼痛加重,被迫采取胸膝位,考虑为咳嗽致腹压增加刺激脊神经根所致。

(2)体格检查发现腰5~骶1及棘突间右旁压痛,叩击时腰痛放射至右臀及足,右臀部、大小腿后外及足背外侧痛觉减退,鞍区正常。跟腱反射:左侧正常,右侧消失。直腿抬高试验:左75°引起左腿痛,右25°致右腿痛至足。提示坐骨神经发出位置受压,致其分布区出现刺激症状。

坐骨神经痛的原因以腰椎间盘突出为常见,需进一步检查腰骶椎间盘CT或MRI,可以确定腰椎间盘压迫神经根的位置。

(二)分析要点

1. 病人自诉发病前1周在搬重物时突然感觉腰部剧痛而无法行走,持续十余分钟后略减轻,咳嗽时腰痛明显加剧,因疼痛剧烈难以忍受,一直卧床休息,常取胸膝位以求缓解。提示主诉与神经痛有关。

2. 腰5~骶1及棘突间右旁压痛,叩击时腰痛放射至右臀及右足。直腿抬高试验:左侧75°引起左腿痛,右侧25°引起右腿放射痛至右足,提示典型的坐骨神经压迫症状。直腿抬高试验及加强试验:病人仰卧,伸膝,被动抬高患肢,正常人神经根有4mm的滑动度,下肢抬高到60°~70°始感腘窝不适。本症病人神经根受压或粘连使滑动度减少或消失,抬高在60°以内即可出现坐骨神经痛,称为直腿抬高试验阳性。在直腿抬高试验阳性时,缓慢降低患肢高度,待放射痛消失,再被动背屈踝关节以牵拉坐骨神经,如又出现放射痛,称为加强试验阳性(图2-1-10)。

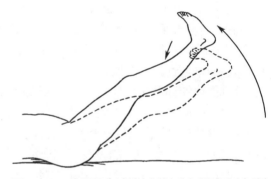

根据上诉两项,可高度疑诊腰椎间盘突出症,需进一步做检查以明确诊断。

图2-1-10　直腿抬高试验(实线)和加强试验(虚线)

第十四节 关 节 痛

【案例】

病人,女性,67岁,已婚,农民。右膝关节疼痛5年,加重半年。自诉5年前无明显诱因出现右膝关节疼痛不适,活动多或劳累后疼痛加重,时而伴有膝关节肿胀而就诊,休息可缓解。查体:右膝关节呈内翻畸形,关节轻度肿胀,鹅足肌腱处压痛(+)。浮髌试验(+)。右膝关节被动活动时有摩擦感,伸屈活动范围:伸(−10°),屈(100°)。辅助检查:右膝关节正侧位X线检查示右膝关节间隙不同程度变窄,关节边缘有骨赘形成,髁间嵴变尖,关节表面不平整,胫骨关节面下局部出现囊样改变。

一、关节痛的定义

关节痛(arthralgia)根据不同病因及病程,可分急性和慢性。急性关节痛以关节及其周围组织的炎性反应为主,慢性关节痛则以关节囊肥厚及骨质增生为主。关节痛是关节疾病最常见的症状。

二、引起关节痛的原因

引起关节疼痛的病因复杂,疾病种类繁多。关节痛可以是单纯的关节病变引起,也可以是全身疾病的局部表现。常见病因有如下几类:

1. 外伤

(1)急性损伤:因外力损伤关节骨质、肌肉、韧带等结构,造成关节脱位或骨折,血管破裂出血,组织液渗出。

(2)慢性损伤:过度的关节活动,可造成关节软骨的累积性损伤;持续的慢性机械损伤,或急性外伤后关节面破损留下粗糙瘢痕,使关节润滑作用消失,长期摩擦关节面,产生慢性损伤;关节扭伤处理不当或骨折愈合不良,畸形愈合所致负重不平衡,造成关节慢性损伤;关节长期负重,使关节软骨及关节面破坏。

2. 感染 分为外伤性感染、血源性感染、临近组织蔓延感染、介入性感染等,其中以血源性感染最为多见。通过上述途径将细菌直接或间接或蔓延至关节腔或其附近,造成关节腔的感染。常见的病原菌有葡萄球菌、肺炎链球菌、脑膜炎球菌、结核分枝杆菌和梅毒螺旋体等。

3. 变态反应和自身免疫

(1)因病原微生物及其产物、药物、异种血清等作为抗原与血液中的抗体形成免疫复合物,流经关节沉积在关节腔,引起关节病变和组织损伤。如类风湿关节炎、过敏性紫癜、细菌性痢疾和结核分枝杆菌感染所致的反应性关节炎。

(2)外来抗原或理化因素使宿主组织成分改变,形成自身抗原,刺激机体产生自身抗体,引起器官和非器官特异性自身免疫病。关节损害是全身性病变缩影,表现为滑膜充血水肿,软骨进行性破坏形成畸形,如类风湿关节炎、系统性红斑狼疮引起的关节病变等。

4. 退行性关节病 可见关节软骨退化变薄,软骨细胞萎缩、碎裂坏死,软骨下组织硬化,骨小梁稀疏囊性变,骨关节边缘有骨赘形成,滑膜充血水肿等改变,故又称为增生性关节炎或肥大性关节炎。退行性关节病分原发性和继发性两种,原发性无明显局部病因,多见于肥胖老人女性,有家族史,可见多关节受累;继发性骨关节病变多有创伤、感染或先天性畸形等基础病变,并与吸烟、肥胖和重体力劳动等有关。

5. 代谢性骨病 各种病因所致的骨质疏松性关节病,如老年性、失用性骨质疏松;嘌呤代谢障碍所致的痛风;维生素 D 代谢障碍所致的骨质软化性骨关节病,如阳光照射不足、消化不良、维生素 D 缺乏和磷摄入不足等;皮质醇增多症性骨病;脂质代谢障碍所致的高脂血症性关节病,骨膜和关节腔组织脂蛋白转运代谢障碍性关节炎;某些代谢内分泌疾病,如糖尿病性骨病;甲状腺或甲状旁腺疾病引起的骨关节病等均可出现关节疼痛。

6. 骨关节肿瘤 良性肿瘤,如骨软骨瘤、骨样骨瘤、骨巨细胞瘤和骨纤维异常增殖症等。恶性骨肿瘤,如骨纤维肉瘤、骨肉瘤、软骨肉瘤、滑膜肉瘤和转移性骨肿瘤等。

三、不同疾病引起的关节痛表现特点

1. 外伤性关节痛 急性外伤常在损伤后即出现受损关节的疼痛、肿胀和功能障碍。慢性外伤性关节炎有明确的外伤史,常反复出现关节痛,并于过度活动、负重及气候寒冷等刺激后诱发,经药物及物理治疗可缓解。

2. 化脓性关节炎 病人常感病变关节持续疼痛,关节各方向的被动活动均可引起剧烈疼痛,功能严重受限。体征上表现为病变关节明显的红肿热痛,位置较深的肩关节和髋关节则红肿不明显。起病急,全身中毒症状明显,早期出现畏寒、寒战和高热,体温可达 39℃以上。

3. 结核性关节炎 早期症状和体征不明显。局部病变关节肿胀疼痛,但疼痛程度较化脓性关节炎轻,活动后疼痛加重。晚期有关节畸形和功能障碍,如关节旁有窦道形成,常可见干酪性物质流出。全身表现:在活动期常有疲劳低热、盗汗及食欲下降。一般负重大、活动多、肌肉不发达的关节易患结核,其中脊柱最常见,其次为髋关节和膝关节。多见于儿童和青壮年。

4. 风湿性关节炎 常为链球菌感染后出现病变关节的游走性红肿热痛,常在1~6周内自然消肿,不遗留关节僵直和畸形改变。特点是起病急剧,肿胀消失快,多侵犯膝、踝、肩和髋关节等。

5. 类风湿关节炎 早期从一个关节起病,多以手中指指间关节首发疼痛,病变关节活动受限制,有僵硬感,以早晨为重,故称晨僵,可伴有全身发热。继之则出现其他指间关节和腕关节的肿胀疼痛。晚期常因关节附近肌肉萎缩、关节软骨增生而出现畸形。也可累及踝、膝和髋关节,常为对称性。

6. 退行性关节炎 早期表现为步行、久站和天气变化时病变关节疼痛,休息后缓解。进一步发展症状逐渐加重,如受累关节为掌指及指间关节,除关节疼痛外,病人常感觉手指僵硬肿胀,活动不便;如病变在膝关节则常伴有关节腔积液、皮温升高、关节边缘有压痛。晚期病变关节疼痛加重,呈持续性并向他处放射,病人常有跛行,关节有摩擦感,活动时有响声,病变关节周围肌肉挛缩常呈屈曲畸形。

7. 痛风 常在饮酒、劳累或高嘌呤饮食后急起关节剧痛,局部皮肤红肿灼热。病人常于夜间痛醒。病变呈自限性,可在1~2周内自行消退,但经常复发。以第1跖趾关节、踇趾关节多见,踝、手、膝、腕和肘关节也可受累。晚期可出现关节畸形、皮肤破溃,常有白色乳酪状分泌物流出,经久不愈。

四、关节痛的伴随症状

1. 化脓性关节炎关节痛常伴高热、畏寒、局部红肿灼热。
2. 结核性关节炎关节痛常伴低热、乏力、盗汗、消瘦、食欲下降。
3. 类风湿关节炎全身小关节对称性疼痛伴有晨僵和关节畸形。
4. 风湿热关节疼痛呈游走性,伴有心肌炎、舞蹈病。
5. 痛风关节痛伴有血尿酸升高,同时有局部红肿灼热。
6. 系统性红斑狼疮关节痛伴有皮肤红斑、光过敏、低热和多器官损害。
7. 关节受累型过敏性紫癜关节痛伴有皮肤紫癜、腹痛、腹泻。

五、关节痛的问诊

1. 关节疼痛出现的时间 反复发作的慢性关节疼痛,疼痛不剧烈,而以其他器官受累症状为主,如系统性红斑狼疮、代谢性骨病等,常难以陈述确切的起病时间。外伤性、化脓性关节炎常可问出起病的具体时间。

2. 关节疼痛的诱因 风湿性关节炎常因气候变冷、潮湿而发病;痛风常在饮酒或高嘌呤饮食后发作;增生性关节炎常在关节过度负重、活动过多时疼痛。

3. 疼痛部位 化脓性关节炎多为大关节和单关节发病;结核性关节炎多见于髋关节和脊椎;指趾关节痛多见于类风湿关节炎;增生性关节炎常以膝关节多见;踇趾和第1跖趾关节红肿热痛多为痛风。

4. 疼痛出现的缓急程度及性质 急性外伤、化脓性关节炎及痛风起病急剧,疼痛剧烈,呈烧灼切割样疼痛或跳痛;骨折和韧带拉挫伤则呈锐痛;骨关节肿瘤呈钝痛;系统性红斑狼疮、类风湿关节炎、增生性骨关节病等起病缓慢,疼痛程度较轻,呈酸痛胀痛。

5. 加重与缓解因素 化脓性关节炎局部冷敷可缓解疼痛;痛风多因饮酒而加重,解热镇痛药效果不佳而秋水仙碱效果显著;关节肌肉劳损时,休息疼痛减轻,活动则疼痛加重;增生性关节炎夜间卧床休息时,静脉回流不畅,骨内压力增高,疼痛加重,起床活动后静脉回流改善,疼痛缓解,但活动过多疼痛又会加重。

6. **全身情况** 询问有何全身症状,以便明确关节痛是否因全身疾病引起。

7. **职业及居住环境** 长期负重的职业易患关节病,如搬运工、翻砂工、体操运动员、举重运动员、摔跤运动员等。工作和居住在潮湿寒冷环境中的人,关节病的患病率明显升高。

8. **慢性病史及用药史** 注意询问有无慢性病,特别是引起关节痛的疾病,并了解用药情况,如是否长期服用镇痛药和糖皮质激素等。

【诊断要点分析】

(一) 诊断思路

1. 首先从病人主诉"右膝关节疼痛 5 年,加重半年"判断,显然是一个慢性发病过程,与感染、急性外伤无直接关系。

2. 分析"慢性关节疼痛"的病因,对以该症状为主要表现的病因进行逐一排除。首先,该病人是慢性损伤造成关节疼痛,病史中无活动过度、外伤等情况,可以排除此类病因。其次,此病人除关节痛外,无糖尿病、甲状腺疾病,虽为老年但为农民,长期户外劳作,基本可以排除代谢性骨病。根据辅助检查结果可以排除骨肿瘤所致关节痛和肿胀。排除上述几种原因后,应考虑最常见的骨性关节炎所致关节疼痛。

3. **寻找此病人骨性关节炎所致关节痛的依据**

(1) 骨性关节炎所致关节痛在临床常见,老年人多见,慢性发病,活动多或劳累后疼痛加重,休息可缓解,可通过上述病史和追问病史得到相应的信息。

(2) 该患病史中提示,发病时无晨僵、跖趾关节红肿热痛等症状,可进一步检查血尿酸、红细胞沉降率、类风湿因子,与常见的痛风及类风湿关节炎鉴别。

(3) 辅助检查:右膝关节正侧位 X 线检查示右膝关节间隙不同程度变窄,关节边缘有骨赘形成,髁间嵴变尖,关节表面不平整,胫骨关节面下局部出现囊样改变(图 2-1-11)。

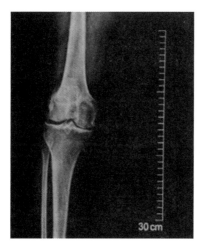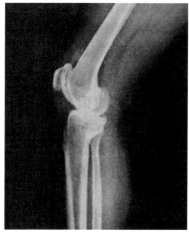

图 2-1-11 骨性关节炎 X 线表现

进一步膝关节镜检查,可以检查到关节软骨退变的情况,进一步明确膝关节骨性关节炎的诊断。

(二) 分析要点

1. 病人 5 年前无明显诱因出现右膝关节疼痛不适,活动多或劳累后疼痛加重,休息可缓解,提示主诉与关节退变有关。关节痛是大多数骨性关节炎病人最主要的症状,疼痛主要原因为膝关节软骨退变,关节部位的骨质增生和骨刺摩擦周围的组织。

2. 体格检查见膝关节肿胀、关节腔积液、膝关节屈曲畸形,提示典型的骨性关节炎、骨软骨退行性改变。

根据上诉两项疑诊膝关节骨性关节炎,但需进一步做如下检查以明确诊断。

3. 膝关节 MRI 检查可见到软骨损伤、半月板退变、膝关节积液,更支持膝关节退变的诊断。

4. 进一步进行膝关节镜检查,取软骨进行病理检查,可确定膝关节骨性关节炎诊断。

第十五节　晕　厥

【案例】

病人,女性,22 岁,身高 160cm,体重 40kg。因"一过性意识不清"1 小时来院就诊。自诉 1 周前工作中犯错,被单位领导批评并扣罚半月奖金,几天来睡眠差、情绪低落,工作中情绪明显紧张,1 小时前因工作需要站立较长时间后,自觉头晕、恶心、面色苍白,持续数分钟后突然意识丧失而跌倒,持续数秒钟后自行缓解,无明显后遗症。既往体健。查体:血压 70/50mmHg,神清语明,脑神经未见明显异常。辅助检查:头部 CT、血常规及心电图未见明显异常。

一、晕厥的定义

晕厥(syncope)是指一过性广泛脑供血不足所致短暂的意识丧失状态。发作时病人因肌张力消失不能保持正常姿势而倒地,一般为突然发作,迅速恢复,很少有后遗症。意识丧失时间若超过 10~20 秒,有些病人可发生抽搐。

正常全脑血流量为 800~1 200ml/min,脑血流量受到下列因素影响:平均动脉压、平均静脉压、颅内压、脑血流阻力(主要是脑血管阻力和血液黏稠度)。此外,脑血流量的调节还受外周血管阻力、心率、血压,以及压力感受器、化学感受器有关的神经体液影响。据估计,维持意识所需的脑血流量的临界水平为 30ml/(100g·min),当脑的灌注压降低 50%~55%,即降至 45~60mmHg 时,可发生晕厥;当每 100g 脑组织的氧供应从 114ml 降到 35ml 时,持续 8 秒就会发生晕厥。

二、晕厥的原因

晕厥病因大致分为以下四类。

1. **血管舒缩障碍**　见于血管抑制性晕厥(单纯性晕厥)、直立性低血压、排尿性晕厥、颈动脉窦综合征、咳嗽性晕厥及疼痛性晕厥等。

2. **心源性晕厥**　见于:①严重心律失常,如阵发性心动过速、阵发性心房颤动、Q-T 间期延长综合征、病态窦房结综合征、高度房室传导阻滞;②心脏排血受阻,如主动脉瓣狭窄、部分先天性心脏病、原发性肥厚型心肌病、左房黏液瘤等;③心肌缺血及心力衰竭等,如心绞痛、急性心肌梗死等。最严重的是阿 - 斯(Adams-Stokes)综合征。

3. **脑源性晕厥**　见于短暂性脑缺血发作、脑动脉粥样硬化、无脉症、偏头痛、慢性铅中毒性脑病等。

4. **血液成分异常**　见于通气过度综合征、哭泣性晕厥、重症贫血及高原晕厥等。

低血糖所致晕厥与血管舒缩和脑细胞能量代谢异常有关。

三、晕厥的临床表现

最主要的临床表现是短暂的意识丧失,持续时间一般为数秒钟,个别可超过 1 分钟。

1. **血管舒缩障碍性晕厥**

(1)血管抑制性晕厥:又称血管迷走性晕厥,还称单纯性晕厥,是各种刺激通过迷走神经反射,引起短暂的血管床扩张、回心血量减少、心排血量减少、血压下降,导致脑供血不足。此类约占晕厥的 70%,多见于年轻体弱女性,常有疼痛、情绪紧张、恐惧、轻微出血等明显诱因,在天气闷热、空气污浊、疲劳、空腹、失眠及妊娠等情况下更易发生。晕厥前常有头晕、眩晕、恶心、腹部不适或绞痛、面色苍白、肢体发软、坐立不安和焦虑等先兆症状,持续数分钟继而突然意识丧失,常伴有血压下降、脉搏微弱,晕厥持续数秒或数十秒后可自然苏醒,无后遗症。

（2）体位性低血压(直立性低血压):主要由于体位骤变,即卧位或蹲位突然站起时发生的晕厥。可能由于周围血管扩张淤血(服用亚硝酸盐药物)或血循环反射调节障碍等,使下肢静脉张力低下,在体位变化时血液蓄积于下肢(体位性)、回心血量减少、心排血量减少、血压下降,导致脑供血不足。可见于:①某些长期站立于固定位置及长期卧床者;②服用某些药物,如氯丙嗪、胍乙啶、亚硝酸盐类等,或交感神经切除术后病人;③某些全身性疾病,如多发性神经根炎、急性传染病恢复期、慢性营养不良、脑动脉粥样硬化、脊髓空洞症等。

（3）颈动脉窦综合征:由于机械压迫颈动脉窦或突然转头、衣领过紧等诱因,刺激颈动脉窦,致使迷走神经兴奋、心率减慢、心排血量减少、血压下降,引起脑供血不足而出现晕厥或抽搐。常见颈动脉窦附近病变有局部动脉硬化、动脉炎、颈动脉窦周围淋巴结炎或淋巴结肿大、肿瘤及瘢痕压迫等。

（4）排尿性晕厥:在排尿中或排尿结束时由于自身自主神经不稳定,体位骤变(夜间起床),排尿时屏气动作或通过迷走神经反射致使心排血量减少、血压下降、脑广泛缺血而出现晕厥发作。多见于青年男性,持续 1～2 分钟,可自行苏醒,无后遗症。

（5）咳嗽性晕厥:目前广泛认同机制是剧烈咳嗽后胸腔内压力增加,静脉血回流受阻,心排血量降低、血压下降、脑广泛缺血导致晕厥。亦有观点认为剧烈咳嗽时脑脊液压力迅速升高,对大脑产生震荡作用所致。见于慢性肺部疾病患者。

（6）痛性晕厥:剧烈疼痛刺激迷走神经而引起心率减低和血压下降,从而导致晕厥。

（7）其他因素:如锁骨下动脉盗血综合征、胸腔疾病、下腔静脉综合征(晚期妊娠和腹腔巨大肿物压迫)、食管或纵隔疾病及支气管镜检等引起血管舒缩功能障碍或迷走神经兴奋而导致晕厥。

2. 心源性晕厥 由于心跳节律、心脏结构及心肌收缩力改变,使心脏停搏或心排血量突然减少,导致脑组织缺氧而发生晕厥。最严重的为阿-斯综合征,一般心搏停止 5～10 秒则可出现晕厥。

3. 脑源性晕厥 由于脑部血管或主要供应脑部血液的血管发生循环障碍,导致一过性广泛性脑供血不足所致的晕厥。由于引起短暂性脑缺血发作及病变的血管的支配区不同,临床表现可为多样化,如偏瘫、肢体麻木、语言障碍等。如脑动脉硬化引起血管腔变窄,高血压引起脑动脉痉挛,偏头痛及颈椎病时基底动脉舒缩障碍,无脉症、慢性铅中毒性脑病等。

4. 血液成分异常的晕厥

（1）低血糖综合征:是由于血糖低而影响大脑的能量代谢所致晕厥,表现为头晕、乏力、饥饿感、心悸、出汗、震颤、神志恍惚、晕厥甚至昏迷。

（2）通气过度综合征:情绪紧张或癔症发作时通气过度,二氧化碳排出增加,导致呼吸性碱中毒、脑部毛细血管收缩,引起脑缺血、缺氧而发生晕厥,表现为呼吸急促。

（3）哭泣性晕厥:由于哭泣而屏住呼吸,致脑缺氧发生的晕厥,好发于幼童。

（4）重症贫血:由于红细胞数量显著减少,携氧量下降而使血氧低下,在用力时发生晕厥。

（5）高原晕厥:由于短暂缺氧引起晕厥。

四、晕厥的伴随症状

1. 血管抑制性晕厥者多伴有明显的自主神经功能障碍,如面色苍白、出冷汗、恶心、乏力等。

2. 急性左心衰竭者伴有面色苍白、发绀、呼吸困难等。

3. 心源性晕厥者常伴有心率和心律明显改变、抽搐。

4. 中枢神经系统疾病晕厥者常伴有抽搐、头痛、呕吐、视听障碍等症。

5. 伴有发热、水肿、杵状指者提示心肺疾病。

6. 通气过度综合征、癔症者伴有呼吸深而快、手足发麻、抽搐等症。

7. 低血糖性晕厥者常伴有心悸、乏力、出汗、饥饿感等。

五、晕厥的问诊

1. 应注意询问晕厥发生的年龄、性别。

2. 晕厥发作的诱因、发作与体位关系、与咳嗽及排尿关系、与用药关系等。

3. 晕厥发生速度、发作持续时间,发作时面色、血压及脉搏情况。

4. 晕厥伴随症状。

5. 有无心脑血管病史,既往有无相同发作史及家族史。

【诊断要点分析】

（一）诊断思路

1. 首先要明确病人主诉的"一过性意识不清"是否有意识丧失。可详细追问病人的发病过程,了解其对发病某一时段的记忆,对是否跌到、有否受伤及尿失禁等进行判断。另外需判断短暂性意识丧失是晕厥还是非晕厥造成的。非晕厥的短暂性意识丧失见于脑血管病,还可见于代谢性疾病、精神或神经疾患。本案例为年轻女性,既往体健,可以排除脑血管病、代谢性疾病、精神及神经疾病。

2. **判断晕厥原因**　从该症状出现的四个原因方面逐一排除。一是根据既往体健,否认有严重心律失常、心肌缺血及心力衰竭病史,可以除外心源性晕厥。二是根据病人既往无吸烟、饮酒及高血压等脑血管病的危险因素,可以除外脑源性晕厥。三是根据血常规等辅助检查结果可以排除血液成分异常所致晕厥。排除上述三种原因后,只剩下一种可能:血管舒缩障碍所致晕厥。

3. **寻找此病人血管舒缩障碍所致晕厥的依据**

（1）血管舒缩障碍所致晕厥常见于血管抑制性晕厥（单纯性晕厥）、直立性低血压、排尿性晕厥、颈动脉窦综合征、咳嗽性晕厥及疼痛性晕厥等。

（2）该患病史中提示,病人有明显精神紧张、睡眠差等诱因。刺激可通过迷走神经反射引起短暂的血管床扩张、回心血量减少、心排血量减少、血压下降,导致全面脑供血不足致突然意识丧失,持续短暂时间后自行缓解,无后遗症（图 2-1-12）。

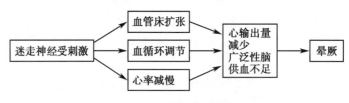

图 2-1-12　晕厥发生机制

（3）辅助检查:头部 CT、血常规及心电图未见明显异常。

（二）分析要点

1. 病人既往体健,提示其发病与心源性疾病、脑源性疾病、血液成分异常疾病关系不大。

2. 病人长时间站立后出现头晕、恶心、面色苍白,持续数分钟后突然出现意识丧失而跌倒,持续数秒钟后自行缓解,无明显后遗症,提示晕厥发作。

根据上诉两项可高度疑诊晕厥,但需进一步做如下检查以明确诊断。

3. 血常规检测正常,基本可以排除血液成分异常所致晕厥。

4. 进一步检查心电图及头部 CT,除外心源性及脑源性疾病所致的晕厥。

根据以上要点诊断为血管舒缩障碍性晕厥。

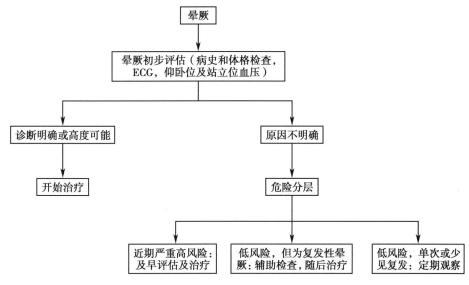

图 2-1-13 晕厥诊断流程

第十六节 抽搐与惊厥

【案例】

病人,男性,48 岁,教师,因"四肢抽搐半分钟"来院就诊。家属诉 1 周前无诱因出现腹泻,伴发热、头痛、畏光、肌肉痛、恶心呕吐、食欲减退及全身乏力等,未予特殊处置,昨日无其他诱因突然出现发作性的双上肢屈曲,双下肢呈现伸直状,呼吸暂停,呼之不应,继而出现四肢阵挛性抽搐,呼吸不规则,尿便失禁,持续约半分钟后自行缓解。既往体健,否认疫区及其他毒物接触史。查体:体温 38.2℃,神志清醒,颈强、克氏征阳性。辅助检查:血常规提示白细胞增高,以淋巴细胞增高为主;脑电图检查可见痫样放电;头部 CT 未见明显异常;腰穿脑脊液检查可见白细胞轻度增高,以淋巴细胞为主,蛋白轻度增高,糖和氯化物正常,病原学检查未见结核分枝杆菌。

一、抽搐与惊厥的定义

抽搐(tic)与惊厥(convulsion)均属于不随意运动。抽搐是指全身或局部成群骨骼肌非自主的抽动或强烈收缩,常可引起关节运动和强直,伴或不伴意识障碍。当肌群收缩表现为强直性和阵挛性时,称为惊厥。惊厥是脑神经元过度兴奋或高度同步化活动产生的一过性症状,它的起始、中止和临床表现均有一定的特殊模式,其表现的抽搐一般为全身性、对称性,可伴有意识丧失。而癫痫(epilepsy)则是脑部持续存在产生癫痫发作的易感性,由此而产生以神经生理、认知功能、心理和社会障碍为特征的一种慢性脑部疾病。

惊厥与癫痫有相同点也有不相同点。癫痫大发作为全身运动性惊厥发作,而癫痫小发作则不称为惊厥。

二、抽搐与惊厥的原因

抽搐与惊厥的病因较为复杂,可分为特发性与症状性。特发性多由先天性脑部发育不稳定所致。症状性病因有以下几种:

1. **脑部疾病** 包括感染、损伤、缺氧缺血、先天发育障碍等。

（1）感染：如脑炎、脑膜炎、脑脓肿、脑结核瘤、脑灰质炎等。

（2）外伤：如产伤、颅脑损伤等。

（3）肿瘤：包括原发性肿瘤、脑转移瘤等。

（4）血管疾病：如高血压脑病、脑出血、蛛网膜下腔出血、脑栓塞、脑血栓形成、脑缺氧等。

（5）寄生虫病：如常见的脑囊虫病、脑型疟疾、脑血吸虫病、脑棘球蚴病等。

（6）其他：先天性脑发育障碍；原因未明的大脑变性，如结节性硬化、播散性硬化、核黄疸（nuclear icterus）等。

2. **全身性疾病** 包括重度感染性疾病、中毒、代谢性疾病、严重的心血管疾病等。

（1）感染：如中毒性菌痢、急性胃肠炎、狂犬病、破伤风、链球菌败血症、中耳炎、百日咳等。

（2）中毒：内源性如尿毒症、肝性脑病等；外源性如酒精、苯、铅、砷、汞、氯喹、阿托品、樟脑、白果、有机磷等中毒。

（3）心血管疾病：常见高血压脑病、阿-斯综合征等。

（4）代谢障碍：如低血糖、低钙及低镁血症、子痫、急性间歇性卟啉病、维生素 B_6 缺乏等。其中低血钙可表现为典型的手足搐搦症。

（5）风湿病：如系统性红斑狼疮、脑血管炎等。

（6）其他：如突然撤停抗癫痫药、安眠药，还可见于热射病、触电、溺水、窒息等。神经症，如癔症性抽搐和惊厥。

3. **小儿惊厥** 在儿童较为常见。目前确切发病原因尚不清楚，公认本病与遗传、年龄、发热、感染有关。其中，发热是由于其可以改变神经细胞的代谢、耗氧量和血流量；高热又可以使中枢神经系统处于过度兴奋状态，使脑对外界刺激的敏感性加强。这种作用可以影响到小儿尚未发育成熟的丘脑，使之强烈放电，造成强烈的电化学爆发，并传导至脑的边缘系统和大脑两半球，在临床上就表现为惊厥发作。

三、抽搐与惊厥的发生机制

抽搐与惊厥发生机制尚未完全明了，有研究者认为可能是运动神经元的异常放电所致。主要是由于神经元膜电位的不稳定引起病理性放电，并与多种因素相关，可由脑皮质肿物、瘢痕、代谢或营养等激发，与遗传、免疫、内分泌、微量元素、精神因素等有关。

根据引起肌肉异常收缩的兴奋信号来源不同，基本上可以分为两种情况：一是大脑功能障碍，如癫痫大发作等；二是非大脑功能障碍，如低钙血症性抽搐、破伤风、士的宁中毒等（图 2-1-14）。

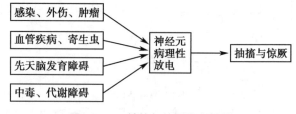

图 2-1-14 抽搐与惊厥发生机制

四、抽搐与惊厥的临床表现

由于病因不同，抽搐和惊厥的临床表现形式也不一样，通常可分为全身性和局限性两种。

1. **全身性抽搐** 以全身骨骼肌痉挛为主要表现，多伴有意识丧失。

（1）癫痫大发作：病人表现为突然全身强直、呼吸暂停、发绀、意识模糊或丧失，继而四肢发生阵挛性抽搐，呼吸不规则，大小便失禁，发作半分钟左右自行停止，意识可恢复，也可反复发作或呈持续状态，此时意识持续丧失。发作时可有瞳孔散大、对光反射消失或迟钝、病理反射阳性等。

（2）癔症性发作：发作前常有情绪激动、各种不良刺激等诱因，发作时形式多样、不固定，发作时间持续较长，无舌咬伤、发绀和大小便失禁等。

2. 局限性抽搐　主要表现为身体某一肢体或肌群连续性收缩,多见于口角、眼睑、手足等。手足搐搦症表现为间歇性双侧强直性肌痉挛,以上肢手部最典型,呈"助产士手"表现。

五、抽搐与惊厥的伴随症状或体征

1. 小儿的急性感染或胃肠功能紊乱、重度失水等　可伴有发热。但须注意,惊厥也可引起发热。

2. 高血压、肾炎、子痫、铅中毒等　可伴有血压增高。

3. 脑膜脑炎、脑膜炎、蛛网膜下腔出血、假性脑膜炎等　伴脑膜刺激征。

4. 癫痫大发作　可伴有瞳孔扩大和 / 或舌咬伤。

5. 高血压、急性感染、蛛网膜下腔出血、颅脑外伤、颅内占位性病变等　可伴有剧烈头痛。

6. 癫痫大发作、重症颅脑疾病等　可伴有意识障碍。

六、抽搐与惊厥的问诊

1. 注意询问抽搐与惊厥发生的年龄、病程、药物治疗等;发作的形式与性质(呈持续强直性还是间歇阵挛性)、部位(全身性还是局限性)、持续时间、诱因;病人是否为孕妇。

2. 发作时意识状态,有无大小便失禁、舌咬伤、肌痛等。

3. 有无脑部疾病、全身性疾病、感染性疾病、癔症、毒物接触、外伤等病史及相关症状。

4. 小儿应询问分娩史、生长发育史、家族史,观察其是否伴有发热、感染等。

【诊断要点分析】

(一)诊断思路

1. 首先要明确病人是否出现全身或局部成群骨骼肌非自主的抽动或强烈收缩。这就需要详细询问病人的发病情况,对于那些伴有意识丧失的病人,尽可能地从家属或者发病时在场的其他人那里得到确切的发病过程。

2. **判断抽搐原因**　从该症状出现的几个方面的原因逐一进行排除。一是根据病人的年龄,可以排除小儿惊厥。二是根据病人既往体健,此次发病前无外伤史,无脑血管病好发的高危因素,头部 CT 未见明显异常,可以排除脑血管疾病、肿瘤、风湿病、药物影响、心血管疾病、代谢性疾病、脑损伤、先天发育等原因所致的抽搐发作。三是根据病人从事的职业和个人史可以排除中毒所致的抽搐发作。因此,疑诊为颅内感染所致抽搐发作。

3. **寻找此病人颅内感染所致抽搐发作的依据**

(1)颅内感染所致抽搐发作的常见疾病有脑炎、脑膜炎、脑脓肿、脑结核瘤、脑灰质炎等。根据头部 CT 检查未见脓肿病灶,脑脊液检查示白细胞轻度增高,以淋巴细胞为主,病原学检查未见结核分枝杆菌,可以除外脑结核瘤及结核性脑膜炎。

(2)病史中提示,发病前出现腹泻,伴发热、头痛、畏光、肌肉痛、恶心呕吐、食欲减退及全身乏力等,提示病毒或细菌所致感染可能与病人抽搐发作有关。常见的与病毒或细菌感染有关的颅内感染性疾病为病毒性脑膜炎和细菌性脑膜炎,二者通过脑脊液检查即可鉴别。

(3)辅助检查:血常规提示白细胞增高,以淋巴细胞增高为主;脑电图检查可见痫样放电;头部 CT 未见明显异常;腰穿脑脊液检查可见白细胞轻度增高,以淋巴细胞为主,蛋白轻度增高,糖和氯化物正常,病原学检查未见结核分枝杆菌。

(二)分析要点

1. 病人发病前出现腹泻,伴发热、头痛、畏光、肌肉痛、恶心呕吐、食欲减退及全身乏力等症状,提示主诉与感染有关。

2. 病人发作时出现发作性的双上肢屈曲,双下肢呈现伸直状,呼吸暂停,呼之不应,继而出现四肢阵挛性抽搐,呼吸不规则,尿便失禁,持续约半分钟后自行缓解。提示典型抽搐发作。

根据上诉两项可明确病人为与颅内感染性疾病有关的抽搐发作,但需进一步做如下检查以明确病因。

3. 脑电图检查可见痫样放电。血常规提示白细胞增高,以淋巴细胞增高为主,考虑为病毒感染。

4. 头部 CT 未见明显异常;腰穿脑脊液检查可见白细胞轻度增高,以淋巴细胞为主,蛋白轻度增高,糖和氯化物正常,病原学检查未见结核分枝杆菌。更加支持病人为颅内病毒感染所致抽搐发作。

根据以上要点诊断为病毒性脑炎。

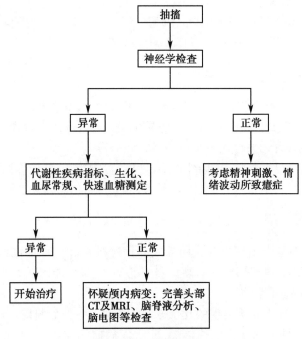

图 2-1-15 抽搐诊断流程

第十七节 意 识 障 碍

【案例】

病人,男性,75 岁,发现"意识不清 1 小时"来院就诊。清晨家人发现病人在习惯起床时间仍深睡而未在意,1 小时后发现其呼之不应,身边见大量呕吐胃内容物。既往有高血压病史 20 余年,平素服用降血压药控制血压为 140/90mmHg,否认其他病史,否认毒物接触史。查体:体温 36.5℃,血压 210/110mmHg,昏迷状态,双侧瞳孔等大同圆,对光反射存在;左侧肢体坠落试验阳性,肌张力低,左侧肢体出现病理反射。辅助检查:头部 CT 可见团块状高密度影;血常规正常;生化检查未见明显异常。

一、意识障碍的定义

意识障碍(disturbance of consciousness)是指人对周围环境及自身状态的识别和觉察能力出现障碍。多由高级神经中枢功能活动(意识、感觉和运动)受损所引起,根据意识水平和意识内容损害程度不同分为嗜睡、意识模糊、谵妄、昏睡和昏迷。昏迷是最严重的意识障碍,根据程度不同,又分为浅昏迷、中昏迷、深昏迷。特殊类型的意识障碍还包括去皮质综合征、无动性缄默症及植物状态。

二、意识障碍的原因

各种感染、中毒与代谢、缺血缺氧和机械损伤或压迫等因素引起神经细胞或轴索损害,均可产生不同程度的意识障碍。

1. **重症急性感染** 包括脑部感染和全身感染性疾病,如颅脑感染(脑炎、脑膜脑炎、脑型疟疾)、重症肺炎、败血症、中毒性菌痢、伤寒、斑疹伤寒和恙虫病等。

2. **颅脑非感染性疾病** 包括脑血管病和脑实质疾病。

(1)脑血管疾病:脑出血、蛛网膜下腔出血、脑缺血、脑栓塞、脑血栓形成、高血压脑病等。

(2)脑占位性疾病:如脑肿瘤、脑脓肿等。

(3)颅脑损伤:如脑震荡、脑挫裂伤、外伤性颅内血肿、颅骨骨折等。

(4)癫痫:如癫痫大发作、失神小发作、精神运动性发作等。

3. **代谢障碍与内分泌疾病** 如肝性脑病、肺性脑病、糖尿病、低血糖、尿毒症、甲状腺危象、甲状腺功能减退症、妊娠中毒症等。

4. **外源性中毒** 如安眠药、有机磷杀虫药、酒精、吗啡、氰化物中毒及毒蛇咬伤等。

5. **心血管疾病** 如心律失常引起阿-斯综合征、重度休克等。

6. **水、电解质平衡紊乱** 如低钠血症、低氯性碱中毒、高氯性酸中毒等。

7. **缺氧性及物理性损害** 如一氧化碳中毒、高温中暑、日射病、触电、高山病等。

三、意识障碍发生机制

多种因素造成脑缺血、缺氧、葡萄糖供给不足、酶代谢异常,使脑细胞代谢紊乱,导致网状结构功能损害和脑活动功能减退,从而产生意识障碍(图 2-1-16)。意识由两部分组成,即大脑皮质功能活动及其"开关"系统。大脑皮质功能活动(意识内容)包括记忆、思维、定向力和情感,以及通过视、听、语言和复杂运动等与外界保持紧密联系的能力。意识状态正常与否取决于大脑半球功能的完整性,急性广泛性大脑半球损害或半球向下移位压迫丘脑或中脑时,则可引起不同程度的意识障碍。意识"开关"系统可激活大脑皮质并使之维持一定水平的兴奋性,使机体处于觉醒状态,从而在此基础上产生意识内容。意识的"开关"系统包括经典的特异性上行投射系统(感觉传导通路)及非特异性上行投射系统(脑干网状结构)。"开关"系统不同部位与不同程度的损害,均可导致不同程度的意识障碍。

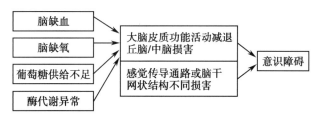

图 2-1-16 意识障碍发生机制

四、意识障碍的程度分级及临床表现

意识障碍可有下列不同程度的表现:

1. **嗜睡(somnolence)** 是最轻的意识障碍,是一种病理性倦睡,病人陷入持续的睡眠状态,可被唤醒,能正确回答问话并做出各种反应,当刺激停止很快又进入睡眠状态。

2. **意识模糊(confusion)** 是意识水平轻度下降,较嗜睡加深的一种意识障碍。病人能保持简单的精神活动,但出现时间、地点、人物的定向能力障碍。

3. **昏睡(stupor)** 是接近于不省人事的意识状态。病人处于熟睡状态,不易唤醒。只有在强烈刺激下(如压迫眶上神经、摇动病人身体等)可被唤醒,答话含糊或答非所问,随即再次进入昏睡状态。

4. 谵妄（delirium） 是一种由于高级中枢神经活动急性失调所致的兴奋状态,表现为意识模糊、躁动不安、言语杂乱、定向力丧失、感觉错乱(幻觉、错觉)。谵妄可见于高热、药物中毒(如颠茄类药物中毒、急性酒精中毒)、代谢障碍(如肝性脑病)、循环障碍(如休克)和中枢神经系统疾患等。由于病因不同,其转归也不同,有些病人可以康复,有些病人可发展至昏迷状态。

5. 昏迷（coma） 是一种严重的意识障碍,表现为意识持续中断或完全丧失。按其程度可分为以下三个阶段:

（1）轻度昏迷:意识大部分丧失,无自主运动,对声、光刺激无反应,对疼痛刺激可出现痛苦的表情或肢体退缩等防御反应。角膜反射、瞳孔对光反射、眼球运动、吞咽反射等可存在。

（2）中度昏迷:对周围事物及一般刺激均无反应,对于强烈刺激可出现防御反射。角膜反射减弱,瞳孔对光反射迟钝,眼球无转动。

（3）深度昏迷:意识完全丧失,全身肌肉松弛,对各种刺激完全无反应。深、浅反射均消失。

五、意识障碍的伴随症状

1. 发热 先发热后伴有意识障碍的见于重症感染性疾病;先有意识障碍后伴发热,见于原发脑部疾病和中毒性肌病,如脑出血、蛛网膜下腔出血、巴比妥类药物中毒等。

2. 呼吸改变 吗啡、巴比妥类、有机磷杀虫药等中毒及银环蛇咬伤等可抑制呼吸中枢,伴有呼吸缓慢。

3. 心率改变 颅内高压症、房室传导阻滞及吗啡类、毒蕈等中毒可伴有心动过缓。

4. 瞳孔改变 伴有瞳孔散大见于颠茄类、酒精、氰化物等中毒,以及癫痫发作、低血糖状态等;伴有瞳孔缩小见于吗啡类、巴比妥类、有机磷杀虫药等中毒。

5. 血压改变 高血压脑病、脑血管意外、肾炎、尿毒症等可伴有高血压;各种原因的休克表现为低血压。

6. 皮肤黏膜改变 严重感染或出血性疾病可伴有皮肤黏膜出血点、瘀斑和紫癜等,一氧化碳中毒者可出现樱红色口唇。

7. 脑膜刺激征 见于脑膜炎、蛛网膜下腔出血等。

8. 瘫痪 见于脑出血、脑梗死等。

六、意识障碍的问诊

1. 根据病人意识状况决定问诊对象,原则上向病人本人及能反映该病人发病真实情况的人询问。

2. 询问病人起病时间、发病前后情况、诱因、病程及程度。

3. 询问是否伴有发热、头痛、呕吐、腹泻、皮肤黏膜出血及感觉与运动障碍等相关伴随症状。

4. 询问病人有无急性感染、休克、高血压、动脉硬化、糖尿病、肝肾疾病、肺源性心脏病、癫痫、颅脑外伤、肿瘤等病史。

5. 询问病人有无服用过量药物、毒物及毒物接触史等。

【诊断要点分析】

（一）诊断思路

1. 首先要明确病人是否有意识障碍,意识障碍是指人对周围环境及自身状态的识别和察觉能力出现障碍。这就需要详细的病史问诊及细致的体格检查以进一步明确,并除外与意识障碍容易混淆的疾病。晕厥发作前多有诱因和先兆,意识丧失很少超过 15 秒,意识迅速恢复并完全清醒。发作性睡病多见于青少年,以发作性不可抗拒的睡眠为特点,发病时能被唤醒。休克为全身微循环障碍、组织灌注严重减少的内科急症,表现为血压低、四肢厥冷、脉搏细速、尿量减少。

2. 判断意识障碍原因 从该症状出现的几个方面原因逐一进行排除。一是根据病人并非长期卧床者,体温正常,辅助检查示血常规正常,可以排除重症急性感染所致意识障碍。二是根据病人无外伤史,无毒物接触史,生化检查未见明显异常可除外颅脑损伤、代谢障碍与内分泌疾病、外源性中毒、癫痫、心血管疾病。三是需要排除大脑局部病变所致意识障碍,最常见的是急性脑血管疾病和颅内占位性病变。此病人头颅 CT 提示脑血管疾病的可能性大。

3. 寻找此病人脑血管病所致意识障碍的依据

(1)病人为老年男性,既往有高血压病史,为脑血管病的高危人群,发病时间虽不清楚,但明确存在意识障碍。

(2)平素血压控制较理想,发病后血压明显增高,身边有大量的呕吐物,说明可能存在颅内高压。

(3)排除了其他原因所致的意识障碍。

(4)头部 CT 检查可见脑实质内高密度团块影。可以排除常见的蛛网膜下腔出血、脑缺血、脑栓塞、脑血栓形成、高血压脑病等。

(二)分析要点

1. 病人既往有高血压病史,以意识障碍为首发症状,伴有呕吐,提示疾病的发生伴随着颅内压增高。

2. 查体:血压 210/110mmHg,昏迷状态,双侧瞳孔等大同圆,对光反射存在;左侧肢体坠落试验阳性,肌张力低,左侧肢体出现病理反射。

根据上诉两项应高度疑诊脑出血所致意识障碍,但需进一步做如下检查以明确诊断。

3. 头部 CT 可见高密度团块影,更支持脑出血的诊断。

4. 进一步进行血常规等检查除外重症急性感染所致意识障碍。

根据以上要点诊断为脑出血,高血压 3级,极高危。

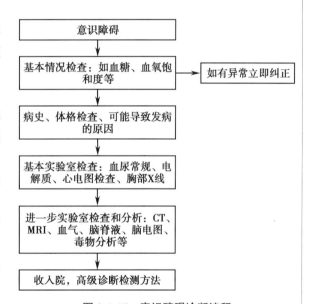

图 2-1-17 意识障碍诊断流程

第十八节 情感精神症状

【案例】

病人,女性,45 岁,自诉半年来因家庭矛盾无法排解一度心情欠佳,情绪低落,未重视。近 3 个月自觉对事物毫无兴趣、记忆力下降、不愿见人,常有自卑感,逐渐发展至无法完成工作任务,伴有失眠、早醒、食欲差、厌世。

一、精神症状

(一)精神症状定义

人类的精神活动是人的大脑功能的体现,其过程极其复杂、相互联系又相互制约。异常的大脑结构和功能可能引起异常的精神活动,并通过人的外显行为,如言语、书写、表情、动作行为等表现出来,被称为精神症状。

（二）异常精神活动的影响因素

人类出现以来，人们对于精神问题一直陷于困惑中。初始时，人类受低下的认识水平的制约，只好将精神诉诸超自然的领域中，以万物有灵或者宗教将精神对象化于无限高于自己的崇拜中。文明时代以来，人类认识水平有所提高，便企图将精神进行客体化研究，然而仍然没有从根本上解决问题。物质本原论者的最高研究水平所得出的结论是：精神是人脑的机能。但这种机能究竟是什么及精神是如何发生的，其基本层面都没有搞清楚，所以只能局限于精神现象的研究。

目前，临床上多数精神活动异常的确切病因和病理机制尚不清楚，难以用现有的实验室检查、器械检查发现其特异性的异常指标。影响大脑结构和功能的因素见于以下几个方面（图 2-1-18）：

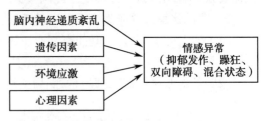

图 2-1-18 异常精神活动的影响因素

1. **器质性的因素** 包括脑部的疾病和脑以外的躯体疾病，前者如脑血管疾病、炎症、外伤、大脑退行性病变、脑部的占位性病变等，后者如躯体感染性疾病、内脏器官疾病、内分泌与代谢性疾病等。

2. **生物学因素** 如遗传与环境因素、毒物或精神活性物质的使用等。

3. **社会心理因素** 如应激性生活事件、个性、父母的养育方式、社会经济状况、人际关系等。

（三）评价精神活动的方式、方法

1. **评价精神活动的方式** 精神活动的检查主要通过面谈和观察两种方式完成。面谈主要是全面了解病人的状态、了解病人所处的环境、了解病人病态的内心体验；同时对病人"察言观色"，观察其言谈举止、表情态度、动作行为等。精神检查是一门实践技能，需要在有经验的临床医生的督导下反复练习提高。精神检查的有关原则和技巧详见《精神病学》的有关章节。精神症状有多种，本节主要介绍临床上常见的两种情感精神症状。

2. **评判异常精神活动的方法** 判断某种精神活动属于正常还是异常，主要从以下几点进行对比分析。

（1）横向比较：即与正常人的精神状态比较，观察其差别是否明显、持续时间是否超出了一般限度，医生通过与病人交流、观察，得到信息、进行评判。

（2）纵向比较：即与病人本人过去的一贯表现比较，观察其是否有明显的精神状态的改变，医生通过病人或知情人的描述及观察，分析评判。

（3）结合当事人的心理背景、当时的处境进行具体的综合分析和判断。

需要注意的是，在观察精神症状时，首先要定性，即观察精神症状是否存在；其次要定量，即观察其严重程度、持续时间及发生的频率。精神症状一般不是持续存在的，因此需要多种途径仔细了解、仔细观察、反复检查方能得到真实的评价结果。

二、抑郁

（一）抑郁的定义

抑郁（depression）是以显著而持久的情绪低落为主要特征的综合征，包括情绪低落、兴趣缺乏、快感缺失等症状，可伴有自杀观念或行为、躯体症状等。抑郁可见于多种精神疾病，如心境障碍的抑郁发作、环性心境障碍、恶劣心境等，也可继发于躯体疾病、脑器质性疾病、使用某些药物或精神活性物质，以及某些社会心理因素，如失恋、亲人离世等。

（二）抑郁的病因及产生机制

抑郁的病因及发生机制目前尚不清楚，但与以下因素有关。

1. **生物因素** 家系、双生子、寄养子的研究均提示抑郁的发生与遗传因素有关，但尚不能确定具体何种基因的异常与抑郁有关。

比较公认的是单胺类神经递质假说,即脑内 5- 羟色胺(5-HT)、去甲肾上腺素(NE)功能活动降低可导致抑郁。研究证实,抑郁病人脑脊液中 5-HT、NE 的浓度降低。利血平可以耗竭突触间隙 5-HT、NE,从而导致抑郁。而临床上使用的抗抑郁药大多为 5-HT 或 NE 的再摄取抑制剂,能够增加 5-HT、NE 系统的功能活动。有些药物如安非他酮阻滞多巴胺(DA)的回收,也具有抗抑郁作用,因而 DA 的功能活动降低也可能与抑郁有关。其他被认为与抑郁有关的神经递质还有谷氨酸、神经激肽亚型——P 物质。

长期以来人们认为内分泌与抑郁有关。神经内分泌系统调节与睡眠、食欲、性欲、快感体验有关的重要激素,并影响机体对外界紧张性刺激做出反应。研究发现,抑郁者的下丘脑 - 垂体 - 肾上腺轴(HPA 轴)多处于持续的兴奋状态,分泌过量的激素对单胺类递质受体起抑制作用,引发抑郁。另外,有证据显示女性月经前、月经期间、产后、更年期发生抑郁的概率增加,但雌激素、黄体酮等激素与抑郁的关系尚不清楚。

2. **心理因素**　行为理论认为抑郁是对有压力的负性生活事件的反应,这些事件包括人际关系破裂、失业、患重病等;然而大多数承受压力的人不会发生抑郁。认知理论认为每个人解释生活事件的角度和方式不同,会影响其抑郁的发生。抑郁者的思维方式悲观、扭曲,面对负性生活事件,常得出消极的结论,只注意并夸大消极的部分。心理动力学理论认为由于抑郁者童年的遭遇,病人未形成有力、积极、理性的自我意识,成年后在与他人的关系中不断地寻求自尊、认同和安全感,当亲密关系出现问题或未达到完美时就会陷入抑郁状态。

（三）抑郁的临床表现

1. **情绪低落**　抑郁者常常感到一种深切的悲伤,痛苦难熬,愁眉苦脸,唉声叹气,自称"高兴不起来""活着没意思"等,有度日如年、生不如死之感。

2. **兴趣缺乏**　病人对以前喜欢的活动失去兴趣甚至完全丧失兴趣。如以前喜欢运动,现在对任何户外活动都不感兴趣;以前喜欢逛街,现在对购物不感兴趣。

3. **快感缺失**　病人无法体会到生活的乐趣,不能从平日的活动中获得快乐;即使是看书、看电视也心不在焉,只为消磨时间,或希望从悲伤失望中解脱出来,毫无兴趣可言。

4. **思维迟缓**　病人表现为思维联想速度缓慢,反应迟钝,思路闭塞,思考问题困难,自感脑子变笨了,主动言语减少,语速慢,语声低,严重者表现为交流困难。

5. **运动性迟滞或激越**　运动性迟滞表现为活动减少、动作缓慢、无精打采,严重者呈木僵或亚木僵状态。木僵状态时其意识清楚,动作行为和言语活动受到抑制,表现为不言、不动、不食、面部表情固定,大小便潴留,对刺激缺乏反应;亚木僵状态的表现类似木僵状态,但程度较轻,可以进食,能解大小便。激越者表现为烦躁不安、紧张、难以控制自己甚至出现攻击行为。

6. **自责自罪**　病人往往过于夸大自己以前的轻微过失或错误,常自责,认为自己犯了严重的错误,甚至认为自己罪孽深重。

7. **自杀观念或行为**　病人感到生活无意义,死是一种解脱,即自杀观念。严重者有自杀计划和行动。有的病人会出现扩大性自杀,认为活着的亲人(如子女)也非常痛苦,因而在杀亲人后再自杀。

8. **躯体症状**　病人常表现为睡眠障碍、疲惫乏力、食欲减退、体重下降、性欲减退、自主神经功能失调症状、便秘、躯体疼痛等。睡眠障碍可表现为入睡困难、早醒(比平时早醒 2～3 小时)、醒后难以再入睡、睡眠不深而易醒,或整天昏昏欲睡,睡眠过多。体重减轻较为多见,但也有病人表现为食欲亢进、暴食、体重增加。躯体疼痛可表现为身体各部位的疼痛不适,如头痛、胃肠道不适、背部疼痛、腹痛、胸痛等,但相应的实验室或辅助检查未发现器质性改变。

9. **其他**　少部分病人在抑郁持续一段时间后出现幻觉、妄想等精神病性症状,如听到别人嘲弄或谴责的声音、坚信自己犯有某种罪行(罪恶妄想)、怀疑别人议论等。

（四）抑郁病人问诊中的注意事项

1. 在问诊时需注意其起病年龄、病前性格、有无诱因、起病形式、周期性和季节性、精神障碍家族史等。有研究显示,15～24岁是最可能发生抑郁的年龄段。儿童、老年抑郁症状常不典型,儿童抑郁较为少见,多表现为兴趣减退、活动减少、学习成绩下降;老年病人伴焦虑、敌意、易激惹、躯体不适,容易慢性化。女性月经前或月经期、产后、更年期易发生抑郁。遭遇负性事件、身患重病,尤其是个性悲观者易发生抑郁。有些病人的情绪变化表现为一定的周期性或季节性,如春季易发病。

2. 详细询问病前有无感染、发热、颅脑外伤、躯体疾病病史,有无酒精或精神活性物质使用史。了解并判断情绪变化与上述疾病或药物使用是否有因果关系。

3. 询问病人具体临床症状,以及有无自杀观念和自伤、自杀行为。

4. 询问病人伴随症状,是否伴有认知功能障碍(反应速度、注意力、记忆力、抽象思维能力等)、精神病性症状、躯体症状等。

三、焦虑

(一)焦虑的定义

焦虑(anxiety)是人的一种常见的情绪体验,目前尚难给它一个非常确切的、能够被普遍接受的定义。

当人们预感到可能出现不利情景时,如重要的考试(如果失败会有严重的后果)、难以完成的工作任务、患有某种疾病等,会产生担忧、紧张、不安、恐惧、不愉快的综合性情绪体验,即为焦虑。他是一种令人讨厌的、消极的甚至是危险的情绪,常伴有明显的生理变化,尤其是自主神经活动的变化,如心悸、血压升高、呼吸加深加快、皮肤苍白、失眠、尿频、腹泻等。人们会通过采取一些措施积极应对或解决这种引起焦虑不安的根源,从而使这种焦虑状态减轻或消失。通常认为这种焦虑是一种保护性反应。

精神病学中将焦虑定义为:在缺乏相应的客观因素的情况下,病人表现为顾虑重重、紧张恐惧,以致搓手顿足,似有大祸临头,惶惶不可终日,伴有心悸、出汗、手抖、尿频等自主神经功能紊乱症状。严重的急性焦虑发作被称为惊恐障碍,病人可体验到濒死感、失控感,伴有呼吸困难、心跳加快等自主神经功能紊乱症状,一般发作持续几分钟至十几分钟。

几乎每个人一生中都有过焦虑的情绪体验,它是进化过程中形成的一种适应性的反应。这种适应性的反应,即生理性焦虑反应,和病理性焦虑反应之间存在一定的差异(表2-1-2)。

表 2-1-2　生理性焦虑与病理性焦虑的特点

事项	生理性焦虑	病理性焦虑	病理性焦虑举例
所担心的事物	真实存在	不真实的 / 不可能发生	对考试成绩担忧
紧张感与真实威胁	一致的	不成比例	反复坚持已否定的疾患
威胁消失后的反应	恐惧感减弱 / 消失	恐惧感持续存在(对未来产生预期性焦虑)	对已治愈的疾病仍持续担忧
自主神经功能紊乱及运动性不安	可有,短暂	有,持续(胸部不适、心悸、气短)	由于不安而无法静坐
预感灾难或痛苦体验及应对能力	无	有,并感到缺乏应对能力	感到似乎将有可怕的事情发生而害怕

(二)焦虑的发生机制与影响因素

1. **遗传因素**　有研究显示,在焦虑症的发生过程中,遗传因素起一定的作用。回顾性的家系研究发现,惊恐障碍者的一级亲属中约10%患有惊恐障碍,而无惊恐障碍者的亲属中仅2%左右的人患惊恐障碍。

2. **神经生物学因素**　20世纪50—60年代,人们发现抗抑郁药、苯二氮䓬类药物等可以使焦虑症状得以缓解或减少惊恐发作,为焦虑的生物学研究奠定了基础。研究发现,NE、5-HT、γ-氨基丁酸(GABA)等中枢神经递质与焦虑有关。

很多研究发现,惊恐障碍病人脑内蓝斑区域的 NE 功能失调。对灵长类动物蓝斑区域进行电刺激可以导致类似惊恐的反应,而当其蓝斑区域被损毁后,即使动物处于危险之中也没有任何恐惧感。非洲一种常青植物的树皮干燥后的提取物——育亨宾(yohimbine)为 α_2 受体拮抗剂,其可使蓝斑的 NE 增加,人服用该药物后会出现焦虑、惊恐发作;而抑制中枢 NE 作用的药物可以治疗焦虑。

研究显示,主要影响中枢 5-HT 的药物对焦虑症状有效,提示 5-HT 与焦虑症的发生有关,尤其是中脑导水管周围灰质、杏仁核等区域的 5-HT 系统功能活动的改变会增强焦虑。

苯二氮䓬类药物能够增加 GABA 的活性,后者为抑制性的神经递质,为神经元传递抑制信息。有理论认为,焦虑障碍病人可能存在 GABA 或 GABA 受体不足,以致脑部多个区域过度活跃,尤其是涉及对危险和威胁作出情绪、生理、行为反应的边缘系统;而过度、持续的神经元活动使人处于慢性、弥散的焦虑状态。

3. 心理学因素　行为主义理论认为焦虑是对某些环境刺激的恐惧而形成的一种条件反射。认知理论认为焦虑病人的思维在有意识和无意识的水平上都以负性自动思维的方式对环境作出反应,而导致焦虑。如病人面临考试时想,"我觉得我考不出好成绩""如果考试失败,我会崩溃的""如果考试成绩不好,别人会笑话我"。心理动力学理论认为焦虑源于内在的心理冲突,个体无法找到表达本我冲动的健康途径,并且害怕表露这些冲动,而导致焦虑。

(三)焦虑的临床表现

焦虑可见于多种心理或精神障碍,如焦虑症、抑郁症、睡眠障碍、精神分裂症、应激相关障碍、酒精或药物滥用及躯体疾病伴发的心理障碍等。

1. 精神方面　焦虑的核心特点是过度担心。表现为对未来可能发生的某种危险或不幸事件的担心,其担心和烦恼的程度与现实不相称,即预期性焦虑;或病人不能明确意识到他担心的对象或内容,只是提心吊胆、惶恐不安,即浮动性焦虑;或者对外界刺激敏感,警觉性增高,易激动,注意力难于集中,难以入睡,睡眠中易惊醒。惊恐障碍病人表现为突然的强烈的恐惧,害怕失去控制或觉得死亡将至。

2. 行为方面　表现为肌肉紧张、运动不安、搓手顿足、不能静坐、来回走动。肌肉紧张表现为感到一组或多组肌肉不舒服的紧张感,严重时感到肌肉酸痛,如紧张性头痛、肩背部疼痛等,有的病人出现肢体震颤。惊恐障碍病人常因为担心再次发作而产生回避行为,不敢单独出门,害怕人多热闹的场所。

3. 自主神经功能紊乱　表现为心悸、胸闷气短、皮肤潮红或苍白、口干、便秘或腹泻、出汗、尿意频繁等。有的病人出现阳痿、早泄或月经紊乱等。惊恐障碍者可表现为呼吸困难或窒息感、堵塞感、濒死感等。

(四)焦虑病人问诊中的注意事项

1. 在问诊时应注意判别是否为焦虑,其原因有哪些,焦虑与性别、个性、生活压力的关系等。人群中,女性患焦虑的概率高于男性;绝对主义、完美主义倾向的人,或敏感脆弱者易产生焦虑。另外,生活压力大、遭遇创伤性的生活事件者易出现焦虑。

2. 注意焦虑的起病情况,是否继发于某种疾病、药物或中毒等。甲状腺疾病、心脏病、某些脑炎、系统性红斑狼疮、脑血管疾病、脑变性病等易出现焦虑症状。对于初诊、无心理应激因素、病前个性良好者,应警惕焦虑是否继发于上述躯体疾病。许多药物,如苯丙胺、可卡因、咖啡因、阿片类物质、激素、镇静催眠药及酒精等,长期使用或戒断、大量使用而中毒后可引起焦虑症状,应注意询问用药史。

抑郁和焦虑好比孪生兄弟。美国对忧郁和焦虑的共病调查研究结果显示,51.2% 的抑郁障碍病人合并焦虑障碍。抑郁和焦虑被认为是情绪障碍的两个不同方面的症状,不同阶段的症状比例不同。抑郁、焦虑相关性研究发现,内科病人焦虑与抑郁的出现有明显的相关性,焦虑者中84%伴有抑郁,抑郁者中79%伴有焦虑。

【诊断要点分析】

（一）诊断思路

情感通过情绪来表现,离开了情绪,情感也将无法表达。和情绪相比,情感具有更大的稳定性、深刻性、持久性。所以情绪和情感既有区别又不可分割。心理学主要研究情感反应的发生、发展过程和规律。

情感异常又称心境障碍,是以情感或心境异常改变为主要临床特征的一组症状群,其基本表现为情感高涨或低落,伴有与异常心境相应的认知、行为、心理生理学及人际关系方面的改变或紊乱。狭义上的情感障碍只包括中心抑郁症和双向情感障碍;广义上的心境障碍包括躁狂发作、双向情感障碍、抑郁发作、持续心境障碍,以及躯体疾病、脑器质性疾病伴发的情感障碍等。

在诊断过程中,应重点了解情感障碍的发生原因、起病方式（发病急缓）、有无诱因、持续时间、是否存在昼夜变化。注意是否存在附加症状,如自卑、自责自罪、自杀观念、注意力下降、躯体不适、睡眠及饮食方面障碍。同时,大多数病人伴有意志行为减退。对于抑郁的诊断应注意病人曾经是否存在躁狂及轻躁狂发作史。若存在上述发作史,则应诊断为双向障碍。否则诊断为抑郁发作。

（二）分析要点

该病人为中年女性,慢性起病（半年）;有明确的诱因——家庭矛盾无法排解后心境抑郁,发作时间大于两周,以情绪低落、兴趣减退为主症;伴有记忆力下降、意志力减退、社会功能受损（无法进行正常工作任务）;失眠及食欲减退。因此初步诊断为心境障碍（抑郁发作）。

第十九节 吞咽困难

【案例】

病人,男性,51岁。进食梗噎感、咽下困难1年。1年前无明显诱因间断发生进食下咽困难,每隔3~4个月发生1次,食冷、硬食物更甚,无吞咽疼痛、反酸、胸骨后烧灼感及恶心、呕吐,未予诊治。近2个月来吞咽困难加重,吞咽时胸骨后痛,伴进食后呕吐,吐后稍缓解,无呕血及隔夜食物。自服多潘立酮无缓解。1年来体重下降5kg。既往体健。查体:营养稍差。双侧腋下可及数个米粒至黄豆大小淋巴结,质硬,活动可,无压痛,双侧锁骨上淋巴结未及。心、肺、腹未见异常。胃镜检查:食管下段狭窄,可见菜花样新生物,质硬,黏膜欠光滑,累及管腔1/2,镜身可以通过狭窄段。活检病理提示:食管鳞状细胞癌。

一、吞咽困难的定义

吞咽困难（dysphagia）是指食物由口腔经食管至胃、贲门途中受阻而致使咽部、胸骨后或剑突部位的阻滞感觉。吞咽困难的原因很多,可能为中枢神经系统疾病、食管炎症或肿瘤等病变,也可能由吞咽肌肉的运动障碍所致。另有一种吞咽困难并无食管梗阻的基础,仅仅表现为咽喉部阻塞感、不适感,不影响进食,称为假性吞咽困难。

二、吞咽困难的病因

1. 机械性吞咽困难

（1）腔内因素　食团过大或食管异物。

（2）管腔狭窄

1）口咽部炎症：咽炎、扁桃体炎、口咽部损伤及咽肿瘤、咽后壁脓肿等。

2）食管良性狭窄：良性肿瘤如平滑肌瘤、脂肪瘤、血管瘤、息肉；食管炎症如反流性食管炎、放射性食管炎、腐蚀性食管炎、食管结核及真菌感染等。

3）恶性肿瘤：舌癌、食管癌、贲门癌、肉瘤、淋巴瘤等。

4）食管蹼：缺铁性吞咽困难综合征（Plummer-Vinson syndrome）。

5）黏膜环：食管下端黏膜环（Schatzki ring）。

（3）外压性狭窄

1）咽后壁包块或脓肿：如咽后隙化脓性淋巴结炎、咽部异物及外伤、耳部感染等。

2）甲状腺极度肿大：如单纯性甲状腺肿大、桥本甲状腺炎、甲状腺功能亢进症等。

3）纵隔占位病变：如纵隔肿瘤及脓肿、左心房肥大、主动脉瘤等。

（4）食管裂孔疝

2. 动力性吞咽困难

（1）吞咽启动困难：吞咽、口咽肌麻痹，口腔咽部炎症、脓肿；唾液缺乏，如干燥综合征。

（2）咽、食管横纹肌功能障碍：运动神经元疾病、重症肌无力、肉毒梭菌中毒、有机磷中毒、多发性肌炎、皮肌炎、甲状腺毒性肌病等。

（3）食管平滑肌功能障碍：进行性系统性硬化病、糖尿病或酒精中毒性肌病、食管痉挛、贲门失弛缓症等。

（4）其他：狂犬病、破伤风等。某些精神心理疾病如癔症、抑郁症、焦虑症等，都可有吞咽困难的表现。

三、吞咽困难的发病机制

根据发病机制可分为机械性吞咽困难与动力性吞咽困难两类。

1. 机械性吞咽困难　主要是由于食管腔狭窄引起的吞咽困难。正常食管壁有一定弹性，管腔可扩张至 4cm 以上。很多原因都可引起管腔扩张受限，如管腔扩张最大范围小于 1.3cm，必然引起吞咽困难。临床较常见的有食管壁病变引起的整个管腔狭窄及外压性病变导致的偏心性狭窄。

2. 动力性吞咽困难　特指随意控制的吞咽动作发生困难，伴有一系列的吞咽反射性运动障碍，使食物不能顺利地从口腔运送到胃，最常见的原因为各种延髓麻痹，也可由肌痉挛（如狂犬病）、肠肌丛内神经节细胞减弱（如贲门失弛缓症等）引起。此外，进行性系统性硬化病等全身疾病也可引起食管平滑肌收缩无力，弥漫性食管痉挛可致食管异常收缩，均可导致吞咽困难。

以上两种吞咽困难可同时存在于同一种疾病当中，但是以其中某一机制为主。如反流性食管炎主要是动力性吞咽困难，但长期的食管下段病变狭窄可以合并弥漫性食管痉挛，加重吞咽困难的症状。

四、吞咽困难的临床表现

1. 病史

（1）口咽性吞咽困难主要是由吞咽中枢至控制口咽部横纹肌的运动神经节病变引起，如脑血管病变、脑干肿瘤、帕金森病、脊髓前角灰质炎等，其特点为食物由口腔进入食管时受阻，食物停滞于口腔及咽喉部。食管良性肿瘤引起的吞咽困难症状较轻，或仅表现为一种阻挡感；反流性食管炎的吞咽困难症状很轻，且常伴有反食、胃灼热、胸痛等反流症状；贲门失弛缓症的吞咽困难病程很长，反复发作，发病多与精神因素有关，进食时需要大量饮水帮助干食下咽，后期有反食症状。

（2）动力性吞咽困难无液体、固体之分。吞咽反射性运动障碍者吞咽液体比固体食物更加困难；延髓麻痹者饮水会出现鼻孔反流伴呛咳、呼吸困难等症状。病人自诉的症状，如梗阻的部位、伴随症状(如疼痛、反食等)对辨别病变部位和性质有指导意义。

2. **体征** 一般体征不明显,但口咽性吞咽困难者可发现局部的蓄食、软腭或咽后壁瘫痪等;有反流物上溢者可出现肺部感染的体征;严重吞咽困难病人有营养不良及失水等表现。

五、吞咽困难的伴随症状

1. **吞咽困难伴声嘶** 常见于食管癌纵隔浸润、主动脉瘤、淋巴结肿大及肿瘤压迫喉返神经。

2. **吞咽困难伴呛咳** 常见于脑神经疾病、食管憩室和贲门失弛缓症致潴留食物反流。还可因食管癌致食管支气管瘘及重症肌无力致咀嚼肌、咽喉肌和舌肌无力,随之出现咀嚼、吞咽困难及饮水呛咳。

3. **吞咽困难伴呃逆** 病变常位于食管下端,见于贲门失弛缓症、膈疝等。

4. **吞咽困难伴吞咽疼痛** 见于口咽炎或溃疡,如急性扁桃体炎、咽后壁脓肿、急性咽炎、白喉及口腔溃疡等。

5. **吞咽困难伴胸骨后疼痛** 见于食管炎、食管溃疡、食管异物、晚期食管癌、纵隔炎等。若进食过冷、过热食物诱发疼痛,则常为弥漫性食管痉挛。

6. **吞咽困难伴反流、胃灼热** 见于胃食管反流病。

7. **吞咽困难伴哮喘和呼吸困难** 常见于纵隔肿物、大量心包积液压迫食管及大气管。

此外,如自觉咽部有阻塞感,在不进食时也感到在咽部或胸骨上凹部位有上下移动的物体阻塞,多提示癔球症,常见于年轻女性。

六、吞咽困难的问诊

1. 询问病人吞咽困难是否伴有反食、胃灼热、胸痛等反流症状。询问吞咽困难的起病与病程、持续或间歇发作情况,是否与精神紧张、工作压力有关。

2. 询问吞咽困难有无液体、固体之分。

3. 询问吞咽困难有无吞咽疼痛及胸骨后疼痛。

4. 询问吞咽困难是否伴哮喘和呼吸困难及其他疾病情况等。

【诊断要点分析】

(一) 诊断思路

1. **从主诉入手** 进食梗噎感、咽下困难1年。病人慢性病程,以往无同样的发作史。所以初步判断是消化系统疾病。

2. **症状特点**

(1)吞咽困难呈进行性加重,由干食发噎到半流食、流食亦难以下咽。

(2)结合症状表现,考虑主要是管腔狭窄所致的机械性吞咽困难,但可因癌肿浸润食管壁导致该处食管蠕动减弱或消失。

3. **体格检查特点** 双侧腋下可及数个米粒至黄豆大小淋巴结,质硬,活动可,无压痛,余浅表淋巴结未及肿大,双侧锁骨上淋巴结未及。

4. **辅助检查** 胃镜提示:食管下段狭窄,可见菜花样新生物,质硬,黏膜欠光滑,累及管腔1/2,镜身可以通过狭窄段。活检病理示:食管鳞状细胞癌。

(二) 分析要点

1. 首先明确病人主要症状为进行性吞咽困难,不存在随意控制的吞咽动作发生困难,且不伴有一系列的吞咽反射性运动障碍。根据上述病史特点,考虑为机械性吞咽困难,而非动力性吞咽困难。结合胃镜及病理结果,符合食管癌的诊断要点。

2. 食管癌引起的吞咽困难还应与管腔狭窄造成的口咽部炎症、食管良性狭窄、食管蹼、黏膜环等疾病鉴别。

根据以上要点诊断为食管癌。

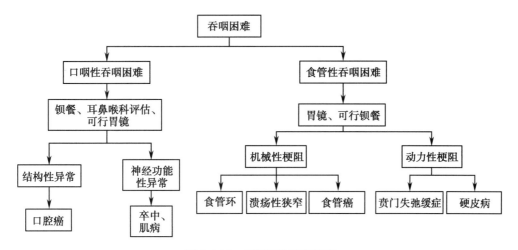

图 2-1-19 吞咽困难诊断流程

第二十节 便 秘

【案例】

病人,女性,72 岁。便意减少,大便干结及排便费力 3 年。3 年前自觉失眠,服用安定后逐渐出现便意减少。每周排便 1～2 次,大便干硬成球状,深褐色,无黏液及脓血便。小便正常。长期应用泻药,症状略缓解。近来上述症状逐渐加重,伴腹痛、腹胀 2 小时而来就诊。既往体健。查体:发育正常,营养中等。腹软,脐周左下腹压痛 (+),无反跳痛及肌紧张。肝脾肋下未触及。肠鸣音 2 次 /min。肛门指诊:直肠黏膜光滑,未触及肿物。辅助检查:便常规示褐色干便,潜血 (−)。结肠镜检查未见异常。CEA 等肿瘤标志物正常。

一、便秘的概念

便秘(constipation)是指大便次数减少,每周少于 3 次,并伴有排便困难或粪便干结。便秘是临床上常见症状之一,多长期存在,且症状扰人,影响生活质量,病因多样,尤以肠道疾病最为常见。但诊断尤应慎重,应排除其他病因。

二、便秘产生原因

造成便秘的原因很多,有功能性便秘和器质性便秘两个方面。

1. 功能性便秘

(1)进食少、食物缺乏纤维素或水分不足,对结肠运动刺激减少。

(2)工作紧张、生活节奏快、工作性质和时间变化、精神因素等打乱了正常的排便习惯。

(3)结肠运动功能紊乱:常见于肠易激综合征,是由结肠及乙状结肠痉挛引起,部分病人表现为便秘与腹泻交替。

(4)排便的推动力不足:因腹肌及盆腔肌张力不足,难以将粪便排出体外。

(5)年老体弱,且活动过少,滥用泻药形成了药物依赖,造成便秘;肠痉挛致排便困难;结肠冗长。

2. 器质性便秘

(1)直肠与肛门病变:如肛门括约肌痉挛、排便疼痛造成惧怕排便,如痔疮、肛周脓肿和溃疡、肛裂、直肠炎等。

（2）局部病变所致排便无力：如大量腹水、系统性硬化病、膈肌麻痹、肌营养不良等。

（3）结肠完全或不完全性梗阻：结肠良、恶性肿瘤，先天性巨结肠症，克罗恩病，以及各种原因所致的肠粘连、肠扭转、肠套叠等。

（4）腹腔或盆腔内肿瘤的压迫（如子宫肌瘤）。

（5）全身性疾病所致肠肌松弛、排便无力：如尿毒症、甲状腺功能减退症、糖尿病、多发性硬化症、皮肌炎、脑血管意外、截瘫等。此外，卟啉病及铅中毒可引起肠肌痉挛，也可导致便秘。

（6）应用吗啡类药、钙通道阻滞剂、抗胆碱能药、神经阻滞药、镇静剂、抗抑郁药、含钙和铝的制酸剂等所致肠肌松弛引起的便秘。

三、便秘发病机制

食物在消化道经消化和吸收后，剩余的食糜、残渣从小肠输送到结肠，在结肠内被吸收大部分的水分和电解质后，形成粪团，最后输送到乙状结肠及直肠，后经过一系列的排便活动将粪便排出至体外。从形成粪团到产生便意及排便动作的各个环节，均可因神经系统活动异常、肠平滑肌的病变及肛门括约肌功能的异常或病变而发生便秘。

1. **就排便过程而言，其生理活动包括：**

（1）粪团在直肠内膨胀引起机械性的刺激，引起便意及排便反射和一系列肌肉活动。

（2）肛门内、外括约肌松弛。

（3）直肠平滑肌推动性收缩。

（4）腹肌与膈肌收缩使腹压增高，最后将粪便排出体外。

上述任何一环节存在病变即可致便秘。

2. **便秘发生的常见因素**

（1）摄入食物过少，特别是水分和纤维素摄入不足，致肠内的食糜和粪团的量不足以刺激肠道的正常蠕动。

（2）肠蠕动受阻碍致肠内容物滞留而不能下排，如肠梗阻。

（3）各种原因引起的肠道内肌肉张力减低和蠕动减弱。

（4）排便过程的神经及肌肉活动障碍，如肛门括约肌痉挛、排便反射减弱或消失、腹肌及膈肌收缩力减弱等。

四、便秘的临床表现

1. **急性便秘** 多有腹痛、腹胀，甚至出现恶心、呕吐，常见于各种原因所致的肠梗阻。

2. **慢性便秘** 多无特殊的表现，部分病人自诉口苦、食欲减退、腹胀、腹不适或伴有头晕、头痛、疲乏等神经功能症状，一般不严重。严重者排出粪便坚硬如羊粪，排便时可有左腹部或下腹下坠感与痉挛性疼痛，常可在左下腹触及痉挛的乙状结肠。排便困难严重者可由于痔加重及肛裂而有大便带血或便血，病人亦可因此而焦虑、紧张。慢性习惯性便秘多发生于中老年人，尤其是经产妇女，可能与腹肌、肠肌与盆底肌的张力降低有关。

五、便秘的伴随症状

1. 伴恶心、呕吐、腹胀、腹痛等，多为各种原因所致的肠梗阻。

2. 伴腹部包块见于结肠肿瘤（注意勿将左下腹痉挛的乙状结肠或其内的粪便块误认为肿瘤）、肠结核及克罗恩病。

3. 便秘与腹泻交替见于肠结核、溃疡性结肠炎、肠易激综合征。

4. 伴生活环境改变、精神紧张多为功能性便秘。

六、便秘的问诊

1. 询问病人大便的性状、排便量、频度、排便是否费力,确定是否存在便秘。询问便秘的起病与病程、持续或间歇发作情况、是否与精神紧张和工作压力有关。了解病人年龄、职业、食物是否含足量纤维素、生活习惯、有无偏食等。

2. 询问病人是否长期服用泻药,以及药物种类及疗程,是否有腹部、盆腔手术史。

3. 询问病人有无服用引起便秘的药物,如可待因、吗啡、鸦片制剂、肠道吸收剂等。

4. 询问病人其他疾病情况,如慢性铅中毒、代谢病、内分泌疾病等。

【诊断要点分析】

（一）诊断思路

1. **从主诉入手** 病人便意减少,大便干结及排便费力 3 年,慢性病程,以往无同样的发作史。所以初步判断是消化系统疾病。

2. **症状特点**

（1）病人为老年女性,年老体弱,且少动,滥用泻药形成了药物的依赖,造成便秘。

（2）结合症状表现,考虑为慢性功能性便秘。

3. **体格检查特点** 腹部略膨隆,腹软,脐周左下腹压痛（＋）,无反跳痛及肌紧张。肝脾肋下未触及。肠鸣音 2 次 /min。

肛门指诊发现直肠黏膜光滑,未触及肿物,未触及直肠脱垂,未触及粪块。

4. **辅助检查** 便常规示褐色干便,潜血（－）。结肠镜无异常。肿瘤标志物、甲状腺功能检查、血糖均正常。

（二）分析要点

1. 首先明确病人出现便秘具有明确诱因,即服用镇静安眠类药物,并且这类药物有引起便秘的副作用。

2. 查体和辅助检查基本排除了全身疾病和胃肠道器质性疾病所致便秘的可能。因为病人年龄较大,仍需警惕器质性疾病所致便秘的可能性,应对其进行随访。

3. 功能性便秘可分为慢传输型、出口梗阻型和混合型。慢传输型:排便次数减少,少便意,粪质坚硬,因而排便困难。根据此病人症状,其属于慢传输型的可能性大。

根据以上要点诊断为功能性便秘。功能性便秘指非全身疾病或肠道疾病引起的原发性持续性便秘,又称为习惯性便秘或单纯性便秘。

第二十一节 黄 疸

【案例】

病人,男性,53 岁。3 个月前无明显诱因餐后突然右上腹部疼痛,向后背、双肩部放射,较剧烈,伴发热 38℃左右。次日发现巩膜、皮肤黄染,于当地医院应用抗生素及利胆药物后,症状缓解。随后 2 个月又有类似发作 2 次,仍行消炎、利胆、保肝治疗,症状减轻。有胆囊结石病史,无药物使用史,无长期酗酒或肝病史。查体:巩膜及全身皮肤黄染,有搔痕。无出血点及皮疹。浅表淋巴结不大。腹平软,肝脾未及,墨菲征（＋）,无反跳痛及肌紧张。肠鸣音 3～5 次 /min。辅助检查:TB（总胆红素）29.8μmol/L,CB（结合胆红素）7.3μmol/L。CT 提示:肝脏、胰腺大小形态正常,胆囊结石、胆囊炎,胆总管内径约 1.2cm,胆总管扩张,胆总管下段可见结石。尿常规:尿胆红素（＋）,尿胆原（－）。

一、黄疸的概念

黄疸（jaundice）是由于血清中胆红素升高致皮肤、黏膜和巩膜发黄的症状和体征。正常血清总胆红素为 1.7～17.1μmol/L（0.1～1mg/dl）；胆红素在 17.1～34.2μmol/L（1～2mg/dl）时临床不易察觉，称为隐性黄疸；超过 34.2μmol/L（2mg/dl）时临床可见黄疸。引起黄疸的疾病种类极多，发生机制各异，全面理解胆红素的代谢过程对黄疸的鉴别及诊断有着重要的意义。

二、胆红素的正常代谢

正常红细胞的平均寿命约 120 天，血循环中衰老的红细胞经单核巨噬细胞破坏，降解为血红蛋白，其在组织蛋白酶的作用下形成血红素和珠蛋白，血红素在催化酶的作用下转变成为胆绿素，后者再经还原酶还原为胆红素。正常人每日由红细胞破坏生成的血红蛋白量约为 7.5g，生成胆红素 4 275μmol（250mg），占总胆红素的 80%～85%。另外 171～513μmol（10～30mg）的胆红素来源于骨髓幼稚红细胞的血红蛋白和肝内含有亚铁血红素的蛋白质（如过氧化物酶、过氧化氢酶及细胞色素氧化酶与肌红蛋白等），这些胆红素被称为旁路胆红素（bypass bilirubin），占总胆红素的 15%～20%。

上述形成的胆红素称为游离胆红素或非结合胆红素（unconjugated bilirubin，UCB），它能与血清白蛋白结合而输送，不溶于水，且不能从肾小球滤出，故尿液中不出现 UCB。UCB 通过血液循环运输至肝后，与白蛋白分离，经窦周隙被肝细胞所摄取，在肝细胞内和 Y、Z 两种载体蛋白相结合，被运输至肝细胞光面内质网的微粒体部分，经过葡萄糖醛酸转移酶的催化作用后与葡萄糖醛酸结合，形成胆红素葡萄糖醛酸酯或称为结合胆红素（conjugated bilirubin，CB）。CB 为水溶性，可通过肾小球滤过从尿中排出。

CB 从肝细胞经胆管排入肠道后，在回肠末端及结肠经过细菌酶的分解与还原作用，形成尿胆原（总量为 68～473μmol）。大部分尿胆原从粪便排出，称为粪胆原。小部分（10%～20%）经过肠道吸收，通过门静脉血回到肝内，其中大部分转变为 CB，又随着胆汁排入肠内，形成所谓"胆红素的肠肝循环"。被吸收回肝的小部分尿胆原经过体循环由肾排出体外（图 2-1-20），每日不超过 6.8μmol（4mg）。

正常情况下，胆红素进入与离开血循环保持着动态的平衡，故血中胆红素的浓度保持

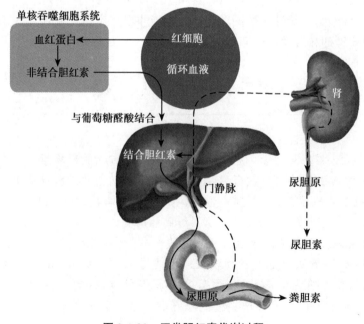

图 2-1-20 正常胆红素代谢过程

相对恒定,总胆红素(TB)为 1.7～17.1μmol/L(0.1～1.0mg/dl),其中 CB 为 0～3.42μmol/L(0～0.2mg/dl),UCB 为 1.7～13.68μmol/L(0.1～0.8mg/dl)。

三、黄疸的类型

1. 按病因学分型

(1)溶血性黄疸。

(2)肝细胞性黄疸。

(3)胆汁淤积性黄疸(旧称阻塞性黄疸或梗阻性黄疸)。

(4)先天性非溶血性黄疸。

以前三类多见,第四类罕见。

2. 按胆红素性质分型

(1)以 UCB 增高为主的黄疸。

(2)以 CB 增高为主的黄疸。

四、黄疸的病因、发病机制和临床表现

1. 溶血性黄疸

(1)病因和发病机制:凡能引起溶血的疾病均可产生溶血性黄疸。

1)先天性溶血性贫血,如地中海贫血、遗传性球形红细胞增多症。

2)后天性获得性溶血性贫血,如自身免疫性溶血性贫血、新生儿溶血、不同血型输血后的溶血,以及蚕豆病、伯氨喹、蛇毒、毒蕈、阵发性睡眠性血红蛋白尿等引起的溶血。

一方面,因大量红细胞的破坏,形成了大量的 UCB,超过肝细胞的摄取、结合与排泌能力。另一方面,因溶血造成的贫血、缺氧和红细胞破坏产物的毒性作用,削弱了肝细胞对胆红素的代谢功能,使 UCB 在血中潴留,超过正常水平而出现黄疸。

(2)临床表现:一般黄疸为轻度,皮肤呈浅柠檬色,不伴有皮肤瘙痒,其他症状主要为原发病的表现。急性溶血时可有头痛、呕吐、发热、寒战、腰痛,并有不同程度的贫血和血红蛋白尿(酱油或茶色),严重者可出现急性肾功能衰竭;慢性溶血多为先天性,除伴贫血外尚有脾大。

(3)实验室检查:血清 TB 增加,以 UCB 为主,CB 基本正常。由于血中 UCB 增加,故 CB 的形成也代偿性增加,从胆道排至肠道随之增加,致尿胆原增加,粪胆原也随之增加,粪色加深。肠内的尿胆原增加,重吸收至肝内者也增加。由于缺氧及毒素作用,肝脏处理增多尿胆原的能力降低,致血中尿胆原增加,并从肾排出,故尿中尿胆原增加,但无胆红素。急性溶血性黄疸尿中有血红蛋白排出,隐血试验阳性。血液检查除贫血外尚有网织红细胞增加、骨髓红细胞系列增生旺盛等。

2. 肝细胞性黄疸

(1)病因和发病机制:各种使肝细胞严重损害的疾病均可导致黄疸发生,如病毒性肝炎、中毒性肝炎、肝硬化、钩端螺旋体病、败血症等。

由于肝细胞的损伤导致肝细胞对胆红素的摄取、结合能力降低,因而血中 UCB 增加。而未受损的肝细胞仍能将部分 UCB 转变为 CB。一部分 CB 仍经毛细胆管从胆道排泄,另一部分则由于毛细胆管和胆小管被肝细胞肿胀压迫,炎性细胞浸润或胆栓的阻塞,使胆汁排泄受阻而反流入血循环中,致血中 CB 亦增加而出现黄疸。

(2)临床表现:皮肤、黏膜浅黄至深黄色,可伴有轻度皮肤瘙痒,其他为肝脏原发病的表现,如疲乏、食欲减退,严重者可有出血倾向、腹水,甚至昏迷等。

(3)实验室检查:血中 CB 与 UCB 均可增加,黄疸性肝炎时,CB 增加幅度多高于 UCB。尿中 CB 定性试验阳性,而尿胆原可因肝功能障碍而增高。此外,血液生化检查有不同程度的肝功能损害。

3. 胆汁淤积性黄疸

（1）病因和发病机制：胆汁淤积可分为肝内性和肝外性。肝内性又分为肝内阻塞性胆汁淤积和肝内胆汁淤积。前者见于肝内癌栓、泥沙样结石、寄生虫病（如华支睾吸虫病），后者见于病毒性肝炎、原发性胆汁性肝硬化、药物性胆汁淤积（如氯丙嗪、甲睾酮和口服避孕药等）、妊娠期复发性黄疸等。肝外性胆汁淤积可由胆总管结石、炎性水肿、狭窄、肿瘤及蛔虫等阻塞引起。

由于胆道阻塞，阻塞上方的压力升高，胆管扩张，最后导致小胆管与毛细胆管破裂，胆汁中的胆红素反流入血。此外，肝内胆汁淤积有些并非由机械因素引起，而是由于胆汁分泌功能障碍、毛细胆管的通透性增加，胆汁浓缩而流量减少，导致胆道内胆盐沉淀与胆栓形成。

（2）临床表现：皮肤为暗黄色，完全阻塞者的颜色更深，甚至呈黄绿色，并伴有皮肤瘙痒及心动过缓，尿色深，粪便的颜色变浅或呈白陶土色。

（3）实验室检查：血清中 CB 增加，尿胆红素试验阳性，由于肠肝循环途径被阻断，故尿胆原及粪胆素减少或缺如，血清碱性磷酸酶及总胆固醇增高。

4. 先天性非溶血性黄疸 系由于肝细胞对胆红素的摄取、结合和排泄出现缺陷所致的黄疸，本组疾病临床上少见。

（1）吉尔伯特综合征（Gilbert syndrome）：系由于肝细胞摄取 UCB 功能障碍及微粒体内葡萄糖醛酸转移酶不足，导致血中 UCB 增高而出现黄疸。这类病人除黄疸外症状不多，肝功能正常。

（2）杜宾-约翰逊综合征（Dubin-Johnson syndrome）：系由于肝细胞向毛细胆管排泄 CB 及某些阴离子（如靛青绿、X 线造影剂）障碍，导致血清 CB 增加而发生的黄疸。

（3）克里格勒-纳贾尔综合征（Crigler-Najjar syndrome）：系由于肝细胞缺乏葡萄糖醛酸转移酶，致 UCB 不能形成 CB，导致血中 UCB 增多而出现黄疸。本病由于血中 UCB 甚高，故可产生核黄疸（nuclear jaundice），多见于新生儿，预后极差。

（4）罗托综合征（Rotor syndrome）：系由于肝细胞摄取 UCB 和排泄 CB 存在先天性的缺陷致血中胆红素增高而出现黄疸。

综上所述，黄疸可以根据血生化及尿常规检查初步分类，再根据临床表现及辅助检查确定病因和性质。三种黄疸实验室检查的区别见表 2-1-3。

表 2-1-3 三种黄疸的胆色素代谢检查结果

类型	血清胆红素			尿胆色素	
	CB	UCB	CB/TB	尿胆红素	尿胆素
正常人	0～6.8μmol/L	1.7～10.2μmol/L	0.2～0.4	阴性	0.84～4.20μmol/L
胆汁淤积性黄疸	明显增加	轻度增加	>0.5	强阳性	减少或缺如
溶血性黄疸	轻度增加	明显增加	>0.2	阴性	明显增加
肝细胞性黄疸	中度增加	中度增加	0.2～0.5	阴性	正常或轻度增加

溶血性黄疸一般黄疸程度较轻，慢性溶血者黄疸呈波动性，临床症状比较轻，诊断无大困难。肝细胞性与胆汁淤积性黄疸在鉴别上常有一定困难，胆红素升高的类型与血清酶学改变的分析尤为关键。应该特别注意 CB 与 TB 的比值，胆汁淤积性黄疸比值多在 60% 以上，甚至高达 80% 以上，肝细胞性黄疸则偏低，但是二者多有重叠。血清酶学检查项目繁多，肝细胞性黄疸主要表现为肝细胞损害，血清酶学异常的指标主要包括谷草转氨酶（AST）、谷丙转氨酶（ALT）等，胆汁淤积性黄疸主要表现为胆管阻塞，血清酶学异常的指标主要包括碱性磷酸酶（ALP）、5-核苷酸酶（5-NT）、谷氨酰转肽酶（GT）。但是二者亦有重叠或缺乏明确界线。因此，需在此基础上选择适当的影像学检查、其他血清学试验甚至是活体组织学检查等措施。

五、确诊黄疸需要的辅助检查

下列各项检查,对黄疸的病因诊断有较大帮助。

1. **B 型超声检查** 对肝脏的形态与大小、肝内有无占位性病变、胆囊的大小及胆道系统有无结石及扩张、脾脏有无肿大、胰腺有无病变等有较大的帮助。

2. **X 线检查** 腹部平片可发现胰腺钙化及胆道结石;胆道造影可发现胆管结石,并可观察胆管有无扩张、胆囊收缩功能。

3. **经十二指肠镜逆行胰胆管造影(ERCP)** 可通过内镜直接观察壶腹区与乳头部有否病变,通过造影可区别肝外或肝内胆管阻塞的部位,也可了解胰腺有否病变。

4. **经皮肝穿刺胆管造影(PTC)** 能清楚地显示完整的胆道系统,可区分肝内胆汁淤积性黄疸与肝外胆管阻塞性黄疸,并对胆管阻塞的部位、范围、程度有所了解。

5. **上腹部 CT 扫描** 对显示肝、胆、胰等病变及鉴别引起黄疸的疾病有较好的帮助。

6. **磁共振成像(MRI)** 对肝脏良、恶性肿瘤的鉴别优于 CT,但对于诊断胆管扩张不比 CT 优越,而诊断胆石相当敏感。

7. **放射性核素检查** 应用金 -189 或铕 -99 肝扫描可了解肝有无占位性的病变,用碘 -131 玫瑰红扫描对鉴别肝细胞性黄疸与肝外阻塞性黄疸有一定帮助。

8. **磁共振胰胆管造影(MRCP)** 是利用水成像原理进行的一种非侵入性胰胆管成像技术。由于胆管系统内的胆汁属于相对静止液体,因此 MRCP 可以清晰显示胆管系统的形态及结构。MRCP 是一种无创性的胆管显像技术,对于各种原因引起的梗阻性黄疸胆道扩张情况可以得出相对客观的诊断。它操作简单、无创、安全、不必使用造影剂、不需要进行术前准备,特别适用于 B 超或 CT 有阳性发现,但又不能明确诊断的一般身体情况较差的病人。

9. **肝穿刺活检及腹腔镜检查** 对于疑难黄疸病例的诊断有重要的帮助,但是肝穿刺活检用于胆汁淤积性黄疸时可发生胆汁外溢而造成腹膜炎,伴有肝功能不良者亦可由于凝血机制障碍而造成内出血,故应慎重考虑指征。

六、黄疸的伴随症状

伴随症状对黄疸病人的鉴别诊断有重要意义。

1. **黄疸伴发热** 可见于肝脓肿、急性胆管炎、败血症、钩端螺旋体病、大叶性肺炎。病毒性肝炎和急性溶血可先出现发热而后有黄疸。

2. **黄疸伴上腹剧烈疼痛** 见于肝脓肿、胆道结石或胆道蛔虫病;右上腹剧痛、寒战高热及黄疸为夏科(Charcot)三联征,提示急性化脓性胆管炎;持续性右上腹钝痛或胀痛见于肝脓肿、病毒性肝炎或原发性肝癌。

3. **黄疸伴肝大** 肝脏轻度至中度肿大,质地软或中等硬度且表面光滑,可见于急性胆道感染、病毒性肝炎或胆道阻塞;肝脏明显肿大,质地坚硬,表面凹凸不平有结节可见于原发或继发性肝癌;肝大不明显,而质地较硬边缘不整,表面有小结节者见于肝硬化。

4. **黄疸伴胆囊肿大** 提示胆总管有梗阻,常见于胆总管癌、胆总管结石、胰头癌、壶腹癌等。

5. **黄疸伴脾大** 可见于病毒性肝炎、肝硬化、败血症、钩端螺旋体病、疟疾、各种原因引起的溶血性贫血及淋巴瘤等。

6. **黄疸伴腹水** 可见于重症肝炎、肝硬化失代偿期、肝癌等。

七、黄疸的问诊

1. 确定是否为黄疸,其所指发黄应注意与皮肤苍白、球结膜下脂肪、高胡萝卜素血症等相区别。应仔细检查巩膜有无黄染和尿色有无改变。

2. 仔细询问黄疸的起病急缓、是否有药物使用史、有无长期酗酒或肝病史、是否为群集发病、有无外出旅游史。

3. 仔细询问黄疸的时间与波动情况,有利于鉴别梗阻性与肝细胞性黄疸。

4. 仔细询问黄疸对全身健康的影响。肝细胞性黄疸的深度与肝功能损害的程度是正相关的,先天性非溶血性黄疸全身情况相对较好。

【诊断要点分析】

(一)诊断思路

1. **从主诉入手** 右上腹部疼痛,巩膜、皮肤黄染伴发热 3 个月。

2. **症状特点**

(1)病史特点:慢性病程,间歇性发作,伴有黄疸、发热。

(2)餐后发作上腹痛,向后背及肩部放射。

(3)有胆囊结石病史,无药物使用史,无长期酗酒或肝病史。

3. **体格检查特点** 巩膜及全身皮肤黄染,有搔痕。无出血点及皮疹。浅表淋巴结不大。腹平软,肝脾未及,墨菲征(+),无反跳痛及肌紧张。肠鸣音 3～5 次/min。

4. **辅助检查** TB(总胆红素)29.8μmol/L,CB(结合胆红素)7.3μmol/L。CT 提示:肝脏、胰腺大小形态正常,胆囊结石、胆囊炎,胆总管内径约 1.2cm,胆总管扩张,胆总管下段可见结石。尿常规:尿胆红素(+),尿胆原(−)。

(二)分析要点

1. 首先黄疸病人应确定黄疸的类型,其次确定黄疸的病因。本例病人结合病史、查体及辅助检查,黄疸类型为胆汁淤积性黄疸。

2. 胆汁淤积性黄疸可分为肝内性和肝外性。肝内性又分为肝内阻塞性胆汁淤积和肝内胆汁淤积。肝外性胆汁淤积可由胆总管结石、炎性水肿、狭窄、肿瘤及蛔虫等阻塞引起。

3. 本例病人 CT 示胆总管扩张,胆总管下段结石。故黄疸病因为胆总管结石所致肝外性胆汁淤积性黄疸。临床上分析黄疸病人要从临床、实验室、影像学检查等多项指标入手,认真分析、合理安排必要的辅助检查,并及时进行正确的诊断,并除外其他。

根据以上要点诊断为胆汁淤积性黄疸,胆总管结石。

（孙文才　金立　孙茂利）

第二章 系统体格检查

第一节 一般检查

一般检查为整个体格检查过程中的第一步,是对病人全身状态的概括性观察,以视诊为主,配合触诊、听诊和嗅诊进行检查。

一般检查的内容包括:性别、年龄、体温、呼吸、脉搏、血压、发育与体型、营养状态、意识状态、面容表情、体位姿势、步态等,还有皮肤和淋巴结。

一般检查重点在于基本生命体征的评测、病人一般状态的观察。在这一过程中,需要有耐心、有爱心、认真、仔细,不能放过一些蛛丝马迹。例如:一个消瘦的病人,要详细询问病人消瘦的时间,是急性还是慢性,有没有什么诱因,生活规律有无改变,饮食、排便习惯有无改变。这个消瘦的病人可能患有糖尿病、也可能患有胃溃疡、也可能患有肿瘤,好多疾病的诊断可能需要一些不起眼的细节为医生提供帮助。

准备及一般
检查

一、全身状态检查

(一)性别

性别(sex)不难判断,因为正常人的性征很明显。性征的正常发育,在女性与雌激素和雄激素有关,在男性仅与雄激素有关。女性受雄激素的影响出现大阴唇与阴蒂的发育,腋毛、阴毛生长,可出现痤疮;受雌激素的影响出现乳房、女阴、子宫及卵巢的发育。男性受雄激素的影响出现睾丸、阴茎的发育,腋毛多,阴毛呈菱形分布,声音低而洪亮,皮脂腺分泌多,可出现痤疮。疾病的发生与性别有一定的关系,某些疾病可引起性征发生改变。

(二)年龄

年龄(age)的增长会使机体出现生长发育、成熟、衰老等一系列改变。年龄与疾病的发生及预后有密切的关系,如佝偻病、麻疹、白喉等多发生于幼儿及儿童;结核病、风湿热多发生于少年与青年;动脉硬化性疾病、某些癌肿多发生于老年。年龄大小一般通过问诊即可得知,但在某些情况下,如昏迷、死亡或隐瞒年龄时则需通过观察进行判断,其方法是通过观察皮肤的弹性与光泽、肌肉的状态、毛发的颜色和分布、面与颈部皮肤的皱纹、牙齿的状态等进行大体上的判断。

(三)生命体征

生命体征(vital sign)是评价生命活动存在与否及其质量的指标,包括体温、脉搏、呼吸和血压,为体格检查时必须检查的项目之一。

1. 体温 生理情况下,体温会有一定的波动。清晨体温略低,下午略高,24小时内波动幅度一般不会超过1℃;运动或进食后体温略高;老年人体温略低;月经期前或妊娠妇女体温略高。体温高于正常称为发热。体温低于正常称为体温过低,见于休克、严重营养不良、甲状腺功能减退、低血糖昏迷等情况。

(1)体温测量及正常范围:测量体温方法要规范,保证结果准确。国内一般按摄氏法进行记录。测量体温的常规方法有腋测法、口测法和肛测法,近年来还出现了耳测法和额测法。所用体温计有水银体温计、电子体温计和红外线体温计。

1）腋测法：将体温计头端置于病人腋窝深处，嘱病人用上臂将体温计夹紧，10分钟后读数。正常值为36~37℃。使用该法时，注意腋窝处应无致热或降温物品，并应将腋窝汗液擦干，以免影响测定结果。该法简便、安全，且不易发生交叉感染，为最常用的体温测定方法。

2）口测法：将消毒后的体温计头端置于病人舌下，让其紧闭口唇，5分钟后读数。正常值为36.3~37.2℃。使用该法时应嘱病人不用口腔呼吸，测量前10分钟内禁饮热水和冰水，以免影响测量结果。该法结果较为准确，但不能用于婴幼儿及神志不清者。

3）肛测法：让病人取侧卧位，将肛门体温计头端涂以润滑剂后，徐徐插入肛门内达体温计长度的一半为止，5分钟后读数。正常值为36.5~37.7℃。肛测法一般较口测法读数高0.2~0.5℃。该法测值稳定，多用于婴幼儿及神志不清者。

耳测法是应用红外线耳式体温计，测量鼓膜的温度，此法多用于婴幼儿。额测法是应用红外线测温计，测量额头皮肤温度，此法仅用于体温筛查。

（2）体温的记录方法：体温测定的结果，应按时记录于体温记录单上，描绘出体温曲线。多数发热性疾病，其体温曲线的变化具有一定的规律性，称为热型，见上篇第四章第一节。

（3）体温测量误差的常见原因：临床上有时出现体温测量结果与病人的全身状态不一致，应对其原因进行分析，以免导致诊断和处理上的错误。体温测量误差的常见原因有以下几个方面。

1）测量前未将体温计的汞柱甩到35℃以下，致使测量结果高于实际体温。

2）采用腋测法时，由于病人明显消瘦、病情危重或神志不清而不能将体温计夹紧，致使测量结果低于实际体温。

3）检测局部存在冷热物品或刺激时，可对测定结果造成影响，如用温水漱口、局部放置冰袋或热水袋等。

2. 呼吸 观察记录病人呼吸的节律性及每分钟次数，检测方法见本章第四节。

3. 脉搏 观察记录病人脉搏的节律性及每分钟次数，检测方法见本章第四节。

4. 血压 观察动脉血压的高低，检测方法见本章第四节。

（四）发育与体型

1. 发育 发育（development）应通过病人年龄、智力和体格成长状态（包括身高、体重及第二性征）之间的关系进行综合评价。发育正常者，其年龄、智力与体格的成长状态均衡一致。成年以前，随年龄的增长，体格不断成长，在青春期尚可出现一段生长速度加快的急速成长期，属于正常发育状态。

成人发育正常的指标包括：①头部的长度为身高的1/7~1/8；②胸围为身高的1/2；③双上肢展开后，左右指端的距离与身高基本一致；④坐高等于下肢的长度。正常人各年龄组的身高与体重之间存在一定的对应关系。

机体的发育受种族遗传、内分泌、营养代谢、生活条件及体育锻炼等多种因素的影响。

临床上的病态发育与内分泌的改变密切相关。在青春期前，如出现腺垂体功能亢进，可致体格异常高大，称为巨人症（gigantism）；如发生垂体功能减退，可致体格异常矮小，称为垂体性侏儒症（pituitary dwarfism）。甲状腺对体格发育也有很大影响，在新生儿期，如发生甲状腺功能减退，可导致体格矮小和智力低下，称为呆小病（cretinism）。

性激素决定第二性征的发育，当性激素分泌受损，可导致第二性征的改变。男性病人表现为上、下肢过长、骨盆宽大、无胡须、毛发稀少、皮下脂肪丰满、外生殖器发育不良、发音女声；女性病人出现乳房发育不良、闭经、体格男性化、多毛、皮下脂肪减少、发音男声。性激素对体格亦具有一定的影响，性早熟儿童，患病初期可较同龄儿童体格发育快，常因骨骺过早闭合限制其后期的体格发育。

2. 体型 体型（habitus）是身体各部发育的外观表现，包括骨骼、肌肉的生长与脂肪分布的状态等。成年人的体型可分为以下3种：

（1）无力型：亦称瘦长型，表现为体高肌瘦、颈细长、肩窄下垂、胸廓扁平、腹上角小于90°。

（2）正力型：亦称匀称型，表现为身体各个部分结构匀称适中，腹上角 90°左右，见于多数正常成人。

（3）超力型：亦称矮胖型，表现为体格粗壮、颈粗短、面红、肩宽平、胸围大、腹上角大于 90°。

常见的病态异常体型有：①矮小型，见于垂体性侏儒症、呆小病、性早熟等；②高大型，见于巨人症、肢端肥大症等。

（五）营养状态

营养状态（state of nutrition）与食物的摄入、消化、吸收和代谢等因素密切相关，其好坏可作为鉴定健康和疾病程度的标准之一。尽管营养状态与多种因素有关，但通常采用肥胖和消瘦描述营养状态异常。

营养状态一般较易评价，通常根据皮肤、毛发、皮下脂肪、肌肉的发育情况进行综合判断。最简便而迅速的方法是观察皮下脂肪充实的程度。尽管脂肪的分布存在个体差异，男女亦各有不同，但前臂屈侧或上臂背侧下 1/3 处脂肪分布的个体差异很小，为判断脂肪充实程度最方便和最适宜的部位。此外，在一定时间内监测体重的变化亦可反映机体的营养状态。

临床上通常用良好、中等、不良三个等级对营养状态进行描述。①良好：黏膜红润，皮肤光泽、弹性良好，皮下脂肪丰满而有弹性，肌肉结实，指甲、毛发润泽，肋间隙及锁骨上窝深浅适中，肩胛部和股部肌肉丰满。②不良：皮肤黏膜干燥、弹性降低，皮下脂肪菲薄，肌肉松弛无力，指甲粗糙无光泽、毛发稀疏，肋间隙、锁骨上窝凹陷，肩胛骨和髂骨嶙峋突出。③中等：介于两者之间。

临床上常见的营养状态异常包括营养不良和营养过度两个方面。

1. 营养不良 由于摄食不足和 / 或消耗增多引起。一般轻微或短期的疾病不易导致营养状态的异常，故营养不良多见于长期或严重的疾病。当体重减轻低于标准体重的 10% 时，称为消瘦。根据体重指数 [BMI= 体重（kg）/ 身高（m）^{2}] 判定，世界卫生组织标准，BMI＜18.5kg/m^2 为消瘦，我国标准与此相同。极度消瘦者称为恶病质（cachexia）。引起营养不良的常见原因有以下几个方面。

（1）摄食障碍：多见于食管、胃肠道疾病，神经系统及肝、肾等疾病引起的严重恶心、呕吐等。

（2）消化吸收障碍：见于胃、肠、胰腺、肝脏及胆道疾病引起消化液或酶的合成和分泌减少，影响消化和吸收。

（3）消耗增多：见于慢性消耗性疾病，如长期活动性肺结核、恶性肿瘤、代谢性疾病、内分泌疾病等，出现糖、脂肪和蛋白质的消耗过多。

2. 营养过度 体内脂肪积聚过多，主要表现为体重增加，超过标准体重的 20% 为肥胖。根据 BMI 判定，世界卫生组织标准，BMI≥30kg/m^2 为肥胖；我国标准，BMI≥28kg/m^2 为肥胖。按其病因可将肥胖分为原发性和继发性两种。

（1）原发性肥胖：亦称单纯性肥胖，为摄入热量过多所致，表现为全身脂肪分布均匀，身体各个部位无异常改变，常有一定的遗传倾向。

（2）继发性肥胖：主要为某些内分泌疾病所致。如下丘脑疾病、垂体疾病、库欣综合征、甲状腺功能减退症、性腺功能减退症等。

（六）意识状态

意识（consciousness）是指人对环境和自身状态的认知与觉察能力，是大脑高级神经中枢功能活动的综合表现。正常人意识清晰，定向力正常，反应敏锐精确，思维和情感活动正常，语言流畅、准确，表达能力良好。凡能影响大脑功能活动的疾病均可引起程度不等的意识改变，称为意识障碍。病人可出现兴奋不安、思维紊乱、语言表达能力减退或失常、情感活动异常、无意识动作增加等。根据意识障碍的程度可将其分为嗜睡、意识模糊、昏睡、谵妄及昏迷，详见第二篇第一章第十七节。

判断病人意识状态多采用问诊，通过交谈了解病人的思维、反应、情感、计算及定向力等方面的情况。对较为严重者，尚应进行痛觉试验、瞳孔反射等检查，以确定病人意识障碍的程度。

(七) 语调与语态

语调(tone)指言语过程中的音调。神经和发音器官的病变可使音调发生改变,如喉部炎症、结核和肿瘤可引起声音嘶哑,脑血管意外可引起音调变浊和发音困难,喉返神经麻痹可引起音调降低和语言共鸣消失。

语态(voice)指言语过程中的节奏。语态异常指语言节奏紊乱,出现语言不畅,快慢不均,音节不清,见于帕金森病、舞蹈症、手足徐动症及口吃等。

某些口腔或鼻腔病变(如扁桃体周围脓肿、舌部溃疡、舌体肥大、肿瘤等),也可引起语调、语态改变。

(八) 面容与表情

面容(facial features)是指面部呈现的状态,表情(expression)是思想感情在面部或姿态上的表现。健康人表情自然,神态安怡。患病后病人因病痛困扰,常出现痛苦、忧虑或疲惫的面容与表情。某些疾病发展到一定程度时,尚可出现特征性的面容与表情,对疾病的诊断具有重要价值。

通过视诊即可确定病人的面容和表情,临床上常见的典型面容改变有以下几种:

1. **急性病容** 面色潮红,兴奋不安,鼻翼扇动,口唇疱疹,表情痛苦。多见于急性感染性疾病,如肺炎球菌性肺炎、疟疾、流行性脑脊髓膜炎等。

2. **慢性病容** 面容憔悴,面色晦暗或苍白无华,目光暗淡、表情忧虑。见于慢性消耗性疾病,如恶性肿瘤、肝硬化、严重结核病等。

3. **贫血面容** 面色苍白,唇舌色淡,表情疲惫。见于各种原因所致的贫血。

4. **肝病面容** 面色晦暗,额部、双颊有褐色色素沉着。见于慢性肝脏疾病。

5. **肾病面容** 面色苍白,眼睑、颜面水肿,舌色淡、舌缘有齿痕。见于慢性肾脏疾病。

6. **甲状腺功能亢进面容** 面容惊愕,眼裂增宽,眼球突出,目光炯炯,兴奋不安,烦躁易怒。见于甲状腺功能亢进症(图 2-2-1)。

7. **黏液性水肿面容** 面色苍黄,颜面水肿,睑厚面宽,目光呆滞,反应迟钝,眉毛、头发稀疏,舌色淡、肥大。见于甲状腺功能减退症。

8. **二尖瓣面容** 面色晦暗、双颊紫红、口唇轻度发绀。见于风湿性心脏病二尖瓣狭窄(图 2-2-2)。

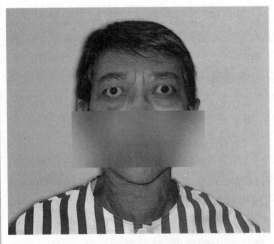

图 2-2-1 甲状腺功能亢进面容

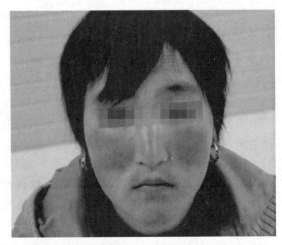

图 2-2-2 二尖瓣面容

9. **肢端肥大症面容** 头颅增大,面部变长,下颌增大、向前突出,眉弓及两颧隆起,唇舌肥厚,耳鼻增大。见于肢端肥大症(图 2-2-3)。

10. **伤寒面容** 表情淡漠,反应迟钝呈无欲状态。见于肠伤寒、脑脊髓膜炎、脑炎等高热衰竭病人。

11. 苦笑面容 牙关紧闭,面肌痉挛,呈苦笑状。见于破伤风。

12. 满月面容 面圆如满月,皮肤发红,常伴痤疮和胡须生长。见于库欣综合征及长期应用糖皮质激素者(图 2-2-4)。

13. 面具面容 面部呆板、无表情,似面具样。见于帕金森病、脑炎等。

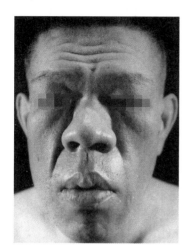

图 2-2-3 肢端肥大症面容

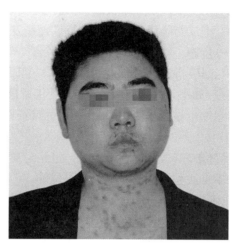

图 2-2-4 满月面容

(九) 体位

体位(position)是指病人身体所处的状态。体位的改变对某些疾病的诊断具有一定的意义。常见的体位有以下几种:

1. 自主体位(active position) 身体活动自如,不受限制。见于正常人、轻症和疾病早期病人。

2. 被动体位(passive position) 病人不能自己调整或变换身体的位置。见于极度衰竭或意识丧失者。

3. 强迫体位(compulsive position) 病人为减轻痛苦,被迫采取某种特殊的体位。临床上常见的强迫体位可分为以下几种:

(1)强迫仰卧位(compulsive supine position):病人仰卧,双腿蜷曲,借以减轻腹部肌肉紧张。见于急性腹膜炎等。

(2)强迫俯卧位(compulsive prone position):俯卧位可减轻脊背肌肉的紧张程度。见于脊柱疾病。

(3)强迫侧卧位(compulsive lateral position):胸膜疾病的病人多采取患侧卧位,以限制患侧胸廓活动而减轻胸痛,并有利于健侧代偿呼吸。见于单侧胸膜炎和大量胸腔积液。

(4)强迫坐位(端坐呼吸,orthopnea):病人坐于床沿上,以两手置于膝盖或扶持床边。该体位便于辅助呼吸肌参与呼吸活动,加大膈肌活动度,增加肺通气量,并减少回心血量和减轻心脏负担。常见于心、肺功能不全病人。

(5)强迫蹲位(compulsive squatting position):在行走或其他活动过程中,因呼吸困难和心悸而停止活动,并采取蹲踞体位或膝胸位以缓解症状。见于先天性发绀型心脏病。

(6)强迫停立位(compulsive standing position):在行走或活动时突发心前区疼痛而被迫立即停立,并常用右手按抚心前部位,待症状缓解后,才离开原位继续行走或活动。见于心绞痛。

(7)辗转体位(alternative position):腹痛发作时,坐卧不安,辗转反侧。见于胆石症、胆道蛔虫症、肾绞痛等。

(8)角弓反张位(opisthotonos position):由于颈及脊背肌肉强直,致使头向后仰、背过伸、胸腹前凸,躯干呈弓形。见于破伤风、脑炎及小儿脑膜炎等。

(十) 姿势

姿势(posture)是指举止的状态。健康人躯干端正,肢体活动灵活适度,动作协调。正常的姿势主要依靠骨骼结构和各部分肌肉的紧张度来保持,但亦受机体健康状况及精神状态的影响,如疲劳和情绪低沉时可出现垂肩、弯背、拖拉蹒跚的步态。病人因疾病的影响,可出现姿势的改变。颈部活动受限提示颈椎疾病;充血性心力衰竭病人多愿采取坐位;腹部疼痛时可有躯干制动或弯曲,胃、十二指肠溃疡或胃肠痉挛性疼痛发作时,病人常捧腹而行。

(十一)步态

步态(gait)指走动时所表现的姿势。健康人的步态因年龄、机体状态和所受训练的影响而有不同表现,如小儿喜急行或小跑,青壮年矫健快速,老年人则常为小步慢行。当患某些疾病时可导致步态发生显著改变,并具有一定的特征性,有助于疾病的诊断。常见的典型异常步态有以下几种:

1. 蹒跚步态(waddling gait)　走路时身体左右摇摆似鸭行。见于佝偻病、大骨节病、进行性肌营养不良或先天性双侧髋关节脱位等。

2. 醉酒步态(drunken man gait)　行走时躯干重心不稳、步态紊乱不准确,如醉酒状。见于小脑疾病、酒精及巴比妥中毒。

3. 共济失调步态(ataxic gait)　起步时一脚高抬,骤然垂落,且双目向下注视,两脚间距很宽,以防身体倾斜,闭目时则不能保持平衡,见于脊髓病变病人。

4. 慌张步态(festinating gait)　起步后小步急速趋行,双脚擦地,身体前倾,有难以止步之势。见于帕金森病病人(图 2-2-5)。

5. 跨阈步态(steppage gait)　由于踝部肌腱、肌肉弛缓,患足下垂,行走时必须抬高下肢才能起步。见于腓总神经麻痹(图 2-2-6)。

6. 剪刀步态(scissors gait)　由于双下肢肌张力增高,尤以伸肌和内收肌张力增高明显,移步时下肢内收过度,两腿交叉呈剪刀状。见于脑性瘫痪与截瘫病人(图 2-2-7)。

7. 间歇性跛行(intermittent claudication)　步行中,因下肢突发性酸痛无力,病人被迫停止行进,需稍休息后方能继续行进。见于高血压、动脉硬化病人。

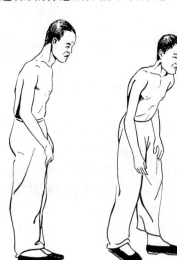　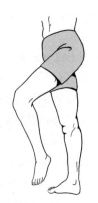　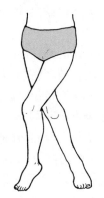

图 2-2-5　慌张步态　　　　图 2-2-6　跨阈步态　　　图 2-2-7　剪刀步态

二、皮肤

皮肤本身的疾病很多,许多疾病在病程中也可伴随着多种皮肤病变和反应。皮肤的病变和反应有的是局部的,有的是全身的。皮肤病变除颜色改变外,亦可为湿度、弹性的改变,以及出现皮疹、出血点、紫癜、水肿及瘢痕等。皮肤病变的检查一般通过视诊观察,有时尚需配合触诊。

(一) 颜色

皮肤的颜色(skin color)与种族遗传有关,同一种族可因毛细血管的分布、血液的充盈度、色素量的多少、皮下脂肪的厚薄不同而异,同一个人不同部位、不同生理及疾病状态、不同环境下也不相同。

1. **苍白(pallor)** 皮肤苍白可由贫血、末梢毛细血管痉挛或充盈不足所致,如寒冷、惊恐、休克、虚脱及主动脉瓣关闭不全等。仅见肢端苍白,可能与肢体动脉痉挛或阻塞有关,如雷诺病、血管闭塞性脉管炎等。

2. **发红(redness)** 皮肤发红是由毛细血管扩张充血、血流加速、血量增加及红细胞量增多所致。在生理情况下见于运动、饮酒后;病理情况下见于发热性疾病,如肺炎球菌性肺炎、肺结核、猩红热、阿托品及一氧化碳中毒等。皮肤持久性发红见于库欣综合征及真性红细胞增多症。

3. **发绀(cyanosis)** 皮肤呈青紫色,常出现于口唇、耳廓、面颊及肢端。见于还原血红蛋白增多和异常血红蛋白血症。

4. **黄染(stained yellow)** 皮肤黏膜发黄称为黄染,常见的原因有:

(1)黄疸:由于血清内胆红素浓度增高使皮肤黏膜发黄称为黄疸。血清总胆红素浓度超过34.2μmol/L 时,可出现黄疸。黄疸引起皮肤黏膜黄染的特点是:①黄疸首先出现于巩膜、硬腭后部及软腭黏膜上,随着血中胆红素浓度的继续增高,黏膜黄染更明显时,才会出现皮肤黄染;②巩膜黄染是连续的,近角巩膜缘处黄染轻、黄色淡,远角巩膜缘处黄染重、黄色深。

(2)胡萝卜素增高:过多食用胡萝卜、南瓜、橘子、橘子汁等可引起血中胡萝卜素增高,当超过 2.5g/L 时,也可使皮肤黄染。其特点是:①黄染首先出现于手掌、足底、前额及鼻部皮肤;②一般不出现巩膜和口腔黏膜黄染;③血中胆红素不高;④停止食用富含胡萝卜素的蔬菜或果汁后,皮肤黄染逐渐消退。

(3)长期服用含有黄色素的药物:米帕林、呋喃类等药物可引起皮肤黄染。其特点是:①黄染首先出现于皮肤,严重者也可出现于巩膜;②巩膜黄染的特点是角巩膜缘处黄染重,黄色深,离角巩膜缘越远,黄染越轻,黄色越淡(这一点是与黄疸的重要区别)。

5. **色素沉着(pigmentation)** 是由于表皮基底层的黑色素增多所致的部分或全身皮肤色泽加深。生理情况下,身体的外露部分及乳头、腋窝、生殖器官、关节、肛门周围等处皮肤色素较深。如果这些部位的色素明显加深或其他部位出现色素沉着,则提示为病理征象。常见于慢性肾上腺皮质功能减退,其他如肝硬化、晚期肝癌、肢端肥大症、黑热病、疟疾,以及使用某些药物如砷剂和抗肿瘤药物等,亦可引起不同程度的皮肤色素沉着。

妇女妊娠期间,面部、额部可出现棕褐色对称性色素斑,称为妊娠斑;老年人也可出现全身或面部的散在色素斑,称为老年斑。

6. **色素脱失** 正常皮肤均含有一定量的色素,当缺乏酪氨酸酶致体内酪氨酸不能转化为多巴而形成黑色素时,即可发生色素脱失。临床上常见的导致色素脱失的疾病为白癜风、白斑及白化病。

(1)白癜风(vitiligo):为多形性大小不等的色素脱失斑片,发生后可逐渐扩大,但进展缓慢,无自觉症状,亦不引起生理功能改变。见于白癜风病人,偶见于甲状腺功能亢进症、肾上腺皮质功能减退症及恶性贫血病人。

(2)白斑(leukoplakia):多为圆形或椭圆形色素脱失斑片,面积一般不大,常发生于口腔黏膜及女性外阴部,部分白斑可发生癌变。

(3)白化病(albinismus):为全身皮肤和毛发色素脱失,头发可呈浅黄色或金黄色。属于遗传性疾病,为先天性酪氨酸酶合成障碍所致。

(二) 湿度

皮肤湿度(moisture)与皮肤的排泄功能有关,排泄功能是由汗腺和皮脂腺完成的,但汗腺起主要作用。出汗多者皮肤比较湿润,出汗少者比较干燥。在气温高、湿度大的环境中出汗增多是生理的调节功能。在病理情况下,可发生出汗增多或无汗,具有一定的诊断价值。如风湿病、结核病和布鲁氏菌病常伴出汗增多,甲状腺功能亢进症、佝偻病、脑炎后遗症亦经常伴有多汗。夜间睡后出汗称为盗汗,多见于结核病。手足皮肤发凉而大汗淋漓称为冷汗,见于休克和虚脱病人。

(三) 弹性

皮肤弹性(elasticity)与年龄、营养状态、皮下脂肪及组织间隙所含液体量有关。儿童及青年皮肤紧张富有弹性;中年以后皮肤组织逐渐松弛,弹性减弱;老年皮肤组织萎缩,皮下脂肪减少,弹性减退。检查皮肤弹性时,常选择手背或上臂内侧部位,以拇指和示指将皮肤提起,松手后如皮肤皱褶迅速平复为弹性正常,如皱褶平复缓慢为弹性减弱,后者见于长期消耗性疾病或严重脱水者。发热时血液循环加速,周围血管充盈,可使皮肤弹性增加。

(四) 皮疹

皮疹(skin eruption)多为全身性疾病的表现之一,是临床上诊断某些疾病的重要依据。皮疹的种类很多,常见于传染病、皮肤病、药物及其他物质所致的过敏反应等。其出现的规律和形态有一定的特异性,发现皮疹时应仔细观察和记录其出现与消失的时间、发展顺序、分布部位、形态大小、颜色及压之是否褪色、平坦或隆起、有无瘙痒及脱屑等。临床上常见的皮疹有以下几种:

1. 斑疹(macula) 表现为局部皮肤发红,一般不凸出皮肤表面。见于斑疹伤寒、丹毒、风湿性多形性红斑等。

2. 玫瑰疹(roseola) 为一种鲜红色圆形斑疹。直径为2~3mm,为病灶周围血管扩张所致。检查时拉紧附近皮肤或以手指按压可使皮疹消退,松开时又复出现,多出现于胸腹部。为伤寒和副伤寒的特征性皮疹。

3. 丘疹(papule) 除局部颜色改变外,病灶凸出皮肤表面。见于药物疹、麻疹及湿疹等。

4. 斑丘疹(maculopapule) 在丘疹周围有皮肤发红的底盘称为斑丘疹。见于风疹、猩红热和药物疹等。

5. 荨麻疹(urticaria) 为稍隆起皮肤表面的苍白色或红色的局限性水肿,为速发性皮肤变态反应所致,见于各种过敏反应。

6. 疱疹(bleb) 为局限性高出皮面的腔性皮损,颜色可因腔内所含液体不同而异。腔内液体为血清、淋巴液,直径小于1cm者为小水疱,可见于单纯疱疹、水痘等。直径大于1cm为大水疱。腔内含脓者为脓疱,脓疱可以原发也可以由水疱感染而来,可见于糖尿病足和烫伤病人。

(五) 脱屑

皮肤脱屑(desquamation)常见于正常皮肤表层不断角化和更新,但由于数量很少,一般不易察觉。病理状态下可见大量皮肤脱屑。米糠样脱屑常见于麻疹;片状脱屑常见于猩红热;银白色鳞状脱屑见于银屑病。

(六) 皮下出血

皮下出血(subcutaneous hemorrhage)根据直径大小及伴随情况分为以下几种:①小于2mm称为瘀点(petechia);②3~5mm称为紫癜(purpura);③大于5mm称为瘀斑(ecchymosis);④片状出血并伴有皮肤显著隆起称为血肿(hematoma)。检查时,较大面积的皮下出血易于诊断,对于较小的瘀点应注意与红色的皮疹或小红痣进行鉴别。皮疹受压时一般可褪色或消失,瘀点和小红痣受压后不褪色,但小红痣于触诊时,可感到其稍高于皮肤表面,且表面光亮。皮下出血常见于造血系统疾病、重症感染、某些血管损害性疾病及毒物或药物中毒等。

(七) 蜘蛛痣与肝掌

皮肤小动脉末端分支性扩张所形成的血管痣,形似蜘蛛,称为蜘蛛痣(spider angioma)

（图 2-2-8）。多出现于上腔静脉分布的区域内,如面、颈、手背、上臂、前胸和肩部等处,其大小不等。检查时用棉签等物品压迫蜘蛛痣的中心,其辐射状小血管网立即消失,去除压力后又复出现。一般认为蜘蛛痣的出现与肝脏对雌激素的灭活作用减弱有关,常见于急、慢性肝炎或肝硬化。

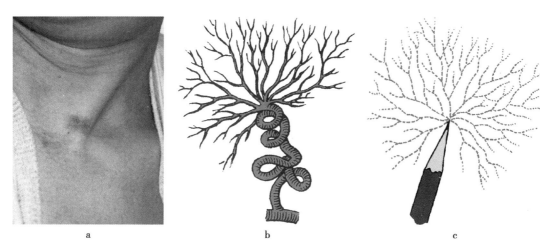

图 2-2-8 蜘蛛痣

慢性肝病病人手掌大、小鱼际处常发红,加压后褪色,称为肝掌(liver palm)(图 2-2-9),发生机制与蜘蛛痣相同。

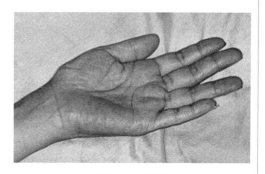

图 2-2-9 肝掌

（八）水肿

水肿(edema)是指皮下组织的细胞内及组织间隙内液体积聚过多。水肿的检查应以视诊和触诊相结合,仅凭视诊虽可诊断明显水肿,但不易发现轻度水肿。凹陷性水肿局部受压后可出现凹陷,而黏液性水肿及象皮肿(丝虫病)尽管组织肿胀明显,但受压后并无组织凹陷。根据水肿的轻重,可分为轻、中、重三度。

轻度:仅见于眼睑、眶下软组织、胫骨前、踝部皮下组织,指压后可见组织轻度下陷,平复较快。

中度:全身组织均见明显水肿,指压后可出现明显的或较深的组织下陷,平复缓慢。

重度:全身组织严重水肿,身体低位皮肤紧张发亮,甚至有液体渗出。此外,胸腔、腹腔等浆膜腔内可见积液,外阴部亦可见严重水肿。

（九）皮下结节

较大的皮下结节(subcutaneous nodule)通过视诊即可发现,较小的结节则必须触诊方能查及。无论大小结节均应触诊检查,注意其大小、硬度、部位、活动度及有无压痛等。常见的皮下结节有下列几种:

1. 风湿结节 位于关节、骨隆突附近,圆形质硬、无压痛的皮下结节,其数目不多,且大小不等(直径为 0.5～2.0cm)。见于风湿热和类风湿等疾病。

2. 囊蚴结节 于躯干、四肢皮下出现黄豆或略大的结节,其特点为圆形或椭圆形,表面平滑,无压痛,与皮肤无粘连,可推动,质地硬韧,数目多少不一。见于囊尾蚴病,也称囊虫病。

3. 痛风结节 也称痛风石,是血液尿酸浓度增高,尿酸盐结晶在皮下结缔组织沉积所致。一般以外耳的耳廓、跖趾、指(趾)关节及掌指关节等部位多见。为大小不一(直径为 0.2～2.0cm)的黄白色结节,为痛风特征性病变。

4. 结节性红斑 多见于青壮年女性,好发于小腿伸侧,常为对称性、大小不一(直径为1~5cm)、数目不等的疼痛性结节。皮损由鲜红色变为紫红色,最后可为黄色。常持续数天或数周而逐渐消退,不留瘢痕。见于溶血性链球菌感染、自身免疫性疾病等。

5. 其他

(1)脂膜炎结节:见于脂膜炎。

(2)动脉炎结节:见于结节性多发动脉炎。

(3)奥斯勒小结:见于感染性心内膜炎。

(十)瘢痕

瘢痕(scar)指皮肤外伤或病变愈合后结缔组织增生形成的斑块。表面低于周围正常皮肤者为萎缩性瘢痕,高于周围正常皮肤者为增生性瘢痕。外伤、感染及手术等均可在皮肤上遗留瘢痕,为曾患某些疾病的证据。患过皮肤疮疖者在相应部位可遗留瘢痕;患过天花者,在其面部或其他部位有多数大小类似的瘢痕;颈淋巴结结核破溃愈合后的病人常遗留颈部皮肤瘢痕。

(十一)毛发

毛发(hair)的颜色、曲直与种族有关,其分布、多少和颜色可因性别与年龄而有不同,亦受遗传、营养和精神状态的影响。正常人毛发的多少存在一定差异,一般男性体毛较多,阴毛呈菱形分布,以耻骨部最宽,上方尖端可达脐部,下方尖端可延至肛门前方;女性体毛较少,阴毛多呈倒三角形分布。中年以后因毛发根部的血运和细胞代谢减退,头发可逐渐减少或色素脱失,形成秃顶或白发。

毛发的多少及分布变化对临床诊断有辅助意义。毛发增多见于一些内分泌疾病,如库欣综合征及长期使用肾上腺皮质激素及性激素者,女性病人除一般体毛增多外,尚可生长胡须。病理性毛发脱落常见于以下原因:

(1)头部皮肤疾病:如脂溢性皮炎、螨寄生等可呈不规则脱发,以顶部为著。

(2)神经营养障碍:如斑秃,脱发多为圆形,范围大小不等,发生突然,可以再生。

(3)发热性疾病:如伤寒等。

(4)内分泌疾病:如甲状腺功能减退症、垂体功能减退症及性腺功能减退症等。

(5)理化因素:如过量的放射线影响,使用某些抗肿瘤药物如环磷酰胺、顺铂等。

三、淋巴结

淋巴结分布于全身,一般体格检查仅能检查身体各部表浅的淋巴结。正常情况下,淋巴结较小,直径多在0.2~0.5cm之间,质地柔软,表面光滑,与毗邻组织无粘连,不易触及,亦无压痛。

(一)表浅淋巴结分布

1. 头颈部 颈部淋巴结群见图2-2-10。

(1)耳前淋巴结 位于耳屏前方。

(2)耳后淋巴结 位于耳后乳突表面、胸锁乳突肌止点处,亦称为乳突淋巴结。

(3)枕淋巴结 位于枕部皮下,斜方肌起点与胸锁乳突肌止点之间。

(4)颌下淋巴结 位于颌下腺附近,在下颌角与颏部之中间部位。

(5)颏下淋巴结 位于颏下三角内,下颌舌骨肌表面,两侧下颌骨前端中点后方。

(6)颈前淋巴结 位于胸锁乳突肌表面及下颌角处。

(7)颈后淋巴结 位于斜方肌前缘。

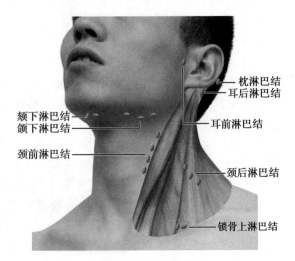

图2-2-10 颈部淋巴结

（8）锁骨上淋巴结　位于锁骨与胸锁乳突肌所形成的夹角处。

2．上肢

（1）腋窝淋巴结：是上肢最大的淋巴结组群,可分为五群(图 2-2-11)。

1）外侧淋巴结群：位于腋窝外侧壁。

2）胸肌淋巴结群：位于胸大肌下缘深部。

3）肩胛下淋巴结群：位于腋窝后皱襞深部。

4）中央淋巴结群：位于腋窝内侧壁近肋骨及前锯肌处。

5）腋尖淋巴结群：位于腋窝顶部。

（2）滑车上淋巴结：位于上臂内侧,内上髁上方 3~4cm 处,肱二头肌与肱三头肌之间的间沟内。

3．下肢

（1）腹股沟淋巴结：位于腹股沟韧带下方股三角内,又分为上、下两群(图 2-2-12)：

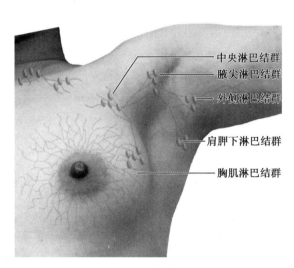
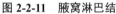

图 2-2-11　腋窝淋巴结

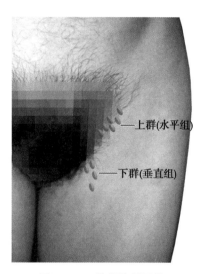

图 2-2-12　腹股沟淋巴结

1）上群：位于腹股沟韧带下方,与韧带平行排列,故又称为腹股沟韧带横组或水平组。

2）下群：位于大隐静脉上端,沿静脉走向排列,故又称为腹股沟淋巴结纵组或垂直组。

（2）腘窝淋巴结：位于小隐静脉和腘静脉的汇合处。

（二）检查方法及顺序

1．检查方法　检查淋巴结的方法是视诊和触诊。视诊时不仅要注意局部征象(包括皮肤是否隆起,颜色有无变化,有无皮疹、瘢痕、瘘管等),也要注意全身状态。

触诊是检查淋巴结的主要方法。检查者将示、中、环三指并拢,其指腹平放于被检查部位的皮肤进行滑动触诊,这里所说的滑动是指腹按压的皮肤与皮下组织之间的滑动,滑动的方式应取相互垂直的多个方向或转动式滑动,这有助于淋巴结与肌肉和血管结节的区别。

检查颈部淋巴结时可站在被检查者前面或背后,手指紧贴检查部位,由浅及深进行滑动触诊,嘱被检查者头稍低,或偏向检查侧,以使皮肤或肌肉松弛,有利于触诊。被检查者卧位时,检查颈部淋巴结见图 2-2-13。检查锁骨上淋巴结时,让被检查者取坐位或卧位,头部稍向前屈,用双手进行触诊,左手触诊右侧,右手触诊左侧,由浅部逐渐触摸至锁骨后深部。检查腋窝淋巴结时,被检查者前臂稍外展,检查者以右手检查左侧,以左手检查右侧,触诊时由浅及深至腋窝各部。检查滑车上淋巴结时,以左(右)手扶托被检查者左(右)前臂,以右(左)手向滑车上由浅及深进行触摸(图 2-2-14)。

发现淋巴结肿大时,应注意其部位、大小、数目、硬度、压痛、活动度、有无粘连,局部皮肤有无红肿、瘢痕、瘘管等。同时注意寻找引起淋巴结肿大的原发病灶。

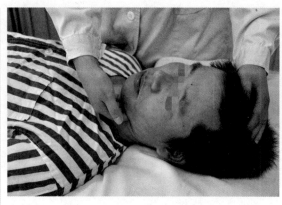

图 2-2-13　颈部淋巴结触诊

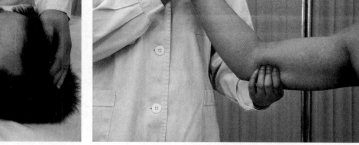

图 2-2-14　滑车上淋巴结触诊

2. **检查顺序**　全身体格检查时,淋巴结的检查应在相应身体部位检查过程中进行。为避免遗漏应特别注意淋巴结的检查顺序。头颈部淋巴结的检查顺序是:耳前、耳后、枕部、颌下、颏下、颈前、颈后、锁骨上淋巴结。上肢淋巴结的检查顺序是:腋窝淋巴结、滑车上淋巴结。腋窝淋巴结应按腋尖群、中央群、胸肌群、肩胛下群和外侧群的顺序进行。下肢淋巴结的检查顺序是:腹股沟淋巴结(先查上群、后查下群)、腘窝淋巴结。

(三) 淋巴结肿大病因及表现

淋巴结肿大按其分布,可分为局限性和全身性淋巴结肿大。

1. **局限性淋巴结肿大**

(1)非特异性淋巴结炎:由引流区域的急、慢性炎症引起,如急性化脓性扁桃体炎、齿龈炎可引起颈部淋巴结肿大。急性炎症初始,肿大的淋巴结柔软、有压痛,表面光滑、无粘连,肿大至一定程度即停止。慢性炎症时,淋巴结较硬,最终淋巴结可缩小或消退。

(2)单纯性淋巴结炎:为淋巴结本身的急性炎症。肿大的淋巴结有疼痛,呈中等硬度,有触痛,多发生于颈部淋巴结。

(3)淋巴结结核:肿大的淋巴结常发生于颈部血管周围,多发性,质地稍硬,大小不等,可相互粘连或与周围组织粘连,如发生干酪性坏死则可触及波动感。晚期破溃后形成瘘管,愈合后可形成瘢痕。

(4)恶性肿瘤淋巴结转移:恶性肿瘤转移所致肿大的淋巴结,质地坚硬,或有橡皮样感,表面可光滑或突起,与周围组织粘连,不易推动,一般无压痛。胸部肿瘤如肺癌可向右侧锁骨上或腋窝淋巴结转移;胃癌多向左侧锁骨上淋巴结转移,因此处系胸导管进颈静脉的入口,这种肿大的淋巴结称为菲尔绍淋巴结,常为胃癌、食管癌转移的标志。

2. **全身性淋巴结肿大**

(1)感染性疾病:病毒感染见于传染性单核细胞增多症、获得性免疫缺陷综合征等;细菌感染见于布鲁氏菌病、结核、麻风等;螺旋体感染见于梅毒、鼠咬热、钩端螺旋体病等;原虫与寄生虫感染见于黑热病、丝虫病等。

(2)非感染性疾病

1)结缔组织疾病:如系统性红斑狼疮、干燥综合征、结节病等。

2)血液系统疾病:如急、慢性白血病,淋巴瘤,恶性组织细胞病等。

第二节　头部检查

头部及其器官是人体最重要的外形特征之一,是检查者最容易和最先见到的部分,仔细检查常常能提供很多有价值的诊断资料,应进行全面的视诊、触诊。因头部器官的功能和解剖特点,在检查中常常还需要一些特殊的检查方法。

头颈部检查

一、头发和头皮

检查头发（hair）要注意其颜色、疏密度、脱发的类型与特点。头发的颜色、曲直和疏密度可因种族遗传因素和年龄而不同。儿童和老年人头发比较稀疏，头发逐渐变白也是老年性改变。脱发可能由疾病引起，如伤寒、甲状腺功能减退症、斑秃等，也可由于物理与化学因素引起，如放射治疗和抗肿瘤药物治疗后，检查时应注意其发生部位、形状与头发改变的特点。

检查头皮（scalp）时需分开头发，观察头皮颜色、头皮屑情况，有无头癣、疖痈、外伤、血肿及瘢痕等。

二、头颅

头颅（skull）的视诊应注意头颅大小、外形变化和有无异常活动。触诊是用双手仔细触摸头颅的每一个部位，了解头颅外形，有无压痛和异常隆起。头颅的大小以头围来衡量，测量时以软尺自眉间绕到颅后通过枕骨粗隆。头围在发育阶段的变化为：新生儿约34cm，出生后的前半年增加8cm，后半年增加3cm，第二年增加2cm，第三、四年内约增加1.5cm，4～10岁共增加约1.5cm，到18岁可达53cm或以上，以后几乎不再变化。矢状缝和其他颅缝大多在出生后6个月骨化，骨化过早会影响颅脑的发育。

头颅的大小异常或畸形可成为一些疾病的典型体征，临床常见者如下：

1. 小颅（microcephalia） 小儿囟门多在12～18个月内闭合，如过早闭合可形成小头畸形，这种畸形同时伴有智力发育障碍。

2. 尖颅（oxycephaly） 亦称塔颅（tower skull），头顶部尖突高起，造成与颜面的比例异常，这是由于矢状缝与冠状缝过早闭合所致。见于先天性疾患尖颅并指（趾）畸形（acrocephalosyndactyly），即阿佩尔综合征（图2-2-15）。

3. 方颅（squared skull） 前额左右突出，头顶平坦呈方形，见于小儿佝偻病或先天性梅毒。

4. 巨颅（large skull） 额、顶、颞及枕部突出膨大呈圆形，颈部静脉充盈，对比之下颜面很小。由于颅内压增高，压迫眼球，形成双目下视，巩膜外露的特殊表情，称落日现象（setting sun phenomenon），见于脑积水（图2-2-16）。

5. 长颅（dolichocephalia） 自颅顶至下颌部的长度明显增大，见于马方综合征及肢端肥大症。

6. 变形颅（deforming skull） 发生于中年人，以颅骨增大变形为特征，同时伴有长骨的骨质增厚与弯曲，见于变形性骨炎（佩吉特病）。

头部的运动异常，一般视诊即可发现。头部活动受限，见于颈椎疾病；头部不随意地颤动，见于帕金森病；与颈动脉搏动一致的点头运动，称de Musset征，见于严重主动脉瓣关闭不全。

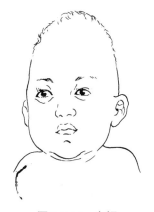

图2-2-15 尖颅

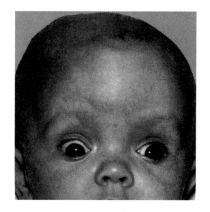

图2-2-16 脑积水

三、颜面及其器官

颜面（face）为头部前面不被头发遮盖的部分。面部肌群很多,有丰富的血管和神经分布,是构成表情和面容的基础。各种面容和表情的临床意义已如前述。除面部器官本身的疾病外,许多全身性疾病在面部及其器官上有特征性改变,检查面部及其器官对某些疾病的诊断具有重要意义。

（一）眼

眼的检查包括 4 个部分:视功能、外眼、眼前节和内眼的检查。视功能检查包括视力、视野、色觉和立体视等检查;外眼检查包括眼睑、泪器、结膜、眼球位置和眼压检查;眼前节检查包括角膜、巩膜、前房、虹膜、瞳孔和晶状体检查;内眼检查包括玻璃体和眼底检查,内眼即眼球后部,需用检眼镜在暗室内进行检查。

1. 眼的功能检查

（1）视力（visual acuity）:分为远视力和近视力,后者通常指阅读视力。主要采用通用国际标准视力表进行视力检测。

远距离视力表检测:病人距视力表 5m 远,两眼分别检查。一般先检查右眼,将干净的卡片或遮眼板盖于左眼前,但勿使眼球受压。嘱受检者从上至下指出"E"字形视标开口的方向,记录所能看清的最小一行视力读数,即为该眼的远视力。能看清"1.0"行视标者为正常视力。如远视力未达到正常,可将针孔镜放在被检眼前,测其针孔视力,如能改善,则说明视力较差多系屈光不正所致,通常需戴镜矫正。戴眼镜者必须测裸眼视力和戴眼镜的矫正视力。如在 5m 处不能辨认"0.1"行视标者,应让病人逐步走近视力表,直至认出"0.1"行视标为止,并以实测距离（m）除以正常人能看清该行视标的距离（50m）记录其视力。如在 3m 处看清,则记录视力为 0.06。在 1m 处不能辨认"0.1"行视标者,则改为"数手指"。让病人背光而立,检查者任意伸出几个手指,嘱其说出手指的数目,记录为数指/距离（CF/cm）。手指移近眼前到 5cm 仍数不清,则改为用手指在病人眼前左右摆动,如能看到,记录为手动/距离（HM/cm）。不能看到眼前手动者,到暗室中用手电筒照被检眼,如能准确地看到光亮,记录为光感（LP）,不能者,记录为无光感。确定有光感后,还需分别检查视网膜各个部位的"光定位"。良好的光定位通常提示视网膜和视神经的功能是正常的,反之则多提示视网膜和视神经的病变。

近距离视力表检测:在距视力表 33cm 处,能看清"1.0"行视标者为正常视力。尚可让病人改变检查距离,即将视力表拿近或远离至清晰辨认,以便测得其最佳视力和估计其屈光性质与度数。因此,近视力检查能了解眼的调节能力,与远视力检查配合则可初步诊断是否有屈光不正（包括散光、近视、远视）和老视,或是否有器质性病变,如白内障、眼底病变等。

（2）视野（visual field）:是当眼球向正前方固视不动时所见的空间范围,与中央视力相对而言,它是周围视力,可用于检查黄斑中心凹以外的视网膜功能。采用手试对比检查法可粗略地测定视野。检查方法为:病人与检查者相对而坐,距离约 1m,两眼分别检查。如检查右眼,则嘱其用手遮住左眼,右眼注视检查者的左眼,此时,检查者亦应将自己的右眼遮盖;然后,检查者将其手指置于自己与病人中间等距离处,分别自上、下、左、右等不同的方位从外周逐渐向眼的中央部移动,嘱病人在发现手指时,立即示意。如病人能在各方向与检查者同时看到手指,则大致属正常视野。若对比检查法结果异常或疑有视野缺失,可利用视野计进行准确的视野测定。

视野计的主要构造为一可自由转动的半圆弓,正中有一白色（或镜面）视标,供被检查眼注视之用。眼与视标的距离为 30cm。当病人用一眼（另一眼用眼罩盖住）注视视标时,检查者从边缘周围各部位,将视标向中央移动,直至病人察觉为止。

视野在各方向均缩小者,称为向心性视野狭小。视野内的视力缺失地区称为暗点。视野的左或右一半缺失,称为偏盲。双眼视野颞侧偏盲或象限偏盲,见于视交叉以后的中枢性病变,单侧不规则的视野缺损见于视神经和视网膜病变。

（3）色觉（color vision）：色觉的异常可分为色弱和色盲两种。色弱是对某种颜色的识别能力减低，色盲是对某种颜色的识别能力丧失。色盲又分先天性与后天性两种。先天性色盲是遗传性疾病，以红绿色盲最常见，遗传方式为伴性遗传，男性发病率为4.7%，女性为0.7%；后天性色盲多由视网膜病变、视神经萎缩和球后视神经炎引起。蓝黄色盲极为少见，全色盲更罕见。

色觉障碍的病人不适于从事交通运输、服兵役、警察、美术、印染、医疗、化验等工作，因而色觉检查已被列为体格检查的常规项目之一。色觉检查要在适宜的光线下进行，让受检者在50cm距离处读出色盲表上的数字或图像，如5～10秒内不能读出表上的彩色数字或图像，则可按色盲表的说明判断其为某种色盲或色弱。

（4）立体视的检查：参见眼科学教材。

2. **外眼检查** 眼的外部结构见图2-2-17。

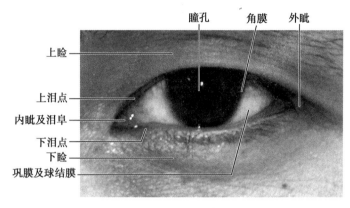

图 2-2-17 眼的外部结构

（1）眼睑（eyelid）

1）睑内翻（entropion）：由于瘢痕形成使睑缘向内翻转，见于沙眼。

2）上睑下垂（ptosis）：双侧上睑下垂见于先天性上睑下垂、重症肌无力，单侧上睑下垂见于蛛网膜下腔出血、白喉、脑脓肿、脑炎、外伤等引起的动眼神经麻痹。

3）眼睑闭合障碍：双侧眼睑闭合障碍可见于甲状腺功能亢进症，单侧眼睑闭合障碍见于面神经麻痹。

4）眼睑水肿：眼睑皮下组织疏松，轻度或初发水肿常在眼睑表现出来。常见原因为肾炎、慢性肝病、营养不良、贫血、血管神经性水肿等。此外，还应注意眼睑有无包块、压痛、倒睫等。

（2）泪囊：请病人向上看，检查者用双手拇指轻压病人双眼内眦下方，即骨性眶缘下内侧，挤压泪囊，同时观察有无分泌物或泪液自上、下泪点溢出。若有黏液脓性分泌物流出，应考虑慢性泪囊炎。有急性炎症时应避免进行此检查。

（3）结膜（conjunctiva）：结膜分睑结膜、穹隆部结膜与球结膜三部分。检查上睑结膜时需翻转眼睑。检查者用右手检查受检者左眼，左手检查受检者右眼。翻转要领为：用示指和拇指捏住上睑中外1/3交界处的边缘，嘱被检查者向下看，此时轻轻向前下方牵拉，然后示指向下压迫睑板上缘，并与拇指配合将睑缘向上捻转即可将眼睑翻开。翻眼睑时动作要轻巧、柔和，以免引起被检查者的痛苦和流泪。检查后，轻轻向前下牵拉上睑，同时嘱病人往上看，即可使眼睑恢复正常位置，见图2-2-18。

结膜常见的改变为：充血时黏膜发红可见血管充盈，见于结膜炎、角膜炎；颗粒与滤泡见于沙眼；结膜苍白见于贫血；结膜发黄见于黄疸；若有多少不等散在的出血点，可见于感染性心内膜炎；如伴充血、分泌物，见于急性结膜炎；若有大片的结膜下出血，可见于高血压、动脉硬化。除沙眼、春季卡他性结膜炎外，几乎所有的结膜炎症在下睑结膜的表现都比上睑结膜更明显。

（4）眼球（eyeball）：检查时注意眼球的外形与运动（图2-2-19）。

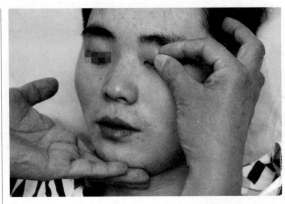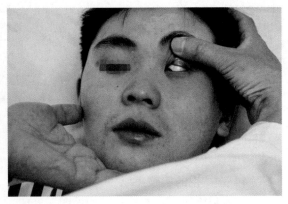

图 2-2-18 翻转眼睑检查上睑结膜

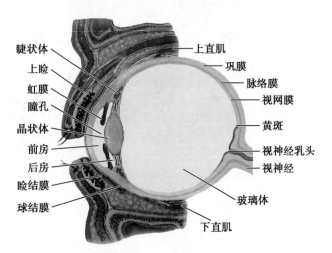

图 2-2-19 眼球的外形

1）眼球突出（exophthalmos）：双侧眼球突出见于甲状腺功能亢进症。病人除突眼外还有以下眼征：①施特尔瓦格征（Stellwag 征），即瞬目（眨眼）减少；②冯·格雷费征（Graefe 征），即眼球下转时上睑不能相应下垂；③默比乌斯征（Mobius 征），表现为集合运动减弱，即目标由远处逐渐移近眼球时，两侧眼球不能适度内聚；④若弗鲁瓦征（Joffroy 征），即上视时无额纹出现（图 2-2-20）。

单侧眼球突出，多由局部炎症或眶内占位性病变所致，偶见于颅内病变。

2）眼球下陷（enophthalmos）：双侧下陷见于严重脱水，老年人由于眶内脂肪萎缩亦有双眼

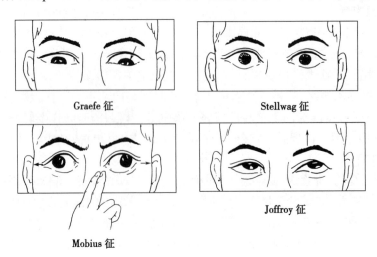

图 2-2-20 甲状腺功能亢进症的眼部特征

眼球后退;单侧下陷,见于霍纳综合征(Horner 综合征)和眶尖骨折。

3)眼球运动:实际上是检查六条眼外肌的运动功能。医生置标物(棉签或手指尖)于受检者眼前 30～40cm 处,嘱病人固定头位,眼球随目标方向移动,一般按左→左上→左下,右→右上→右下六个方向的顺序进行。每一方向代表双眼的一对配偶肌的功能(图 2-2-21),若有某一方向运动受限提示该对配偶肌功能障碍,并伴有复视(diplopia)。由支配眼肌运动的神经核、神经或眼外肌本身器质性病变所产生的斜视,称为麻痹性斜视(paralytic squint),多由颅脑外伤、鼻咽癌、脑炎、脑膜炎、脑脓肿、脑血管病变引起。

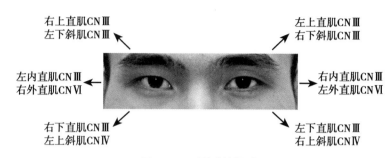

图 2-2-21 眼球的运动

双侧眼球发生一系列有规律的快速往返运动,称为眼球震颤(nystagmus)。运动的速度起始时缓慢,称为慢相;复原时迅速,称为快相。运动方向以水平方向为常见,垂直和旋转方向较少见。检查方法:嘱病人眼球随医生手指所示方向(水平和垂直)运动数次,观察是否出现震颤。自发的眼球震颤见于耳源性眩晕、小脑疾患和视力严重低下等。

4)眼压减低:双眼球凹陷,见于眼球萎缩或脱水。眼压可采用触诊法或眼压计来检查。前者是医生凭手指的感觉判断被检查者眼球的硬度,该法虽不够准确,但简便易行,有临床应用的价值。检查时,让病人向下看(不能闭眼),检查者将双手示指放在上睑的眉弓和睑板上缘之间,其他手指放在额部和颊部,然后两手示指交替地轻压眼球的赤道部,便可借助指尖感觉眼球波动的抗力,判断其软硬度。

5)眼压增高:见于眼压增高性疾患,如青光眼。

3. 眼前节检查

(1)角膜(cornea):角膜表面有丰富的感觉神经末梢,因此角膜的感觉十分灵敏。检查时用斜照光更易观察其透明度,注意有无云翳、白斑、软化、溃疡、新生血管等。云翳与白斑如发生在角膜的瞳孔部位可以引起不同程度的视力障碍,角膜周边的血管增生可能为严重沙眼所造成。

角膜软化见于婴幼儿营养不良、维生素 A 缺乏等。角膜边缘及周围出现灰白色混浊环,多见于老年人,故称之为老年环(arcus senilis),是类脂质沉着的结果,无自觉症状,不妨碍视力。角膜边缘若出现黄色或棕褐色的色素环,环的外缘较清晰,内缘较模糊,称为凯 - 弗环(Kayser-Fleischer 环),是铜代谢障碍的结果,见于肝豆状核变性(Wilson 病)。

(2)巩膜(sclera):巩膜不透明,又因血管极少,故为瓷白色。在发生黄疸时,巩膜比其他黏膜更先出现黄染而容易被发现。这种黄染在巩膜是连续的,近角膜巩膜交界处较轻,越远离此越黄。检查时,可让病人向内下视,暴露其巩膜的外上部分,更容易发现黄疸。中年以后在内眦部可出现黄色斑块,为脂肪沉着所形成,这种斑块呈不均匀性分布,应与黄疸鉴别。血液中其他黄色色素成分增多时(如胡萝卜素、阿的平等),也可引起皮肤黏膜黄染,但其表现与黄疸时的巩膜有区别,见本章第一节皮肤检查。

(3)虹膜(iris):是眼球葡萄膜的最前部分,中央有圆形孔洞即瞳孔。虹膜内有瞳孔括约肌与扩大肌,能调节瞳孔的大小。正常虹膜纹理近瞳孔部分呈放射状排列,周边呈环形排列。纹理模糊或消失见于虹膜炎症、水肿和萎缩。形态异常或有裂孔,见于虹膜后粘连、外伤、先天性虹膜缺损等。

(4)瞳孔(pupil):瞳孔是虹膜中央的孔洞,正常直径为3~4mm。瞳孔缩小(瞳孔括约肌收缩)由动眼神经的副交感神经纤维支配,瞳孔扩大(瞳孔扩大肌收缩)由交感神经支配。检查瞳孔时应注意瞳孔的形状、大小、位置、双侧是否等圆与等大、对光及集合反射等。

1)瞳孔的形状与大小:正常为圆形,双侧等大。青光眼或眼内肿瘤时可呈椭圆形,虹膜粘连时形状可不规则。引起瞳孔大小改变的因素很多,生理情况下,婴幼儿和老年人瞳孔较小,青少年瞳孔较大,在光亮处瞳孔较小,兴奋或在暗处瞳孔扩大。病理情况下,瞳孔缩小见于虹膜炎症、中毒(有机磷类农药)、药物反应(毛果芸香碱、吗啡、氯丙嗪)等。瞳孔扩大见于外伤、颈交感神经刺激、青光眼绝对期、视神经萎缩、药物影响(阿托品、可卡因)等。双侧瞳孔散大并伴有对光反射消失为濒死状态的表现。一侧眼交感神经麻痹,产生 Honer 综合征,出现瞳孔缩小、眼睑下垂、眼球下陷、同侧结膜充血及面部无汗。

2)双侧瞳孔大小不等:常提示有颅内病变,如脑外伤、脑肿瘤、中枢神经梅毒、脑疝等。双侧瞳孔不等且变化不定,可能是中枢神经和虹膜的神经支配障碍;双侧瞳孔不等且伴有对光反射减弱或消失及神志不清,往往是中脑功能损害的表现。

3)对光反射:是检查瞳孔功能活动的测验。直接对光反射,通常用手电筒直接照射瞳孔并观察其动态反应。正常人,当眼受到光线刺激后瞳孔立即缩小,移开光源后瞳孔迅速复原。间接对光反射是指光线照射一眼时,另一眼瞳孔立即缩小,移开光线,瞳孔扩大。检查间接对光反射时,应以一手挡住光线以免照射到检查眼而形成直接对光反射。瞳孔对光反射迟钝或消失见于昏迷病人。

4)集合反射:嘱病人注视 1m 以外的目标(通常是检查者的示指尖),然后将目标逐渐移近眼球(距眼球 5~10cm),正常人此时可见双眼内聚,瞳孔缩小,称为集合反射(convergence reflex)。由于视物由远至近,也同时伴有晶状体的调节(accommodation),因此,以上双眼内聚、瞳孔缩小和晶状体的调节三者又统称为近反射(near reflex)。动眼神经功能损害时,睫状肌和双眼内直肌麻痹,集合反射和调节反射均消失。

4. 眼底检查 需借助检眼镜才能检查眼底。眼底检查一般要求在不扩瞳情况下进行,医生和病人都不戴眼镜。

正常眼底的视盘为卵圆形或圆形,边缘清楚,色淡红,颞侧较鼻侧稍淡,中央凹陷。动脉色鲜红,静脉色暗红,动静脉管径的正常比例为 2∶3(图 2-2-22)。检查眼底主要观察的项目为视盘、视网膜血管、黄斑区、视网膜各象限,应注意视盘的颜色、边缘、大小、形状,视网膜有无出血和渗出物,动脉有无硬化,等等。

视盘水肿常见于颅内肿瘤、脑脓肿、外伤性脑出血、脑膜炎、脑炎等引起颅内压增高的疾病,其发生的原理是颅内压增高后影响视网膜中央静脉的回流。视盘突出的高度可用屈光度(D)记录,即视盘突出的最高点的屈光度和周边视网膜的屈光度的差距,例如用检眼镜片黑字 2(+2)看清视盘,而用镜片红字 1(−1)看清周边视网膜,则可得出差距为 3 个屈光度(3D),即视盘水肿为 3D,相当于实际高度 1mm。

许多全身性疾病可以引起眼底的改变,几种常见疾病的眼底改变见表 2-2-1。

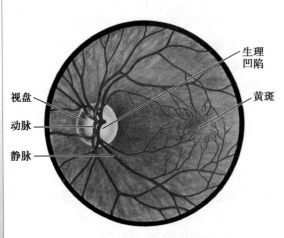

视盘
动脉
静脉
生理凹陷
黄斑

图 2-2-22　左眼眼底示意图

表 2-2-1　常见疾病的眼底改变

疾病	眼底改变
高血压动脉硬化	早期为视网膜动脉痉挛；硬化期为视网膜动脉变细，反光增强，有动静脉交叉压迫现象，动脉呈铜丝状甚至银丝状；晚期围绕视盘可见火焰状出血、棉絮状渗出物，严重时有视盘水肿
慢性肾炎	视盘及周围视网膜水肿，火焰状出血，棉絮状渗出物
子痫前期 - 子痫	视网膜动脉痉挛、水肿，渗出物增多时可致视网膜脱离
糖尿病	视网膜静脉扩张迂曲，视网膜有点状和片状深层出血
白血病	视盘边界不清，视网膜血管色淡，血管曲张或弯曲，视网膜上有带白色中心的出血斑及渗出物

（二）耳

耳是听觉和平衡器官，分外耳、中耳和内耳三个部分。

1. 外耳

（1）耳廓（auricle）：注意耳廓的外形、大小、位置和对称性，是否有发育畸形、外伤瘢痕、红肿、瘘口、低垂耳等；观察是否有结节，痛风病人可在耳廓上触及痛性小结节，为尿酸钠沉着的结果。耳廓红肿并有局部发热和疼痛，见于感染。牵拉和触诊耳廓引起疼痛，常提示有炎症。

（2）外耳道（external auditory canal）：注意皮肤是否正常，有无溢液。如有黄色液体流出并有痒痛者为外耳道炎；外耳道内有局部红肿疼痛，并有耳廓牵拉痛则为疖肿。有脓液流出并有全身症状，则应考虑急性中耳炎。有血液或脑脊液流出，则应考虑颅底骨折。对耳鸣病人应注意是否存在外耳道瘢痕狭窄、耵聍或异物堵塞。

2. 中耳
观察鼓膜是否穿孔，注意穿孔位置，如有溢脓并有恶臭，可能为表皮样瘤。

3. 乳突（mastoid）
外壳由骨密质组成，内腔为大小不等的骨松质小房，乳突内腔与中耳道相连。患化脓性中耳炎引流不畅时可蔓延为乳突炎，检查时可发现耳廓后方皮肤有红肿，乳突有明显压痛，有时可见瘘管，严重时可继发耳源性脑脓肿或脑膜炎。

4. 听力（auditory acuity）
体格检查时可先用粗略的方法了解被检查者的听力。检测方法为：在静室内嘱被检查者闭目坐于椅子上，并用手指堵塞一侧耳道，医生持手表或以拇指与示指互相摩擦，自 1m 以外逐渐移近被检查者耳部，直到被检查者听到声音为止，测量距离，同样方法检查另一耳。比较两耳的测试结果并与检查者（正常人）的听力进行对照。正常人一般在 1m 处可闻机械表声或捻指声。精测方法是使用规定频率的音叉或电测听设备进行一系列较精确的测试，对明确诊断更有价值。

听力减退见于耳道有耵聍或异物、听神经损害、局部或全身血管硬化、中耳炎、耳硬化等。粗测发现被检查者有听力减退，则应进行精确的听力测试和其他相应的专科检查。

（三）鼻

1. 鼻的外形
视诊时注意鼻部皮肤颜色和鼻外形的改变。鼻梁皮肤出现黑褐色斑点或斑片多为日晒后或其他原因所致的色素沉着，如黑热病、慢性肝脏疾患等。鼻梁部皮肤出现红色斑块，病损处高出皮面并向两侧面颊部扩展，见于系统性红斑狼疮。发红的皮肤损害主要在鼻尖和鼻翼，并有毛细血管扩张和组织肥厚，见于酒渣鼻（rosacea）。鼻腔完全堵塞、外界变形、鼻梁宽平如蛙状，称为蛙状鼻，见于肥大的鼻息肉病人。

鼻骨骨折是最常见的骨折之一，凡鼻外伤引起鼻出血病人都应仔细检查有无鼻骨和软骨的骨折或移位。鞍鼻（saddle nose）是由鼻骨破坏、鼻梁塌陷所致，见于鼻骨折、鼻骨发育不良、先天性梅毒和麻风病病人。

2. 鼻翼扇动（flaring of alaenasi）
吸气时鼻孔张大，呼气时鼻孔回缩，见于伴有呼吸困难的高热性疾病（如大叶性肺炎）、支气管哮喘和心源性哮喘发作。

3. **鼻中隔** 正常成人的鼻中隔很少完全正中,多数稍有偏曲。如有明显的偏曲,并产生呼吸障碍,称为鼻中隔偏曲,严重的高位偏曲可压迫鼻甲,引起神经性头痛,也可因偏曲部骨质刺激黏膜而引起出血。鼻中隔出现孔洞称为鼻中隔穿孔,病人可听到鼻腔中有哨声,检查时用小型手电筒照射一侧鼻孔,可见对侧有亮光透入。穿孔多为鼻腔慢性炎症、外伤等引起。

4. **鼻出血(epistaxis)** 多为单侧,见于外伤、鼻腔感染、局部血管损伤、鼻咽癌、鼻中隔偏曲等。双侧出血则多由全身性疾病引起,如某些发热性传染病(流行性出血热、伤寒等)、血液系统疾病(血小板减少性紫癜、再生障碍性贫血、白血病、血友病)、高血压、肝脏疾病、维生素 C 或维生素 D 缺乏等。妇女如发生周期性鼻出血则应考虑子宫内膜异位症。

5. **鼻腔黏膜** 急性鼻黏膜肿胀多为炎症充血所致,伴有鼻塞和流涕,见于急性鼻炎。慢性鼻黏膜肿胀多为黏膜组织肥厚,见于各种因素引起的慢性鼻炎。鼻黏膜萎缩、鼻腔分泌物减少、鼻甲缩小、鼻腔宽大、嗅觉减退或丧失,见于慢性萎缩性鼻炎。不用器械,只能视诊鼻前庭、鼻底和部分下鼻甲;使用鼻镜则可检查中鼻甲、中鼻道、嗅裂和鼻中隔上部。

6. **鼻腔分泌物** 鼻腔黏膜受到各种刺激时会产生过多的分泌物。清稀无色的分泌物为卡他性炎症,黏稠发黄或发绿的分泌物多由鼻或鼻窦的化脓性炎症所引起。

7. **鼻窦(nasal sinus)** 鼻窦为鼻腔周围含气的骨质空腔,共四对(图 2-2-23),都有窦口与鼻腔相通,当引流不畅时容易发生炎症。鼻窦炎时可出现鼻塞、流涕、头痛和鼻窦压痛。

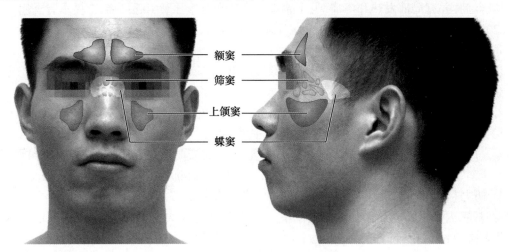

额窦
筛窦
上颌窦
蝶窦

图 2-2-23 鼻窦位置示意图

各鼻窦区压痛检查法如下:

(1)上颌窦:医生双手固定于病人的两侧耳后,将拇指分别置于左右颧部向后按压,询问有无压痛,并比较两侧压痛有无区别。也可用右手中指指腹叩击颧部,并询问有否叩击痛。

(2)额窦:一手扶持病人枕部,将另一手拇指或示指置于眼眶上缘内侧用力向后向上按压,或以两手固定头部,双手拇指置于眼眶上缘内侧向后向上按压,询问有无压痛,两侧有无差异。也可用中指叩击该区,询问有无叩击痛。

(3)筛窦:双手固定病人两侧耳后,双侧拇指分别置于鼻根部与眼内眦之间向后方按压,询问有无压痛。

(4)蝶窦:因解剖位置较深,不能在体表进行检查。

(四)口

口(mouth)的检查包括口唇、口腔内器官和组织及口腔气味等。

1. **口唇** 口唇的毛细血管十分丰富,因此健康人口唇红润光泽。当毛细血管充盈不足或血红蛋白含量降低时,口唇即呈苍白,见于贫血、虚脱、主动脉瓣关闭不全等;口唇颜色深红为血液循环加速、毛细血管过度充盈所致,见于急性发热性疾病。口唇发绀为血液中还原血红蛋白增加所致,见于心力衰竭和呼吸衰竭等。口唇干燥并有皲裂,见于严重脱水病人。口唇疱疹为口唇黏膜与皮肤交界处发生的成簇的小水疱,半透明,初发时有痒或刺激感,随后出现疼痛,1周左右即结棕色痂,愈后不留瘢痕,多为单纯疱疹病毒感染所引起,常伴发于大叶性肺炎、感冒、流行性脑脊髓膜炎、疟疾等。口唇有红色斑片,加压即褪色,见于遗传性毛细血管扩张症,除口唇外,在其他部位也可出现。口唇突然发生非炎症性、无痛性肿胀,见于血管神经性水肿。口唇肥厚增大见于黏液性水肿(myxedema)、肢端肥大症(acromegaly)及呆小病(cretinism)等。口角糜烂见于核黄素缺乏症。唇裂为先天性发育畸形。

2. **口腔黏膜** 口腔黏膜的检查应在充分的自然光线下进行,也可用手电筒照明,正常口腔黏膜光洁呈粉红色。如出现蓝黑色色素沉着斑片多为肾上腺皮质功能减退症(Addison病)。如见大小不等的黏膜下出血点或瘀斑,则可能为各种出血性疾病或维生素C缺乏所引起。若在相当于第二磨牙的颊黏膜处出现针帽大小白色斑点,称为麻疹黏膜斑(Koplik斑),为麻疹的早期特征。此外,黏膜充血、肿胀并伴有小出血点,称为黏膜疹(enanthema),多为对称性,见于猩红热、风疹和某些药物中毒。黏膜溃疡可见于慢性复发性口疮。雪口病(鹅口疮)为白色念珠菌感染,多见于衰弱的患儿或老年病人,也可出现于长期使用广谱抗生素和抗肿瘤药之后。

检查口底黏膜和舌底部,让病人舌头上翘触及硬腭。由于口底组织比较松软,有时需要用触诊法才能触及口底新生物,颌下腺导管结石最好用触诊法检查。

3. **牙(teeth)** 应注意有无龋齿、残根、缺牙和义齿等。如发现牙疾患,应按表2-2-2格式标明所在部位。

表2-2-2 牙疾患部位的标识表

		上		
右 8 7 6 5 4 3 2 1			1 2 3 4 5 6 7 8 左	
8 7 6 5 4 3 2 1			1 2 3 4 5 6 7 8	
		下		

注:1.中切牙;2.侧切牙;3.尖牙;4.第一前磨牙;5.第二前磨牙;6.第一磨牙;7.第二磨牙;8.第三磨牙。

牙的色泽与形状也具有临床诊断意义:牙齿呈黄褐色称斑釉牙,为长期饮用含氟量过高的水所引起;中切牙切缘呈月牙形凹陷且牙间隙分离过宽,称为哈钦森牙,为先天性梅毒的重要体征之一;单纯牙间隙过宽见于肢端肥大症。

4. **牙龈(gum)** 正常牙龈呈粉红色,质地坚韧且与牙颈部紧密贴合,检查时经压迫无出血及溢脓。牙龈水肿见于慢性牙周炎,牙龈缘出血常为口腔内局部因素引起,如牙石等,也可由全身性疾病所致,如维生素C缺乏症、肝脏疾病或血液系统出血性疾病等。牙龈经挤压后有脓液溢出见于慢性牙周炎、牙龈瘘管等,牙龈的游离缘出现蓝灰色点线称为铅线,是铅中毒的特征。在铋、汞、砷等中毒时可出现类似的黑褐色点线状色素沉着,应结合病史注意鉴别。

5. **舌(tongue)** 许多局部和全身疾病可使舌的感觉、运动与形态发生变化,这些变化往往能为临床提供重要的诊断依据。

(1)干燥舌:轻度干燥不伴外形的改变;明显干燥见于鼻部疾患(可伴有张口呼吸、唾液缺乏)、大量吸烟、阿托品作用、放射治疗后等;严重的干燥舌可见舌体缩小,并有纵沟,见于严重脱水,可伴有皮肤弹性减退。

(2)舌体增大:暂时性肿大见于舌炎、口腔炎、舌的蜂窝织炎、脓肿、血肿、血管神经源性水肿等。长时间的增大见于黏液性水肿、呆小病和唐氏综合征(Down syndrome)、舌肿瘤等。

(3)地图舌(geographic tongue):舌面上出现黄色上皮细胞堆积而成的隆起部分,状如地图。舌面的上皮隆起部分边缘不规则,存在时间不长,数日即可剥脱恢复正常,如再形成新的黄色隆起部分,称移行性舌炎(migratory glossitis),这种舌炎多不伴随其他病变,发生原因尚不明确,也可由核黄素缺乏引起。

（4）裂纹舌（fissured tongue）：舌面上出现横向裂纹，见于唐氏综合征与核黄素缺乏，后者有舌痛；纵向裂纹见于梅毒性舌炎。

（5）草莓舌（strawberry tongue）：舌乳头肿胀、发红类似草莓，见于猩红热或长期发热病人。

（6）牛肉舌（beefy tongue）：舌面绛红如生牛肉状，见于糙皮病（烟酸缺乏）。

（7）镜面舌：亦称光滑舌（smooth tongue），舌头萎缩，舌体较小，舌面光滑呈粉红色或红色，见于缺铁性贫血、恶性贫血及慢性萎缩性胃炎。

（8）毛舌：也称黑舌，舌面敷有黑色或黄褐色毛，故称毛舌（hairy tongue），此为丝状乳头缠绕了真菌丝及其上皮细胞角化所形成。见于久病衰弱或长期使用广谱抗生素（引起真菌生长）的病人。

（9）舌的运动异常：震颤见于甲状腺功能亢进症，偏斜见于舌下神经麻痹。

6. 咽部及扁桃体 咽部可分为以下三个部分（图 2-2-24、图 2-2-25）。

（1）鼻咽（nasal pharynx）：位于软腭平面之上、鼻腔的后方。在儿童时期这个部位淋巴组织丰富，称为腺状体或增殖体，青春期前后逐渐萎缩，如果过度肥大，可发生鼻塞、张口呼吸和语音单调。如一侧有血性分泌物和耳鸣、耳聋，应考虑早期鼻咽癌。

（2）口咽（oral pharynx）：位于软腭与会厌上缘之间；前方直对口腔，软腭向下延续形成前后两层黏膜皱襞，前面的黏膜皱襞称为腭舌弓，后面的称为腭咽弓。扁桃体位于腭舌弓和腭咽弓之间的扁桃体窝中。腭咽弓的后方称咽后壁，一般咽部检查即指这个范围。

咽部的检查方法：被检查者取坐位，头略后仰，口张大并发"啊"音，医生用压舌板在舌的前 2/3 与后 1/3 交界处迅速下压，此时软腭上抬，在照明的配合下即可见软腭、腭垂、软腭弓、扁桃体、咽后壁等。

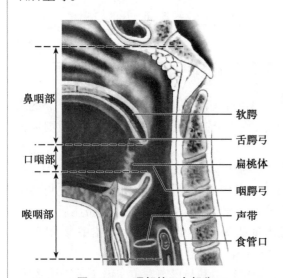

图 2-2-24 咽部的三个部分

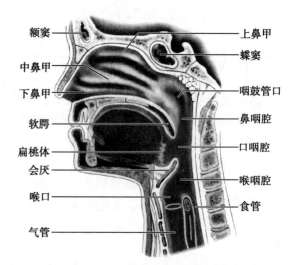

图 2-2-25 鼻咽喉的矢状切面图

咽部黏膜充血、红肿、黏膜腺分泌增多，多见于急性咽炎。咽部黏膜充血、表面粗糙，并可见淋巴滤泡呈簇状增殖，见于慢性咽炎。扁桃体发炎时，腺体红肿、增大，在扁桃体隐窝内有黄白色分泌物或渗出物形成的苔片状假膜，很易剥离，这点与咽白喉在扁桃体上所形成的假膜不同，白喉假膜不易剥离，若强行剥离则易引起出血。扁桃体增大一般分为三度：不超过腭咽弓者为Ⅰ度，超过腭咽弓者为Ⅱ度，达到或超过咽后壁中线者为Ⅲ度（图 2-2-26）。一般检查未见扁桃体增大时可用压舌板刺激咽部，引起反射性恶心，如看到扁桃体突出为包埋式扁桃体，同时隐窝内有脓栓时，常构成反复发热的隐性病灶。

（3）喉咽（laryngeal pharynx）：位于口咽之下，也称下咽部，其前方通喉腔，下端通食管，此部分的检查需用间接或直接喉镜才能进行。

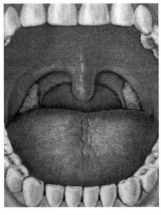 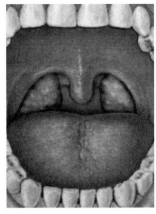 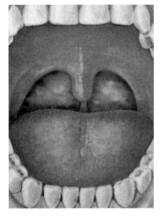

Ⅰ度扁桃体肿大　　　　　　　Ⅱ度扁桃体肿大　　　　　　　Ⅲ度扁桃体肿大

图 2-2-26　扁桃体位置及其大小分度示意图

7. 喉（larynx）　位于喉咽之下,向下连接气管。喉为软骨、肌肉韧带、纤维组织及黏膜所组成的一个管腔结构,是发音的主要器官,但声音的协调和语言的构成还需肺、气管、咽部、口腔、鼻腔、鼻窦等多方面的配合才能完成。以上任何部分发生病损都会使声音发生变化。急性声音嘶哑或失音常见于急性炎症,慢性失音要考虑喉癌(检查方法见耳鼻咽喉科学)。喉的神经支配有喉上神经与喉返神经。上述神经受到损害,如纵隔或喉肿瘤时,可引起声带麻痹甚至失音。

8. 口腔的气味　健康人口腔无特殊气味,饮酒、吸烟的人可有烟酒味,如有特殊难闻的气味称为口臭,可由口腔局部、胃肠道或其他全身性疾病引起。

局部原因:牙龈炎、龋齿、牙周炎可产生臭味,牙槽脓肿为腥臭味,牙龈出血为血腥味。其他疾病引起具有特殊气味的口臭有:糖尿病酮症酸中毒病人可发出烂苹果味,尿毒症病人可发出尿味,肝坏死病人口腔中有肝臭味,肺脓肿病人呼吸时可发出组织坏死的臭味,有机磷农药中毒的病人口腔中能闻到大蒜味。

9. 腮腺　腮腺（parotid gland）位于耳屏、下颌角、颧弓所构成的三角区内,正常腮腺体薄而软,触诊时摸不出腺体轮廓。腮腺肿大时可见到以耳垂为中心的隆起,并可触及边缘不明显的包块。腮腺导管位于颧骨下 1.5cm 处,横过咀嚼肌表面,开口相当上颌第二磨牙对面的颊黏膜上(图 2-2-27)。检查时应注意导管口有无分泌物。

腮腺肿大见于:

（1）急性流行性腮腺炎:腮腺迅速胀大,先为单侧,继而可累及对侧,检查时有压痛,急性期可能累及胰腺、睾丸或卵巢。腮腺导管结石时,腮腺肿大,进食时肿胀和疼痛加重。米库利兹综合征（Mikulicz 综合征）除腮腺肿大外,还同时有泪腺、颌下腺肿大,但皆为无痛性。

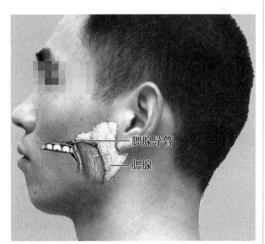

图 2-2-27　腮腺及腮腺导管位置图

（2）急性化脓性腮腺炎:发生于抵抗力低下的重症病人,多为单侧性,检查时在导管口处加压后有脓性分泌物流出,多见于胃肠道术后及口腔卫生不良者。

（3）腮腺肿瘤:多形性腺瘤质韧呈结节状,边界清楚,可有移动性;恶性肿瘤质硬、有痛感,发展迅速,与周围组织有粘连,可伴有面瘫。

第三节 颈 部 检 查

颈部的检查应在平静、自然的状态下进行。被检查者最好取舒适坐位,解开内衣,暴露颈部和肩部,如病人卧位,也应尽量充分暴露。检查时手法应轻柔,当怀疑颈椎有疾患时更应注意。

一、颈部外形与分区

正常人颈部直立,两侧对称,矮胖者较粗短,瘦长者较细长,男性甲状软骨比较突出,女性则平坦不显著,转头时可见胸锁乳突肌突起。头稍后仰,更易观察颈部有无包块、瘢痕和两侧是否对称。正常人在静坐时颈部血管不显露。

为描述和标记颈部病变的部位,根据解剖结构,颈部每侧又可分为两个大三角区域,即颈前三角和颈后三角。颈前三角为胸锁乳突肌内缘、下颌骨下缘与前正中线之间的区域。颈后三角为胸锁乳突肌的后缘、锁骨上缘与斜方肌前缘之间的区域。

二、颈部姿势与运动

正常人坐位时颈部直立,伸屈、转动自如。检查时应注意颈部静态与动态时的改变,如头不能抬起,见于严重消耗性疾病的晚期、重症肌无力、脊髓前角细胞炎、进行性肌萎缩等。头部向一侧偏斜称为斜颈(torticollis),见于颈肌外伤、瘢痕收缩、先天性颈肌挛缩和斜颈。先天性斜颈者的胸锁乳突肌粗短,如两侧胸锁乳突肌差别不明显时,可嘱病人把头位复正,此时患侧胸锁乳突肌的胸骨端会立即隆起,为诊断本病的特征性表现。颈部运动受限并伴有疼痛,可见于软组织炎症、颈肌扭伤、肥大性脊椎炎、颈椎结核和肿瘤等。颈部强直为脑膜受刺激的特征,见于各种脑膜炎、蛛网膜下腔出血等。

三、颈部皮肤与包块

1. **颈部皮肤** 检查时注意有无蜘蛛痣、感染(疖、痈、结核)及其他局限性或广泛性病变,如瘢痕、瘘管、神经性皮炎、银屑病等。

2. **颈部包块** 检查时应注意其部位、数目、大小、质地、活动度、与邻近器官的关系和有无压痛等特点。如为淋巴结肿大,质地不硬,有轻度压痛时,可能为非特异性淋巴结炎;如质地较硬,且伴有纵隔、胸腔或腹腔病变的症状或体征,则应考虑恶性肿瘤的淋巴结转移;如为全身性、无痛性淋巴结肿大,则多见于血液系统疾病。如包块圆形、表面光滑、有囊样感、压迫能使之缩小,则可能为囊状瘤。若颈部包块弹性大又无全身症状,则应考虑囊肿的可能。肿大的甲状腺和甲状腺来源的包块在做吞咽动作时可随吞咽向上移动,以此可与颈前其他包块鉴别。

四、颈部血管

正常人立位或坐位时颈外静脉常不显露,平卧时可稍见充盈,充盈的水平仅限于锁骨上缘至下颌角距离的下 2/3 以内。在坐位或半坐位(身体呈45°)时,如颈静脉明显充盈、怒张或搏动,为异常征象,提示颈静脉压升高,见于右心衰竭、缩窄性心包炎、心包积液、上腔静脉阻塞综合征,以及胸腔、腹腔压力增加等情况。平卧位时若看不到颈静脉充盈,提示低血容量状态。

颈静脉搏动可见于三尖瓣关闭不全等。颈静脉搏动与右心房压力改变有关系,右侧颈部较左侧明显,可能是由于右无名静脉系上腔静脉的直接延续且较左无名静脉短,故应观察右侧颈静脉。

正常人颈部动脉的搏动只在剧烈活动后心搏出量增加时可见,且很微弱。如在安静状态下出现颈动脉的明显搏动,则多见于主动脉瓣关闭不全、高血压、甲状腺功能亢进及严重贫血病人。因颈动脉和颈静脉都可能发生搏动,而且部位相近,故应鉴别。一般静脉搏动柔和,范围弥散,触诊时无搏动感;动脉搏动比较强劲,为膨胀性,搏动感明显。

听诊颈部血管,一般让病人取坐位,用钟型听诊器听诊,如发现异常杂音,应注意其部位、强度、性质、音调、传播方向和出现时间,以及病人姿势改变和呼吸等对杂音的影响。如在颈部大血管区听到血管性杂音,应考虑颈动脉或椎动脉狭窄。颈动脉狭窄的典型杂音发自颈动脉分叉部,并向下颌部放射,出现于收缩中期,呈吹风样高音调性质。这种杂音往往提示强劲的颈动脉血流和颈动脉粥样硬化狭窄,但也可见于健侧颈动脉,可能是代偿性血流增快的关系。若在锁骨上窝处听到杂音,则可能为锁骨下动脉狭窄,见于颈肋压迫。颈静脉杂音最常出现于右侧颈下部,其可随体位变动、转颈、呼吸等改变,与动脉杂音不同。如在右锁骨上窝听到低调、柔和、连续性杂音,则可能为颈静脉血流快速流入上腔静脉口径较宽的球部所产生,这种静脉音是生理性的,用手指压迫颈静脉后即可消失。

五、甲状腺

甲状腺(thyroid)位于甲状软骨下方和两侧(图 2-2-28),正常 15～25g,表面光滑,柔软不易触及。

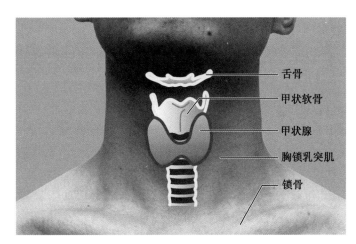

图 2-2-28　甲状腺位置图

甲状腺检查法:

1. 视诊　观察甲状腺的大小和对称性。正常人甲状腺外观不突出,女性在青春发育期可略增大。检查时嘱被检查者做吞咽动作,可见甲状腺随吞咽动作而向上移动,如不易辨认,再嘱被检查者两手放于枕后,头向后仰,再进行观察即较明显。

2. 触诊　触诊比视诊更能明确甲状腺的轮廓及病变的性质。触诊包括甲状腺峡部和甲状腺侧叶的检查。

(1)甲状腺峡部:位于环状软骨下方第 2～4 气管环前面。站于受检者前面用拇指或站于受检者后面用示指从胸骨上切迹向上触摸,可感到气管前软组织,判断有无增厚,请受检者做吞咽动作,可感到此软组织在手指下滑动,判断有无肿大和肿块。

(2)甲状腺侧叶

1)前面触诊:一手拇指施压于一侧甲状软骨,将气管推向对侧,另一示、中指在对侧胸锁乳突肌后缘向前推挤甲状腺侧叶,拇指在胸锁乳突肌前缘触诊,配合吞咽动作,重复检查,可触及被推挤的甲状腺(图 2-2-29a)。用同样的方法检查另一侧甲状腺。

2)后面触诊:类似前面触诊。一手示、中指施压于一侧甲状软骨,将气管推向对侧,另一手拇指在对侧胸锁乳突肌后缘向前推挤甲状腺,示、中指在其前缘触诊甲状腺。配合吞咽动作,重复检查(图 2-2-29b)。用同样方法检查另一侧甲状腺。

3. 听诊　当触到甲状腺肿大时,用钟型听诊器直接放在肿大的甲状腺上,如听到低调的连

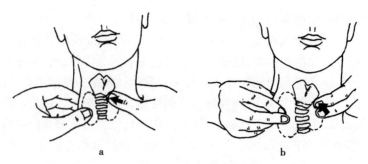

图 2-2-29 触诊甲状腺示意图
a. 从前面；b. 从后面。

续性静脉"嗡鸣"音，对诊断甲状腺功能亢进症很有帮助。另外，在弥漫性甲状腺肿伴功能亢进者还可听到收缩期动脉杂音。

甲状腺肿大可分三度：不能看出肿大但能触及者为Ⅰ度；能看到肿大又能触及，但在胸锁乳突肌以内者为Ⅱ度；超过胸锁乳突肌外缘者为Ⅲ度。引起甲状腺肿大的常见疾病如下所示。

（1）甲状腺功能亢进症：肿大的甲状腺质地柔软，触诊时可有震颤，可能听到"嗡鸣"样血管杂音，是血管增多与增粗、血流增速的结果。

（2）单纯性甲状腺肿：腺体肿大很突出，可为弥漫性，也可为结节性，不伴有甲状腺功能亢进体征。

（3）甲状腺癌：触诊时包块可有结节感，不规则、质硬。因发展较慢，体积有时不大，易与甲状腺腺瘤、颈前淋巴结肿大混淆。

（4）慢性淋巴性甲状腺炎（桥本甲状腺炎）：呈弥漫性或结节性肿大，易与甲状腺癌混淆。由于肿大的炎性腺体可将颈总动脉向后方推移，因而在腺体后缘可以摸到颈总动脉搏动，而甲状腺癌则往往将颈总动脉包绕在癌组织内，触诊时摸不到颈总动脉搏动，可借此鉴别。

（5）甲状旁腺腺瘤：甲状旁腺位于甲状腺之后，发生腺瘤时可使甲状腺突出，检查时也随吞咽移动，需结合甲状旁腺功能亢进的临床表现加以鉴别。

六、气管

正常人气管位于颈前正中部。检查时让病人取舒适坐位或仰卧位，使颈部处于自然直立状态，医生将示指和环指分别置于两侧胸锁关节上，然后将中指置于气管之上，观察中指是否在示指与环指中间，或以中指置于气管与两侧胸锁乳突肌之间的间隙，据两侧间隙是否等宽来判断气管有无偏移。根据气管的偏移方向可以判断病变的性质。如大量胸腔积液、积气、纵隔肿瘤及单侧甲状腺肿大可将气管推向健侧，而肺不张、肺硬化、胸膜粘连可将气管拉向患侧。

此外，主动脉弓动脉瘤时，由于心脏收缩时瘤体膨大将气管压向后下，因而每随心脏搏动可以触到气管的向下牵动，称为 Oliver 征。

第四节 胸 部 检 查

胸部指颈部以下和腹部以上的区域。胸廓由 12 个胸椎和 12 对肋骨、锁骨及胸骨组成，其骨骼结构见图 2-2-30。其前部较短，背部稍长。胸部检查的内容很多，包括胸廓外形、胸壁、乳房、胸壁血管、纵隔、支气管、肺、胸膜、心脏和淋巴结等。

胸部检查除采用常规的一般物理检查外，目前已广泛应用于临床的检查方法有 X 线检查、肺功能检查、纤维支气管镜检查、胸腔镜检查、血气分析、病原学检查、细胞学检查和组织学检查，以及其他有关的生化检查等。这些检查虽能提供深入细致的早期病变结果和图像，甚至可以作出病因学和病理学的决定性诊断，然而基本的胸部物理检查方法所能发现的触觉改变、叩诊音的

胸部及肺脏检查

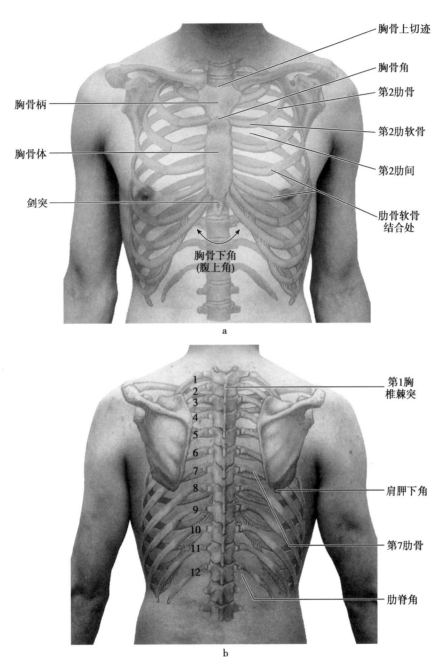

图 2-2-30　胸廓的骨骼结构
a. 正面观;b. 背面观。

变化及听诊所闻及的各种异常呼吸音和啰音等,却不能从上述的这些检查中反映出来。因此,这些检查方法至今尚未能完全取代一般的物理检查。胸部基本的物理检查临床上沿用已久,设备条件要求不高,使用方便,并能收集到许多具有重要价值的资料和征象,对胸部疾病的诊断具有十分重要的意义。当然,一个正确的诊断除了基本的物理检查外,还必须强调结合病史和其他辅助检查进行综合判断予以实现。

　　传统的胸部物理检查包括视诊、触诊、叩诊和听诊四个部分。检查应在合适的温度和光线充足的环境中进行。尽可能暴露全部胸廓,病人视病情或检查需要采取坐位或卧位,全面系统地按视、触、叩、听顺序进行检查。一般先检查前胸部及两侧胸部,然后再检查背部。这样既可克服只注意叩诊和听诊,而忽略视诊和触诊的倾向,也可避免重要体征的遗漏。

一、胸部的体表标志

胸廓内含有心、肺等重要脏器,胸部检查的目的就是判断这些脏器的生理、病理状态。胸廓内各脏器的位置可通过体表检查并参照体表标志予以确定。体表标志包括胸廓上的骨骼标志、自然陷窝和一些人为划线及分区。为准确标记正常胸廓内部脏器的轮廓和位置,以及异常体征的部位和范围,熟识胸廓上的自然标志和人为的划线具有十分重要的意义。借此可明确地反映和记录脏器各部分的异常变化在体表上的投影(图 2-2-31)。

(一)骨骼标志

1. **胸骨柄**(manubrium sterni) 为胸骨上端略呈六角形的骨块。其上部两侧与左右锁骨的胸骨端相连,下方则与胸骨体相连。

2. **胸骨上切迹**(suprasternal notch) 位于胸骨柄的上方。正常情况下气管位于切迹正中。

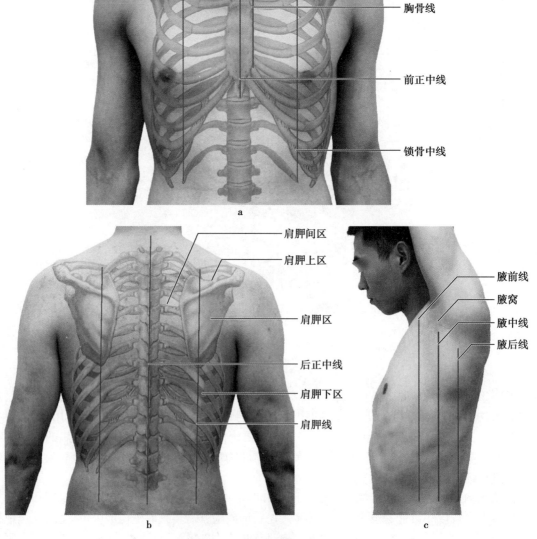

图 2-2-31 胸部体表标线与分区

a. 正面观;b. 背面观;c. 侧面观。

3. 胸骨角（sternal angle） 又称 Louis 角。位于胸骨上切迹下约 5cm 处,由胸骨柄与胸骨体的连接处向前突起而成。其两侧分别与左右第 2 肋软骨连接,为计数肋骨和肋间隙顺序的主要标志。胸骨角还标志着支气管分叉、心房上缘和上下纵隔交界及相当于第 4 或第 5 胸椎的水平。

4. 腹上角（upper abdominal angle） 为左右肋弓(由两侧的第 7～10 肋软骨相互连接而成)在胸骨下端会合处所形成的夹角,又称胸骨下角(infrasternal angle),相当于横膈的穹隆部。正常 70°～110°,体型瘦长者角度较小,矮胖者较大,深吸气时可稍增宽。其后为肝脏左叶、胃及胰腺所在区域。

5. 剑突（xiphoid process） 为胸骨体下端的突出部分,呈三角形,其底部与胸骨体相连。正常人剑突的长短存在很大的差异。

6. 肋骨（rib） 共 12 对。于背部与相应的胸椎相连,由后上方向前下方倾斜,其倾斜度上方略小,下方稍大。第 1～7 肋骨在前胸部与各自的肋软骨连接,第 8～10 肋骨与 3 个联合一起的肋软骨连接后,再与胸骨相连,构成胸廓的骨性支架。第 11～12 肋骨不与胸骨相连,其前端为游离缘,称为浮肋（free rib）。

7. 肋间隙（intercostal space） 为两个肋骨之间的空隙,用以标记病变的水平位置。第 1 肋骨下面的间隙为第 1 肋间隙,第 2 肋骨下面的间隙为第 2 肋间隙,其余以此类推。大多数肋骨可在胸壁上触及,唯第 1 对肋骨前部因与锁骨重叠,常不能触到。

8. 肩胛骨（scapula） 位于后胸壁第 2～8 肋骨之间。肩胛冈及其肩峰端均易触及。肩胛骨的最下端称肩胛下角。被检查者取直立位、两上肢自然下垂时,肩胛下角可作为第 7 或第 8 肋骨水平的标志,或相当于第 8 胸椎的水平。此可作为后胸部计数肋骨的标志。

9. 脊柱棘突（spinous process） 是后正中线的标志。位于颈根部的第 7 颈椎棘突最为突出,其下即为胸椎的起点,常以此处作为计数胸椎的标志。

10. 肋脊角（costal spinal angle） 为第 12 肋骨与脊柱构成的夹角。其前为肾脏和输尿管上端所在的区域。

（二）垂直线标志

1. 前正中线（anterior midline） 即胸骨中线。为通过胸骨正中的垂直线,即上端位于胸骨柄上缘的中点,向下通过剑突中央的垂直线。

2. 锁骨中线（midclavicular line）（左、右） 为通过锁骨的肩峰端与胸骨端两者中点的垂直线,即通过锁骨中点向下的垂直线。

3. 胸骨线（sternal line）（左、右） 为沿胸骨边缘与前正中线平行的垂直线。

4. 胸骨旁线（parasternal line）（左、右） 为通过胸骨线和锁骨中线中间的垂直线。

5. 腋前线（anterior axillary line）（左、右） 为通过腋窝前皱襞沿前侧胸壁向下的垂直线。

6. 腋后线（posterior axillary line）（左、右） 为通过腋窝后皱襞沿后侧胸壁向下的垂直线。

7. 腋中线（midaxillary line）（左、右） 为自腋窝顶端于腋前线和腋后线之间向下的垂直线。

8. 肩胛线（scapular line）（左、右） 为双臂下垂时通过肩胛下角与后正中线平行的垂直线。

9. 后正中线（posterior midline） 即脊柱中线。为通过椎骨棘突或沿脊柱正中下行的垂直线。

（三）自然陷窝和解剖区域

1. 腋窝（axillary fossa）（左、右） 为上肢内侧与胸壁相连的凹陷部。

2. 胸骨上窝（suprasternal fossa） 为胸骨柄上方的凹陷部,正常气管位于其后。

3. 锁骨上窝（supraclavicular fossa）（左、右） 为锁骨上方的凹陷部,相当于两肺上叶肺尖的上部。

4. 锁骨下窝（infraclavicular fossa）**（左、右）** 为锁骨下方的凹陷部,下界为第 3 肋骨下缘,相当于两肺上叶肺尖的下部。

5. 肩胛上区（suprascapular region）**（左、右）** 为肩胛冈以上的区域,其外上界为斜方肌的上缘,相当于两肺上叶肺尖的下部。

6. 肩胛下区（infrascapular region）**（左、右）** 为两肩胛下角的连线与第 12 胸椎水平线之间的区域。后正中线将此区分为左右两部。

7. 肩胛间区（interscapular region）**（左、右）** 为两肩胛骨内缘之间的区域。后正中线将此区分为左右两部。

（四）肺和胸膜的界限

气管自颈前部正中沿食管前方下行进入胸廓内,在平胸骨角即第 4、第 5 胸椎水平处分为左、右主支气管分别进入左、右肺内。右主支气管粗短而陡直,左主支气管细长而倾斜。右主支气管又分为 3 支,分别进入右肺的上、中、下 3 个肺叶;左主支气管又分为 2 支,分别进入左肺的上、下 2 个肺叶。以后各自再分支形成支气管、细支气管分别进入相应的肺段。每一呼吸性细支气管终末为一肺泡管,由此再分出许多肺泡囊（图 2-2-32）。两侧肺部外形相似,仅左胸前内部由心脏占据。每个肺叶在胸壁上的投影有一定的位置,了解其投影的部位,对肺部疾病的定位诊断具有重要的意义（图 2-2-33）。

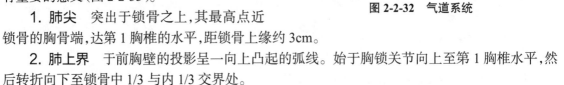

气管

左右主支气管

细支气管

肺泡管

肺泡囊

图 2-2-32 气道系统

1. 肺尖 突出于锁骨之上,其最高点近锁骨的胸骨端,达第 1 胸椎的水平,距锁骨上缘约 3cm。

2. 肺上界 于前胸壁的投影呈一向上凸起的弧线。始于胸锁关节向上至第 1 胸椎水平,然后转折向下至锁骨中 1/3 与内 1/3 交界处。

3. 肺外侧界 由肺上界向下延伸而成,几乎与侧胸壁的内部表面相接触。

4. 肺内侧界 自胸锁关节处下行,于胸骨角水平处左右两肺的前内界几乎相遇。然后分别沿前正中线两旁下行,至第 4 肋软骨水平处分开,右侧几乎呈直线继续向下,至第 6 肋软骨水平处转折向右,下行与右肺下界连接。左侧于第 4 肋软骨水平处向左达第 4 肋骨前端,沿第 4～6 肋骨的前面向下,至第 6 肋软骨水平处再向左,下行与左肺下界连接。

5. 肺下界 左右两侧肺下界的位置基本相似。前胸部的肺下界始于第 6 肋骨,向两侧斜行向下,于锁骨中线处达第 6 肋间隙,至腋中线处达第 8 肋间隙。后胸壁的肺下界几乎呈一水平线,于肩胛线处位于第 10 肋骨水平。

6. 叶间肺界 两肺的叶与叶之间由胸膜脏层分开,称为叶间隙（interlobar fissure）。右肺上叶和中叶与下叶之间的叶间隙和左肺上、下叶之间的叶间隙称为斜裂（oblique fissure）。两者均始于后正中线第 3 胸椎,向外下方斜行,在腋后线上与第 4 肋骨相交,然后向前下方延伸,止于第 6 肋骨与肋软骨的连接处。右肺下叶的前上面则与中叶的下面相接触。右肺上叶与中叶的分界呈水平位,称为水平裂（horizontal fissure）。始于腋后线第 4 肋骨,终于第 3 肋间隙的胸骨右缘（图 2-2-33）。

7. 胸膜 覆盖在肺表面的胸膜（pleura）称为脏层胸膜（visceral pleura）,覆盖在胸廓内面、膈上面及纵隔的胸膜称为壁层胸膜（parietal pleura）。胸膜的脏、壁两层在肺根部互相反折延续,

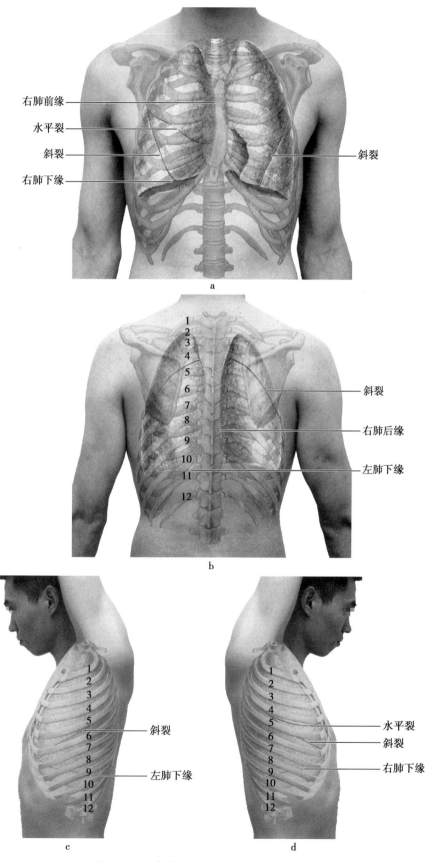

右肺前缘

水平裂

斜裂

右肺下缘

斜裂

a

斜裂

右肺后缘

左肺下缘

b

斜裂

左肺下缘

水平裂

斜裂

右肺下缘

c

d

图 2-2-33 肺叶及叶间裂在胸部上的投影位置

a. 正面观；b. 背面观；c. 左侧面观；d. 右侧面观。

围成左右两个完全封闭的胸膜腔（pleural cavity）。腔内为负压，使两层胸膜紧密相贴，构成一个潜在的无气空腔。胸膜腔内有少量浆液，以减少呼吸时两层胸膜之间的摩擦。每侧的肋胸膜与膈胸膜于肺下界以下的转折处形成的潜在腔隙为肋膈隐窝（costodiaphragmatic recess），有 2～3 个肋间高度。由于其位置最低，深吸气时也不能完全被扩张的肺所充满。

二、胸壁、胸廓和乳房

（一）胸壁

检查胸壁（chest wall）时，除应注意营养状态、皮肤、淋巴结和骨骼肌发育的情况外，还应着重检查以下各项：

1. 静脉 正常胸壁无明显静脉可见，当上腔静脉或下腔静脉血流受阻建立侧支循环时，胸壁静脉可充盈或曲张。上腔静脉阻塞时，静脉血流方向自上而下；下腔静脉阻塞时，血流方向则自下而上。

2. 皮下气肿 胸部皮下组织有气体积存时谓之皮下气肿（subcutaneous emphysema）。以手按压存在皮下气肿的皮肤，引起气体在皮下组织内移动，可出现捻发感或握雪感。用听诊器按压皮下气肿部位时，可听到类似捻动头发的声音。胸部皮下气肿多由于肺、气管、支气管、食管或胸膜受损后，气体自病变部位逸出，积存于皮下所致。亦偶见于局部产气杆菌感染而发生。严重者气体可由胸壁皮下向颈部、腹部和其他部位的皮下蔓延。

3. 胸壁压痛 正常情况下胸壁无压痛。肋间神经炎、肋软骨炎、胸壁软组织炎及肋骨骨折的病人，胸壁受累的局部可有压痛。骨髓异常增生者，常有胸骨压痛和叩击痛，见于白血病病人。

4. 肋间隙 必须注意肋间隙有无回缩或膨隆。吸气时肋间隙回缩提示呼吸道阻塞使吸气时气体不能自由地进入肺内。肋间隙膨隆见于大量胸腔积液、张力性气胸或严重慢性阻塞性肺疾病病人用力呼气时。此外，胸壁肿瘤、主动脉瘤、婴儿和儿童时期心脏明显肿大者，其相应局部的肋间隙亦常膨出。

（二）胸廓

正常个体胸廓（thorax）的大小和外形具有一些差异。一般来说，两侧大致对称，呈椭圆形。双肩基本在同一水平上。锁骨稍突出，锁骨上、下稍下陷。但惯用右手的人右侧胸大肌常较左侧发达，惯用左手者则相反。成年人胸廓的前后径较左右径短，两者的比例约为 1∶1.5，正常人的胸廓外形见图 2-2-34a。小儿和老年人胸廓的前后径略小于左右径或几乎相等，故呈圆柱形。常见的胸廓外形改变见图 2-2-34b～图 2-2-34e。

1. 扁平胸（flat chest） 为胸廓呈扁平状，其前后径不及左右径的一半。见于瘦长体型者，亦可见于慢性消耗性疾病，如肺结核等。

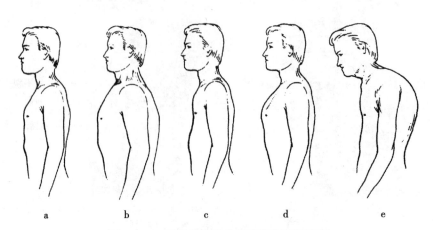

图 2-2-34 正常胸廓及常见胸廓外形的改变
a. 正常胸；b. 桶状胸；c. 漏斗胸；d. 鸡胸；e. 脊柱后凸。

2. **桶状胸**（barrel chest） 为胸廓前后径增加,有时与左右径几乎相等,甚或超过左右径,故呈圆桶状。肋骨的斜度变小,其与脊柱的夹角常大于45°。肋间隙增宽且饱满。腹上角增大,且呼吸时改变不明显。见于严重慢性阻塞性肺疾病病人,亦可发生于老年或矮胖体型者(图2-2-34b)。

3. **佝偻病胸**（rachitic chest） 为佝偻病所致的胸廓改变,多见于儿童。沿胸骨两侧各肋软骨与肋骨交界处常隆起,形成串珠状,谓之佝偻病串珠（rachitic rosary）。下胸部前面的肋骨常外翻,沿膈附着的部位其胸壁向内凹陷形成的沟状带,称为肋膈沟（costophrenic groove）。若胸骨剑突处显著内陷,形似漏斗,谓之漏斗胸（funnel chest）(图2-2-34c)。胸廓的前后径略长于左右径,其上下距离较短,胸骨下端常前凸,胸廓前侧壁肋骨凹陷,称为鸡胸（pigeon chest）(图2-2-34d)。

4. **胸廓一侧变形** 胸廓一侧膨隆多见于大量胸腔积液、气胸或一侧严重代偿性肺气肿。胸廓一侧平坦或下陷常见于肺不张、肺纤维化、广泛性胸膜增厚和粘连等。

5. **胸廓局部隆起** 见于心脏明显肿大、心包大量积液、主动脉瘤及胸内或胸壁肿瘤等。此外,还见于肋软骨炎和肋骨骨折等,前者于肋软骨突起处常有压痛,后者于前后挤压胸廓时,局部常出现剧痛,还可于骨折断端处查到骨摩擦音。

6. **脊柱畸形引起的胸廓改变** 严重者因脊柱前凸、后凸或侧凸,导致胸廓两侧不对称,肋间隙增宽或变窄。胸腔内器官与表面标志的关系发生改变。严重脊柱畸形所致的胸廓外形改变可引起呼吸、循环功能障碍。常见于脊柱结核等(图2-2-34e)。

(三)乳房

正常儿童及男子乳房（breast）一般不明显,乳头位置大约位于锁骨中线第4肋间隙。正常女性乳房在青春期逐渐增大,呈半球形,乳头也逐渐长大呈圆柱形。

乳房的检查应依据正确的程序,先健侧后患侧,不能仅检查病人叙述不适的部位,以免发生漏诊,除检查乳房外,还应包括引流乳房部位的淋巴结。检查时病人应充分暴露胸部,并有良好的照明。病人采取坐位或仰卧位,丰满和下垂乳房仰卧位检查更佳。一般先进行视诊,然后再进行触诊。

1. **视诊**

（1）对称性（symmetry）:正常女性坐位时,两侧乳房基本对称,但亦有轻度不对称者,此系两侧乳房发育程度不完全相同的结果。一侧乳房明显增大见于先天畸形、囊肿形成、炎症或肿瘤等。一侧乳房明显缩小则多为发育不全之故。

（2）皮肤改变:乳房皮肤发红提示局部炎症或乳腺癌累及浅表淋巴管引起的癌性淋巴管炎。前者常伴局部肿、热、痛,后者局部皮肤呈深红色,不伴疼痛,发展快,面积多超过一个象限,可予鉴别。此外,还应注意乳房皮肤有无溃疡、色素沉着和瘢痕等。

乳房水肿使毛囊和毛囊开口变得明显可见,见于乳腺癌和炎症。癌肿引起的水肿为癌细胞浸润阻塞皮肤淋巴管所致,称之为淋巴水肿。此时,因毛囊及毛囊孔明显下陷,故局部皮肤外观呈"橘皮"或"猪皮"样。炎症水肿由于炎症刺激使毛细血管通透性增加,血浆渗出至血管外,并进入细胞间隙之故,常伴有皮肤发红。乳房皮肤水肿应注意其确切部位和范围。

孕妇及哺乳期妇女乳房明显增大,向前突出或下垂,乳晕（areola）扩大,色素加深,腋下丰满,乳房皮肤可见浅表静脉扩张。有时乳房组织可扩展至腋窝顶部,此系乳房组织肥大,以供哺乳之故。

乳房皮肤回缩（skin retraction）可由于外伤或炎症,使局部脂肪坏死,成纤维细胞增生,造成受累区域乳房表层和深层之间悬韧带纤维缩短之故。然而,必须注意,如无确切的外伤病史,皮肤回缩常提示恶性肿瘤的存在,特别是尚未触及局部肿块、无皮肤固定和溃疡等晚期乳腺癌表现时,轻度的皮肤回缩,常为早期乳腺癌的征象。

为了能发现早期乳房皮肤回缩的现象,检查时应请病人进行各种能使前胸肌收缩、乳房悬韧带拉紧的上肢动作,如双手上举超过头部,或相互推压双手掌面或双手推压两侧髋部等。

（3）乳头（nipple）：必须注意乳头的位置、大小、两侧是否对称、有无内陷（nipple inversion）。乳头回缩,如系自幼发生,为发育异常,如为近期发生则可能为乳腺癌或炎性病变。乳头出现分泌物提示乳腺导管有病变,分泌物可呈浆液性、黄色、绿色或血性。出血最常见于导管内良性乳头状瘤,亦可见于乳腺癌及乳管炎的病人。妊娠时乳头及其活动度均增大,肾上腺皮质功能减退时乳晕可出现明显色素沉着。

（4）腋窝和锁骨上窝：完整的乳房视诊还应包括乳房淋巴引流最重要的区域。必须详细观察腋窝和锁骨上窝有无红肿、包块、溃疡、瘘管和瘢痕等。

2. 触诊 乳房的上界是第2或第3肋骨,下界是第6或第7肋骨,内界起自胸骨缘,外界止于腋前线。

触诊乳房时,被检查者采取坐位,先两臂下垂,然后双臂高举超过头部或双手叉腰再行检查。当仰卧位检查时,可垫小枕头以抬高肩部使乳房能较对称地位于胸壁上,以便进行详细的检查。以乳头为中心作一垂直线和水平线,可将乳房分为4个象限,便于记录病变部位（图2-2-35）。

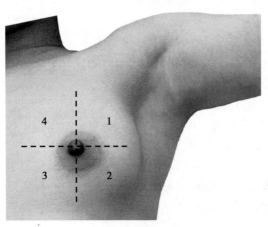

图 2-2-35　乳房病变的定位与划区

触诊先由健侧乳房开始,后检查患侧。检查者的手指和手掌应平置在乳房上,应用指腹,轻施压力,旋转或来回滑动触诊。检查左侧乳房时由外上象限开始,然后顺时针方向进行,由浅入深触诊直至4个象限检查完毕,最后触诊乳头。以同样方式检查右侧乳房,但沿逆时针方向进行,触诊乳房时应着重注意有无红、肿、热、痛和包块,乳头有无硬结、弹性消失和分泌物。

正常乳房呈模糊的颗粒感和柔韧感,皮下脂肪组织的多寡可影响乳房触诊的感觉,青年人乳房柔软,质地均匀一致,老年人乳房则多松弛和呈结节感。月经期乳房小叶充血,乳房有紧绷感,月经后充血迅速消退,乳房复软。妊娠期乳房增大并有柔韧感,而哺乳期则呈结节感。触诊乳房时必须注意下列物理征象。

（1）硬度（consistency）和弹性（elasticity）：硬度增加和弹性消失提示皮下组织存在病变,如炎症或新生物浸润等。此外,还应注意乳头的硬度和弹性,当乳晕下有癌肿存在时,该区域皮肤的弹性常消失。

（2）压痛（tenderness）：乳房的某一区域压痛提示有炎症性病变、乳腺增生。月经期乳房亦较敏感,而恶性病变则甚少出现压痛。

（3）包块（masses）：如有包块存在应注意下列特征。

1）部位（location）：必须指明包块的确切部位。一般包块的定位方法是以乳头为中心,按时钟钟点的方位和轴向予以描述（图2-2-35）。此外还应记录包块与乳头间距离,使包块的定位确切无误。

2）大小（size）：必须描写其长度、宽度和厚度,以便将来包块增大或缩小时进行比较。

3）外形（contour）：包块的外形是否规则,边缘是否清楚或与周围组织是否粘连固定。大多数良性肿瘤表面光滑规整,而恶性肿瘤则凹凸不平,边缘多固定。然而,必须注意炎性病变亦可出现不规则的外形。

4）硬度（consistency）：必须明确叙述包块的软硬度。一般可描写为柔软的、囊性的、中等硬度或坚硬等。良性肿瘤多呈柔软或囊性感觉,坚硬伴表面不规则者多提示恶性病变。但坚硬区域亦可由炎性病变引起。

5）压痛（tenderness）：必须确定包块是否具有压痛及其程度。一般炎性病变常表现为中度至重度压痛,而大多数恶性病变压痛则不明显。

6)活动度(mobility):检查者应确定病变是否可自由移动,如仅能向某一方向移动或固定不动,则应明确包块系固定于皮肤、乳腺周围组织抑或固定于深部结构。大多数良性病变的包块活动度较大,炎性病变则较固定,而早期恶性包块虽可活动,但当病程发展至晚期,其他结构被癌肿侵犯时,其固定度则明显增加。

乳房触诊后,还应仔细触诊腋窝、锁骨上窝及颈部的淋巴结有否有肿大或其他异常。因此处常为乳房炎症或恶性肿瘤扩展和转移的所在。

3. 乳房的常见病变

(1)急性乳腺炎:乳房红、肿、热、痛,常局限于一侧乳房的某一象限。触诊有硬结包块,伴寒战、发热及出汗等全身中毒症状,常发生于哺乳期妇女,但亦见于青年女性和男子。

(2)乳腺肿瘤:应区别良性与恶性,乳腺癌一般无炎症表现,多为单发,并与皮下组织粘连,局部皮肤呈橘皮样,乳头常回缩。多见于中年以上的妇女,晚期常伴有腋窝淋巴结转移。良性肿瘤则质地较柔韧或中硬,界限清楚并有一定活动度,常见的为乳腺纤维瘤等。

男性乳房增生常见于内分泌紊乱,如使用雌激素、肾上腺皮质功能亢进及肝硬化等。

三、肺和胸膜

检查胸部时病人一般采取坐位或仰卧位,脱去上衣,使腰部以上的胸部能得到充分暴露。室内环境要舒适温暖,因寒冷会诱发肌颤,往往造成视诊不满意或听诊音被干扰。良好的光线十分重要。当卧位检查前胸壁时,光线应从上方直接照射在病人前面,而检查后胸壁时,光线可自上方投射在病人的背面,检查两侧胸壁时,可用同样的光线,于检查者将病人由前面转向后面时进行检查。肺和胸膜的检查一般应包括视、触、叩、听四个部分。

胸部及肺脏
检查

(一)视诊

1. 呼吸运动　健康人在静息状态下呼吸运动稳定而有节律,此系通过中枢神经和神经反射的调节予以实现的。某些体液因素,如高碳酸血症可直接抑制呼吸中枢使呼吸变浅。低氧血症时,可兴奋颈动脉窦及主动脉体化学感受器,使呼吸变快。代谢性酸中毒时,血 pH 降低,通过肺脏代偿性排出二氧化碳,使呼吸变深变慢。此外,肺的牵张反射,亦可改变呼吸节律,如肺炎和心力衰竭时肺充血,呼吸可变得浅而快。另外,呼吸节律还可受意识的支配。

呼吸运动是借助膈和肋间肌的收缩和松弛来完成的,胸廓随呼吸运动而扩大和缩小,以带动肺的扩张和收缩。正常情况下吸气为主动运动,此时胸廓增大,胸膜腔内负压增高,肺扩张,空气经上呼吸道进入肺内。一般成人静息呼吸时,潮气量约为 500ml。呼气为被动运动,此时肺脏弹力回缩,胸廓缩小,胸膜腔内负压降低,肺内气体随之呼出。因此,吸气和呼气与胸膜腔内负压、进出肺的气流及胸内压力的变化密切相关。吸气时可见胸廓前部肋骨向上外方移动,膈肌收缩使腹部向外隆起,而呼气时则前部肋骨向下内方移动,膈肌松弛,腹部回缩。

正常男性和儿童的呼吸以膈肌运动为主,胸廓下部及上腹部的动度较大而形成腹式呼吸;女性的呼吸则以肋间肌的运动为主,故形成胸式呼吸。实际上,两种呼吸运动均不同程度同时存在。某些疾病可使呼吸运动发生改变,肺或胸膜疾病如肺炎、重症肺结核和胸膜炎等,或胸壁疾病如肋间神经痛、肋骨骨折等,均可使胸式呼吸减弱而腹式呼吸增强。腹膜炎、大量腹腔积液、肝脾极度肿大、腹腔内巨大肿瘤及妊娠晚期时,膈肌向下运动受限,则腹式呼吸减弱,胸式呼吸增强。

上呼吸道部分阻塞病人,因气流不能顺利进入肺,故当吸气时呼吸肌收缩,造成肺内负压极度增高,从而引起胸骨上窝、锁骨上窝及肋间隙向内凹陷,称为"三凹征"(three depressions sign)。因吸气时间延长,又称之为吸气性呼吸困难,常见于气管阻塞,如气管肿瘤、异物等。反之,下呼吸道阻塞病人,因气流呼出不畅,呼气需要用力,从而引起肋间隙膨隆,因呼气时间延长,又称之为呼气性呼吸困难,常见于支气管哮喘和慢性阻塞性肺疾病。

呼吸困难(dyspnea)的体位可随引起呼吸困难的病因而不同。常见的有端坐呼吸(orthopnea)、转卧或折身呼吸(trepopnea)和平卧呼吸(platypnea)三种,其可能的病因见表 2-2-3。

表 2-2-3　呼吸困难的体位及其可能病因

类型	可能病因	类型	可能病因
端坐呼吸	充血性心力衰竭	平卧呼吸	充血性心力衰竭
	二尖瓣狭窄		肺叶切除术后
	重症哮喘(少见)		神经性疾病
	慢性阻塞性肺疾病(少见)		肝硬化(肺内分流)
转卧或折身呼吸	神经性疾病(少见)		低血容量

引起呼吸困难的疾病很多,了解各种疾病引起呼吸困难的特点及其伴随症状,有助于诊断和鉴别诊断。兹将引起呼吸困难的常见疾病及呼吸困难的表现特点和伴随症状列于表 2-2-4,以供参考。

表 2-2-4　呼吸困难的常见疾病、特点和伴随症状

疾病	呼吸困难	其他伴随症状
哮喘	发作性,两次发作期间无症状	喘息、胸闷、咳嗽、咳痰
肺炎	起病逐渐,劳力性	咳嗽、咳痰、胸膜炎性疼痛
肺水肿	突发	呼吸增快、咳嗽、端坐呼吸和阵发性夜间呼吸困难
肺纤维化	进行性	呼吸增快、干咳
气胸	突然发作,中至重度呼吸困难	突感胸痛
慢性阻塞性肺疾病	起病逐渐,重度呼吸困难	当疾病进展时可出现咳嗽
肺栓塞	突然或逐渐,中至重度呼吸困难	胸痛、咯血、静脉血栓征象
肥胖	劳力性	

2. 呼吸频率　正常成人静息状态下,呼吸为 12～20 次 /min,呼吸与脉搏之比为 1∶4。新生儿呼吸约 44 次 /min,随着年龄的增长而逐渐减慢。常见的呼吸类型及其特点见图 2-2-36。

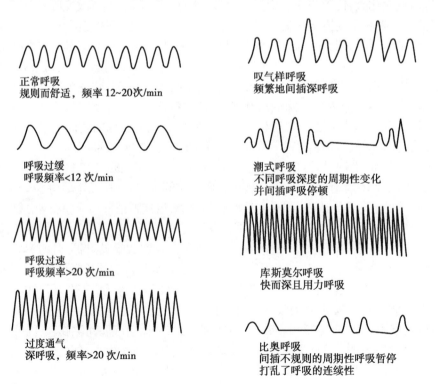

图 2-2-36　常见的呼吸类型及其特点

（1）呼吸过速（tachypnea）：指呼吸频率超过 20 次 /min。见于发热、疼痛、贫血、甲状腺功能亢进及心力衰竭等。一般体温升高 1℃，呼吸大约增加 4 次 /min。

（2）呼吸过缓（bradypnea）：指呼吸频率低于 12 次 /min。呼吸浅慢见于麻醉剂或镇静剂过量和颅内压增高等。

（3）呼吸深度的变化

1）呼吸浅快：见于呼吸肌麻痹、严重鼓肠、腹腔积液和肥胖等，以及肺部疾病，如肺炎、胸膜炎、胸腔积液和气胸等。

2）呼吸深快：见于剧烈运动，因机体供氧量增加，需要增加肺内气体交换。此外，当情绪激动或过度紧张时，亦常出现呼吸深快，并有过度通气的现象，此时动脉血二氧化碳分压降低，引起呼吸性碱中毒，病人常感口周及肢端发麻，严重者可发生手足搐搦及呼吸暂停。当严重代谢性酸中毒时，亦可出现深而快的呼吸，此因细胞外液碳酸氢不足，pH 降低，通过肺脏排出二氧化碳，进行代偿，以调节细胞外酸碱平衡之故，见于糖尿病酮症酸中毒和尿毒症酸中毒等，此种深长的呼吸又称为库斯莫尔（Kussmaul）呼吸（图 2-2-36）。影响呼吸频率和深度的常见因素见表 2-2-5。

表 2-2-5　影响呼吸频率和深度的常见因素

呼吸频率和深度	常见因素
增加	中枢神经系统病变（脑桥）、焦虑、阿司匹林中毒、低氧血症、疼痛
减少	中枢神经系统病变（大脑）、重症肌无力、麻醉药过量、重度肥胖

3. 呼吸节律　正常成人静息状态下，呼吸的节律基本上是均匀而整齐的。在病理状态下，往往会出现各种呼吸节律的变化。常见的呼吸节律改变见图 2-2-36。

（1）潮式呼吸：又称陈 - 施（Cheyne-Stokes）呼吸，是一种由浅慢逐渐变为深快，然后再由深快转为浅慢，随之出现一段呼吸暂停后，又开始如上变化的周期性呼吸。潮式呼吸周期可长达 30 秒～2 分钟，暂停期可持续 5～30 秒，所以要较长时间仔细观察才能了解周期性节律变化的全过程。

（2）间停呼吸：又称比奥（Biot）呼吸，表现为有规律呼吸几次后，突然停止一段时间，又开始呼吸，即周而复始的间停呼吸。

以上两种周期性呼吸节律变化的机制是呼吸中枢的兴奋性降低，使调节呼吸的反馈系统失常。只有缺氧严重，二氧化碳潴留至一定程度时，才能刺激呼吸中枢，促使呼吸恢复和加强；当积聚的二氧化碳呼出后，呼吸中枢又失去有效的兴奋性，使呼吸又再次减弱进而暂停。这种呼吸节律的变化多发生于中枢神经系统疾病，如脑炎、脑膜炎、颅内压增高及某些中毒，如糖尿病酮症酸中毒、巴比妥中毒等。间停呼吸较潮式呼吸更为严重，预后多不良，常在临终前发生。然而，必须注意有些老年人深睡时亦可出现潮式呼吸，此为脑动脉硬化、中枢神经供血不足的表现。

（3）抑制性呼吸：此为胸部发生剧烈疼痛所致的吸气相突然中断，呼吸运动短暂地突然受到抑制，病人表情痛苦，呼吸较正常浅而快。常见于急性胸膜炎、胸膜恶性肿瘤、肋骨骨折及胸部严重外伤等。

（4）叹气样呼吸：表现为在一段正常呼吸节律中插入一次深大呼吸，并常伴有叹息声。此多为功能性改变，见于神经衰弱、精神紧张或抑郁症。

常见异常呼吸类型的病因和特点见表 2-2-6。

（二）触诊

1. 胸廓扩张度　胸廓扩张度（thoracic expansion）即呼吸时的胸廓动度，于胸廓前下部检查较易获得，因该处胸廓呼吸时动度较大。前胸廓扩张度的测定：检查者两手置于胸廓下面的前侧部，左右拇指分别沿两侧肋缘指向剑突，拇指尖在前正中线两侧对称部位，而手掌和伸展的手指置于前侧胸壁（图 2-2-37）。后胸廓扩张度的测定：将两手平置于病人背部，约于第 10 肋骨水平，拇指与中线平行，并将两侧皮肤向中线轻推（图 2-2-38）。嘱病人进行深呼吸运动，观察比较两手

表 2-2-6 常见异常呼吸类型的病因和特点

类型	特点	病因
呼吸停止	呼吸消失	心脏停搏
比奥呼吸	规则呼吸后出现长周期呼吸停止又开始呼吸	颅内压增高、药物引起呼吸抑制、大脑损害（通常于延髓水平）
陈 - 施呼吸	不规则呼吸呈周期性,呼吸频率和深度逐渐增加和逐渐减少导致呼吸暂停交替出现	药物引起的呼吸抑制、充血性心力衰竭、大脑损伤（通常于脑皮质水平）
库斯莫尔呼吸	呼吸深慢	代谢性酸中毒

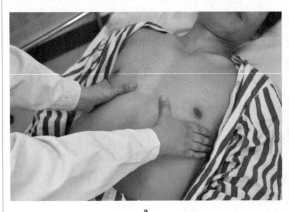 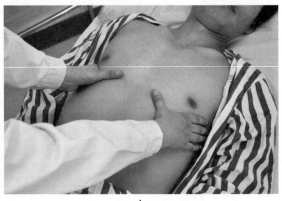

图 2-2-37 检查前胸廓呼吸动度的方法
a. 前胸部呼气相；b. 前胸部吸气相。

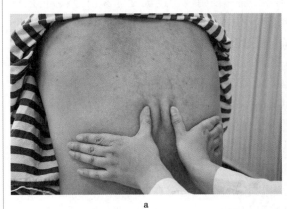 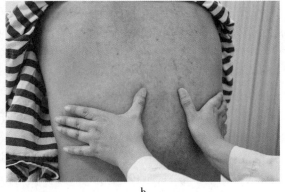

图 2-2-38 检查后胸廓呼吸动度的方法
a. 后胸部呼气相；b. 后胸部吸气相。

的动度是否一致。一侧胸廓扩张受限见于大量胸腔积液、气胸、胸膜增厚和肺不张等。

2. **语音震颤** 语音震颤（vocal fremitus）是指被检查者发出语音时,声波起源于喉部,沿气管、支气管及肺泡传到胸壁所引起共鸣的振动,可由检查者的手触及,故又称触觉震颤（tactile fremitus）。根据其振动的增强和减弱,可判断胸内病变的性质。

检查者将左右手掌的尺侧缘或掌面轻放于两侧胸壁的对称部位,然后嘱被检查者用同等的强度重复发"yi"长音,自上至下、从内到外比较两侧相应部位语音震颤的异同,注意有无增强或减弱（图 2-2-39）。语音震颤检查的部位及顺序见图 2-2-40。

语音震颤的强弱主要取决于气管、支气管是否通畅,胸壁传导是否良好。正常人语音震颤的强度受发音的强弱、音调的高低、胸壁的厚薄及支气管至胸壁距离的差异等因素的影响。一般来说,发音强、音调低、胸壁薄及支气管至胸壁的距离近者语音震颤强,反之则弱。此外,语音震颤

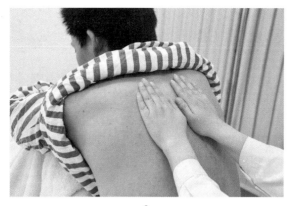 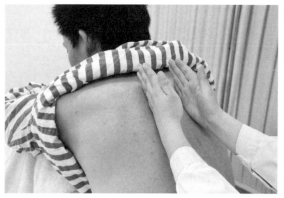

图 2-2-39　语音震颤检查手法
a. 后胸部呼气相；b. 后胸部吸气相。

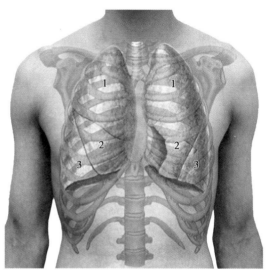 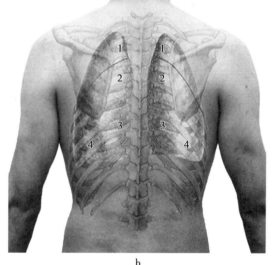

图 2-2-40　语音震颤检查的部位和顺序
a. 前胸部；b. 后胸部。

在两侧前后的上胸部和沿着气管和支气管前后走向的区域,即肩胛间区及左右胸骨旁第1、2肋间隙部位最强,于肺底最弱。因此,正常成人、男性和消瘦者较儿童、女性和肥胖者为强,前胸上部和右胸上部较前胸下部和左胸上部为强。

语音震颤减弱或消失,主要见于:①肺泡内含气量过多,如慢性阻塞性肺疾病;②支气管阻塞,如阻塞性肺不张;③大量胸腔积液和气胸;④胸膜显著增厚粘连;⑤胸壁皮下气肿。

语音震颤增强,主要见于:①肺泡内有炎症浸润,因肺组织实变使语颤传导良好,如大叶性肺炎实变期、大片肺梗死等;②接近胸膜的肺内巨大空腔,声波在空洞内产生共鸣,尤其是当空洞周围有炎性浸润并与胸壁粘连时,则更有利于声波传导,使语音震颤增强,如空洞型肺结核、肺脓肿等。

3. 胸膜摩擦感　胸膜摩擦感(pleural friction fremitus)指当急性胸膜炎时,因纤维蛋白沉着于两层胸膜,使其表面变得粗糙,呼吸时脏层胸膜和壁层胸膜相互摩擦,可由检查者的手感觉到,故称为胸膜摩擦感。通常于呼、吸两相均可触及,但有时只能在吸气相末触到,如皮革相互摩擦的感觉。该征象常于胸廓的下前侧部触及,因该处为呼吸时胸廓动度最大的区域。

必须注意,当空气通过呼吸道内的黏稠渗出物或狭窄的气管、支气管时,亦可产生一种震颤传至胸壁,应与胸膜摩擦感相互鉴别,一般前者可于病人咳嗽后消失,而后者则否。

(三) 叩诊

1. 叩诊的方法 用于胸廓和肺部的叩诊方法有间接和直接叩诊法两种,具体方法参见上篇第六章第三节。

胸部叩诊时,被检查者取坐位或仰卧位,放松肌肉,两臂垂放,呼吸均匀。首先检查前胸,胸部稍向前挺,叩诊由锁骨上窝开始,然后沿锁骨中线、腋前线自第1肋间隙从上至下逐一肋间隙进行叩诊。其次检查侧胸壁,嘱被检查者举起上臂置于头部,自腋窝开始沿腋中线、腋后线叩诊,向下检查至肋缘。最后检查背部,被检查者向前稍低头,双手交叉抱肘,尽可能使肩胛骨移向外侧方,上半身略向前倾,叩诊自肺尖开始,叩得肺尖峡部宽度后,沿肩胛线逐一肋间隙向下检查,直至肺底膈活动范围被确定为止。并左右、上下、内外进行对比,注意叩诊音的变化。

2. 影响叩诊音的因素 胸壁组织增厚,如皮下脂肪较多、肌肉层较厚、乳房较大和水肿等,均可使叩诊音变浊。胸壁骨骼支架较大者,可加强共鸣作用。肋软骨钙化、胸廓变硬,可使叩诊的震动向四方散播的范围增大,因而定界叩诊较难得出准确的结果。胸腔内积液,可影响叩诊的震动及声音的传播。肺内含气量、肺泡的张力与弹性等,均可影响叩诊音。如深吸气时,肺泡张力增加,叩诊音调亦增高。

3. 叩诊音的分类 胸部叩诊音可分为清音、过清音、鼓音、浊音和实音,在强度、音调、时限和性质方面具有各自的特点,归纳于表2-2-7。

表2-2-7 胸部叩诊音的类型和特点

类型	相对强度	相对音调	相对时限	性质
清音	响亮	低	长	空响
过清音	更响亮	更低	更长	回响
鼓音	响亮	高	较长	鼓响样
浊音	中等	中等	中等	重击声样
实音	弱	高	短	极钝

4. 正常叩诊音

(1) 正常胸部叩诊音:正常胸部叩诊为清音,其音响强弱和高低与肺脏的含气量多寡、胸壁的厚薄及邻近器官的影响有关。由于肺上叶的体积较下叶小,含气量较少,且上胸部的肌肉较厚,故前胸上部较下部叩诊音相对稍浊;因右肺上叶较左肺上叶小,且惯用右手者右侧胸大肌较左侧厚,故右肺上部叩诊音亦相对稍浊;由于背部的肌肉、骨骼层次较多,故背部的叩诊音较前胸部稍浊;右侧腋下部因受肝脏的影响叩诊音稍浊,而左侧腋前线下方有胃泡存在,故叩诊呈鼓音(图2-2-41),又称Traube鼓音区。

(2) 肺界的叩诊

1) 肺上界:即肺尖的上界,其内侧为颈肌,外侧为肩胛带。叩诊方法为,自斜方肌前缘中央部开始叩诊为清音,逐渐叩向外侧,当由清音变为浊音时,即为肺上界的外侧终点。然后再由上述中央部叩向内侧,直至清音变为浊音时,即为肺上界的内侧终点。该清音带的宽度即为肺尖的宽度,正常为4～6cm,又称Kronig峡。因右肺尖位置较低,且右侧肩胛带的肌肉较发达,故右侧较左侧稍窄(图2-2-42)。肺上界变窄或叩诊浊音,常见于肺结核所致的肺尖浸润、纤维性变及萎缩。肺上界变宽,叩诊稍呈过清音,则常见于慢性阻塞性肺疾病。

2) 肺前界:正常的肺前界相当于心脏的绝对浊音界。右肺前界相当于胸骨线的位置。左肺前界则相当于胸骨旁线自第4至第6肋间隙的位置。心脏扩大、心肌肥厚、心包积液、主动脉瘤、肺门淋巴结明显肿大时,可使左、右两肺前界间的浊音区扩大,反之,慢性阻塞性肺疾病时则可使其缩小。

3) 肺下界:两侧肺下界大致相同,平静呼吸时位于锁骨中线第6肋间隙上,腋中线第8肋间

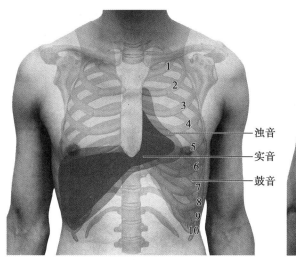

图 2-2-41　正常胸部叩诊音

浊音
实音
鼓音

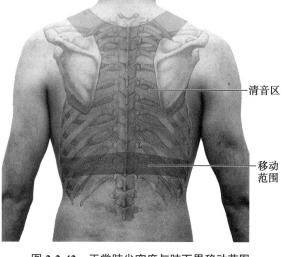

清音区

移动
范围

图 2-2-42　正常肺尖宽度与肺下界移动范围

隙上,肩胛线第 10 肋间隙上。正常肺下界的位置可因体型、发育情况的不同而有所差异,如矮胖者的肺下界可上升 1 肋间隙,瘦长者可下降 1 肋间隙。病理情况下,肺下界降低见于肺气肿、腹腔内脏下垂,肺下界上升见于肺不张、腹内压升高使膈上升(如鼓肠、腹水、气腹、肝脾大、腹腔内巨大肿瘤)及膈肌麻痹等。

(3)肺下界的移动范围:相当于呼吸时膈肌的移动范围。叩诊方法为,首先在平静呼吸时,于肩胛线上叩出肺下界的位置,嘱受检者深吸气后在屏住呼吸的同时,沿该线继续向下叩诊,当由清音变为浊音时,即为肩胛线上肺下界的最低点。当受检者恢复平静呼吸后,同样先于肩胛线上叩出平静呼吸时的肺下界,再嘱受检者深呼气并屏住呼吸,然后再由下向上叩诊,直至浊音变为清音时,即为肩胛线上肺下界的最高点。最高至最低两点间的距离即为肺下界的移动范围(图 2-2-43)。双侧锁骨中线和腋中线的肺下界可由同样的方法叩得。正常人肺下界的移动范围为 6～8cm。移动范围的多寡与肋膈隐窝的大小有关,故不同部位肺下界移动范围亦稍有差异,一般腋中线及腋后线上的移动度最大。

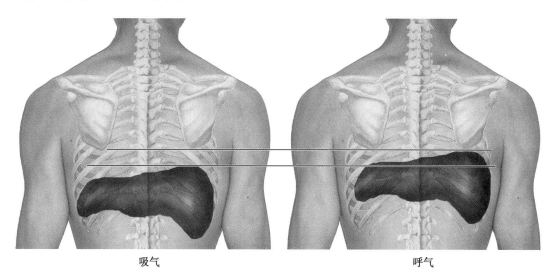

吸气　　　　　　　　　　　　　　　　呼气

图 2-2-43　肺下界移动度的测定

肺下界移动度减弱见于肺组织弹性消失(如慢性阻塞性肺疾病等)、肺组织萎缩(如肺不张和肺纤维化等)及其他(如肺组织炎症和水肿)。当胸腔大量积液、积气及广泛胸膜增厚粘连时,肺下界及其移动度不能叩得。膈神经麻痹病人,肺下界移动度亦消失。

（4）侧卧位的胸部叩诊：侧卧位时由于一侧胸部靠近床面对叩诊音产生影响，故近床面的胸部可叩得一条相对浊音或实音带。在该带的上方区域由于腹腔脏器的压力影响，使靠近床面一侧的膈肌升高，可叩出一粗略的浊音三角区，其底朝向床面，其尖指向脊柱。此外，因侧卧时脊柱弯曲，使靠近床面一侧的胸廓肋间隙增宽，而朝上一侧的胸廓肋骨靠拢、肋间隙变窄，故于朝上的一侧的肩胛角尖端处可叩得一相对的浊音区，撤去枕头后由于脊柱伸直，此浊音区消失。可嘱被检查者另侧侧卧后，再行检查以证实侧卧体位对叩诊音的影响（图 2-2-44）。

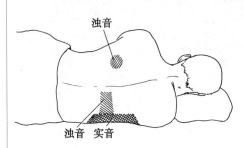

图 2-2-44　侧卧位的叩诊音

5. 胸部异常叩诊音　正常肺脏的清音区范围内，如出现浊音、实音、过清音和鼓音则为异常叩诊音，提示肺、胸膜、膈或胸壁存在病理改变。异常叩诊音的类型取决于病变的性质、范围的大小及部位的深浅。一般距胸部表面 5cm 以上的深部病灶、直径小于 3cm 的小范围病灶或少量胸腔积液时，常不能发现叩诊音的改变。

肺部大面积含气量减少的病变（如肺炎、肺不张、肺结核、肺梗死、肺水肿及肺硬化等）、肺内不含气的占位病变（如肺肿瘤、肺棘球蚴病或囊虫病、未液化的肺脓肿等）及胸腔积液、胸膜增厚等病变，叩诊均为浊音或实音。

肺张力减弱而含气量增多时，如慢性阻塞性肺疾病等，叩诊呈过清音（hyperresonance）。肺内空腔性病变如其腔径大于 3~4cm，且靠近胸壁时，如空洞型肺结核、液化的肺脓肿和肺囊肿等，叩诊可呈鼓音。胸膜腔积气，如气胸时，叩诊亦可为鼓音。若空洞巨大，位置表浅且腔壁光滑或张力性气胸的病人，叩诊时局部虽呈鼓音，但因具有金属性回响，故又称为空瓮音（amphorophony）。

在肺泡壁松弛、肺泡含气量减少的情况下，如肺不张、肺炎充血期或消散期和肺水肿等，局部叩诊时可呈现一种兼有浊音和鼓音特点的混合性叩诊音，称为浊鼓音。

此外，胸腔积液时，积液区叩诊为浊音，积液区的下部浊音尤为明显，多呈实音。若积液为中等量，且无胸膜增厚、粘连者，病人取坐位时，积液的上届呈一弓形线，该线的最低点位于对侧的脊柱旁，最高点在腋后线上，由此向内下方下降，称为 Damoiseau 曲线。该线的形成，一般认为系胸腔外侧的腔隙较大，且该处的肺组织离肺门较远，液体所承受的阻力最小之故。在 Damoiseau 曲线与脊柱之间可叩得一轻度浊鼓音的倒置三角区，称为 Garland 三角区。同样，叩诊前胸部时，于积液区浊音界上方靠近肺门处，亦可叩得一浊鼓音区，称为 Skoda 叩响，该两个浊鼓音区的产生，被认为是肺的下部被积液推向肺门，使肺组织弛缓所致。此外，在健侧的脊柱旁还可叩得一个三角形的浊音区，称为 Grocco 三角区。该区系由 Damoiseau 曲线与脊柱的交点向下延长至健侧的肺下界线，以及脊柱组成，三角形的底边为健侧的肺下界，其大小视积液量的多寡而定。此三角形浊音区系因患侧积液将纵隔移向健侧而形成（图 2-2-45）。

（四）听诊

肺部听诊时，被检查者取坐位或卧位。听诊的顺序一般由肺尖开始，自上而下分别检查前胸部、侧胸部和背部。与叩诊相同，听诊前胸部应沿锁骨中线和腋前线，听诊侧胸部应沿腋中线和腋后线，听诊背部应沿肩胛线，自上至下逐一肋间进行，而且要在上下、左右对称的部位进行对比。被检查者微张口进行均匀

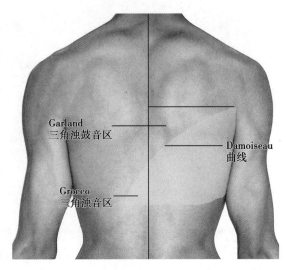

图 2-2-45　中等量胸腔积液的叩诊音区（背面）

的呼吸,必要时可行较深的呼吸或咳嗽数声后立即听诊,这样更有利于察觉呼吸音及附加音的改变。

1. 正常呼吸音（normal breath sound）

（1）气管呼吸音（tracheal breath sound）：是空气进出气管所发出的声音,粗糙、响亮且高调,吸气与呼气相几乎相等,于胸外气管上面可听及。因不说明临床上任何问题,一般不予评价。

（2）支气管呼吸音（bronchial breath sound）：为吸入的空气在声门、气管或主支气管形成湍流所产生的声音,颇似抬舌后经口腔呼气时所发出"hα"的音响,该呼吸音强而高调。吸气相较呼气相短,因吸气为主动运动,吸气时声门增宽,进气较快,而呼气为被动运动,声门较窄,出气较慢之故。且呼气音较吸气音强而高调,吸气末与呼气始之间有极短暂的间隙。

正常人于喉部、胸骨上窝、背部第6、7颈椎及第1、2胸椎附近均可听到支气管呼吸音,且越靠近气管区,其音响越强,音调亦渐降低。

（3）支气管肺泡呼吸音（bronchovesicular breath sound）：为兼有支气管呼吸音和肺泡呼吸音特点的混合性呼吸音。其吸气音的性质与正常肺泡呼吸音相似,但音调较高且较响亮。其呼气音的性质则与支气管呼吸音相似,但强度稍弱,音调稍低,管样性质少些,呼气相短些,在吸气和呼气之间有极短暂的间隙。支气管肺泡呼吸音的吸气相与呼气相大致相同。

正常人于胸骨两侧第1、2肋间隙,肩胛间区第3、4胸椎水平及肺尖前后部可听及支气管肺泡呼吸音。当其他部位听及支气管肺泡呼吸音时,均属异常情况,提示有病变存在。

（4）肺泡呼吸音（vesicular breath sound）：是由于空气在细支气管和肺泡内进出移动的结果。吸气时气流经支气管进入肺泡,冲击肺泡壁,使肺泡由松弛变为紧张,呼气时肺泡由紧张变为松弛,这种肺泡弹性的变化和气流的振动是肺泡呼吸音形成的主要因素。

肺泡呼吸音为一种叹息样的或柔和吹风样的"fu-fu"声,在大部分肺野内均可听及。其音调相对较低。吸气时音响较强,音调较高,时相较长,此系吸气为主动运动,单位时间内吸入肺泡的空气流量较大,气流速度较快,肺泡维持紧张的时间较长之故。反之,呼气时音响较弱,音调较低,时相较短,此系呼气为被动运动,呼出的气体流量逐渐减少,气流速度减慢,肺泡亦随之转为松弛状态所致。一般在呼气终止前呼气声即先消失,实际上此并非呼气动作比吸气短,而是呼气末气流量太小,未能听及其呼气声而已。

正常人肺泡呼吸音的强弱与性别、年龄、呼吸的深浅、肺组织弹性的大小及胸壁的厚薄等有关。男性肺泡呼吸音较女性强,为男性呼吸运动的力量较强,且胸壁皮下脂肪较少之故。儿童的肺泡呼吸音较老年人强,因儿童的胸壁较薄且肺泡富有弹性,而老年人的肺泡弹性则较差。肺泡组织较多、胸壁肌肉较薄的部位,如乳房下部及肩胛下部肺泡呼吸音最强,其次为腋窝下部,而肺尖及肺下缘区域则较弱。此外,矮胖体型者肺泡呼吸音亦较瘦长者为弱。

四种正常呼吸音的特征比较见表2-2-8及图2-2-46。

表2-2-8　四种正常呼吸音特征的比较

特征	气管呼吸音	支气管呼吸音	支气管肺泡呼吸音	肺泡呼吸音
强度	极响亮	响亮	中等	柔和
音调	极高	高	中等	低
吸：呼	1:1	1:3	1:1	3:1
性质	粗糙	管样	沙沙声,但管样	轻柔的沙沙声
正常听诊区域	胸外气管	胸骨柄	主支气管	大部分肺野

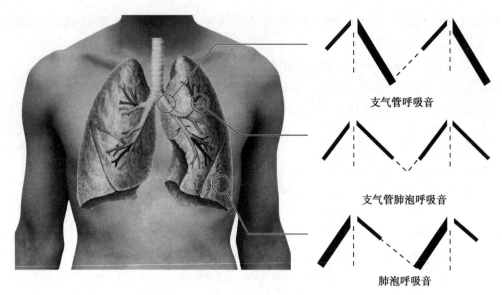

支气管呼吸音

支气管肺泡呼吸音

肺泡呼吸音

图 2-2-46　正常情况下呼吸音的分布及特点

2. 异常呼吸音（abnormal breath sound）

（1）异常肺泡呼吸音

1）肺泡呼吸音减弱或消失：与肺泡内的空气流量减少或进入肺内的空气流速减慢及呼吸音传导障碍有关。可在局部、单侧或双肺出现。发生的原因有：①胸廓活动受限，如胸痛、肋软骨骨化和肋骨切除等；②呼吸肌疾病，如重症肌无力、膈肌瘫痪和膈肌升高等；③支气管阻塞，如慢性阻塞性肺疾病、支气管狭窄等；④压迫性肺膨胀不全，如胸腔积液或气胸等；⑤腹部疾病，如大量腹腔积液、腹部巨大肿瘤等。

2）肺泡呼吸音增强：双侧肺泡呼吸音增强，与呼吸运动及通气功能增强，使进入肺泡的空气流量增多或进入肺内的空气流速加快有关。发生的原因有：①机体需氧量增加，引起呼吸深长和增快，如运动、发热和代谢亢进等；②缺氧兴奋呼吸中枢，导致呼吸运动增强，如贫血等；③血液酸度增高，刺激呼吸中枢，使呼吸深长，如酸中毒等。一侧肺泡呼吸音增强，见于一侧肺部或胸腔有病变引起肺泡呼吸音减弱，此时健侧肺可发生代偿性肺泡呼吸音增强。

3）呼气音延长：因下呼吸道部分阻塞、痉挛或狭窄，如支气管炎、支气管哮喘等，导致呼气的阻力增加，或由于肺组织弹性减退，使呼气的驱动力减弱，如慢性阻塞性肺病等，均可引起呼气音延长。

4）断续性呼吸音：肺内局部性炎症或支气管狭窄，使空气不能均匀地进入肺泡，可引起断续性呼吸音，因伴短促的不规则间歇，故又称齿轮呼吸音（cogwheel breath sound），常见于肺结核和肺炎等。必须注意，当寒冷、疼痛和精神紧张时，亦可听及断续性肌肉收缩的附加音，但与呼吸运动无关，应予鉴别。

5）粗糙性呼吸音：为支气管黏膜轻度水肿或炎症浸润造成不光滑或狭窄，使气流进出不畅所形成的粗糙呼吸音，见于支气管或肺部炎症的早期。

（2）异常支气管呼吸音：如在正常肺泡呼吸音部位听到支气管呼吸音，则为异常的支气管呼吸音，或称管样呼吸音（tubular breath sound），可由下列因素引起。

1）肺组织实变：使支气管呼吸音通过较致密的肺实变部分，传至体表而易于听到。支气管呼吸音的部位、范围和强弱与病变的部位、大小和深浅有关。实变的范围越大、越浅，其声音越强，反之则较弱。常见于大叶性肺炎的实变期，其支气管呼吸音强而高调，而且近耳。

2）肺内大空腔：当肺内大空腔与支气管相通，且其周围肺组织又有实变存在时，音响在空腔内共鸣，并通过实变组织的良好传导，故可听及清晰的支气管呼吸音，常见于肺脓肿和空洞型肺结核的病人。

3）压迫性肺不张：胸腔积液时，压迫肺脏，发生压迫性肺不张，因肺组织较致密，有利于支气管音的传导，故于积液区上方有时可听到支气管呼吸音，但强度较弱而且遥远。

（3）异常支气管肺泡呼吸音：为在正常肺泡呼吸音的区域内听到的支气管肺泡呼吸音。其产生机制为肺部实变区域较小且与正常含气肺组织混合存在，或肺实变部位较深并被正常肺组织所覆盖。常见于支气管肺炎、肺结核、大叶性肺炎初期，并可在胸腔积液上方肺膨胀不全的区域听及。

3. 啰音　啰音（crackles，rales）是呼吸音以外的附加音（adventitious sound），该音正常情况下并不存在，故非呼吸音的改变，按性质的不同可分为下列几种。

（1）湿啰音（moist crackles）：系由于吸气时气体通过呼吸道内的分泌物，如渗出液、痰液、血液、黏液和脓液等，形成的水泡破裂所产生的声音，故又称水泡音（bubble sound）。或认为由于小支气管壁因分泌物黏着而陷闭，当吸气时突然张开重新充气所产生的爆裂音。

1）湿啰音的特点：湿啰音为呼吸音外的附加音，断续而短暂，一次常连续多个出现，于吸气时或吸气终末较为明显，有时也出现于呼气早期，部位较恒定，性质不易变，中、小湿啰音可同时存在，咳嗽后可减轻或消失。

2）湿啰音的分类：按啰音的音响强度可分为响亮性和非响亮性两种：①响亮性湿啰音。啰音响亮，是由于周围具有良好的传导介质，如实变，或因空洞共鸣作用的结果，见于肺炎、肺脓肿和空洞型肺结核。如空洞内壁光滑，响亮性湿啰音还可带有金属调。②非响亮性湿啰音。声音较低，是由于病变周围有较多的正常肺泡组织，传导过程中声波逐渐减弱，听诊时感觉遥远。

按呼吸道腔径大小和腔内渗出物的多寡分粗、中、细湿啰音和捻发音（图2-2-47）。①粗湿啰音（coarse crackles）：又称大水泡音。发生于气管、主支气管或空洞部位，多出现在吸气早期（图2-2-48）。见于支气管扩张、肺水肿、肺结核及肺脓肿空洞。昏迷或濒死的病人因无力排出呼吸道分泌物，于气管处可听及粗湿啰音，有时不用听诊器亦可听到，谓之痰鸣。②中湿啰音（medium crackles）：又称中水泡音。发生于中等大小的支气管，多出现于吸气的中期（图2-2-48）。见于支气管炎、支气管肺炎等。③细湿啰音（fine crackles）：又称小水泡音。发生于小支气管，多在吸气后期出现（图2-2-48）。常见于细支气管炎、支气管肺炎、肺淤血和肺梗死等。弥漫性肺间质纤维化病人吸气后期出现的细湿啰音，其音调高，近耳颇似撕开尼龙扣带时发出的声音，谓之Velcro啰音。④捻发音（crepitus）：是一种极细而均匀一致的湿啰音。多在吸气的终末听及，颇似在耳边用手指捻搓一束头发时所发出的声音。此系细支气管和肺泡壁因分泌物存在而互相黏着陷闭，当吸气时被气流冲开重新充气，所发出的高音调、高频率的细小爆裂音（图2-2-49）。

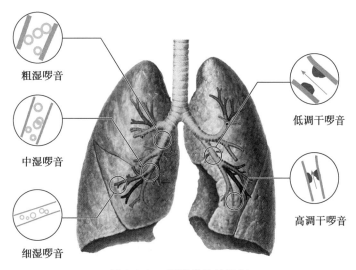

图2-2-47　啰音发生的机制

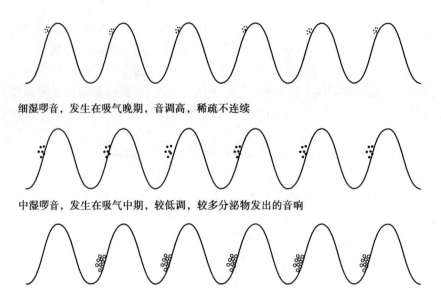

细湿啰音，发生在吸气晚期，音调高，稀疏不连续

中湿啰音，发生在吸气中期，较低调，较多分泌物发出的音响

粗湿啰音，发生在吸气早期，响亮，水泡般的音响

图 2-2-48 湿啰音示意图

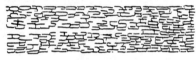

肺泡壁黏合

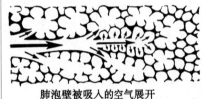

肺泡壁被吸入的空气展开

图 2-2-49 捻发音的发生机制

常见于细支气管和肺泡炎症或充血,如肺淤血、肺炎早期和肺泡炎等。但正常老年人和长期卧床的病人,于肺底亦可听及捻发音,在数次深呼吸或咳嗽后可消失,一般无临床意义。

肺部局限性湿啰音,仅提示该处的局部病变,如肺炎、肺结核或支气管扩张等。两侧肺底湿啰音,多见于心力衰竭所致的肺淤血和支气管肺炎等。如两肺野满布湿啰音,则多见于急性肺水肿和严重支气管肺炎。

(2)干啰音(wheezes,rhonchi):系由于气管、支气管或细支气管狭窄或部分阻塞,空气吸入或呼出时发生湍流所产生的声音。呼吸道狭窄或不完全阻塞的病理基础包括:炎症引起的黏膜充血水肿和分泌物增加;支气管平滑肌痉挛;管腔内肿瘤或异物阻塞;管壁被管外肿大的淋巴结或纵隔肿瘤压迫引起的管腔狭窄等(图2-2-50)。

1)干啰音的特点:干啰音为一种持续时间较长带乐性的呼吸附加音,音调较高,基音频率300~500Hz。持续时间较长,吸气及呼气时均可听及,但以呼气时为明显,干啰音的强度和性质易改变,部位易变换,在瞬间内数量可明显增减。发生于主支气管以上大气道的干啰音,有时不用听诊器亦可听及,谓之喘鸣。

2)干啰音的分类:根据音调的高低可分为高调和低调两种。①高调干啰音(sibilant wheezes)又称哨笛音。音调高,其基音频率可达500Hz以上,呈短促的"zhi-zhi"声或带音乐性。用力呼气时其音质常呈上升性,多起源于较小的支气管或细支气管(图2-2-51)。②低调干啰音(sonorous wheezes)又称鼾音。音调低,其基音频率为100~200Hz,呈呻吟声或鼾声的性质,多发生于气管或主支气管(图2-2-51)。

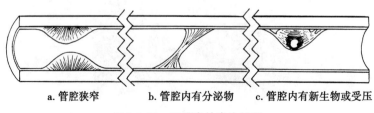

a.管腔狭窄　　　b.管腔内有分泌物　　　c.管腔内有新生物或受压

图 2-2-50 干啰音的发生机制

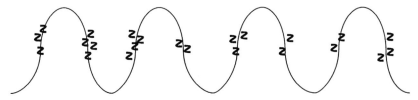

低调干啰音:响亮、低调、粗糙的响声,犹如鼾声,最常于吸气相或呼吸相连续听及,可于咳嗽后消失,常因黏液积聚于气管或大的支气管中所致

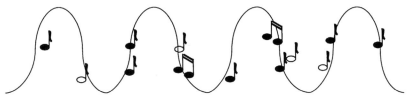

高调干啰音:乐性的响声,犹如短促的尖声,最常于吸气相或呼气相连续听及,通常于呼气时较响亮

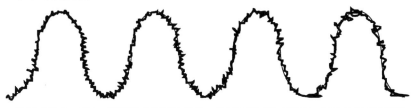

胸膜摩擦音:干性,摩擦性或刺耳的声音,常因胸膜面炎症引起,于吸气相或呼气相听及,在前侧胸膜面最响亮

图 2-2-51　干啰音与胸膜摩擦音示意图

发生于双侧肺部的干啰音,常见于支气管哮喘、慢性支气管炎、慢性阻塞性肺疾病和心源性哮喘等。局限性干啰音是由局部支气管狭窄所致,常见于支气管内膜结核或肿瘤等。

4. **语音共振**　语音共振(vocal resonance)的产生方式与语音震颤基本相同。嘱被检查者用一般的声音强度重复发"yi"长音,喉部发音产生的振动经气管、支气管、肺泡传至胸壁,由听诊器听及。正常情况下,听到的语音共振言词并非响亮清晰,音节亦含糊难辨。语音共振一般在气管和大支气管附近听到的声音最强,在肺底则较弱。语音共振减弱见于支气管阻塞、胸腔积液、胸膜增厚、胸壁水肿、肥胖及慢性阻塞性肺疾病等。在病理情况下,语音共振的性质发生变化,根据听诊音的差异可分为以下几种。

(1)支气管语音(bronchophony):语音共振的强度和清晰度均增加,常同时伴有语音震颤增强、叩诊浊音和听及病理性支气管呼吸音,见于肺实变的病人。

(2)胸语音(pectoriloquy):是一种更强、更响亮和较近耳的支气管语音,言词清晰可辨,容易听及。见于大范围的肺实变区域。有时在支气管语音尚未出现时,即可查出。

(3)羊鸣音(egophony):不仅语音的强度增加,而且其性质发生改变,带有鼻音性质,颇似"羊叫声"。嘱被检查者说"yi-yi-yi"音,往往听到的是"a-a-a",则提示有羊鸣音的存在。常在中等量胸腔积液的上方肺受压的区域听到,亦可在肺实变伴有少量胸腔积液的部位听及。

(4)耳语音(whispered):嘱被检查者用耳语声调发"yi、yi、yi"音,在胸壁上听诊时,正常人在能听到肺泡呼吸音的部位,仅能听及极微弱的音响。但当肺实变时,则可清楚地听到增强的音调较高的耳语音,故对诊断肺实变具有重要的价值。

5. **胸膜摩擦音**(pleural friction rub)　正常胸膜表面光滑,胸膜腔内有微量液体存在,因此呼吸时胸膜脏层和壁层之间相互滑动并无音响发生。当胸膜面由于炎症、纤维素渗出而变得粗糙时,则随着呼吸便可出现胸膜摩擦音。其特征颇似用一手掩耳,以另一手指在其手背上摩擦时所听到的声音。胸膜摩擦音通常于呼吸两相均可听到,而且十分近耳,一般于吸气末或呼气初较为明显,屏气时即消失。深呼吸或在听诊器体件上加压时,摩擦音的强度可增加(图 2-2-51)。

最常听到胸膜摩擦音的部位是前下侧胸壁,因呼吸时该区域的呼吸动度最大;反之,肺尖部的呼吸动度较胸廓下部小,故胸膜摩擦音很少在肺尖听及。胸膜摩擦音可随体位的变动而消失或复现。当胸腔积液较多时,因两层胸膜被分开,摩擦音可消失,在积液吸收过程中当两层胸膜又接触时,可再出现。当纵隔胸膜发炎时,于呼吸及心脏搏动时均可听到胸膜摩擦音。胸膜摩擦音常见于纤维素性胸膜炎、肺梗死、胸膜肿瘤及尿毒症等病人。

四、呼吸系统常见疾病的主要症状和体征

(一)大叶性肺炎

大叶性肺炎(lobar pneumonia)是大叶性分布的肺脏炎性病变。其病原主要为肺炎链球菌。病理改变可分为三期,即充血期、实变期及消散期。按病期的不同,其临床表现各异,但有时分期并不明显。

1. 症状　病人多为青壮年,受凉、疲劳、酗酒常为其诱因。起病多急骤,先有寒战,继则高热,体温可达39~40℃,常呈稽留热,病人诉头痛,全身肌肉酸痛,患侧胸痛,呼吸增快,咳嗽,咳铁锈色痰,数日后体温可急剧下降,大量出汗,随之症状明显好转。

2. 体征　病人呈急性热病容,颜面潮红,鼻翼扇动,呼吸困难,发绀,脉率增速,常有口唇及口周疱疹。充血期病变局部呼吸动度减弱,语音震颤稍增强,叩诊浊音,并可听及捻发音。当发展为大叶实变时,语音震颤和语音共振明显增强,叩诊为浊音或实音,并可听到支气管呼吸音。如病变累及胸膜则可听及胸膜摩擦音。当病变进入消散期时,病变局部叩诊逐渐变为清音,支气管呼吸音亦逐渐减弱,代之以湿啰音,最后湿啰音亦逐渐消失,呼吸音恢复正常。

(二)慢性阻塞性肺疾病

慢性阻塞性肺疾病(chronic obstructive pulmonary disease)是气道、肺实质、肺血管的慢性非特异性炎症。起病潜隐,发展缓慢,晚期可发展为肺动脉高压和慢性肺源性心脏病。其病因较为复杂,多与长期吸烟、反复呼吸道感染、长期接触有害烟雾粉尘、大气污染、恶劣气象因素、机体的过敏因素,以及呼吸道局部防御、免疫功能降低和自主神经功能失调等有关。

1. 症状　主要表现为慢性咳嗽、咳痰及呼吸困难。晨间咳嗽加重伴咳白色黏液或浆液泡沫痰,量不多,当合并感染时,量增多并呈脓性。病人常觉气短、胸闷,活动时明显,冬季加剧,并随病情进展而逐渐加重。

2. 体征　早期可无明显体征。随病情加重出现明显体征,可见胸廓呈桶状,肋间隙增宽,呼吸动度减弱,语音共振减弱。双肺叩诊呈过清音,肺下界下降,移动度变小。肺泡呼吸音普遍性减弱,呼气相延长,双肺底可听到湿啰音,咳嗽后可减少或消失,啰音的量与部位常不恒定。心浊音界缩小或消失,肝浊音界下移。

(三)支气管哮喘

支气管哮喘(bronchial asthma)是以变态反应为主的气道慢性炎症,其气道对刺激性物质具有高反应性,此类炎症可引起不同程度的广泛的可逆性气道阻塞。发作时支气管平滑肌痉挛、黏膜充血水肿,腺体分泌增加。

1. 症状　多数病人在幼年或青年期发病,多反复发作,发病常有季节性。发作前常有过敏原接触史,或过敏性鼻炎症状,如鼻痒、喷嚏、流涕或干咳等黏膜过敏先兆,继之出现胸闷,并迅速出现明显呼吸困难。历时数小时,甚至数日,常咳出较多稀薄痰液后,气促减轻,发作逐渐缓解。

2. 体征　缓解期病人无明显体征。发作时出现严重呼气性呼吸困难,病人被迫端坐,呼吸辅助肌参与呼吸,严重者大汗淋漓并伴发绀,胸廓胀满,呈吸气位,呼吸动度变小,语音共振减弱,叩诊呈过清音,两肺满布干啰音。反复发作病程较长的病人,常并发慢性阻塞性肺疾病,并出现相应的症状和体征。

(四)胸腔积液

胸腔积液(pleural effusion)为胸膜毛细血管内静水压增高(如心力衰竭等)、胶体渗透压降低(如肝硬化、肾病综合征等所致的低蛋白血症)或胸膜毛细血管壁通透性增加(如结核病、肺炎、肿

瘤等)所致的胸膜液体产生增多或吸收减少,使胸膜腔内积聚的液体较正常为多。此外,胸膜淋巴引流障碍和外伤等亦可引起胸腔积液或积血。胸腔积液的性质按其病因的不同可分为渗出液和漏出液两种。

1. 症状 胸腔积液少于300ml时症状多不明显,但少量炎性积液以纤维素性渗出为主的病人常诉刺激性干咳,患侧胸疼,于吸气时加重,病人喜患侧卧位以减少呼吸动度,减轻疼痛。当积液增多时,胸膜脏层与壁层分开,胸痛可减轻或消失。胸腔积液大于500ml的病人常诉气短、胸闷,大量积液时因纵隔脏器受压而出现心悸、呼吸困难甚至端坐呼吸并出现发绀。此外,除胸腔积液本身所致的症状外,视病因的不同,病人常有其他基础疾病的表现,如炎症引起的渗出液者,可有发热等中毒症状,如为非炎症所致的漏出液者,则常伴有心力衰竭、腹水或水肿等症状。

2. 体征 少量积液者常无明显体征,或仅见患侧胸廓呼吸动度减弱。中至大量积液时,可见呼吸浅快、患侧呼吸运动受限、肋间隙丰满、心尖搏动及气管移向健侧,语音震颤和语音共振减弱或消失,在积液区可叩得浊音。不伴有胸膜增厚粘连的中等量积液的病人可叩得积液区上界的Damoiseau线、积液区后上方的Garland三角、积液区前上方的Skoda浊鼓音区及健侧后下方脊柱旁的Grocco三角等体征(图2-2-45)。大量胸腔积液或伴有胸膜增厚粘连的病人,则叩诊为实音。积液区呼吸音和语音共振减弱或消失。积液区上方有时可听到支气管呼吸音。纤维素性胸膜炎的病人常可听到胸膜摩擦音。

(五)气胸

气胸(pneumothorax)是指空气进入胸膜腔内。常因慢性呼吸道疾病,如慢性阻塞性肺疾病、肺结核或肺表面胸膜下肺大疱导致胸膜脏层破裂,使肺和支气管内气体进入胸膜腔而形成气胸,谓之自发性气胸。用人工方法将过滤的空气注入胸膜腔,以诊治疾病者为人工气胸。此外,胸部外伤引起气胸者,称为外伤性气胸。

1. 症状 持重物、屏气、剧烈运动和咳嗽常为其诱因。病人突感一侧胸痛,进行性呼吸困难,不能平卧,或被迫健侧卧位,患侧朝上以减轻压迫症状。可有咳嗽,但无痰或少痰。小量闭合性气胸者仅有轻度气急,数小时后可逐渐平稳。大量张力性气胸者,除严重呼吸困难外,尚有表情紧张、烦躁不安、大汗淋漓、脉速、虚脱、发绀,甚至呼吸衰竭。

2. 体征 少量胸腔积气者常无明显体征。积气量多时,患侧胸廓饱满,肋间隙变宽,呼吸动度减弱,语音震颤及语音共振减弱或消失,气管、心脏移向健侧,叩诊患侧呈鼓音。右侧气胸时肝浊音界下移,听诊患侧呼吸音减弱或消失。

兹将肺与胸膜常见疾病的体征归纳于表2-2-9,供临床体格检查时参考。

表2-2-9 肺与胸膜常见疾病的体征

疾病	视诊		触诊		叩诊		听诊	
	胸廓	呼吸动度	气管位置	语音震颤	音响	呼吸音	啰音	语音共振
大叶性肺炎	对称	患侧减弱	正中	患侧增强	浊音	支气管呼吸音	湿啰音	患侧增强
慢性阻塞性肺疾病	桶状	双侧减弱	正中	双侧减弱	过清音	减弱	多无	减弱
哮喘	对称	双侧减弱	正中	双侧减弱	过清音	减弱	干啰音	减弱
肺水肿	对称	双侧减弱	正中	正常或减弱	正常或浊音	减弱	湿啰音	正常或减弱
肺不张	患侧平坦	患侧减弱	移向患侧	减弱或消失	浊音	减弱或消失	无	减弱或消失
胸腔积液	患侧饱满	患侧减弱	移向健侧	减弱或消失	实音	减弱或消失	无	减弱
气胸	患侧饱满	患侧减弱或消失	移向健侧	减弱或消失	鼓音	减弱或消失	无	减弱或消失

心脏检查

五、心脏检查

心脏检查是心血管疾病诊断的基本功,在详细询问病史的基础上,进一步仔细进行心脏检查,许多情况下能及早地得出准确的诊断,而给予病人及时的治疗。即使在现代医学高度发展、许多新的诊断手段不断出现的今天,心脏检查结果也对进一步正确地选择仪器检查提供了有意义的参考;同时,仪器的检查结果往往需结合病史和体检进行综合考虑,才能对疾病得出正确的诊断。另外,某些物理检查所见,如心音的改变、心脏杂音、奔马律、交替脉等重要的体征,是目前常规仪器检查所不能发现的。

要做到正确地进行心脏检查,除需要从书本中认真学习前人从实践中总结出的经验外,更重要的是在带教老师的指导下通过自己反复地临床实践,逐步掌握这一临床技能。另外,在进行心血管检查时,需注意全身性疾病对心血管系统的影响和心血管疾病的全身表现,以便得出正确的诊断。

在进行心脏检查时,需有一个安静、光线充足的环境,病人多取卧位,医生多位于病人右侧,门诊条件下也可取坐位,但必要时仍需取多个体位进行反复检查。心脏检查时,一方面注意视诊(inspection)、触诊(palpation)、叩诊(percussion)、听诊(auscultation)依次进行,以全面地了解心脏情况;另一方面在确定某一异常体征时,也可同时交替应用两种以上的检查方法加以判断。

(一)视诊

病人尽可能取卧位,除一般观察胸廓轮廓外,必要时医生也可将视线与胸廓同高,以便更好地了解心前区有无隆起和异常搏动等(图2-2-52)。

1. 胸廓畸形 正常人胸廓左右两侧的前后径、横径应基本对称,体检时注意与心脏有关的胸廓畸形情况。

(1)心前区隆起:多为先天性心脏病造成心脏肥大,在儿童生长发育完成前影响胸廓正常发育而形成。常见胸骨下段及胸骨左缘第

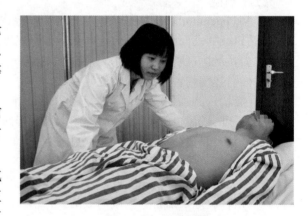

图 2-2-52 心脏视诊

3、4、5肋间的局部隆起,如法洛四联症、肺动脉瓣狭窄等的右心室肥大,少数情况见于儿童期风湿性心脏病的二尖瓣狭窄所致的右心室肥大或伴有大量渗出液的儿童期慢性心包炎。位于胸骨右缘第2肋间及其附近的局部隆起,多为主动脉弓动脉瘤或升主动脉扩张所致,常伴有收缩期搏动。

(2)鸡胸、漏斗胸、脊柱畸形:一方面严重者有可能使心脏位置受到一定影响,另一方面这些畸形也提示存在某种心脏疾病的可能性。如脊柱后侧凸可引起肺源性心脏病,鸡胸可伴有马方综合征。参见本章第四节。

2. 心尖搏动(apical impulse) 主要由于心室收缩时心脏摆动,心尖向前冲击前胸壁相应部位而形成。正常成人心尖搏动位于第5肋间,左锁骨中线内侧0.5~1.0cm,搏动范围以直径计算为2.0~2.5cm。

(1)心尖搏动移位:心尖搏动位置的改变可受多种生理性和病理性因素的影响。

1)生理性因素:正常仰卧时心尖搏动略上移;左侧卧位,心尖搏动向左移2.0~3.0cm;右侧卧位可向右移1.0~2.5cm。肥胖体型者、小儿及妊娠时,横膈位置较高,使心脏呈横位,心尖搏动向上外移,可在第4肋间左锁骨中线外。若体型瘦长(特别是处于站立或坐位)使横膈下移,心脏呈垂位,心尖搏动移向内下,可达第6肋间。

2)病理性因素:包括心脏本身因素(如心脏增大)和心脏以外的因素(如纵隔、横膈位置改变)(表2-2-10)。

表 2-2-10 心尖搏动移位的常见病理因素

因素	心尖搏动移位	临床常见疾病
心脏因素		
左心室增大	向左下移位	主动脉瓣关闭不全等
右心室增大	向左侧移位	二尖瓣狭窄等
左、右心室增大	向左下移位,伴心浊音界两侧扩大	扩张型心肌病等
右位心	心尖搏动位于右侧心壁	先天性右位心
心外因素		
纵隔移位	心尖搏动向患侧移位	一侧胸膜增厚或肺不张等
	心尖搏动向病变对侧移位	一侧胸腔积液或气胸等
横膈移位	心尖搏动向左外侧移位	大量腹腔积液等,横膈抬高使心脏横位
	心尖搏动移向内下,可达第 6 肋间	严重肺气肿等,横膈下移使心脏垂位

（2）心尖搏动强度与范围的改变:也受生理和病理情况的影响。

生理情况下,胸壁肥厚、乳房悬垂或和肋间隙狭窄时,心尖搏动较弱,搏动范围也缩小。胸壁薄或肋间隙增宽时,心尖搏动相应增强,范围也较大。另外,剧烈运动与情绪激动时,心尖搏动也随之增强。

病理情况下,心肌收缩力增加也可使心尖搏动增强,如高热、严重贫血、甲状腺功能亢进和左心室肥厚心功能代偿期。心肌收缩力下降可导致心尖搏动减弱,见于扩张型心肌病和急性心肌梗死等。其他造成心尖搏动减弱的心脏因素有:心包积液、缩窄性心包炎、心脏与前胸壁距离增加。心脏以外的病理性影响因素有:肺气肿、左侧大量胸腔积液、气胸等。

（3）负性心尖搏动(inward impulse):心脏收缩时,心尖部胸壁搏动内陷,称负性心尖搏动。见于粘连性心包炎和心包与周围组织广泛粘连。另外,重度右心室肥大所致心脏顺钟向转位而使左心室向后移位也可引起负性心尖搏动。

3. 心前区搏动

（1）胸骨左缘第3～4肋间搏动:心脏收缩时在此部位出现强有力而较持久的搏动,可持续至第二心音开始,为右心室持久的压力负荷增加所致的右心室肥厚征象,多见于先天性心脏病所致的右心室肥厚,如房间隔缺损等。

（2）剑突下搏动:该搏动可能是右心室收缩期搏动,也可由腹主动脉搏动产生。病理情况下,前者可见于肺源性心脏病右心室肥大者,后者常由腹主动脉瘤引起。鉴别搏动来自右心室还是腹主动脉的方法有两种:其一是病人深吸气后,搏动增强则为右心室搏动,减弱则为腹主动脉搏动;其二是手指平放,从剑突下向上压入前胸壁后方,右心室搏动冲击手指末端而腹主动脉搏动冲击手指掌面。另外,消瘦者的剑突下搏动可能来自正常的腹主动脉搏动或心脏垂位时的右心室搏动。

（3）心底部搏动:胸骨左缘第2肋间(肺动脉瓣区)收缩期搏动,多见于肺动脉扩张和肺动脉高压,也可见于少数正常青年人(特别是瘦长体形者)在体力活动和情绪激动时。胸骨右缘第2肋间(主动脉瓣区)收缩期搏动,多为主动脉弓动脉瘤和升主动脉扩张。

（二）触诊

心脏触诊除可进一步确定视诊检查发现的心尖搏动位置和心前区异常搏动的结果外,尚可发现心脏病特有的震颤及心包摩擦感。与视诊同时进行,能起互补作用。触诊方法是:检查者先将右手全手掌置于心前区,确定需触诊的部位和范围,然后逐渐缩小到用手掌尺侧(小鱼际)或示指、中指及环指指腹并拢同时触诊,必要时也可单指指腹触诊(图 2-2-53)。

1. 心尖搏动及心前区搏动 触诊除可进一步确定心尖搏动的位置外,尚可判断心尖或心前区的抬举性搏动。心尖区抬举性搏动是指心尖区徐缓、有力的搏动,可使手指尖端抬起且持续至第二心音开始,与此同时心尖搏动范围也增大,为左心室肥厚的体征。而胸骨左下缘收缩期抬举性搏动是右心室肥厚的可靠指征。对视诊所发现的心前区其他异常搏动也可运用触诊进一步确定和鉴别。另外,对于复杂的心律失常病人,心尖搏动的触诊结合听诊对确定第一、第二心音和收缩期、舒张期也有重要价值。

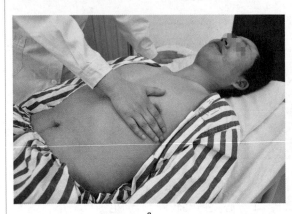
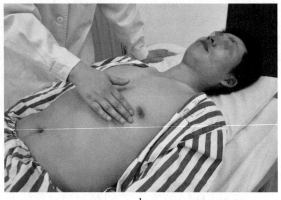

a　　　　　　　　　　　　　　　　　　　b

图 2-2-53　心脏触诊

2. **震颤(thrill)**　为触诊时手掌尺侧(小鱼际)或手指指腹感到的一种细小震动感,与在猫喉部摸到的呼吸震颤类似,又称猫喘。震颤的发生机制与杂音相同,系血液经狭窄的口径或循异常的方向流动形成涡流造成瓣膜、血管壁或心腔壁震动传至胸壁所致。发现震颤后应首先确定部位及来源(瓣膜、大血管或间隔缺损),其次确定其处于心动周期中的时相(收缩期、舒张期或连续性),最后分析其临床意义。

一般情况下,震颤见于某些先天性心血管病和狭窄性瓣膜病变,而瓣膜关闭不全时,则较少有震颤,仅在房室瓣重度关闭不全时可触及震颤。除右心(三尖瓣及肺动脉瓣)产生的震颤外,震颤在深呼气后较易触及。临床上凡触及震颤,均可认为心脏有器质性病变。触诊有震颤者,多数也可听到响亮的杂音。但是,通常触诊对低频振动较敏感,而听诊对高频振动较敏感,对于某些低音调的舒张期杂音(如二尖瓣狭窄),可能该杂音不响亮或几乎听不到,但触诊时仍可觉察到震颤,需引起注意。兹将不同部位与时相震颤相关的常见病变列于表 2-2-11。

表 2-2-11　心前区震颤的临床意义

部位	时相	常见病变
胸骨右缘第 2 肋间	收缩期	主动脉瓣狭窄
胸骨左缘第 2 肋间	收缩期	肺动脉瓣狭窄
胸骨左缘 3～4 肋间	收缩期	室间隔缺损
胸骨左缘第 2 肋间	连续性	动脉导管未闭
心尖区	舒张期	二尖瓣狭窄
心尖区	收缩期	重度二尖瓣关闭不全

3. **心包摩擦感**　可在心前区或胸骨左缘第 3、4 肋间触及,多呈收缩期和舒张期双相的粗糙摩擦感,以收缩期、前倾体位和呼气末(使心脏靠近胸壁)更为明显。心包摩擦感是由于急性心包炎时心包膜纤维素渗出致表面粗糙,心脏收缩时脏层与壁层心包摩擦产生的振动传至胸壁所致。随渗液的增多,心包脏层与壁层分离,摩擦感则消失。

（三）叩诊

用于确定心界大小及其形状。心浊音界包括相对浊音界和绝对浊音界两部分，心脏左右缘被肺遮盖的部分，叩诊呈相对浊音，而不被肺遮盖的部分叩诊则呈绝对浊音（图 2-2-54）。通常心脏相对浊音界反映心脏的实际大小。但是，在早期右心室肥大时，相对浊音界可能改变不多，而绝对浊音界则增大；心包积液量较多时，绝对与相对浊音界较为接近。因此，注意分辨这两种心浊音界有一定的临床意义。

1. 叩诊方法　叩诊采用间接叩诊法，受检者一般取平卧位。检查者以左手中指作为叩诊板指，板指与肋间平行放置，如果某种原因受检者取坐位时，板指可与肋间垂直，必要时分别进行坐、卧位叩诊，并注意两种体位时心浊音界的不同改变。叩诊时，板指平置于心前区拟叩诊的部位，以右手中指借右腕关节活动均匀叩击板指，并且由外向内逐渐移动板指，以听到声音由清变浊来确定心浊音界。通常测定左侧的心浊音界用轻叩诊法较为准确，而右侧叩诊宜使用较重的叩诊法，叩诊时也要注意根据病人胖瘦程度等调整力度。另外，必须注意叩诊时板指每次移动距离不宜过大，并在发现声音由清变浊时，进一步往返叩诊几次，以免得出的心界范围小于实际大小。

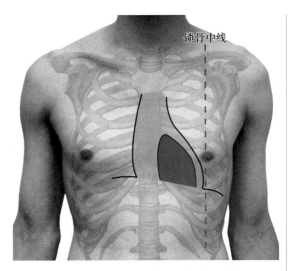

图 2-2-54　心绝对浊音界和相对浊音界

2. 叩诊顺序　通常的顺序是先叩左界，后叩右界。左侧在心尖冲动外 2～3cm 处开始，由外向内，逐个肋间向上，直至第 2 肋间。右界叩诊先叩出肝上界，然后于其上一肋间由外向内，逐一肋间向上叩诊，直至第 2 肋间。对各肋间叩得的浊音界逐一作出标记，并测量其与胸骨中线间的垂直距离。

3. 正常心浊音界　正常心脏左界自第 2 肋间起向外逐渐形成一外凸弧形，直至第 5 肋间。右界各肋间几乎与胸骨右缘一致，仅第 4 肋间稍超过胸骨右缘。以胸骨中线至心浊音界线的垂直距离（cm）表示正常成人心相对浊音界（表 2-2-12），并标出胸骨中线与左锁骨中线的间距。

表 2-2-12　正常成人心脏相对浊音界

右界 /cm	肋间	左界 /cm	右界 /cm	肋间	左界 /cm
2～3	Ⅱ	2～3	3～4	Ⅳ	5～6
2～3	Ⅲ	3.5～4.5		Ⅴ	7～9

注：左锁骨中线距胸骨中线为 8～10cm。

4. 心浊音界各部的组成　心脏左界第 2 肋间处相当于肺动脉段，第 3 肋间为左心耳，第 4、5 肋间为左心室，其中血管与心脏左心交接处向内凹陷，称心腰。右界第 2 肋间相当于升主动脉和上腔静脉，第 3 肋间以下为右心房（图 2-2-55）。

5. 心浊音界改变及其临床意义　心浊音界改变受心脏本身病变和 / 或心脏以外因素的影响。

（1）心脏以外因素：可以造成心脏移位或心浊音界改变的因素，如一侧大量胸腔积液或气胸可使心界移向健侧，一侧胸膜粘连、增厚与肺不张则使心界移向患侧。大量腹水或腹腔巨大肿瘤可使横膈抬高、心脏横位，以致心界向左增大等。肺气肿时心浊音界变小。

（2）心脏本身病变：包括心房、心室增大与心包积液等，导致心浊音界的改变情况和临床常见疾病见表 2-2-13。

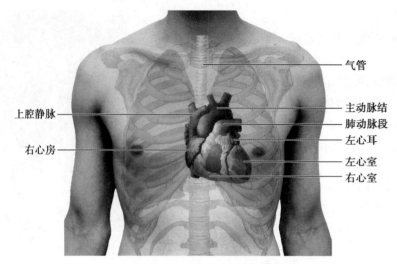

图 2-2-55　心脏各个部位在胸壁的投影

表 2-2-13　心浊音界改变的心脏因素和临床常见疾病

因素	心浊音界	临床常见疾病
左心室增大	向左下增大，心腰加深，心界似靴形（图 2-2-56）	主动脉瓣关闭不全等
右心室增大	轻度增大：绝对浊音界增大，相对浊音界无明显改变 显著增大：心界向左右两侧增大	肺源性心脏病和房间隔缺损等
左、右心室增大	心浊音界向两侧增大，且左界向左下增大，呈普大形	扩张型心肌病等
左心房增大或合并肺动脉段扩大	左心房显著增大：胸骨左缘第 3 肋间心界增大，心腰消失	二尖瓣狭窄等
主动脉扩张	左心房与肺动脉段均增大：胸骨左缘第 2、3 肋间心界增大，心腰更为丰满或膨出，心界如梨形（图 2-2-57）	升主动脉瘤等
心包积液	胸骨右缘第 1、2 肋间浊音界增宽，常伴收缩期搏动 两侧增大，相对、绝对浊音界几乎相同，并随体位而改变，坐位时心界呈三角形烧瓶样，卧位时心底部浊音增宽	心包积液

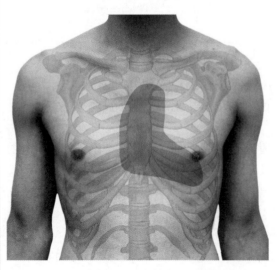

图 2-2-56　主动脉瓣关闭不全的心浊音界（靴形心）

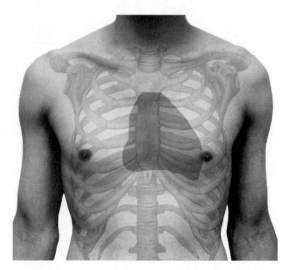

图 2-2-57　二尖瓣狭窄的心浊音界（梨形心）

（四）听诊

心脏听诊是心脏物理诊断中最重要和较难掌握的方法。听诊需注意心率、心律、心音、心脏杂音和额外心音等特征，进而对心脏的病理生理状况进行分析。

听诊时，病人多取卧位或坐位。然而，对疑有二尖瓣狭窄者，宜嘱病人取左侧卧位；对疑有主动脉瓣关闭不全者宜取坐位且上半身前倾。另外，具备一副高质量的听诊器有利于获得更多和更可靠的信息。其中钟型体件轻放在胸前皮肤，适合于听低音调声音，如二尖瓣舒张期隆隆样杂音；膜型体件需紧贴皮肤，能滤过部分低音调声音而适用于听高音调声音，如主动脉瓣舒张期叹气样杂音。注意不能隔着衣服进行心脏听诊。

1. **心脏瓣膜听诊区**　心脏各瓣膜开放与关闭时所产生的声音传导至体表最易听清的部位称心脏瓣膜听诊区，与其解剖部位不完全一致。通常有 5 个听诊区：①二尖瓣区，位于心尖搏动最强点，又称心尖区；②肺动脉瓣区，在胸骨左缘第 2 肋间；③主动脉瓣区，位于胸骨右缘第 2 肋间；④主动脉瓣第二听诊区，在胸骨左缘第 3 肋间，又称 Erb 区；⑤三尖瓣区，在胸骨下端左缘，即胸骨左缘第 4、5 肋间（图 2-2-58）。需要指出的是，这些通常的听诊区域是假定心脏结构和位置正常的情况下设定的，在心脏病的心脏结构和位置发生改变时，需根据心脏结构改变的特点和血流的方向，适当移动听诊部位和扩大听诊范围，对于某些心脏结构异常的心脏病尚可取特定的听诊区域。

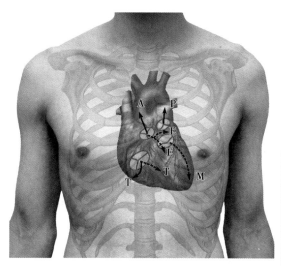

图 2-2-58　心脏瓣膜解剖部位及瓣膜听诊区
M. 二尖瓣区；A. 主动脉瓣区；E. 主动脉瓣第二听诊区（Erb 区）；P. 肺动脉瓣区；T. 三尖瓣区。

2. **听诊顺序**　对于初学者，设定一个听诊顺序，有助于防止遗漏和全面地了解心脏状况。通常的听诊顺序可以从心尖区开始，逆时针方向依次听诊：先听心尖区再听肺动脉瓣区，然后为主动脉瓣区、主动脉瓣第二听诊区，最后是三尖瓣区。也有临床医生从心底部开始依次进行各个瓣膜区的听诊。

3. **听诊内容**　包括心率、心律、心音、额外心音、杂音和心包摩擦音。

（1）心率（heart rate）：指每分钟心搏次数。正常成人在安静、清醒的情况下心率为 60～100 次 /min，老年人心率偏慢，女性稍快，儿童较快，<3 岁的儿童多在 100 次 /min 以上。凡成人心率超过 100 次 /min，婴幼儿心率超过 150 次 /min 称为心动过速。心率低于 60 次 /min 称为心动过缓。心动过速与过缓可为短暂性或持续性，可由多种生理性、病理性或药物性因素引起。

（2）心律（cardiac rhythm）：指心脏跳动的节律。正常人心律基本规则，部分青年人可出现随呼吸改变的心律，吸气时心率增快，呼气时减慢，称窦性心律不齐（sinus arrhythmia），一般无临床意义。听诊所能发现的最常见的心律失常为期前收缩（premature beat）和心房颤动（atrial fibrillation）。

期前收缩是指在规则心律基础上，突然提前出现一次心跳，其后有一较长间歇。如果期前收缩规律出现，可形成联律，例如连续每一次窦性搏动后出现一次期前收缩称为二联律，每两次窦性搏动后出现一次期前收缩则称为三联律，以此类推。需注意的是，听诊发现的期前收缩不能判断期前收缩的来源（房性、交界性、室性），必须借助于心电图进行判断。

心房颤动的听诊特点是心律绝对不规则、第一心音强弱不等和脉率少于心率，后者称脉搏短绌（pulse deficit），产生的原因是过早的心室收缩（心室内仅有少量的血液充盈）不能将足够的血液输送到周围血管。心房颤动的常见原因有二尖瓣狭窄、高血压、冠状动脉粥样硬化性心脏病和甲状腺功能亢进症等。少数原因不明，称特发性。

（3）心音（heart sound）：按其在心动周期中出现的先后次序，可依次命名为第一心音（first heart sound，S_1）、第二心音（second heart sound，S_2）、第三心音（third heart sound，S_3）和第四心音（fourth heart sound，S_4）（图2-2-59），其产生机制和听诊特点见表2-2-14。通常情况下，只能听到第一、第二心音。第三心音可在部分青少年中闻及。第四心音一般听不到，如听到第四心音，属病理性。

心脏听诊最基本的技能是判定第一和第二心音，由此才能进一步确定杂音和额外心音所处的心动周期时相。通常情况下，第一心音与第二心音的判断并无困难：①S_1音调较S_2低，时限较长，在心尖区最响，S_2时限较短，在心底部较响；②S_1至S_2的距离较S_2至下一心搏S_1的距离短。但是，在复杂的心律失常时，往往需借助下列两点进行判别：①心尖和颈动脉的向外搏动与S_1同步或几乎同步，听诊的同时利用左手拇指触诊颈动脉搏动判别S_1更为方便；②当心尖部听诊难以区分S_1和S_2时，可先听心底部，即肺动脉瓣区和主动脉瓣区，心底部的S_1与S_2易于区分，再将听诊器体件逐步移向心尖部，边移边默诵S_1、S_2节律，进而确定心尖部的S_1和S_2。

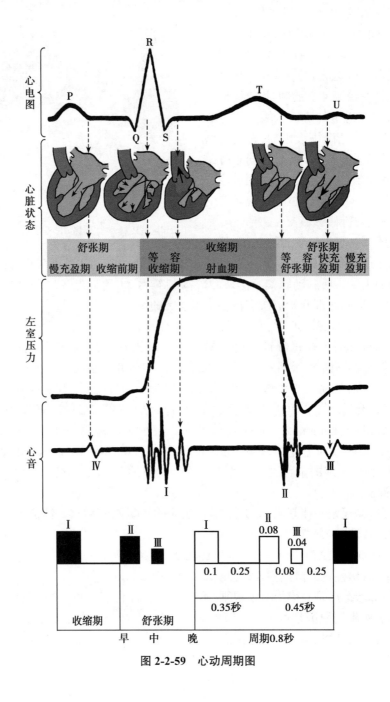

图 2-2-59　心动周期图

表 2-2-14 心音产生机制和听诊特点

心音	产生机制	听诊特点
第一心音	S_1 由四种成分组成,第二、三成分为 S_1 的主要成分,也是其可被听到的成分。S_1 的产生多认为是瓣膜关闭,瓣叶突然紧张产生振动而发出声音。在心室开始收缩时,二尖瓣的关闭产生 S_1 的第二成分,三尖瓣的关闭产生 S_1 的第三成分。其他如半月瓣的开放等因素也参与 S_1 的形成,通常上述成分不能被人耳分辨,听诊仅为一个声音	音调较低钝,强度较响,历时较长(持续约 0.1 秒),与心尖搏动同时出现,在心尖部最响
第二心音	S_2 也由四种成分组成,其中第二成分是 S_2 可听到的成分。S_2 的产生多认为是半月瓣突然关闭和血流在主动脉与肺动脉内突然减速引起瓣膜振动所致,其他如房室瓣的开放等因素也参与 S_2 的形成。S_2 第二成分还可分为两个部分,主动脉瓣关闭在前,形成该音的主动脉瓣部分,肺动脉瓣关闭在后,形成该音的肺动脉瓣部分,同样,这些成分不能被人耳所分辨,听诊仅为一个声音	音调较高而脆,强度较 S_1 弱,历时较短(约 0.08 秒),不与心尖搏动同步,在心底部最响
第三心音	出现在心室舒张早期,快速充盈期末,多认为是由心室快速充盈的血液自心房冲击室壁,使心室壁、腱索和乳头肌突然紧张、振动所致	音调轻而低,持续时间短(约 0.04 秒),局限于心尖部或其内上方,仰卧位、呼气时较清楚
第四心音	出现在心室舒张末期,收缩期前。一般认为 S_4 的产生与心房收缩使房室瓣及其相关结构(瓣膜、瓣环、腱索和乳头肌)突然紧张、振动有关	心尖部及其内侧较明显,低调、沉浊而弱,属病理性

4. 心音的改变及其临床意义

(1)心音强度改变:除肺含气量多少、胸壁或胸腔病变等心外因素和是否心包积液外,影响心音强度的主要因素是心肌收缩力与心室充盈程度(影响心室内压增加的速率)、瓣膜位置的高低、瓣膜的结构和活动性等。

1)第一心音强度的改变:决定因素是心室内压增加的速率,心室内压增加的速率越快,S_1 越强。另外,受心室开始收缩时二尖瓣、三尖瓣的位置和上述其他因素的影响。①S_1 增强:常见于二尖瓣狭窄。由于心室充盈减慢、减少,以致在心室开始收缩时二尖瓣位置低垂,以及由于心室充盈减少,使心室收缩时左心室内压上升加速和收缩时间缩短,造成瓣膜关闭振动幅度大,因而 S_1 亢进。但是,二尖瓣狭窄时如果伴有严重的瓣叶病变,瓣叶显著纤维化或钙化,使瓣叶增厚、僵硬,瓣膜活动明显受限,则 S_1 反而减弱。另外,在心肌收缩力增强和心动过速时,如高热、贫血、甲状腺功能亢进等均可使 S_1 增强。②S_1 减弱:常见于二尖瓣关闭不全。由于左心室舒张期过度充盈(包括由肺静脉回流的血液及收缩期反流入左心房的血液),使二尖瓣漂浮,以致在心室收缩前二尖瓣位置较高,关闭时振幅小,因而 S_1 减弱。其他原因如心电图 PR 间期过度延长、主动脉瓣关闭不全等使心室充盈过度和二尖瓣位置较高,以及心肌炎、心肌病、心肌梗死和心力衰竭时,心肌收缩力减弱,均可致 S_1 减弱。③S_1 强弱不等:常见于心房颤动和完全性房室传导阻滞。前者当两次心搏相近时 S_1 增强,相距远时则 S_1 减弱;后者当心房心室几乎同时收缩时 S_1 增强,又称“大炮音”(cannon sound),其机制是当心室收缩正好出现在心房收缩之后(心电图上表现为 QRS 波接近 P 波出现),心室在相对未完全舒张和未被血液充分充盈的情况下,二尖瓣位置较低,急速的心室收缩使二尖瓣迅速和有力地关闭,使 S_1 增强。

2)第二心音强度的改变:体或肺循环阻力的大小和半月瓣的病理改变是影响 S_2 的主要因素。S_2 有两个主要部分,即主动脉瓣部分(A_2)和肺动脉瓣部分(P_2),通常 A_2 在主动脉瓣区最清楚,P_2 在肺动脉瓣区最清晰。一般情况下,青少年 $P_2 > A_2$,成年人 $P_2 = A_2$,而老年人 $P_2 < A_2$。①S_2 增强:体循环阻力增高或血流增多时,主动脉压增高,主动脉瓣关闭有力,振动大,以致 S_2 的主动脉瓣部分(A_2)增强或亢进,可呈高调金属撞击音,亢进的 A_2 可向心尖及肺动脉瓣区传导,如高血压、动脉粥样硬化。同样,肺循环阻力增高或血流量增多时,肺动脉压力增高,S_2 的肺动脉瓣部

分（P_2）亢进，可向胸骨左缘第 3 肋间传导，但不向心尖传导，如肺源性心脏病、左向右分流的先天性心脏病（如房间隔缺损、室间隔缺损、动脉导管未闭等）、二尖瓣狭窄伴肺动脉高压等。②S_2 减弱：体循环或肺循环阻力降低、血流减少、半月瓣钙化和严重纤维化均可分别导致第二心音的 A_2 或 P_2 减弱，如低血压、主动脉瓣和肺动脉瓣狭窄等。

（2）心音性质改变：心肌严重病变时，第一心音失去原有性质且明显减弱，第二心音也弱，S_1、S_2 极相似，可形成"单音律"。当心率增快，收缩期与舒张期时限几乎相等时，听诊类似钟摆声，又称"钟摆律"或"胎心律"，提示病情严重，如大面积急性心肌梗死和重症心肌炎等。

（3）心音分裂（splitting of heart sound）：正常生理条件下，心室收缩或舒张时两个房室瓣或两个半月瓣的关闭并非绝对同步，三尖瓣较二尖瓣延迟关闭 0.02～0.03 秒，肺动脉瓣迟于主动脉瓣约 0.03 秒，上述时间差不能被人耳分辨，听诊仍为一个声音。当 S_1 或 S_2 的两个主要成分之间的间距延长，导致听诊闻及心音分裂为两个声音即称心音分裂。

1）S_1 分裂：当左、右心室收缩明显不同步时，S_1 的两个成分相距 0.03 秒以上，可出现 S_1 分裂，在心尖或胸骨左下缘可闻及 S_1 分裂。S_1 的分裂一般并不因呼吸而有变异，常见于心室电或机械活动延迟，使三尖瓣关闭明显迟于二尖瓣。电活动延迟见于完全性右束支传导阻滞，机械活动延迟见于肺动脉高压等，由于右心室开始收缩时间晚于左心室、三尖瓣延迟关闭，以致 S_1 分裂。

2）S_2 分裂：临床上较常见，以肺动脉瓣区明显。见于下列情况：①生理性分裂（physiologic splitting）。深吸气时因胸腔负压增加，右心回心血流增加，右心室排血时间延长，使肺动脉瓣关闭延迟，如果肺动脉瓣关闭明显迟于主动脉瓣，则可在深吸气末出现 S_2 分裂，无心脏疾病存在，尤其在青少年更常见。②通常分裂（general splitting）。是临床上最为常见的 S_2 分裂，也受呼吸影响，见于某些使右心室排血时间延长的情况，如二尖瓣狭窄伴肺动脉高压、肺动脉瓣狭窄等，也可见于左心室射血时间缩短，使主动脉瓣关闭时间提前的情况，如二尖瓣关闭不全、室间隔缺损等。③固定分裂（fixed splitting）。指 S_2 分裂不受吸气、呼气的影响，S_2 分裂的两个成分时距较固定，可见于先天性心脏病房间隔缺损。房间隔缺损时，虽然呼气时右心房回心血量有所减少，但由于存在左心房向右心房的血液分流，右心血流仍然增加，排血时间延长，肺动脉瓣关闭明显延迟，致 S_2 分裂；吸气时，回心血流增加，但右心房压力暂时性增高同时造成左向右分流稍减，抵消了吸气导致的右心血流增加的改变，因此其 S_2 分裂的时距较固定。④反常分裂（paradoxical splitting），又称逆分裂（reversed splitting）。指主动脉瓣关闭迟于肺动脉瓣，吸气时分裂变窄，呼气时变宽。S_2 逆分裂是病理性体征，见于完全性左束支传导阻滞。另外，主动脉瓣狭窄或重度高血压时，左心排血受阻，排血时间延长使主动脉瓣关闭明显延迟，也可出现 S_2 反常分裂（图 2-2-60）。

5. 额外心音（extra cardiac sound） 指在正常 S_1、S_2 之外听到的附加心音，与心脏杂音不同。多数为病理性，大部分出现在 S_2 之后，即舒张期，与原有的心音 S_1、S_2 构成三音律（triple rhythm），如奔马律、开瓣音和心包叩击音等；也可出现在 S_1 之后，即收缩期，如收缩期喷射音。少数出现两个附加心音，则构成四音律（quadruple rhythm）。

（1）舒张期额外心音

1）奔马律（gallop rhythm）：系一种额外心音发生在舒张期的三音心律，由于同时常存在心率增快，额外心音与原有的 S_1、S_2 组成类似马奔跑时的蹄声，故称奔马律。奔马律是心肌严重损害的体征。按其出现时间的早晚可分三种：①舒张早期奔马律（protodiastolic gallop），最为常见，是病理性的 S_3。常伴有心率增快，使 S_2 和 S_3 的间距与 S_1 和 S_2 的间距相仿，听诊音调低、强度弱，又称第三心音奔马律。它与生理性 S_3 的主要区别是后者见于健康人，尤其是儿童和青少年，在心率不快时易发现，S_3 与 S_2 的间距短于 S_1 与 S_2 的间距，左侧卧位及呼气末明显，且在坐位或立位时 S_3 可消失。一般认为舒张早期奔马律是由于心室舒张期负荷过重，心肌张力减低与顺应性减退，以致心室舒张时，血液充盈引起室壁振动。舒张早期奔马律的出现，提示有严重器质性心脏病，常见于心力衰竭、急性心肌梗死、重症心肌炎与扩张性心肌病等。根据舒张早期奔马律

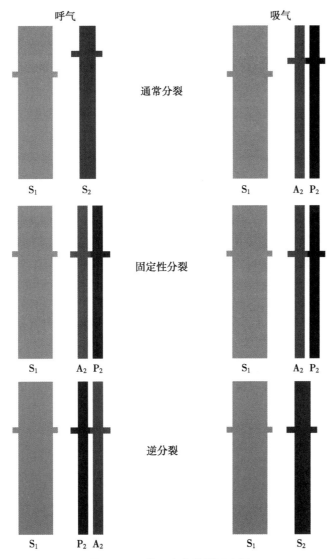

呼气　　　　　　　　　吸气

通常分裂

S_1　S_2　　　　　S_1　A_2 P_2

固定性分裂

S_1　A_2 P_2　　　S_1　A_2 P_2

逆分裂

S_1　P_2 A_2　　　S_1　S_2

图 2-2-60　第二心音分裂示意图

不同来源又可分为左心室奔马律与右心室奔马律,以左心室占多数。左心室奔马律在心尖区稍内侧,呼气时较清楚;右心室奔马律则在剑突下或胸骨左缘第 5 肋间,吸气时较清楚。②舒张晚期奔马律(late diastolic gallop),又称收缩期前奔马律或房性奔马律,发生于 S_4 出现的时间,为增强的 S_4。该奔马律的发生与心房收缩有关,是由于心室舒张末期压力增高或顺应性减退,以致心房为克服心室的充盈阻力而加强收缩所产生的异常心房音。多见于阻力负荷过重引起心室肥厚的心脏病,如高血压性心脏病、肥厚型心肌病、主动脉瓣狭窄等。听诊特点为音调较低,强度较弱,距 S_2 较远,较接近 S_1(在 S_1 前约 0.1 秒),在心尖部稍内侧听诊最清楚。③重叠型奔马律(summation gallop),为舒张早期和晚期奔马律在快速性心率或房室传导时间延长时在舒张中期重叠出现引起的,使此额外音明显增强。当心率较慢时,两种奔马律可没有重叠,则听诊为 4 个心音,称舒张期四音律,常见于心肌病或心力衰竭。

2)开瓣音(opening snap):又称二尖瓣开放拍击声,常位于第二心音后 0.05~0.06 秒,见于二尖瓣狭窄而瓣膜尚柔软时。由于舒张早期血液自高压力的左心房迅速流入左心室,导致弹性尚好的瓣叶迅速开放后又突然停止,使瓣叶振动引起拍击样声音。听诊特点为音调高、历时短促而响亮、清脆,呈拍击样,在心尖内侧较清楚。开瓣音的存在可作为二尖瓣瓣叶弹性及活动尚好的间接指标,是二尖瓣分离术适应证的重要参考条件。

3)心包叩击音(pericardial knock):见于缩窄性心包炎,在 S_2 后 0.09~0.12 秒出现的中频、较响而短促的额外心音。在舒张早期心室快速充盈时，由于心包增厚，阻碍心室舒张以致心室在舒张过程中被迫骤然停止，导致室壁振动而产生的声音，在胸骨左缘最易闻及。

4）肿瘤扑落音（tumor plop）：见于心房黏液瘤病人，在心尖或其内侧胸骨左缘第3、4肋间可闻及，在S_2后0.08~0.12秒出现，出现时间较开瓣音晚，声音类似，但音调较低，且随体位改变。为黏液瘤在舒张期随血流进入左心室，撞碰室壁和瓣膜，以及瘤蒂柄突然紧张产生振动所致。

（2）收缩期额外心音：心脏在收缩期也可出现额外心音，可分别发生于收缩早期和中、晚期。

1）收缩早期喷射音（early systolic ejection sound）：又称收缩早期喀喇音（click），为高频爆裂样声音，高调、短促而清脆，紧接于S_1后0.05~0.07秒出现，在心底部听诊最清楚。其产生机制为扩大的肺动脉或主动脉动脉壁在心室射血时振动，以及在主、肺动脉阻力增高的情况下半月瓣瓣叶用力开启，或狭窄的瓣叶在开启时突然受限产生振动所致。根据发生部位可分为肺动脉收缩期喷射音和主动脉收缩期喷射音。①肺动脉收缩期喷射音：在肺动脉瓣区最响，吸气时减弱，呼气时增强，见于肺动脉高压、原发性肺动脉扩张、轻中度肺动脉瓣狭窄和房间隔缺损、室间隔缺损等疾病。②主动脉收缩期喷射音：在主动脉瓣区听诊最响，可向心尖传导，不受呼吸影响，见于高血压、主动脉瘤、主动脉瓣狭窄、主动脉瓣关闭不全与主动脉缩窄等。当瓣膜钙化和活动减弱时，此喷射音可消失。

2）收缩中、晚期喀喇音（mid and late systolic click）：高调、短促、清脆，如关门落锁的"Ka-Ta"样声音，在心尖区及其稍内侧最清楚，改变体位从下蹲到直立可使喀喇音在收缩期的较早阶段发生，而下蹲位或持续紧紧握拳可使喀喇音发生时间延迟。喀喇音出现在S_1后0.08秒者称收缩中期喀喇音，0.08秒以上者为收缩晚期喀喇音。喀喇音可由房室瓣（多数为二尖瓣）在收缩中、晚期脱入左心房，瓣叶突然紧张或其腱索的突然拉紧产生震动所致，这种情况临床上称为二尖瓣脱垂。由于二尖瓣脱垂可造成二尖瓣关闭不全，血液由左心室反流至左心房，因而二尖瓣脱垂病人可同时伴有收缩晚期杂音。收缩中、晚期喀喇音合并收缩晚期杂音也称二尖瓣脱垂综合征。

（3）医源性额外音：由于心血管病治疗技术的发展，人工器材置入心脏，可导致额外心音。常见的主要有二种，人工瓣膜音和人工起搏音。

1）人工瓣膜音：在置换人工金属瓣后，可产生瓣膜开关时撞击金属支架所致的金属乐音，音调高、响亮、短促。人工二尖瓣关瓣音在心尖部最响而开瓣音在胸骨左下缘最明显。人工主动脉瓣开瓣音在心底及心尖部均可听到，而关瓣音则仅在心底部闻及。

2）人工起搏音：安置起搏器后有可能出现两种额外音：①起搏音，发生于S_1前0.08~0.12秒处，高频、短促、喀喇音性质。在心尖内侧或胸骨左下缘最清楚。为起搏电极发放的脉冲电流刺激心内膜或心外膜电极附近的神经组织，引起局部肌肉收缩，以及起搏电极导管在心腔内摆动引起的振动所致。②膈肌音，发生在S_1之前，伴上腹部肌肉收缩，为起搏电极发放的脉冲电流刺激膈肌或膈神经引起膈肌收缩所产生。

几种主要的三音律和心音分裂听诊特点的比较见表2-2-15。

表2-2-15 几种主要的三音律和心音分裂的听诊特点比较

类型	听诊部位	性质	时间	呼吸影响	临床意义
生理性S_3	心尖部及其内上方	音较弱、音调低	舒张早期，S_2-S_3<S_1-S_2	呼气末明显	健康青少年
S_2分裂	肺动脉瓣区	音短促，两音相同	S_2的两个成分间隔>0.03秒	多为吸气末明显	健康青少年、肺动脉瓣狭窄等
S_1分裂	心尖部	音短促，两音相同	S_1的两个成分间隔>0.03秒		肺动脉高压等
舒张早期奔马律	心尖部（左心室）或剑突下（右心室）	音调低、强度弱	舒张早期，心率快使S_2-S_3与S_1-S_2相仿	呼气末（左心室）或吸气时较响（右心室）	心肌损伤等

续表

类型	听诊部位	性质	时间	呼吸影响	临床意义
舒张晚期奔马律	心尖部稍内侧	音调较低,强度较弱	舒张晚期,S_1 前约 0.1 秒	呼气末较响	心肌肥厚伴心肌损伤等
开瓣音	心尖部稍内侧	音调高,响亮、清脆、短促,呈拍击样	舒张早期,S_2 后 0.05～0.06 秒		二尖瓣狭窄
心包叩击音	胸骨左缘	中频,较响,短促	舒张早期,S_2 后 0.09～0.12 秒		缩窄性心包炎
肿瘤扑落音	心尖部内侧	音调较低,随体位改变	S_2 后 0.08～0.12 秒		心房黏液瘤
收缩早期喀喇音	主动脉瓣区或肺动脉瓣区	音调高、清脆短促的高频爆裂样声音	紧跟 S_1 后 0.05～0.07 秒		主动脉瓣狭窄或肺动脉高压等
收缩中晚期喀喇音	心尖部或其内侧	高调、短促、清脆,可伴收缩晚期杂音	S_1 后 0.08 秒或以上		二尖瓣脱垂

6. **心脏杂音**（cardiac murmur）　是指除心音与额外心音外,在心脏收缩或舒张期发现的异常声音,杂音性质的判断对于心脏病的诊断具有重要的参考价值。

（1）杂音产生的机制:正常血流呈层流状态。在血流加速、异常血流通道、血管管径异常改变等情况下,可使层流转变为湍流或旋涡而冲击心壁、大血管壁、瓣膜、腱索等使之振动而在相应部位产生杂音。具体机制见图 2-2-61。

1）血流加速:血流速度越快,就越容易产生旋涡,杂音也越响。例如剧烈运动、严重贫血、高热、甲状腺功能亢进等,使血流速度明显增加时,即使没有瓣膜或血管病变也可产生杂音,或使原有杂音增强。

2）瓣膜口狭窄:血流通过狭窄处会产生湍流而形成杂音,这是杂音形成的常见原因。如二尖瓣狭窄、主动脉瓣狭窄、肺动脉瓣狭窄、先天性主动脉缩窄等。此外,也可由于心腔或大血管扩

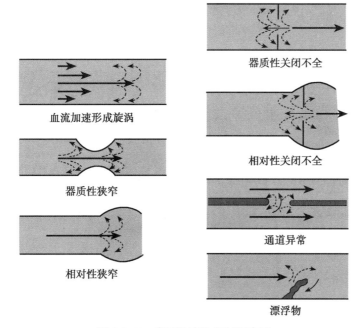

血流加速形成旋涡

器质性狭窄

相对性狭窄

器质性关闭不全

相对性关闭不全

通道异常

漂浮物

图 2-2-61　杂音的产生机制示意图

张导致瓣口相对狭窄,血流通过时也可产生旋涡,形成湍流而出现杂音。

3)瓣膜关闭不全:心脏瓣膜由于器质性病变(畸形、粘连或穿孔等)形成的关闭不全或心腔扩大导致的相对性关闭不全,血液反流经过关闭不全的部位会产生旋涡而出现杂音,这也是杂音产生的常见原因。如主动脉瓣关闭不全的主动脉瓣区舒张期杂音、扩张性心肌病左心室扩大导致的二尖瓣相对关闭不全的心尖区收缩期杂音。

4)异常血流通道:在心腔内或大血管间存在异常通道,如室间隔缺损、动脉导管未闭等,血流经过这些异常通道时会形成旋涡而产生杂音。

5)心腔异常结构:心室内乳头肌、腱索断裂的残端漂浮,均可能扰乱血液层流而出现杂音。

6)大血管瘤样扩张:血液在流经该血管瘤(主要是动脉瘤)时会形成涡流而产生杂音。

(2)杂音的特性与听诊要点:杂音的听诊有一定的难度,应根据以下要点进行仔细分辨并分析。

1)最响部位和传导方向:杂音最响部位常与病变部位有关,如杂音在心尖部最响,提示二尖瓣病变;杂音在主动脉瓣区或肺动脉瓣区最响,则分别提示为主动脉瓣或肺动脉瓣病变;如在胸骨左缘第3、4肋间闻及响亮而粗糙的收缩期杂音,应考虑室间隔缺损等。杂音的传导方向也有一定规律,如二尖瓣关闭不全的杂音多向左腋下传导,主动脉瓣狭窄的杂音向颈部传导,而二尖瓣狭窄的隆隆样杂音则局限于心尖区。由于许多杂音具有传导性,在心脏任何听诊区听到的杂音除考虑相应的瓣膜病变外,尚应考虑是否由其他部位传导所致。一般杂音传导得越远,则其声音变得越弱,但性质仍保持不变。可将听诊器自某一听诊区逐渐移向另一听诊区,若杂音逐渐减弱,只在某一听诊区杂音最响,则可能仅是这一听诊区相应的瓣膜或部位有病变,其他听诊区的杂音是传导而来的。若移动时,杂音先逐渐减弱,而移近另一听诊区时杂音有增强且性质不相同,应考虑两个瓣膜或部位均有病变。

2)心动周期中的时期:不同时期的杂音反映不同的病变。可分为收缩期杂音(systolic murmur)、舒张期杂音(diastolic murmur)、连续性杂音(continuous murmur)和双期杂音(收缩期与舒张期均出现但不连续的杂音)。还可根据杂音在收缩期或舒张期出现的早、晚而进一步分为早期、中期、晚期或全期杂音。一般认为,舒张期杂音和连续性杂音均为器质性杂音,而收缩期杂音则可能系器质性或功能性,应注意鉴别。

3)性质:指由于杂音的不同频率而表现出音调与音色的不同。临床上常用于形容杂音音调的词为柔和、粗糙。杂音的音色可形容为吹风样、隆隆样(雷鸣样)、机器样、喷射样、叹气样(哈气样)、乐音样和鸟鸣样等。不同音调与音色的杂音,反映不同的病理变化。临床上可根据杂音的性质,推断不同的病变。如心尖区舒张期隆隆样杂音是二尖瓣狭窄的特征;心尖区粗糙的吹风样全收缩期杂音,常指示二尖瓣关闭不全;心尖区柔和的吹风样杂音常为功能性杂音;主动脉瓣第二听诊区舒张期叹气样杂音为主动脉瓣关闭不全等。

4)强度与形态:即杂音的响度及其在心动周期中的变化。收缩期杂音的强度一般采用Levine 6级分级法(表2-2-16),对舒张期杂音的分级也可参照此标准,但亦有只分为轻、中、重度3级的分级法。

表2-2-16 杂音强度分级

级别	响度	听诊特点	震颤
1	很轻	很弱,易被初学者或缺少心脏听诊经验者所忽视	无
2	轻度	能被初学者或缺少心脏听诊经验者听到	无
3	中度	明显的杂音	无
4	中度	明显的杂音	有
5	响亮	响亮的杂音	明显
6	响亮	响亮的杂音,即使听诊器稍离开胸壁也能听到	明显

杂音分级的记录方法:杂音级别为分子,6 为分母,如响度为 2 级的杂音则记为 2/6 级杂音。

杂音形态是指在心动周期中杂音强度的变化规律,用心音图记录,构成一定的形态。常见的杂音形态有 5 种:①递增型杂音(crescendo murmur),杂音由弱逐渐增强,如二尖瓣狭窄的舒张期隆隆样杂音;②递减型杂音(decrescendo murmur),杂音由较强逐渐减弱,如主动脉瓣关闭不全时的舒张期叹气样杂音;③递增递减型杂音(crescendo-decrescendo murmur),又称菱形杂音,即杂音由弱转强,再由强转弱,如主动脉瓣狭窄的收缩期杂音;④连续型杂音(continuous murmur),杂音由收缩期开始,逐渐增强,高峰在 S_2 处,舒张期开始渐减,直到下一心动的 S_1 前消失,如动脉导管未闭的连续性杂音;⑤一贯型杂音(plateau murmur),强度大体保持一致,如二尖瓣关闭不全的全收缩期杂音(图 2-2-62)。

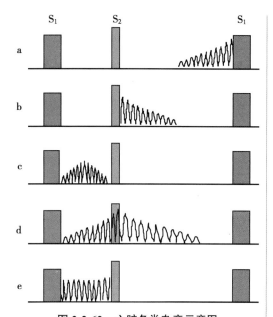

图 2-2-62 心脏各类杂音示意图

a. 递增型杂音;b. 递减型杂音;c. 递增递减型杂音;d. 连续型杂音;e. 一贯型杂音。

5)体位、呼吸和运动对杂音的影响:采取某一特定的体位或体位改变、运动后、深吸气或呼气、屏气等动作可使某些杂音增强或减弱,有助于杂音的判别。①体位:左侧卧位可使二尖瓣狭窄的舒张期隆隆样杂音更明显;前倾坐位时,易于闻及主动脉瓣关闭不全的叹气样杂音;仰卧位则二尖瓣、三尖瓣与肺动脉瓣关闭不全的杂音更明显。此外,迅速改变体位,由于血流分布和回心血量的改变也可影响杂音的强度,如从卧位或下蹲位迅速站立,使瞬间回心血量减少,从而使二尖瓣、三尖瓣、主动脉瓣关闭不全及肺动脉瓣狭窄与关闭不全的杂音均减轻,而肥厚型梗阻性心肌病的杂音则增强。②呼吸:深吸气时,胸腔负压增加,回心血量增多和右心室排血量增加,从而使与右心相关的杂音增强,如三尖瓣和肺动脉瓣狭窄与关闭不全。深吸气后紧闭声门并用力做呼气动作(Valsalva 动作)时,胸腔压力增高,回心血量减少,经瓣膜产生的杂音一般都减轻,而肥厚型梗阻性心肌病的杂音则增强。③运动:使心率增快,心搏增强,在一定的心率范围内亦使杂音增强。

(3)杂音的临床意义:杂音的听取对心脏疾病的诊断与鉴别诊断有重要价值。但是,有杂音不一定有心脏病,有心脏病也可无杂音。根据产生杂音的心脏部位有无器质性病变可将杂音区分为器质性杂音与功能性杂音,根据杂音的临床意义又可将其分为病理性杂音和生理性杂音(包括无害性杂音)。器质性杂音是指杂音产生部位有器质性病变存在。功能性杂音包括:①生理性杂音;②全身性疾病造成的血流动力学改变产生的杂音,如甲状腺功能亢进使血流速度明显增加;③有心脏病理意义的相对性关闭不全或相对性狭窄引起的杂音(也可称相对性杂音)。后者心脏局部虽无器质性病变,但它与器质性杂音又可合称为病理性杂音。应该注意的是,生理性杂音必须符合以下条件,即只限于收缩期、心脏无增大、杂音柔和、吹风样、无震颤。生理性与器质性收缩期杂音的鉴别如表 2-2-17。

根据杂音出现在心动周期中的时期与部位,将杂音的特点和临床意义分述如下。

1)收缩期杂音

二尖瓣区:①功能性,常见于运动、发热、贫血、妊娠与甲状腺功能亢进等。杂音性质柔和、吹风样、强度 1/6~2/6 级,时限短,较局限。具有心脏病理意义的功能性杂音有左心增大引起的二尖瓣相对性关闭不全,如高血压性心脏病、冠状动脉粥样硬化性心脏病、贫血性心脏病和扩张型心肌病等,杂音性质较粗糙、吹风样、强度 2/6~3/6 级,时限较长,可有一定的传导。②器质性,主要见于风湿性心脏病二尖瓣关闭不全等,杂音性质粗糙、吹风样、高调、强度 ≥3/6 级,持续时间

表 2-2-17 生理性与器质性收缩期杂音的鉴别要点

鉴别点	生理性	器质性
年龄	儿童、青少年多见	不定
部位	肺动脉瓣区和 / 或心尖区	不定
性质	柔和、吹风样	粗糙、吹风样、常呈高调
持续时间	短促	较长、常为全收缩期
强度	≤2/6 级	常 ≥3/6 级
震颤	无	3/6 级以上可伴有震颤
传导	局限	沿血流方向传导较远而广

长,可占全收缩期,甚至遮盖 S_1,并向左腋下传导。

主动脉瓣区:①功能性,见于升主动脉扩张,如高血压和主动脉硬化。杂音柔和,常有 A_2 亢进。②器质性,多见于各种病因的主动脉瓣狭窄。杂音为典型的喷射性收缩中期杂音,响亮而粗糙,递增递减型,向颈部传导,常伴有震颤,且 A_2 减弱。

肺动脉瓣区:①功能性,其中生理性杂音在青少年及儿童中多见,呈柔和、吹风样,强度 1/6～2/6 级,时限较短。心脏病理情况下的功能性杂音,为肺淤血及肺动脉高压导致肺动脉扩张产生的肺动脉瓣相对性狭窄的杂音,听诊特点与生理性类似,但杂音较响,P_2 亢进,见于二尖瓣狭窄、先天性心脏病的房间隔缺损等。②器质性,见于肺动脉瓣狭窄,杂音呈典型的收缩中期杂音,喷射性、粗糙、强度 ≥3/6 级,常伴有震颤且 P_2 减弱。

三尖瓣区:①功能性,多见于右心室扩大的病人,如二尖瓣狭窄、肺源性心脏病,因右心室扩大导致三尖瓣相对性关闭不全。杂音为吹风样、柔和,吸气时增强,一般在 3/6 级以下,可随病情好转,心腔缩小而减弱或消失。由于右心室增大,杂音部位可移向左侧近心尖处,需注意与二尖瓣关闭不全的杂音鉴别。②器质性,极少见,听诊特点与器质性二尖瓣关闭不全类似,但不传至腋下,可伴颈静脉和肝脏收缩期搏动。

其他部位:①功能性,在胸骨左缘第 2、3、4 肋间,部分青少年中可闻及生理性(无害性)杂音,可能系左或右心室将血液排入主或肺动脉时产生的紊乱血流所致。杂音 1/6～2/6 级、柔和、无传导,平卧位吸气时杂音易闻及,坐位时杂音减轻或消失。②器质性,常见的有胸骨左缘第 3、4 肋间响亮而粗糙的收缩期杂音伴震颤,有时呈喷射性,提示室间隔缺损等。

2)舒张期杂音

二尖瓣区:①功能性,主要见于中、重度主动脉瓣关闭不全,导致左心室舒张期容量负荷过高,使二尖瓣基本处于半关闭状态,呈现相对狭窄而产生杂音,称奥斯汀·弗林特(Austin Flint)杂音。应注意与器质性二尖瓣狭窄的杂音鉴别(表 2-2-18)。②器质性,主要见于风湿性心脏病的二尖瓣狭窄。听诊特点为心尖 S_1 亢进,局限于心尖区的低调、隆隆样、递增型舒张中晚期杂音,平卧或左侧卧位易闻及,常伴震颤。

表 2-2-18 二尖瓣区舒张期杂音的鉴别

鉴别点	器质性二尖瓣狭窄	奥斯汀·弗林特杂音
杂音特点	粗糙,递增型舒张中晚期杂音,常伴震颤	柔和,递减型舒张中晚期杂音,无震颤
S_1 亢进	常有	无
开瓣音	可有	无
心房颤动	常有	常无
X 线心影	呈二尖瓣型,右心室、左心房增大	呈主动脉型,左心室增大

主动脉瓣区:主要见于各种原因的主动脉瓣关闭不全所致的器质性杂音。杂音呈舒张早期开始的递减型柔和叹气样的特点,常向胸骨左缘及心尖传导,于主动脉瓣第二听诊区、前倾坐位、深呼气后暂停呼吸最清楚。常见原因为风湿性心脏病或先天性心脏病的主动脉瓣关闭不全、特发性主动脉瓣脱垂、梅毒性升主动脉炎和马方综合征所致主动脉瓣关闭不全。

肺动脉瓣区:器质性病变引起者极少,多为肺动脉扩张导致相对性关闭不全所致的功能性杂音。杂音柔和、较局限、呈舒张期递减型、吹风样,于吸气末增强,常合并 P_2 亢进,称格雷厄姆·斯蒂尔(Graham Steell)杂音,常见于二尖瓣狭窄伴明显肺动脉高压。

三尖瓣区:局限于胸骨左缘第4、5肋间,低调隆隆样,深吸气末杂音增强,见于三尖瓣狭窄,极为少见。

3)连续性杂音:常见于先天性心脏病动脉导管未闭。在胸骨左缘第2肋间稍外侧闻及,杂音粗糙、响亮似机器转动样,持续于整个收缩与舒张期,其间不中断,掩盖 S_2,常伴有震颤。此外,先天性心脏病主肺动脉间隔缺损也可有类似杂音,但位置偏内而低,约在胸骨左缘第3肋间。冠状动静脉瘘、冠状动脉窦瘤破裂也可在相应部位出现连续性杂音,但前者杂音柔和,后者有冠状动脉窦瘤破裂的急性病史。

7. 心包摩擦音(pericardial friction sound)　指脏层与壁层心包由于生物性或理化因素致纤维蛋白沉积而粗糙,以致在心脏搏动时产生摩擦而出现的声音。音质粗糙、高音调、搔抓样、比较表浅,类似纸张摩擦的声音。在心前区或胸骨左缘第3、4肋间最响亮,坐位前倾及呼气末更明显。典型者摩擦音的声音呈三相,即心房收缩 - 心室收缩 - 心室舒张期,但多为心室收缩 - 心室舒张的双期摩擦音,有时也可仅出现在收缩期。心包摩擦音与心搏一致,屏气时摩擦音仍存在,可据此与胸膜摩擦音相鉴别。见于各种感染性心包炎,也可见于急性心肌梗死、尿毒症、心脏损伤后综合征和系统性红斑狼疮等非感染性情况导致的心包炎。当心包腔有一定积液量后,摩擦音可消失。

六、血管检查

血管检查是心血管检查的重要组成部分。本部分重点阐述周围血管检查,包括脉搏、血压、血管杂音和周围血管征。

(一)脉搏

检查脉搏主要用触诊,也可用脉搏计描记波形。检查时可选择桡动脉、肱动脉、股动脉、颈动脉及足背动脉等。检查时需两侧脉搏情况对比,正常人两侧脉搏差异很小,不易察觉。某些疾病时,两侧脉搏明显不同,如缩窄性大动脉炎和无脉病。在检查脉搏时应注意脉率、节律、紧张度与动脉壁弹性、强弱和波形变化。

1. 脉率　影响因素一般类似于心率。正常成人在安静、清醒的情况下脉率为 60～100 次 /min,老年人偏慢,女性稍快,儿童较快,<3 岁的儿童多在 100 次 /min 以上。各种生理、病理情况和药物影响也可使脉率增快或减慢。此外,除脉率快慢外,还应观察脉率与心率是否一致。某些心律失常如心房颤动或频发期前收缩时,由于部分心脏收缩的搏出量低,不足以引起周围动脉搏动,故脉率可少于心率。

2. 脉律　脉搏的节律可反映心脏的节律。正常人脉律规则,窦性心律不齐者的脉律可随呼吸改变,吸气时增快,呼气时减慢。各种心律失常均可影响脉律,如心房颤动者脉律绝对不规则、脉搏强弱不等、脉率少于心率(脉搏短绌),有期前收缩呈二联律或三联律者可形成二联脉、三联脉,二度房室传导阻滞者可有脉搏脱漏,称脱落脉(dropped pulse)。

3. 紧张度与动脉壁状态　脉搏的紧张度与动脉硬化的程度有关。检查时,可将两个手指指腹置于桡动脉上,近心端手指用力按压阻断血流,使远心端手指触不到脉搏,通过施加压力的大小及感觉的血管壁弹性状态判断脉搏紧张度。例如,将桡动脉压紧后,虽远端手指触不到动脉搏动,但可触及条状动脉的存在,并且硬而缺乏弹性,似条索状、迂曲或结节状,提示动脉硬化。

4. 强弱　脉搏的强弱与心搏出量、脉压和外周血管阻力相关。脉搏增强且振幅大,是由于心搏量大、脉压大和外周阻力低,见于高热、甲状腺功能亢进、主动脉瓣关闭不全等。脉搏减弱而振幅低是心搏量少、脉压小和外周阻力增高所致,见于心力衰竭、主动脉瓣狭窄与休克等。

5. 脉波　了解脉波变化有助于心血管疾病的诊断,通过仔细触诊动脉(如桡动脉、肱动脉、股动脉)可发现各种脉波异常的脉搏(图 2-2-63)。

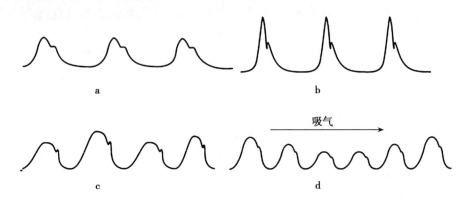

图 2-2-63　各种脉波波形
a. 正常脉波;b. 水冲脉;c. 交替脉;d. 奇脉。

(1)正常脉波:由升支(叩击波)、波峰(潮波)和降支(重搏波)三部分构成。升支发生在左心室收缩早期,由左心室射血冲击主动脉壁所致。波峰又称潮波,出现在收缩中、晚期,系血液向动脉远端运行的同时,部分逆返,冲击动脉壁引起。降支发生于心室舒张期,在降支上有一切迹称重搏波,来源于主动脉瓣关闭,血液由外周向近端折回后又向前,以及主动脉壁弹性回缩,使血流持续流向外周动脉所致。明显主动脉硬化者,重搏波趋于不明显。

(2)水冲脉(water hammer pulse):脉搏骤起骤落,犹如潮水涨落,故名水冲脉,是周围血管扩张或存在分流、反流所致。前者常见于甲状腺功能亢进、严重贫血、脚气病等,后者常见于主动脉瓣关闭不全、先天性心脏病动脉导管未闭、动静脉瘘等。检查者握紧病人手腕掌面,将其前臂高举过头部,可明显感知桡动脉犹如水冲的急促而有力的脉搏冲击。

(3)交替脉(pulsus alternans):系节律规则而强弱交替的脉搏,必要时嘱病人在呼气中期屏住呼吸,以排除呼吸变化所影响的可能性。如测量血压可发现强弱脉搏间有 10~30mmHg 的压力差,当气袖慢慢放气至脉搏声刚出现时,即代表强搏的声音,此时的频率是心率的一半。一般认为系左心室收缩力强弱交替所致,为左心室心力衰竭的重要体征之一。常见于高血压心脏病、急性心肌梗死和主动脉瓣关闭不全导致的心力衰竭等。

(4)奇脉(paradoxical pulse):是指吸气时脉搏明显减弱或消失,系左心室搏血量减少所致。正常人脉搏强弱不受呼吸周期影响。当有心脏压塞或心包缩窄时,吸气时一方面由于右心舒张受限,回心血量减少而影响右心排血量,右心室排入肺循环的血量相应减少,另一方面肺循环受吸气时胸腔负压的影响,肺血管扩张,致使肺静脉回流入左心房血量减少,因而左心室排血也减少。这些因素形成吸气时脉搏减弱,甚至不能触及,故又称"吸停脉"。明显的奇脉触诊时即可按知,不明显的可用血压计检测,吸气时收缩压较呼气时低 10mmHg 以上。

(5)无脉(pulseless):即脉搏消失,可见于严重休克及多发性大动脉炎,后者系由于某一部位动脉闭塞而致相应部位脉搏消失。

(二)血压

血压(blood pressure,BP)通常指体循环动脉血压,是重要的生命体征。

1. 测量方法　血压测定有两种方法。①直接测压法:即经皮穿刺将导管送至周围动脉(如桡动脉)内,导管末端接监护测压系统,自动显示血压值。本法虽然精确、实时,但为有创方式,仅适用于危重、疑难病例。②间接测量法:即袖带加压法,以血压计测量。血压计有汞柱式、弹簧式和电子血压计,诊所或医院常用汞柱式血压计或经过国际标准［英国高血压协会（BHS）、美国医疗器械促进协会（AAMI）、欧洲高血压学会（ESH）］验证合格的电子血压计进行测量。间接测量法的优点为简便易行,但易受多种因素影响,尤其是周围动脉舒缩变化的影响。

操作规程:被检查者半小时内禁烟、禁咖啡、排空膀胱,安静环境下在有靠背的椅子上安静休息至少 5 分钟。取坐位（特殊情况下可以取仰卧位或站立位）测血压,被检查者上肢裸露伸直并轻度外展,肘部置于心脏同一水平,将气袖均匀紧贴皮肤缠于上臂,使其下缘在肘窝以上约 2.5cm,气袖之中央位于肱动脉表面。检查者触及肱动脉搏动后,将听诊器体件置于搏动上准备听诊。然后,向袖带内充气,边充气边听诊,待肱动脉搏动声消失,再升高 30mmHg 后,缓慢放气（2～6mmHg/s）,双眼随汞柱下降,平视汞柱表面,根据听诊结果读出血压值。根据科罗特科夫（Korotkoff）5 期法,首先听到的响亮拍击声（第 1 期）代表收缩压,随后拍击声有所减弱并带有柔和吹风样杂音为第 2 期,在第 3 期当压力进一步降低而动脉血流量增加后,这些声音被比较响的杂音所代替,然后音调突然变得沉闷为第 4 期,最终声音消失即达第 5 期,第 5 期的血压值即舒张压。对于 12 岁以下儿童、妊娠妇女、严重贫血者、甲状腺功能亢进者、主动脉瓣关闭不全及 Korotkoff 音不消失者,可以第 4 期作为舒张压读数。血压至少应测量 2 次,间隔 1～2 分钟。如收缩压或舒张压 2 次读数相差 5mmHg 以上,应再次测量,以 3 次读数的平均值作为测量结果。收缩压与舒张压之差值为脉压,舒张压加 1/3 脉压为平均动脉压。需注意的是,部分被检查者偶尔可出现听诊间隙（在收缩压与舒张压之间出现的无声间隔）,可能因未能识别而导致收缩压的低估,主要见于重度高血压和主动脉瓣狭窄等。因此,向袖带内充气时需注意肱动脉搏动声消失后再升高 30mmHg,一般能防止此误差。

气袖宽度:气袖大小应适合病人的上臂臂围,至少应包裹 80% 上臂。手臂过于粗大或测大腿血压时,用标准气袖测量会导致值过高,反之,手臂太细或儿童测压时用标准气袖则结果会偏低。因此,针对这些特殊情况,为保证测量准确,须使用适当大小的袖带。

2. 血压标准　正常成人血压标准的制定经历了多次改变,主要根据大规模流行病学资料分析获得。根据《中国高血压防治指南 2018 年》的标准,规定如表 2-2-19。

表 2-2-19　血压水平的定义和分类

类别	收缩压 /mmHg	舒张压 /mmHg
正常血压	<120 和	<80
正常高值	120～139 和 / 或	80～89
高血压	≥140 和 / 或	≥90
1 级高血压（轻度）	140～159 和 / 或	90～99
2 级高血压（中度）	160～179 和 / 或	100～109
3 级高血压（重度）	≥180 和 / 或	≥110
单纯收缩期高血压	≥140 和	<90

注:若病人的收缩压与舒张压分属不同级别,则以较高的分级为准;单纯收缩期高血压也可参照收缩压水平分为 1、2、3 级。

3. 血压变动的临床意义

（1）高血压:血压测值受多种因素的影响,如情绪激动、紧张、运动等。在安静、清醒和未使用抗高血压药的条件下采用标准测量方法,至少 3 次非同日血压的收缩压达到或超过 140mmHg 和 / 或舒张压达到或超过 90mmHg,则可认为有高血压,如果仅收缩压达到标准则称为单纯收缩期高血压。绝大多数高血压是原发性高血压,约 5% 继发于其他疾病（如慢性肾炎、肾动脉狭窄等）,称为继发性高血压。高血压是动脉粥样硬化和冠状动脉粥样硬化性心脏病的重要危险因素,也是心力衰竭的重要原因。

（2）低血压：血压低于 90/60mmHg 时称低血压。急性的持续（＞30 分钟）低血压状态多见于严重病症，如休克、心肌梗死、急性心脏压塞等。慢性低血压也可为体质的原因，病人自诉一贯血压偏低，一般无症状。另外，病人平卧 5 分钟以上，后站立 1 分钟和 5 分钟时分别测定血压，如果其收缩压下降 20mmHg 以上，并伴有头晕或晕厥，为直立性低血压。

（3）双侧上肢血压差别显著：正常双侧上肢血压差别为 5～10mmHg，若超过此范围则属异常，见于多发性大动脉炎和先天性动脉畸形等。

（4）上下肢血压差异常：正常下肢血压高于上肢血压 20～40mmHg，下肢血压低于上肢应考虑主动脉缩窄和胸腹主动脉型大动脉炎等。

（5）脉压改变：脉压明显增大（≥60mmHg），结合病史，可考虑甲状腺功能亢进、主动脉瓣关闭不全和动脉硬化等。脉压减小（＜30mmHg），可见于主动脉瓣狭窄、心包积液及严重心力衰竭等。

4. 动态血压监测 血压监测方法除了重危病人的床旁连续有创监测外，尚有动态血压监测（ambulatory blood pressure monitoring，ABPM），是高血压诊治的一个重要方面。测量应使用经BHS、AAMI 和 / 或 ESH 验证的动态血压检测仪，按设定的间隔时间，24 小时连续地记录血压。一般设白昼时间（早 6 时至晚 10 时）每 15 或 20 分钟测血压一次，夜间时间（晚 10 时至次晨 6时）每 30 分钟记录一次。动态血压的正常标准如下：24 小时平均血压值＜130/80mmHg，白昼平均血压值＜135/85mmHg，夜间平均血压值＜120/70mmHg。正常情况下，夜间血压值较白昼低10%～20%。凡是疑有单纯性诊所高血压（白大衣高血压）、隐蔽性高血压、顽固难治性高血压、发作性高血压或低血压的病人，均应考虑 ABPM 作为常规血压的补充手段。

5. 家庭自测血压 家庭自测血压可以由自己完成，也可以在家人协助下完成，采用上述的血压测量方法进行血压测定并记录，就诊时供医生参考。部分病人在诊所或医院内由医护人员测定血压时，由于情绪有所紧张等因素，血压值可能偏高，甚至超过正常范围，称为诊所高血压（白大衣高血压）。针对这部分病人，可给予 ABPM，也可观察家庭自测血压进行鉴别。家庭自测血压与诊所血压的标准有所不同，正常血压值为＜135/85mmHg。

（三）血管杂音及周围血管征

1. 静脉杂音 由于静脉压力低，不易出现涡流，故杂音一般多不明显。临床较有意义的有颈静脉营营声，在颈根部近锁骨处，甚至在锁骨下，尤其是右侧可出现低调、柔和、连续性杂音，坐位及站立明显，系颈静脉血液快速回流入上腔静脉所致。以手指压迫颈静脉暂时中断血流，杂音可消失，属无害性杂音。应注意与甲状腺功能亢进之血管杂音和某些先天性心脏病的杂音鉴别。此外，肝硬化门静脉高压引起腹壁静脉曲张时，可在脐周或上腹部闻及连续性静脉营营声。

2. 动脉杂音 多见于周围动脉、肺动脉和冠状动脉。如甲状腺功能亢进症时甲状腺侧叶的连续性杂音（临床上极为多见），提示局部血流丰富；多发性大动脉炎的狭窄病变部位可听到收缩期杂音；肾动脉狭窄时，在上腹部或腰背部可闻及收缩期杂音；肺内动静脉瘘时，在胸部相应部位有连续性杂音；外周动静脉瘘时则在病变部位出现连续性杂音；冠状动静脉瘘时可在胸骨中下端出现较表浅而柔和的连续性杂音或双期杂音，部分以舒张期更为显著。在正常儿童及青年，锁骨上可有轻而短的呈递增递减型收缩期杂音，双肩向后高度伸展可使杂音消失。该杂音发生原理尚不明确，可能来源于主动脉弓的头臂分支。

3. 周围血管征 脉压增大除可触及水冲脉外，还有以下体征。

（1）枪击音（pistol shot sound）：在外周较大动脉表面，常选择股动脉，轻放听诊器膜型体件时可闻及与心跳一致的、短促如射枪的声音。

（2）Duroziez 双重杂音：以听诊器钟型体件稍加压力于股动脉，并使体件开口方向稍偏向近心端，可闻及收缩期与舒张期双期吹风样杂音。

（3）毛细血管搏动（capillary pulsation）：用手指轻压病人指甲末端或以玻片轻压病人口唇黏膜，使局部发白，当心脏收缩和舒张时则发白的局部边缘发生有规律的红、白交替改变，此即为毛细血管搏动。

凡体检时发现上述体征及水冲脉可统称为周围血管征阳性,主要见于主动脉瓣重度关闭不全、甲状腺功能亢进和严重贫血等。

七、循环系统常见疾病的主要症状和体征

(一)二尖瓣狭窄

【概述】

二尖瓣狭窄(mitral stenosis)是我国很常见的心脏瓣膜病,主要病因为风湿热,是风湿性心脏病反复发作后遗留的慢性心脏瓣膜损害,但近年来发病呈下降趋势,而老年人的瓣膜钙化所致的心脏瓣膜病变在我国日渐增多。少数病因为先天性等。

正常二尖瓣口径面积为 $4.0 \sim 6.0 cm^2$,病变时二尖瓣口明显缩小,一般将瓣口缩小程度分为三度:①轻度狭窄,瓣口面积缩小至 $1.5 \sim 2.0 cm^2$;②中度狭窄,瓣口面积缩小至 $1.0 \sim 1.5 cm^2$;③重度狭窄,瓣口面积 $< 1.0 cm^2$。

主要病理解剖改变为瓣叶交界处发生炎症、水肿、相互粘连及融合,严重病变时瓣膜增厚、硬化、腱索缩短及相互粘连,造成瓣膜狭窄进一步加重。

根据狭窄程度和代偿状态,可分为三期:①代偿期,当瓣口面积减少至 $2.0 cm^2$,左心房排血受阻,继而发生代偿性扩张和肥厚,以增强左心房容量和收缩,增加瓣口血流量。②左心房失代偿,瓣口面积减小到 $1.5 cm^2$ 时,左心房压进一步升高,当瓣口面积减小为 $1.0 cm^2$ 时,左心房压显著增高。左心房失代偿时,由于左心房与肺静脉之间并无瓣膜,肺静脉和肺毛细血管压升高、血管扩张、淤血,导致间质性肺水肿和肺血管壁增厚,引起肺顺应性降低,出现呼吸困难,并逐步加重。③右心衰竭期,由于长期肺动脉高压,右心室负荷增加,出现右心室肥厚与扩张,最后导致右心衰竭。

【症状】

失代偿期发生时,初为劳力性呼吸困难,随着病情发展,出现休息时呼吸困难、阵发性夜间呼吸困难、端坐呼吸,甚至发生急性肺水肿。另外,多于活动或夜间睡眠时发生咳嗽,劳累时加重,多为干咳。咳嗽致支气管内膜微血管或肺泡内毛细血管破裂时,有血丝痰;咯出较大量鲜血,通常见于黏膜下支气管静脉破裂出血;急性肺水肿时多有大量粉红色泡沫样痰。若左心房明显扩张压迫食管,可引起吞咽困难;扩大的左心房和肺动脉压迫左喉返神经致其麻痹可引起声音嘶哑。

【体征】

1. 视诊　两颧绀红色呈二尖瓣面容,口唇轻度发绀,由于右心室增大,心尖搏动可向左移位。若儿童期即有二尖瓣狭窄,因右心室肥大,心前区可有隆起。

2. 触诊　心尖区常有舒张期震颤,病人左侧卧位时较明显。右心室肥大时,心尖搏动左移,并且胸骨左下缘或剑突下可触及右心室收缩期抬举样搏动。

3. 叩诊　轻度二尖瓣狭窄者的心浊音界无异常。中度以上狭窄可造成肺动脉段、左心房增大,胸骨左缘第 2、3 肋间心浊音界向左扩大,正常心腰消失,心浊音界可呈梨形。

4. 听诊　①局限于心尖区的低调、隆隆样、舒张中晚期递增型杂音,左侧卧位时更明显,这是二尖瓣狭窄最重要且有特征性的体征。窦性心律时,由于舒张晚期心房收缩促使血流加速,杂音于此期加强;心房颤动时,舒张晚期杂音可不明显。②心尖区 S_1 亢进,为本病听诊之第二个特征。③部分病人于心尖区内侧可闻及一个紧跟 S_2 的高调、短促、响亮的二尖瓣开放拍击音(开瓣音),提示瓣膜弹性及活动度尚好。开瓣音在 S_2 后发生越早,提示左心房压高和狭窄越严重。如瓣叶钙化僵硬,则 S_1 减弱和/或开瓣音消失。④由于肺动脉高压,同时主动脉压力低于正常,两瓣不能同步关闭,导致 P_2 亢进和分裂。⑤如肺动脉扩张,肺动脉瓣区可有递减型高调叹气样舒张期早期格雷厄姆·斯蒂尔(Graham Steell)杂音,于吸气末增强。⑥右心室扩大伴三尖瓣关闭

不全时,胸骨左缘第 4、5 肋间有收缩期吹风性杂音,于吸气时增强。⑦晚期病人可出现心房颤动,表现为心音强弱不等、心律绝对不规则和脉搏短绌。

(二)二尖瓣关闭不全

【概述】

二尖瓣关闭不全(mitral insufficiency)可分为急性与慢性两种类型。急性常由感染或缺血坏死引起腱索断裂或乳头肌坏死,也可为人工瓣膜置换术后并发急性瓣周漏,病情危急,预后较差。慢性二尖瓣关闭不全的病因可有风湿性、二尖瓣脱垂、冠状动脉粥样硬化性心脏病伴乳头肌功能失调、老年性二尖瓣退行性变等。

单纯慢性二尖瓣关闭不全的病程往往较长,由于二尖瓣关闭不全,收缩期左心室射血时,一部分血流通过关闭不全的瓣口反流到左心房,使左心房充盈度和压力均增加,导致左心房扩张,也因左心房流入左心室的血量较正常增多,亦致使左心室肥厚和扩大。持续的严重过度负荷,可导致左心室心肌功能衰竭,左心室舒张末压和左心房压明显上升,出现肺淤血,最终发生肺动脉高压和右心衰竭。慢性关闭不全的无症状期可达十几年,然而一旦出现症状,则左心功能急转直下,发生明显的症状。

【症状】

慢性二尖瓣关闭不全早期无明显自觉症状,一旦出现明显症状,多已有不可逆的心功能损害,表现为心悸、咳嗽、劳力性呼吸困难、疲乏无力等,但急性肺水肿、咯血和动脉栓塞较二尖瓣狭窄为少。

【体征】

1. 视诊　左心室增大时,心尖搏动向左下移位,心尖搏动强,发生心力衰竭后心尖搏动有所减弱。

2. 触诊　心尖搏动有力,可呈抬举样,重度关闭不全病人可触及收缩期震颤。

3. 叩诊　心浊音界向左下扩大,晚期可向两侧扩大,提示左右心室均增大。

4. 听诊　心尖区可闻及响亮粗糙、音调较高的 3/6 级及以上全收缩期吹风样杂音,向左腋下和左肩胛下区传导。后叶损害为主时,杂音可传向胸骨左缘和心底部。S_1 常减弱,P_2 可亢进和分裂。严重反流时心尖区可闻及 S_3,以及紧随 S_3 后的短促舒张期隆隆样杂音。

(三)主动脉瓣狭窄

【概述】

主动脉瓣狭窄(aortic stenosis)主要病因有风湿性、先天性及老年性退行主动脉瓣钙化等。主动脉瓣狭窄使左心室排血明显受阻,产生左心室肥厚,使其顺应性降低,引起左心室舒张末压进行性升高,增加左心房后负荷。最终,由于室壁应力增高、心肌缺血和纤维化等导致左心室功能衰竭。同时,由于左心室射血负荷增加,以及前向性排血阻力增高,使心排血量减少,导致冠状动脉血流减少;并且由于左心室壁增厚,使心肌氧耗增加,两者引起心肌缺血而产生心绞痛和左心衰竭。另外,因心排血量减低和 / 或心律失常导致大脑供血不足可出现眩晕、昏厥及心脏性猝死。

【症状】

轻度狭窄病人可无症状。中、重度狭窄者,常见呼吸困难、心绞痛和晕厥,为典型主动脉瓣狭窄的三联征。

【体征】

1. 视诊　心尖搏动增强,位置可稍移向左下。

2. 触诊　心尖搏动有力,呈抬举样。胸骨右缘第 2 肋间可触及收缩期震颤。

3. 叩诊　心浊音界正常或可稍向左下增大。

4. 听诊　在胸骨右缘第 2 肋间可闻及 3/6 级及以上收缩期粗糙喷射性杂音,呈递增递减型,向颈部传导。主动脉瓣区 S_2 减弱,由于左心室射血时间延长,可在呼气时闻及 S_2 逆分裂。左心室显著肥厚致舒张功能减退、顺应性下降而使心房为增强排血而收缩加强,因此心尖区有时可闻

及 S_4。

(四) 主动脉瓣关闭不全

【概述】

主动脉瓣关闭不全(aortic insufficiency)可由风湿性与非风湿性病因(先天性、瓣膜脱垂、感染性心内膜炎等)引起。主动脉瓣关闭不全可分为急性与慢性。慢性者也可有很长的无症状期。主动脉瓣关闭不全时左心室舒张期不仅接受左心房流入的血液,而且接受从主动脉反流的血液,左心室舒张末期容量增加,左心室心搏血量增加,使左心室出现代偿性肥厚和扩张,进而引起左心衰竭。左心室心肌肥厚致心肌氧耗增多,并且由于存在的主动脉舒张压显著降低,引起冠状动脉供血不足和心肌缺血,可产生心绞痛。主动脉瓣关闭不全由于舒张压下降、脉压加大,可出现周围血管体征。另外,由于左心室舒张期容量增加,使二尖瓣一直处于较高位置而可形成相对性二尖瓣狭窄。

【症状】

症状出现较晚。可因心搏量增多有心悸、心前区不适、头部搏动感、体位性头晕等症状。存在心肌缺血时可出现心绞痛,病变后期由于左心衰竭,有劳力性呼吸困难。

【体征】

1. **视诊**　心尖搏动向左下移位,部分重度关闭不全者颈动脉搏动明显,并可有随心脏搏动出现的点头运动,可见毛细血管搏动。

2. **触诊**　心尖搏动移向左下,呈抬举样搏动。有水冲脉。

3. **叩诊**　心界向左下增大而心腰不大,因而心浊音界轮廓似靴形。

4. **听诊**　主动脉瓣第二听诊区可闻及叹气样递减型舒张期杂音,向胸骨左下方和心尖区传导,以前倾坐位最易听清。重度反流者,有相对性二尖瓣狭窄,心尖区出现柔和、低调、递减型舒张中晚期隆隆样杂音(奥斯汀·弗林特杂音),系主动脉瓣关闭不全时回流血液限制二尖瓣开放所致。周围大血管可听到枪击声和 Duroziez 双重杂音。

(五) 心包积液

【概述】

心包积液(pericardial effusion)指心包腔内积聚过多液体(正常心包液 30~50ml),包括液性、浆液纤维蛋白性、脓性和血性等。病因可为感染性(如结核、病毒、化脓性等)与非感染性(如风湿性、肿瘤转移、出血、尿毒症性等)。病理生理改变取决于积液的量与积液速度。由于心包腔内压力增高致使心脏舒张受阻,影响静脉回流,心室充盈及排血均随之降低。大量心包积液或急性心包积液量较大时可以出现急性心脏压塞而危及生命。

【症状】

包括胸闷、心悸、呼吸困难、腹胀、水肿等,以及原发病的症状,如结核的低热、盗汗,化脓性感染的畏寒高热等。严重的心脏压塞可出现休克。

【体征】

1. **视诊**　心尖搏动明显减弱甚至消失。缩窄性心包炎可发现库斯莫尔(Kussmaul)征,即因吸气时周围静脉回流增多而已缩窄的心包使心室失去适应性扩张的能力,致静脉压增高,病人吸气时颈静脉扩张更明显。

2. **触诊**　心尖搏动弱而不易触到,如能明确触及则在心相对浊音界之内侧。

3. **叩诊**　心浊音界向两侧扩大,且随体位改变,卧位时心底部浊音界增宽,坐位则心尖部增宽。

4. **听诊**　早期由炎症引起的少量心包积液可在心前区闻及心包摩擦音,积液量增多后摩擦音消失。大量心包积液时,心率较快,心音弱而远。偶尔可闻及心包叩击音。

大量积液时,由于静脉回流障碍,可出现颈静脉怒张、肝大和肝颈静脉回流征阳性。还可由于左肺受压出现尤尔特(Ewart)征,即左肩胛下区语颤增强、叩诊浊音并闻及支气管呼吸音。脉压减小,并可出现奇脉。

(六)心力衰竭

【概述】

心力衰竭(heart failure)指在静脉回流无器质性障碍的情况下,由于心肌收缩力下降引起心排血量减少,不能满足机体代谢需要的一种综合征。临床上以肺和/或体循环淤血及组织灌注不足为特征,又称充血性心力衰竭(congestive heart failure)。

心力衰竭的病因很多,可分为心肌本身病变和心室负荷过重两大类,前者包括心肌缺血、心肌坏死和心肌炎症,后者又可分为阻力负荷过重(如高血压、主动脉瓣狭窄等)和容量负荷过重(如二尖瓣或主动脉瓣关闭不全等)。心力衰竭的发生除基本病因外,常有诱发因素促使其发病或使其在原有基础上病情加重,如感染、心律失常、钠盐摄入过多、输液过多和/或过快、过度劳累等增加心脏负荷的多种因素。

【症状】

1. 左心衰竭(肺淤血) 乏力,进行性劳力性呼吸困难、夜间阵发性呼吸困难、端坐呼吸,咳嗽、泡沫痰,少数出现咯血。

2. 右心衰竭(体循环淤血) 腹胀、少尿及食欲不振,甚至恶心呕吐。

【体征】

1. 左心衰竭 主要为肺淤血的体征。

(1)视诊:有不同程度的呼吸急促、轻微发绀、高枕卧位或端坐体位。急性肺水肿时可自口、鼻涌出大量粉红色泡沫,呼吸窘迫,并大汗淋漓。

(2)触诊:严重者可出现交替脉。

(3)叩诊:除原发性心脏病体征外,通常无特殊发现。

(4)听诊:心率增快,心尖区及其内侧可闻及舒张期奔马律,P_2亢进。根据心力衰竭程度的轻重,单侧或双侧肺可闻及由肺底往上的不同程度的细小湿啰音,也可伴少量哮鸣音;急性肺水肿时,则双肺满布湿啰音和哮鸣音。

2. 右心衰竭 主要是体循环系统淤血的体征。

(1)视诊:颈静脉怒张,可有周围性发绀、水肿。

(2)触诊:可触及不同程度的肝大、压痛及肝颈静脉回流征阳性。下肢或腰骶部等下垂部位凹陷性水肿,严重者可全身水肿。

(3)叩诊:可有胸腔积液(右侧多见)与腹腔积液体征。

(4)听诊:由于右心室扩大,可在三尖瓣区闻及三尖瓣相对关闭不全的收缩期吹风样杂音,以及右心室舒张期奔马律。

除以上所列体征外,尚有原发性心脏病变和心力衰竭诱因的症状与体征。

第五节 腹 部 检 查

腹部主要由腹壁、腹腔和腹腔内脏器组成。腹部范围上起横膈,下至骨盆。腹部体表上以两侧肋弓下缘和胸骨剑突与胸部为界,下至两侧腹股沟韧带和耻骨联合,前面和侧面由腹壁组成,后面为脊柱和腰肌。

腹腔内有很多重要脏器,主要有消化、泌尿、生殖、内分泌、血液及血管系统,腹部检查应用视诊、触诊、叩诊、听诊四种方法,尤以触诊最为重要。为了避免触诊引起胃肠蠕动增加,使肠鸣音发生变化,腹部检查的顺序为视、听、触、叩,但记录时为了统一格式仍按视、触、叩、听的顺序。

一、腹部的体表标志及分区

为了更好地描写脏器病变和体征的部位及范围,常借助腹部的天然体表标志,人为地将腹部

腹部检查带
背部

划分为几个区。

1. **体表标志** 常用腹部体表标志如下（图2-2-64）。

（1）肋弓下缘（costal margin）：由第8～10肋软骨连接形成的肋缘和第11、12浮肋构成。肋弓下缘是腹部体表的上界，常用于腹部分区、肝脾的测量和胆囊的定位。

（2）剑突（xiphoid process）：是胸骨下端的软骨。是腹部体表的上界，常作为肝脏测量的标志。

（3）腹上角（upper abdominal angle）：是两侧肋弓至剑突根部的交角，常用于判断体型及肝的测量。

（4）脐（umbilicus）：位于腹部中心，向后投影相当于第3～4腰椎之间，是腹部四区分法的标志。此处易有脐疝。

（5）髂前上棘（anterior superior iliac spine）：是髂嵴前方突出点，是腹部九区分法的标志和骨髓穿刺的部位。

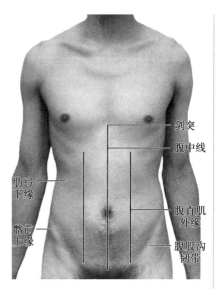

图2-2-64 腹部体表标志示意图

（6）腹直肌外缘（lateral border of rectus muscles）：相当于锁骨中线的延续，常为手术切口和胆囊点的定位。

（7）腹中线（midabdominal line）：是胸骨中线的延续，是腹部四区分法的垂直线，此处易有白线疝。

（8）腹股沟韧带（inguinal ligament）：是腹部体表的下界，是寻找股动脉、股静脉的标志，常是腹股沟疝的通过部位和所在。

（9）耻骨联合（pubic symphysis）：是两耻骨间的纤维软骨连接，与耻骨共同组成腹部体表下界。

（10）肋脊角（costovertebral angle）：是两侧背部第12肋骨与脊柱的交角，为检查肾叩痛的位置。

2. **腹部分区** 目前常用的腹部分区方法有以下两种。

（1）四区分法：通过脐划一水平线与一垂直线，两线相交将腹部分为四区，即左、右上腹部和左、右下腹部（图2-2-65）。各区所包含主要脏器如下。

1）右上腹部（right upper quadrant）：肝、胆囊、幽门、十二指肠、小肠、胰头、右肾上腺、右肾、结肠肝曲、部分横结肠、腹主动脉、大网膜。

2）右下腹部（right lower quadrant）：盲肠、阑尾、部分升结肠、小肠、右输尿管、胀大的膀胱、淋巴结、女性右侧卵巢和输卵管、增大的子宫、男性右侧精索。

3）左上腹部（left upper quadrant）：肝左叶、脾、胃、小肠、胰体、胰尾、左肾上腺、左肾、结肠脾曲、部分横结肠、腹主动脉、大网膜。

4）左下腹部（left lower quadrant）：乙状结肠、部分降结肠、小肠、左输尿管、胀大的膀胱、淋巴结、女性左侧卵巢和输卵管、增大的子宫、男性左侧精索。

四区分法简单易行，但较粗略、难以准确定位。

（2）九区分法：由两侧肋弓下缘连线和两侧髂前上棘连线为两条水平线，左、右髂前上棘至腹中线连线的中点为两条垂直线，四线相交将腹部划分为井字形九区。即左、右上腹部（季肋部），左、右侧腹部（腰部），左、右下腹部（髂窝部），以及上腹部、中腹部（脐部）和下腹部（耻骨上部）（图2-2-66）。各区脏器分布情况如下。

1）右上腹部（右季肋部，right hypochondriac region）：肝右叶、胆囊、结肠肝曲、右肾上腺、右肾。

2）右侧腹部（右腰部，right lumbar region）：升结肠、空肠、右肾。

3）右下腹部（右髂部，right iliac region）：盲肠、阑尾、回肠下端、淋巴结、女性右侧卵巢和输卵管、男性右侧精索。

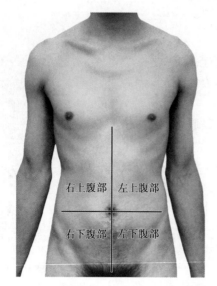

图 2-2-65　腹部体表分区示意图（四区分法）

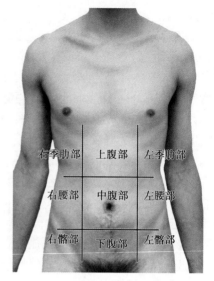

图 2-2-66　腹部体表分区示意图（九区分法）

4）上腹部（epigastric region）：胃、肝左叶、十二指肠、胰头、胰体、横结肠、腹主动脉、大网膜。

5）中腹部（脐部，umbilical region）：十二指肠、空肠、回肠、下垂的胃或横结肠、肠系膜及淋巴结、输尿管、腹主动脉、大网膜。

6）下腹部（耻骨上部，hypogastric region）：回肠、乙状结肠、输尿管、胀大的膀胱、女性增大的子宫。

7）左上腹部（左季肋部，left hypochondriac region）：脾、胃、结肠脾曲、胰尾、左肾上腺、左肾。

8）左侧腹部（左腰部，left lumbar region）：降结肠、空肠、回肠、左肾。

9）左下腹部（左髂部，left iliac region）：乙状结肠、淋巴结、女性左侧卵巢和输卵管、男性左侧精索。

九区分法较细，定位准确，但因各区较小，包含脏器常超过一个分区，加之体型不同，脏器位置可略有差异，特别是左、右上腹部和左、右下腹部范围较小，应用不便是其缺点。

二、视诊

（一）概述

进行腹部视诊前，嘱病人排空膀胱，取低枕仰卧位，两手自然置于身体两侧，充分暴露全腹，上自剑突，下至耻骨联合，躯体其他部分应遮盖，暴露时间不宜过长，以免腹部受凉引起不适。光线宜充足而柔和，从前侧方射入视野，有利于观察腹部表面的器官轮廓、肿块、肠型和蠕动波等。医生应站立于病人右侧，按一定顺序自上而下地观察腹部，有时为了查出细小隆起或蠕动波，检查者应将视线降低至腹平面，从侧面呈切线方向进行观察。

（二）视诊主要内容

腹部视诊的主要内容有腹部外形、呼吸运动、腹壁皮肤、腹壁静脉、胃肠型和蠕动波及疝等。

1. 腹部外形　应注意腹部外形是否对称，有无全腹或局部的膨隆或凹陷，有腹水或腹部肿块时，还应测量腹围的大小。

健康正常成年人平卧时，前腹壁大致处于肋缘至耻骨联合同一平面或略为低凹，称为腹部平坦，坐起时脐以下部分稍前凸。前腹壁稍高于肋缘与耻骨联合的平面，称为腹部饱满。肥胖者或小儿（尤其餐后）腹部外形较饱满。消瘦者及老年人，因腹壁皮下脂肪较少，腹部下陷，前腹壁稍低于肋缘与耻骨联合的平面，称为腹部低平。这些都属于正常腹部外形。

（1）腹部膨隆：平卧时前腹壁明显高于肋缘与耻骨联合的平面，外观呈凸起状，称腹部膨隆（abdominal distension），可因生理状况如肥胖、妊娠或病理状况如腹水、腹内积气、巨大肿瘤等引起。因情况不同又可表现为以下几种。

1）全腹膨隆:弥漫性膨隆的腹部呈球形或椭圆形。因肥胖、腹壁皮下脂肪明显增多导致全腹膨隆者脐凹陷;因腹腔内容物增多所致全腹膨隆者腹壁无增厚,受腹压影响脐凸出。常见于下列情况:①腹腔积液,腹腔内有大量积液称腹水（ascites）。平卧位时腹壁松弛,液体下沉于腹腔两侧,致侧腹部明显膨出扁而宽,称为蛙腹（frog belly）。侧卧或坐位时,因液体移动而使腹下部膨出。常见于肝硬化门静脉高压症,腹水量多致腹压增高,此时可使脐部凸出;亦可见于心力衰竭、缩窄性心包炎、腹膜癌转移（肝癌、卵巢癌多见）、肾病综合征、胰源性腹水和结核性腹膜炎等。腹膜有炎症或肿瘤浸润时,腹部常呈尖凸型,称为尖腹（apical belly）。②腹内积气,腹内积气多在胃肠道内,大量积气可引起全腹膨隆,使腹部呈球形,两侧腰部膨出不明显,变动体位时其形状无明显改变,见于各种原因引起的肠梗阻和肠麻痹。积气在腹腔内,称为气腹（pneumoperitoneum）,见于胃肠穿孔和治疗性人工气腹,前者常伴有不同程度的腹膜炎。③腹内巨大肿块,如足月妊娠、巨大卵巢囊肿、畸胎瘤等,亦可引起全腹膨隆。

全腹膨隆时,为观察其程度和变化,常需测量腹围。方法为让病人排尿后平卧,用软尺经脐绕腹一周,测得的周长即为腹围（脐周腹围）,通常以厘米为单位,还可以测其腹部最大周长（最大腹围）,同时记录。定期在同样条件下测量比较,可以观察腹腔内容物（如腹水）的变化。

2）局部膨隆:腹部的局限性膨隆常由脏器肿大、腹内肿瘤或炎性肿块、胃或肠胀气、腹壁上的肿物和疝等引起。视诊时应注意膨隆的部位、外形,是否随呼吸而移位或随体位而改变,有无搏动等。脏器肿大一般都在该脏器所在部位,并保持该脏器的外形特征。

上腹中部膨隆常见于肝左叶肿大、胃癌、胃扩张（如幽门梗阻、胃扭转）、胰腺肿瘤或囊肿等。右上腹膨隆常见于肝大（肿瘤、脓肿、淤血等）、胆囊肿大及结肠肝曲肿瘤等。左上腹膨隆常见于脾大、结肠脾曲肿瘤或巨结肠。腰部膨隆见于多囊肾、巨大肾上腺肿瘤、肾盂大量积水或积脓。脐部膨隆常由脐疝、腹部炎症性肿块（如结核性腹膜炎致肠粘连）引起。下腹膨隆常见于子宫增大（妊娠、子宫肌瘤等）、膀胱胀大,后者在排尿后可以消失。右下腹膨隆常见于回盲部结核或肿瘤、克罗恩病及阑尾周围脓肿等。左下腹膨隆见于降结肠及乙状结肠肿瘤,亦可因干结粪块所致。此外,还可因游走下垂的肾脏或女性病人的卵巢癌或囊肿而致下腹部膨隆。

有时局部膨隆是由腹壁上的肿块（如皮下脂肪瘤、结核性脓肿等）而非腹腔内病变引起。其鉴别方法是嘱病人仰卧位做屈颈抬肩动作,使腹壁肌肉紧张,如肿块更加明显,说明肿块位于腹壁上,反之如变得不明显或消失,说明肿块在腹腔内,被收缩变硬的腹肌所掩盖。

局部膨隆近圆形者,多为囊肿、肿瘤或炎性肿块（后者有压痛亦可边缘不规则）;呈长形者,多为肠管病变,如肠梗阻、肠扭转、肠套叠或巨结肠等。膨隆有搏动者可能是动脉瘤,亦可能是位于腹主动脉上面的脏器或肿块传导其搏动。膨隆随体位变更而明显移位者,可能为游走的脏器（肾、脾等）、带蒂肿物（卵巢囊肿等）或大网膜、肠系膜上的肿块。腹壁或腹膜后肿物（神经纤维瘤、纤维肉瘤等）一般不随体位变更而移位。随呼吸移动的局部膨隆多为膈下脏器或其肿块。在腹白线、脐、腹股沟或手术瘢痕部位于腹压增加时出现膨隆,而卧位或降低腹压后消失者,为各部位的可复性疝。

（2）腹部凹陷:仰卧时前腹壁明显低于肋缘与耻骨联合的平面,称腹部凹陷（abdominal concavity）,凹陷亦分全腹和局部,但以前者意义更为重要。

1）全腹凹陷:病人仰卧时前腹壁明显凹陷,见于消瘦和脱水者。严重时前腹壁凹陷几乎贴近脊柱,肋弓、髂嵴和耻骨联合显露,使腹外形如舟状,称舟状腹（scaphoid abdomen）,见于恶病质,如结核病、恶性肿瘤等慢性消耗性疾病,吸气时出现腹凹陷见于膈肌麻痹和上呼吸道梗阻。早期急性弥漫性腹膜炎引起腹肌痉挛性收缩,膈疝时腹内脏器进入胸腔,都可导致全腹凹陷。

2）局部凹陷:较少见,多为手术后腹壁瘢痕收缩所致,病人立位或加大腹压时,凹陷可更明显。白线疝（腹直肌分裂）、切口疝于卧位时可见凹陷,但立位或加大腹压时,局部反而膨出。

2. 呼吸运动　正常人可以见到呼吸时腹壁上下起伏,吸气时上抬,呼气时下陷,即为腹式呼吸运动。男性及小儿以腹式呼吸为主,而成年女性则以胸式呼吸为主,腹壁起伏不明显。

腹式呼吸减弱常见于腹膜炎症、腹水、急性腹痛、腹腔内巨大肿物或妊娠等。腹式呼吸消失常见于胃肠穿孔所致急性腹膜炎或膈肌麻痹等。腹式呼吸增强不多见,常为癔症性呼吸或胸腔疾病(大量积液等)。

3. **腹壁静脉** 正常人腹壁皮下静脉一般不显露,在较瘦或皮肤白皙的人才隐约可见,皮肤较薄而松弛的老年人可见静脉显露于皮肤,但常为较直条纹,并不迂曲,仍属正常。其他使腹压增加的情况(腹水、腹腔巨大肿物、妊娠等)也可见静脉显露。

腹壁静脉曲张(或扩张)常见于门静脉高压致循环障碍或上、下腔静脉回流受阻而有侧支循环形成时,此时腹壁静脉可显而易见或迂曲变粗,称为腹壁静脉曲张。门静脉高压显著时,于脐部可见到一簇曲张静脉向四周放射,形如水母头(caput medusae),常在此处听到静脉血管杂音。

为辨别腹壁静脉曲张的来源,需要检查其血流方向。正常时脐水平线以上的腹壁静脉血流自下向上经胸壁静脉和腋静脉而进入上腔静脉,脐水平以下的腹壁静脉自上向下经大隐静脉而流入下腔静脉。门静脉阻塞有门静脉高压时,腹壁曲张静脉常以脐为中心向四周伸展,血液经脐静脉(胚胎时的脐静脉于胎儿出生后闭塞而成圆韧带,此时再通)脐孔而入腹壁浅静脉流向四方(图 2-2-67)。下腔静脉阻塞时,曲张的静脉大都分布在腹壁两侧,有时在臀部及股部外侧,脐以下的腹壁浅静脉血流方向也转流向上(图 2-2-68)。上腔静脉阻塞时,上腹壁或胸壁的浅静脉曲张血流方向均转流向下,借简单的指压法即可鉴别。

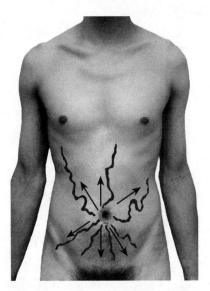

图 2-2-67　门静脉高压时腹壁浅静脉血流分布与方向

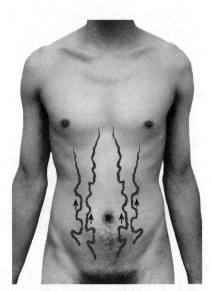

图 2-2-68　下腔静脉梗阻时腹壁浅静脉血流分布与方向

检查血流方向可选择一段没有分支的腹壁静脉,检查者将右手示指和中指并拢压在静脉上,然后一只手指紧压静脉向外滑动,挤出该段静脉内血液,至一定距离后放松该手指,另一手指紧压不动,看静脉是否充盈,如迅速充盈,则血流方向是从放松的一端流向紧压手指的一端,再同法放松另一手指,观察静脉充盈速度,即可看出血流方向(图 2-2-69)。

4. **胃肠型和蠕动波** 正常人腹部一般看不到胃和肠的轮廓及蠕动波形,腹壁菲薄或松弛的老年人、经产妇或极度消瘦者可能见到。

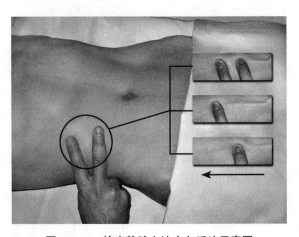

图 2-2-69　检查静脉血流方向手法示意图

胃肠道发生梗阻时，梗阻近端的胃或肠段饱满而隆起，可显出各自的轮廓，称为胃型或肠型（gastral or intestinal pattern）。当伴有该部位的蠕动加强时，可以看到蠕动波（peristaltic wave）。胃蠕动波自左肋缘下开始，缓慢地向右推进，到达右腹直肌旁（幽门区）消失，此为正蠕动波。有时尚可见到自右向左的逆蠕动波。肠梗阻时亦可看到肠蠕动波，小肠梗阻所致的蠕动波多见于脐部，严重梗阻时，胀大的肠祥状呈管状隆起，横行排列于腹中部，组成多层梯形肠型，并可看到明显的肠蠕动波，运行方向不一致，此起彼伏，全腹膨胀，听诊时可闻高调肠鸣音或呈金属音调。结肠远端梗阻时，其宽大的肠型多位于腹部周边，同时盲肠多胀大成球形，随每次蠕动波的到来而更加隆起。如发生肠麻痹，则蠕动波消失。在观察蠕动波时，从侧面观察更易察见，亦可用手轻拍腹壁而诱发之。

5. 腹壁其他情况

（1）皮疹：不同种类的皮疹提示不同的疾病，充血性或出血性皮疹常出现于发疹性高热疾病或某些传染病（如麻疹、猩红热、斑疹伤寒）及药物过敏等。紫癜或荨麻疹可能是过敏性疾病全身表现的一部分。一侧腹部或腰部的疱疹（沿脊神经走行分布）提示带状疱疹。

（2）色素：正常情况下，腹部皮肤颜色较暴露部位稍淡。散在点状深褐色色素沉着常为血色病。皮肤皱褶处（如腹股沟及系腰带部位）有褐色素沉着，可见于肾上腺皮质功能减退（Addisons disease）。腰部、季肋部和下腹部皮肤呈蓝色，为血液自腹膜后间隙渗到侧腹壁的皮下所致的格雷 - 特纳征（Grey-Turner sign），可见于急性重型胰腺炎和肠绞窄。脐周围或下腹壁皮肤发蓝为腹腔内大出血的征象——卡伦征（Cullen sign），见于宫外孕破裂或急性重症胰腺炎。腹部和腰部不规则的斑片状色素沉着，见于多发性神经纤维瘤。妇女妊娠时，在脐与耻骨之间的中线上有褐色素沉着，常持续至分娩后才逐渐消退。此外，长时间热敷腹部可留下红褐色环状或地图样痕迹，类似皮疹，需注意辨别。

（3）腹纹：多分布于下腹部和左、右下腹部，白纹为腹壁真皮结缔组织因张力增高断裂所致，呈银白色条纹，可见于肥胖者或经产妇女。妊娠纹出现于下腹部和髂部，下腹部以耻骨为中心略呈放射状，条纹处皮肤较薄，在妊娠期呈淡蓝色或粉红色，产后则转为银白色而长期存在。

紫纹是皮质醇增多症的常见征象，出现部位除下腹部和臀部外，还可见于股外侧和肩背部。由于糖皮质激素引起蛋白质分解增强和被迅速沉积的皮下脂肪膨胀，真皮层中结缔组织胀裂，以致紫纹处的真皮萎缩变薄，上面覆盖一层薄薄表皮，而此时因皮下毛细血管网丰富，红细胞偏多，故条纹呈紫色。

（4）瘢痕：腹部瘢痕多为外伤、手术或皮肤感染的遗迹，有时对诊断和鉴别诊断很有帮助，特别是某些特定部位的手术瘢痕，常提示病人的手术史。如右下腹麦氏（McBurney）点处切口瘢痕标志曾行阑尾手术，右上腹直肌旁切口瘢痕标志曾行胆囊手术，左上腹弧形切口瘢痕标志曾行脾切除术等。

（5）疝：腹部疝可分为腹内疝和腹外疝两大类，前者少见，后者较多见，为腹腔内容物经腹壁或骨盆壁的间隙或薄弱部分向体表凸出而形成。脐疝多见于婴幼儿，成人则可见于经产妇或有大量腹水的病人；先天性腹直肌两侧闭合不良者可有白线疝；手术瘢痕愈合不良处可有切口疝；股疝位于腹股沟韧带中部，多见于女性；腹股沟疝则偏于内侧。男性腹股沟斜疝可下降至阴囊，该疝在直立位或咳嗽用力时明显，至卧位时可缩小或消失，亦可以手法还纳，如有嵌顿则可引起急性腹痛。

（6）脐部：脐部凸出与凹陷的意义已如前述。脐部分泌物呈浆液性或脓性，有臭味，多为炎症所致。分泌物呈水样，有尿味，为脐尿管未闭的征象。脐部溃烂，可能为化脓性或结核性炎症；脐部溃疡如呈坚硬、固定而突出，多为癌肿所致。

（7）腹部体毛：男性胸骨前的体毛可向下延伸达脐部。男性阴毛的分布多呈菱形，上方尖端可沿前正中线直达脐部；女性阴毛为倒三角形，上缘为一水平线，止于耻骨联合上缘处，界限清楚。腹部体毛增多或女性阴毛呈男性型分布，见于皮质醇增多症和先天性肾上腺皮质增生症。

腹部体毛稀少见于腺垂体功能减退症、黏液性水肿和性腺功能减退症。

（8）上腹部搏动：大多由腹主动脉搏动传导而来，可见于正常人较瘦者。腹主动脉瘤和肝血管瘤时，上腹部搏动明显。二尖瓣狭窄和三尖瓣关闭不全引起右心室增大，亦可见明显的上腹部搏动。腹主动脉和右心室搏动的鉴别方法见本章第四节心脏触诊。

三、触诊

（一）概述

触诊是腹部检查的主要方法，对腹部体征的识别和疾病的诊断具有非常重要的意义，既可以进一步确定视诊所见，又可为叩诊、听诊所见予以证实。有些体征如腹部肿块、脏器肿大、腹膜刺激征等主要靠触诊发现。在腹部触诊时，前述各种触诊手法都能用到。为使腹部触诊达到满意的效果，被检查者应排尿后取低枕仰卧位，两手自然置于身体两侧，两腿屈起并稍分开，以使腹肌尽量松弛，进行张口缓慢腹式呼吸，吸气时横膈向下而腹部上抬隆起，呼气时腹部自然下陷，可使膈下脏器随呼吸上下移动。检查肝脏、脾脏时，还可分别取左、右侧卧位。检查肾脏时可取坐位或立位。检查腹部肿瘤时还可取肘膝位。

医生应站立于被检查者右侧，面对被检查者，前臂应与腹部表面在同一水平，检查时手要温暖，指甲剪短，先以全手掌放于腹壁上部，使病人适应片刻，并感受腹肌紧张度。然后以轻柔动作按顺序触诊，一般自左下腹开始逆时针方向至右下腹，再至脐部，依次检查腹部各区。原则是先触诊健康部位，逐渐移向病变区域，以免造成病人感受的错觉。边触诊边观察被检查者的反应与表情，对精神紧张或有痛苦者给以安慰和解释。亦可边触诊边与病人交谈，转移其注意力而减少腹肌紧张，以保证顺利完成检查。

腹部触诊可应用基本检查方法中所列的各种触诊手法，浅部触诊用于腹部触诊的开始，压力为约使腹壁压陷 1cm，用于发现腹壁的紧张度、抵抗感，表浅的压痛、包块、搏动，以及腹壁上的肿物（如皮下脂肪瘤、结节等）。

深部触诊在浅部触诊之后施行，压力为使腹壁压陷 2cm 以上，有时可达 4～5cm，以便了解腹腔内脏器情况，检查压痛、反跳痛和腹内肿物情况等，包括深压触诊，以探测腹腔深部病变的压痛点和反跳痛。滑动触诊为在被触及的脏器或肿块上进行上下、左右的滑动触摸，以便明确脏器或肿块的形态和大小。双手触诊法常用于肝、脾、肾等脏器和腹腔内肿块的检查，检查盆腔的双合诊也属此例。浮沉触诊又称冲击触诊（ballottement），用于腹腔内大量腹水时检查深部的脏器或肿块；钩指触诊法（hook method）一般多用于肝、脾触诊。

（二）触诊内容

1. 腹壁紧张度 正常人腹壁有一定的张力，一般触之柔软，较易压陷，称为腹壁柔软。有些人（尤其儿童）可因不习惯触摸或怕痒而发笑导致腹肌自主性痉挛，称为肌卫增强，在适当诱导或转移注意力后可逐渐消失，不属异常。而在某些病理情况下，可出现全腹或局部腹肌紧张度增加或减弱。

（1）腹壁紧张度增加：全腹壁紧张可以分为几种情况。如肠胀气或气腹病人，腹腔内容物增加，腹腔内可出现大量腹水（多为漏出液或者血性漏出液），触诊腹部时张力可增加，但无肌痉挛，压痛可有可无。如因急性胃肠道穿孔或脏器破裂所致的急性弥漫性腹膜炎，腹膜受到刺激而引起腹肌痉挛、腹壁明显紧张，甚至可以强直至硬如木板，称板状腹（rigidity）。结核性炎症或其他慢性疾病时，由于发展较慢，对腹膜刺激较缓和，且可有腹膜增厚和肠管、肠系膜的粘连，故腹壁柔韧而且具有抵抗力，不易压陷，称为揉面感或柔韧感（dough kneading sensation），此征亦可见于癌性腹膜炎。

局部腹壁紧张常见于腹内脏器发生炎症波及腹膜时，如上腹或左上腹肌紧张多见于急性胰腺炎，右上腹肌紧张多见于急性胆囊炎，右下腹肌紧张多见于急性阑尾炎，但也可见于胃穿孔，原因是胃穿孔时胃内容物顺肠系膜右侧流至右下腹，从而引起该部的肌紧张和压痛。但在年老体弱、腹肌发育不良、大量腹腔积液和过度肥胖的病人,腹膜虽有炎症,但是腹壁紧张可不明显,盆腔脏器炎症一般也不引起明显腹壁紧张。

（2）腹壁紧张度减低:多因腹肌张力降低或消失所致。检查时可见腹壁松软无力,失去弹性。全腹部紧张度减低,一般见于慢性消耗性疾病或大量腹水者,亦可见于经产妇或年老体弱、脱水的病人。脊髓损伤所致的腹肌瘫痪和重症肌无力可使腹壁张力消失。局部腹壁紧张度降低较少见,多由局部的腹肌瘫痪或缺陷(如腹壁疝等)引起。

2. **压痛及反跳痛** 正常腹部触诊时不引起疼痛,深压时仅有一种压迫感。真正的压痛(tenderness)大多来自腹壁或腹腔内的病变。比较表浅的腹壁病变在抓捏腹壁或仰卧位做屈颈抬头动作使腹肌紧张时触痛更明显,有别于腹腔内病变引起者。腹腔内部的病变,如脏器的炎症、淤血、肿瘤、破裂、扭转及腹膜的刺激(炎症、出血等)等均可以引起腹部压痛,压痛的部位常常提示存在相关脏器的病变(图2-2-70)。阑尾炎早期时局部可无压痛,以后才出现右下腹压痛。胰体和胰尾的炎症和肿瘤可导致左腰部压痛。胆囊的病变常有右肩胛部压痛。此外,胸部病变如大叶性肺炎、胸膜炎、心肌梗死等也常有上腹部或季肋部压痛,盆腔疾病如膀胱、子宫及附件的病变可在下腹部出现压痛。一些位置比较固定的压痛点常反映特定的疾病。如位于右锁骨中线与肋缘交界处的胆囊点压痛标志着胆囊的病变,而位于脐与右髂前上棘连线中、外1/3交界处的McBurney点(麦氏点)压痛则标志着阑尾的病变等。医生用右手压迫被检查者左下腹降结肠区,相当于麦氏点的对称部位,或再用左手按压其上端而使结肠内气体传送至右下腹盲肠和阑尾部,如可引起右下腹疼痛,则称为罗夫辛征(Rovsing sign)阳性,提示右下腹部有炎症。当遇下腹痛病人腹部触诊无明显压痛时,可嘱病人左侧卧位,两腿伸直,并同时使右下肢被动向后过伸,如发生右下腹痛,则称为腰大肌征(psoas sign)阳性,提示炎症的阑尾位于盲肠后位。

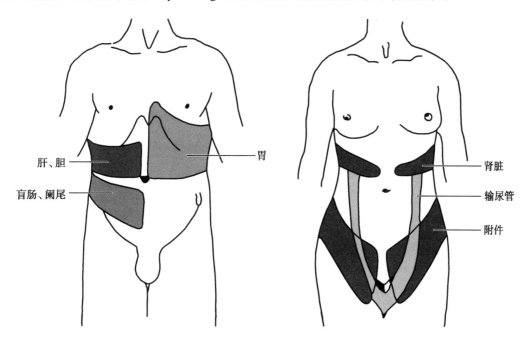

肝、胆

盲肠、阑尾

胃

肾脏

输尿管

附件

图 2-2-70 腹部常见疾病的压痛部位

当医生用手触诊腹部出现深压痛后,可用并拢的2～3个手指(示、中、无名指)压于原处并稍停片刻,使该压痛感觉趋于稳定,然后迅速抬手,如此时病人感觉到腹痛骤然加重,并伴有痛苦的表情或呻吟,称为反跳痛(rebound tenderness)。反跳痛提示腹膜壁层已受炎症累及,为医生突然抬手时腹膜被激惹所致,是腹腔内脏器病变累及邻近腹膜的标志。疼痛也有可能发生在远离受试的部位,提示局部或弥漫性腹膜炎。腹膜炎病人常常出现腹肌紧张、压痛和反跳痛,称为腹膜刺激征(peritoneal irritation sign),亦称腹膜炎三联征。当腹腔内脏器炎症尚未累及腹膜壁层时,可仅出现压痛而无反跳痛。

3. 脏器触诊 腹腔内重要脏器比较多,例如肝、胆囊、脾、胰腺、肾、膀胱及胃肠道等,在其发生病变时,常常可以触到脏器肿大或者局限性的肿块,对诊断有很重要的意义。

(1)肝脏触诊:主要目的在于了解肝脏下缘的位置和肝脏的质地、边缘、表面及搏动等。触诊时,被检查者应处于仰卧位,双膝关节屈曲,使腹壁放松,并做较深的腹式呼吸运动以使肝脏上下移动。检查者站立于病人右侧用单手或双手触诊。

1)单手触诊法:较常用,检查者首先将右手四指并拢,掌指关节伸直,与肋缘大致平行地放于右上腹部(或脐右侧)估计肝下缘的下方,或者叩诊肝浊音界的下方。随着病人呼气时,手指压向腹壁深部以触诊肝脏边缘,吸气时,手指缓慢上抬朝肋缘方向向上迎触下移的肝缘,如此反复进行,配合病人的呼吸,手指逐渐向肋缘移动,直到触诊到肝缘或肋缘为止(图2-2-71)。需在右锁骨中线上及前正中线上,分别触诊肝缘,并于平静呼吸时分别测量其与肋缘或剑突根部的距离,以厘米表示。

触诊要点:①触诊最敏感的部位为示指前端的桡侧,而并非指尖端,故应以示指前外侧指腹迎触肝脏。②检查腹肌较发达者时,右手应置于腹直肌外缘稍外侧向上触诊,否则肝缘易被掩盖或将腹直肌腱划误认为肝缘。③触诊肝脏需密切配合病人的呼吸运动,吸气时手指上抬的速度一定要落后于腹壁的抬起,而呼气时手指则应在腹壁下陷前提前下压,这样就可能有两次触到肝缘的机会。④当右手示指上移至肋缘而仍未触到肝脏时,如右腹部较饱满,仍应考虑巨大肝脏,手指可能初始即在肝脏上面,故触不到肝缘,此时应下移初始触诊的位置,可自髂前上棘或更低的平面开始。⑤如遇到腹水病人,深部触诊法亦不能触及肝脏时,可以应用浮沉触诊法,即用并拢的三个手指垂直于肝缘附近连续冲击式按压数次,待排开腹水后,常可触及浮起的肝脏,此法亦可应用于脾脏和腹部肿块的触诊。⑥单手触诊应注意鉴别易误认为是肝下缘的其他腹腔脏器。横结肠,为横行索条状物,可应用滑行触诊法在上腹部或脐水平触到,但感觉与肝缘不同;腹直肌腱划,有时酷似肝缘,但左右两侧对称,而且不随呼吸上下移动;右肾下极,位置比较深,边缘圆钝,且不向两侧延展,触诊时手指不能探入其后掀起下缘。

2)双手触诊法:检查者右手位置同单手触诊法,而用左手托起被检查者右腰部,拇指张开置于肋部,检查时左手向上推,使肝下缘紧贴于前腹壁,并同时限制右下胸扩张,以增加膈下移的幅度,这样使吸气时下移的肝脏更容易碰到右手指,可增强触诊的效果(图2-2-72)。

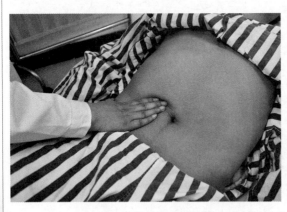

图 2-2-71　肝脏单手触诊法

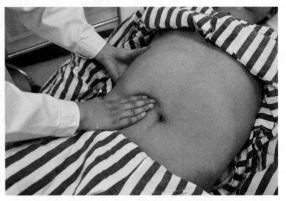

图 2-2-72　肝脏双手触诊法

3)钩指触诊法(hook method):适用于儿童和腹壁较薄软者。触诊时,检查者位于被检查者右肩旁,面向其足部,将右手掌置于其右前胸下部,右手第2～5指并拢并弯成钩状,嘱被检查者做深腹式呼吸运动,检查者于深吸气时而更进一步屈曲指关节,这样指腹就更容易触到下移的肝下缘。此手法亦可将双手第2～5指并拢弯曲成钩状而进行触诊。

4)肝脏的触诊需注意和描述以下内容:①大小。正常成人的肝脏一般在肋缘下是触不到的;腹壁松软的瘦长体型者,于深吸气时可于肋下触及肝下缘,多在1cm以内,在剑突下可触及肝下缘,多在 3cm 以内;在腹上角较锐的瘦高体型者,肝下缘在剑突根部下可达 5cm,但不会超过剑突根部至脐距离的中、上 1/3 交界处。如果超出上述标准,但肝脏质地柔软,表面光滑,且无压痛,则首先应考虑为肝下移,此时可用叩诊法叩出肝上界,如肝上界也相对降低,肝上下径正常,则为肝下移,但如肝上界正常或升高,则提示肝大。肝脏下移常见于内脏下垂、肺气肿、右侧胸腔大量积液而致的膈肌下降。肝大可分为弥漫性及局限性。弥漫性肝大常见于肝炎、肝淤血、脂肪肝、早期肝硬化、巴德 - 吉亚利综合征(Budd-Chiari syndrome)、白血病、血吸虫病、华支睾吸虫病等。局限性肝大常见于肝脓肿、肝肿瘤及肝囊肿(包括肝棘球蚴病)等。肝脏缩小多见于急性和亚急性重型肝炎、门脉性肝硬化晚期,病情极为严重者。②质地。一般将肝脏质地分为三等级,分别为质软、质韧(中等硬度)和质硬。正常肝脏质地柔软,如触撅起之口唇;急性肝炎及脂肪肝时肝脏质地稍韧,慢性肝炎及肝淤血时质韧如触鼻尖;肝硬化者质硬,肝癌者质地最坚硬,如触前额。肝脓肿或囊肿有液体时则呈囊性感,大而表浅者可能触诊到波动感(fluctuation)。③边缘和表面状态。触诊肝脏时应注意肝脏边缘的薄厚,是否整齐,表面是否光滑、有无结节等。正常的肝脏边缘整齐、厚薄一致、表面光滑。肝边缘圆钝常见于脂肪肝和肝淤血。肝边缘不规则,且表面扪及细小结节,多见于肝硬化。肝边缘不规则,表面不光滑,且呈不均匀的结节状,见于肝癌、多囊肝和肝棘球蚴病。肝脏表面呈大块状隆起者,见于巨块型肝癌和肝脓肿。肝脏呈明显的分叶状者,见于肝梅毒。④压痛。正常的肝脏无压痛,如肝包膜有炎性反应或因肝大而受到牵拉,则有压痛出现,轻度弥漫性压痛见于肝炎、肝淤血等,局限性剧烈压痛见于较表浅的肝脓肿(常位于右侧肋间隙处)。深部肝脓肿时叩击可有叩击痛。当右心衰竭引起肝淤血而致肝大时,用手压迫肝脏可使颈静脉怒张更加明显,称为肝颈静脉回流征(hepatojugular reflux sign)阳性。检查方法是嘱病人卧床,头垫一枕,张口平静呼吸,避免 Valsalva 憋气动作,医生右手掌紧贴于右上腹肝区,逐渐加压持续 10 秒,同时观察颈静脉怒张程度,正常人颈静脉不扩张,或施压之初可有轻度扩张,但迅即下降到正常水平,右心衰竭病人颈静脉持续而明显怒张,但停止压迫肝脏后下降(下降至少 4cmH$_2$O),称肝颈静脉回流征阳性。其发生机制是压迫淤血的肝脏可使回心血量增加,已充血右心房不能接受回心血液而使颈静脉压被迫上升。⑤搏动。正常的肝脏及因炎症、肿瘤等原因引起的肝大并不伴有搏动。凡是肝大未压迫到腹主动脉,或右心室未增大到向下推压肝脏时,也不出现肝脏搏动。如果触诊到肝脏搏动,应注意其为单向性还是扩张性。单向性常为传导性搏动,是肝脏传导了其下面的腹主动脉搏动所致,故双手掌置于肝表面时有被推向上的感觉。扩张性则为肝脏本身的搏动,见于三尖瓣关闭不全者,系因右心室的收缩搏动通过右心房、下腔静脉而传至肝脏,使其呈扩张性,两手掌置于肝脏左右叶上面,即可感觉到两手被推向两侧,称为扩张性搏动。⑥肝区摩擦感。检查时,医生将右手的掌面轻贴于肝区,嘱病人做腹式呼吸运动。正常时掌下应无摩擦感。肝周围炎时,肝脏表面和邻近的腹膜可因有纤维素性渗出物而变得粗糙,二者间的相互摩擦可用手触知,此为肝区摩擦感,听诊时亦可以听到肝区摩擦音。⑦肝震颤。检查时需用到浮沉触诊法。检查者手指掌面稍用力按压肝囊肿表面片刻,如感觉到一种微细的震动感,即为肝震颤(liver thrill)。也可以用左手中间 3 指按压在肝囊肿的表面,中指重压,余两指轻压,再用右手中指叩击左手中指第二指骨的远端侧,每叩击一次,叩指应在被叩指上停留片刻,用左手的示指和无名指感触震动的感觉。肝震颤多见于肝棘球蚴病。由于包囊中有多数子囊浮动,撞击囊壁而形成震颤。此征虽不常出现,但有其特殊的意义。

由于肝脏疾病的性质各不相同,物理性状也各异,所以触诊时必须注意逐项仔细检查,认真体验,综合判断其临床意义。如急性肝炎时,肝可轻度肿大,表面光滑,边缘较钝,质地稍韧,但有充实感及压痛。而肝淤血时,肝脏可明显肿大,且大小因淤血的程度变化较大,表面光滑,边缘较圆钝,质地韧,也有压痛,肝颈静脉回流征阳性为其重要特征。脂肪肝所致的肝大,表面光滑,质地软或稍韧,但无压痛。肝硬化早期时肝脏常肿大,晚期则缩小,质较硬,边缘锐利,表面可能触到小结节,但无压痛。肝癌时肝脏逐渐肿大,质地坚硬如石,且边缘不整,表面高低不平,可触及大小不等的结节或巨块,压痛和叩痛明显。

（2）脾脏触诊

1）触诊方法：正常情况下脾脏是不能触及的。内脏下垂或左侧胸腔积液、积气时膈肌下降，可使脾脏向下移位而被触及。除此之外，一旦触到脾脏则提示脾大至正常2倍以上。脾脏明显肿大而位置又比较表浅时，用右手单手即可触到。如肿大的脾脏位置比较深，应采用双手触诊法进行检查。病人仰卧位，两腿稍屈曲，医生将左手绕过病人腹前方，手掌置于病人左胸下部第9～11肋处，试将其脾脏从后向前托起，并与拇指限制胸廓运动，右手掌平放于脐部，与左肋弓大致成垂直方向，配合呼吸，自脐平面开始，如触诊肝脏一样，向上迎触脾尖，直至触到脾缘或左肋缘。当脾脏呈轻度肿大而仰卧位不易触到时，可嘱病人右侧卧位，左下肢屈曲，此时用双手触诊则更容易触到（图2-2-73）。

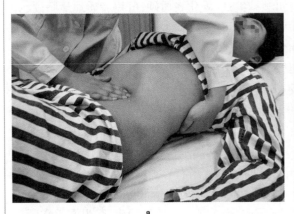
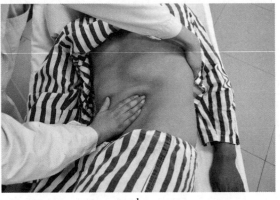

a   b

图 2-2-73 脾脏触诊法

a. 仰卧位触诊；b. 右侧卧位触诊。

2）触诊易错点：脾脏触诊较困难，初学者常因不能掌握要领而致漏诊。需注意按压不要过重，否则可能将脾脏挤开。脾大形态不一，有的很薄很软，触到后也不易被察觉。有的则呈狭长形，紧贴腰肌前面，故需沿左肋缘认真触诊，仔细体会。亦可站于被检者左肩旁，用钩指触诊法单手或双手在左肋缘触诊脾脏边缘。

3）脾大的测量与记录法（图2-2-74）：第Ⅰ线测量指左锁骨中线与左肋缘交点处至脾下缘的距离，以厘米表示（下同）。脾脏轻度肿大时只需进行第Ⅰ线测量。脾脏明显肿大时，应加测第Ⅱ线测量和第Ⅲ线测量，前者指左锁骨中线与左肋缘交点处至脾脏最远点的距离（一般应大于第Ⅰ线），后者指脾右缘与前正中线的距离。如脾脏增大向右越过前正中线，则测量脾右缘至前正中线的最大距离，并以"+"表示；而未超过前正中线时，则测量脾右缘与前正中线的最短距离，并以"-"表示。

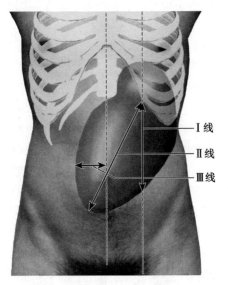

Ⅰ线
Ⅱ线
Ⅲ线

图 2-2-74 脾大测量法

临床记录中，常将脾大分为轻、中、高三度。脾缘不超过肋下2cm称为轻度肿大；脾缘超过肋下2cm，在脐水平线以上则称为中度肿大；超过脐水平线或前正中线则称为高度肿大，即巨脾（此时应加测第Ⅱ线测量、第Ⅲ线测量，并作图表示）。

4）在左肋缘下还可能触到其他肿块，需与脾脏鉴别：①增大的左肾，其位置也较深，边缘圆钝，表面光滑且没有切迹。但即使高度肿大，也不会越过正中线。②肿大的肝左叶，可沿其边缘向右侧触诊，如果发现其隐没于右肋缘后或与肝右叶相连，则为肝左叶。肝左叶肿大是不会引起脾脏浊音区扩大的。③结肠脾曲肿物,质较硬、多近圆形或不规则样,与脾脏边缘不同。④胰尾部囊肿,没有锐利的边缘和切迹,且不随呼吸移动。

5）触诊到脾脏后除注意其大小外,还应注意其质地、边缘和表面情况,以及有无压痛及摩擦感等。这些往往可提示引起脾大的某些病因。脾脏切迹为其形态的特征,有助于鉴别诊断。

6）脾脏轻度肿大多见于急性肝炎、慢性肝炎、伤寒、粟粒型结核、急性疟疾、感染性心内膜炎及败血症等,一般质地较柔软。中度肿大多见于肝硬化、疟疾后遗症、慢性淋巴细胞白血病、慢性溶血性黄疸、淋巴瘤、系统性红斑狼疮等,质地一般偏硬。高度肿大且表面光滑者见于慢性粒细胞白血病、黑热病、慢性疟疾和骨髓纤维化等,表面不平滑而有结节者见于淋巴瘤和恶性组织细胞病。脾脏表面有囊性肿物者见于脾囊肿。脾脏压痛则见于脾脓肿、脾梗死等。脾周围炎或脾脏梗死时,因脾包膜有纤维素性渗出,并累及腹膜壁层,故脾脏触诊时有摩擦感且有明显的压痛,听诊时也以可闻及摩擦音。

（3）胆囊触诊

1）触诊方法:可应用单手滑行触诊法或钩指触诊法进行检查。正常时胆囊隐没于肝脏之后,不能触及。胆囊肿大时方可超过肝缘及肋缘,此时可在右肋缘下、腹直肌外缘处触及。肿大的胆囊一般为梨形或卵圆形,有时较长呈布袋形,表面光滑,张力较高,常有触痛,且随呼吸上下移动。肿大的胆囊呈囊性感,并且有明显压痛,常见于急性胆囊炎。而胆囊肿大呈囊性感,无压痛者,见于壶腹周围癌。胆囊肿大有实性感者,见于胆囊结石或胆囊癌。

2）胆囊疾患时,因其所患疾病不同其肿大情况亦有所不同,有时胆囊有炎症,但并未肿大到肋缘以下,触诊是不能查到胆囊的,此时可探测胆囊触痛。检查时医生将左手掌平放于病人的右胸下部,将拇指指腹勾压于右肋下的胆囊点处（图 2-2-75）,然后嘱病人进行缓慢深吸气,在吸气过程中发炎的胆囊下移而碰到用力按压的拇指,即可引起疼痛,此为胆囊触痛,如深吸气时因剧烈疼痛而致吸气中止,称墨菲征（Murphy sign）阳性。在胆总管结石胆道阻塞时,可发生明显的黄疸,但胆囊常不肿大,系因慢性炎症,囊壁因纤维化而皱缩,且与周围组织粘连而失去了移动性所致。由于胰头癌压迫胆总管导致的胆道阻塞黄疸进行性加深,胆囊也会显著肿大,但无压痛,称为库瓦西耶征（Courvoisier sign）阳性。

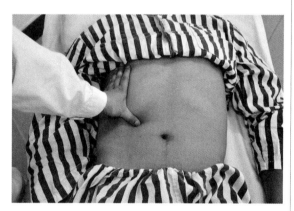

图 2-2-75 墨菲征检查法

（4）肾脏触诊

1）触诊方法:检查肾脏一般采用双手触诊法。可采取平卧位或者立位。卧位触诊右肾时,嘱病人双腿屈曲并做较深腹式呼吸运动,医生站立于病人右侧,以左手掌从后面托起病人右腰部,右手掌平放在病人右上腹部,手指尺侧方向大致平行于右肋缘向右上方进行深部触诊,于病人吸气时双手配合夹触肾脏。如果触到光滑钝圆的脏器,可能是肾下极,如能在双手间夹持肾脏,则略能感受其蚕豆状外形,而此时病人常有酸楚或类似恶心的不适感。触诊左肾时,检查者左手越过病人腹前方从后面托起左腰部,右手掌横置于病人的左上腹部,依照前法双手触诊左肾（图 2-2-76）。如病人的腹壁较厚或配合动作不协调,可致右手难以压向后腹壁,此时可采用下法触诊。病人吸气时,检查者用左手向前冲击其后腰部,如肾脏下移至两手之间时,则右手可感到被顶推的感觉;与此相反,也可以用右手指向左手方向腰部做冲击动作,左手也可感受同样的感觉而触及肾脏。如卧位未能触及肾脏,还可让病人站立于床旁,医生于病人侧面用双手前后配合触诊肾脏。当肾下垂或为游走肾时,立位较容易触到。

正常人肾脏一般是不能触及的,有时可触到右肾下极。身材瘦长者、肾下垂、游走肾或肾脏

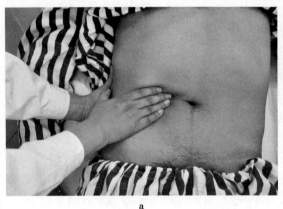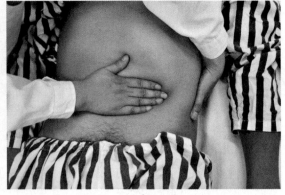

图 2-2-76 肾脏触诊法

a. 右肾触诊;b. 左肾触诊。

代偿性增大时,肾脏较容易触到。在深吸气时,如能触到 1/2 以上的肾脏即为肾下垂。有时右侧肾下垂易被误认为是肝大,左侧肾下垂易被误认为是脾大,需注意鉴别。如果肾脏下垂明显并且能在腹腔各个方向移动,称为游走肾。肾脏肿大可见于肾盂积水或积脓、肾肿瘤、多囊肾等。当肾盂积水或积脓时,肾脏的质地是柔软而富有弹性的,有时可有波动感。多囊肾时,有一侧或两侧肾脏的不规则形增大,有囊性感。肾肿瘤时表面不平,质地比较坚硬。

2)当肾脏和尿道有炎症或其他病变时,可于相应的部位出现压痛点(图 2-2-77):①季肋点(前肾点),在第 10 肋骨前端,右侧位置稍低,相当于肾盂的位置;②上输尿管点,在脐水平线上腹直肌外缘处;③中输尿管点,在髂前上棘水平上腹直肌外缘处,相当于输尿管的第二狭窄处;④肋脊点,在背部第 12 肋骨与脊柱的交角(肋脊角)的顶点处;⑤肋腰点,在第 12 肋骨与腰肌外缘的交角(肋腰角)顶点处。

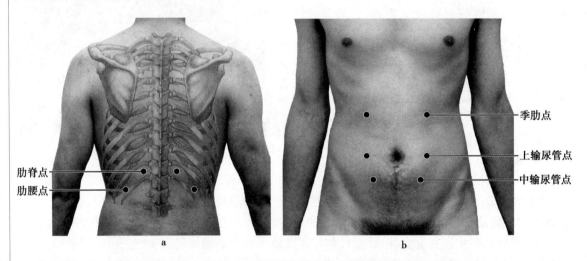

图 2-2-77 肾脏和尿路疾病压痛点

肋脊点和肋腰点是肾脏一些炎症性疾病,如肾盂肾炎、肾脓肿和肾结核等常出现压痛的位置。如炎症深隐于肾实质内,可无明显压痛而仅有叩击痛。季肋点压痛亦提示肾脏可能发生病变。上输尿管点或中输尿管点出现压痛时,一般提示输尿管结石、结核或化脓性炎症等。

(5)膀胱触诊:正常膀胱空虚时隐于盆腔内,不容易触到。只有当膀胱充盈胀大时,才超出耻骨上缘而可在下腹中部触诊到。膀胱触诊一般采用单手滑行法。在仰卧屈膝体位时医生用右手自脐开始向耻骨方向触摸,触及包块后应详细检查其性质,以便鉴别其为膀胱、子宫或为其他肿物。膀胱增大多因积尿所致,呈扁圆形或圆形,触之为囊性感,不能用手推动。按压时被检查者感觉憋胀有尿意,排尿或导尿后缩小或消失。借此可与妊娠的子宫、卵巢囊肿及直肠处肿物等鉴别。

膀胱胀大最常见于尿道梗阻(如前列腺增生或癌)和脊髓病变(如截瘫)所致的尿潴留,也可见于昏迷、腰椎或骶椎麻醉后、手术后局部疼痛的病人。长期尿潴留导致膀胱慢性炎症时,导尿后膀胱也常不能完全回缩。当膀胱有结石或肿瘤时,如果病人腹壁菲薄柔软,有时用双手触诊法,检查者右手示指戴手套插入直肠内向前方推压,同时左手四指在耻骨联合上施压,便可在腹腔的深处耻骨联合的后方触到。

(6)胰腺触诊:胰腺位于腹膜后,位置深且柔软,故不能触及。在上腹部相当于第1、2腰椎处的位置,胰头和胰颈位于中线偏右,而胰体、胰尾则位于中线左侧。当胰腺出现病变时,可在上腹部出现体征。在上腹中部或左上腹出现横行呈带状的压痛及肌紧张,并迁及左腰部者,提示胰腺炎症;如起病急骤且同时出现腰部皮下淤血而发蓝,则提示急性出血坏死性胰腺炎。如果在上腹部触到质硬而无移动性的横行条索状肿物,应考虑为慢性胰腺炎。如触到坚硬块状物,且表面不光滑似有结节,则可能为胰腺癌。癌症发生于胰头部者,可出现梗阻性黄疸及胆囊肿大,但无压痛(即库瓦西耶征阳性)。如在上腹部肋肝缘下或左上腹部触到囊性肿物,多为胰腺假性囊肿。但应注意胃位于胰腺前面,故此区肿物需与胃部肿瘤相鉴别。

4. 腹部肿块 除以上脏器外,腹部触诊还可能触及一些肿块,包含肿大或者异位的脏器,炎性包块,囊肿,肿大的淋巴结及良、恶性肿瘤,胃内结石,肠内粪块等,因此应注意鉴别。首先应将正常的脏器与病理性包块区别开来。

(1)正常腹部可触到的结构

1)腹直肌肌腹及腱划:在腹肌发达者或者运动员的腹壁中上部,可触及腹直肌肌腹,隆起略呈圆形或方块样,较硬,其间存在横行凹沟,为腱划,易将其误认为腹壁肿块或肝缘,但其在中线两侧对称出现,较浅表,于屈颈抬肩致腹肌紧张时更加明显,可与肝脏及腹腔内肿物相区别。

2)腰椎椎体及骶骨岬:形体消瘦及腹壁较薄软者,在脐周附近中线位常可触到骨样硬度的包块,自腹后壁向前突出,常可触及其左前方有搏动,此即腰椎($L_4 \sim L_5$)前弓的椎体或骶骨岬(S_1向前突出处)。初学者易将其误认为后腹壁肿瘤。在其左前方常可以查到腹主动脉搏动,宽度不超过 3.5cm。

3)乙状结肠粪块:正常乙状结肠用滑行触诊法是可触到的,内存粪便时尤为明显,为光滑的索条状,无压痛,可被手指推动。当有干结粪块滞留于内时,可触到类圆形的包块或较粗的索条,可有轻压痛,易被误认为肿瘤。为鉴别,可于肿块部位的皮肤上做标志,隔日复查,如于排便或洗肠后肿块移位或消失,即可明确判断。

4)横结肠:正常较瘦的人,在上腹部可触及一中间下垂的横行索条,腊肠样粗细,较光滑柔软,滑行触诊时可以推动,即为横结肠。有时横结肠可下垂至脐部甚至以下,呈"U"字形,因其上、下缘均可以触知,故而仔细检查时不难与肝缘区别。

5)盲肠:除腹壁过厚者外,大多数人在右下腹麦氏点稍向上内部位置可触到盲肠。正常时触之似圆柱形,其下部为梨状扩大的盲端,略可移动,表面光滑,且无压痛。

(2)异常肿块:如果在腹部触及上述内容以外的包块,则应考虑为异常,多有病理性意义。触诊这些肿块时需注意以下各点。

1)部位:某些部位的包块常来源于该部位的脏器,例如在上腹中部触到肿块常为胃或者胰腺的肿瘤、囊肿或胃内结石(可以移动)等。右肋下的肿块往往与肝和胆有关。两侧腹部的包块常为结肠的肿瘤。脐周或右下腹部不规则、有压痛的包块常为结核性腹膜炎导致的肠粘连。下腹两侧如触到类圆形、可活动、具有压痛的肿块可能是腹腔淋巴结肿大,如触及位置较深、坚硬不规则的肿块则可能为腹膜后肿瘤。卵巢囊肿多有蒂,故可在腹腔内游走。腹股沟韧带上方的包块可能来自卵巢或其他盆腔器官。

2)大小:凡触及包块均应该测量其上下(纵长)、左右(横宽)和前后径(深厚)。如前后径难以测出,可大概估计,明确大小以便于动态观察。为了简便和形象化,也可以用公认大小的实物作比喻,如拳头、鸡蛋、核桃等。巨大包块多发生于卵巢、肾脏、肝脏、胰腺和子宫等实质性脏器,且以囊肿居多。腹膜后的淋巴结结核和肿瘤也可能达到很大的程度。胃肠道的肿物很少可以超过其内腔横径,因为尚未达横径长度就已出现了梗阻。如肿块大小变异不定,甚至可以自行消失,则可考虑由痉挛、扩张的肠袢引起。

3)形态:触诊到包块时应注意其形状、轮廓、边缘和表面的情况。一般规则的圆形且表面光滑的包块多为良性,以囊肿或者淋巴结居多。形态不规则,表面凸凹不平且比较坚硬者,应多考虑为恶性肿瘤、炎性肿物或结核性包块。如触到索条状或管状肿物,且短时间内形态多变者,多考虑为蛔虫团或肠套叠。如在右上腹部触及边缘光滑的卵圆形肿物,应疑为胆囊积液。左上腹包块且有明显切迹多为脾脏。

4)质地:肿块若为实质性的,其质地可能为柔韧、中等硬或坚硬,多见于肿瘤、炎症或结核浸润块,如胃癌、肝癌、回盲部结核等。肿块若为囊性,质地偏柔软,多见于囊肿、脓肿,如卵巢囊肿、多囊肾等。

5)压痛:炎性包块常有明显压痛。如位于右下腹的包块压痛明显,常为阑尾脓肿、肠结核或克罗恩病等。而与脏器有关的肿瘤压痛则可轻可重,程度不等。

6)搏动:消瘦者可以在腹部见到或可触到动脉的搏动。如果在腹中线附近触及明显的膨胀伴扩张性搏动,则应考虑为腹主动脉或其分支的动脉瘤。有时尚可以触及震颤。

7)移动度:如果肿块随呼吸运动而上下移动,多为肝、脾、胃、肾等脏器或其肿物,胆囊因附于肝下,横结肠因借胃结肠韧带而与胃相连,故其肿物也伴随呼吸而上下移动。肝脏和胆囊的移动度较大,不易用手固定。如果包块能被手推动,可能来自胃、肠或肠系膜。移动度较大的多为带蒂的肿物或是游走的脏器。局部炎性包块或脓肿及腹腔后壁的肿瘤,一般是不可移动的。

此外,还应注意所触及的包块与腹壁和皮肤的关系,以区别腹腔内外的病变。

5. 液波震颤 腹腔内存在大量游离液体时,如用手叩击腹部,可感觉到液波震颤(fluid thrill),或称波动感(fluctuation)。检查时嘱病人平卧,医生以一手掌面贴敷于病人一侧腹壁,另一手四指并拢并屈曲,用指端叩击对侧的腹壁(或以指端冲击式触诊),有大量液体存在时,贴于腹壁的手掌有被液体波动冲击的感觉,即波动感。为了防止腹壁本身的震动传导至对侧,可让另一个人将手掌的尺侧缘压于脐部腹中线上(图2-2-78)。应用此法检查腹水,需有3 000～4 000ml以上液体量才可查出,不如移动性浊音敏感。此外,肥胖者可出现假阳性,应注意鉴别。

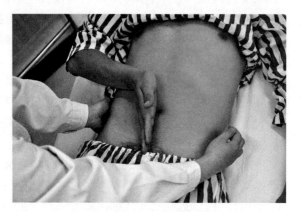

图2-2-78 液波震颤检查法

6. 振水音 在胃腔内有多量液体及气体存留时可以出现振水音(succussion splash)。检查时嘱病人仰卧,医生以一耳凑近其上腹部,同时以冲击触诊法振动其胃部,即可听到气体、液体撞击的声音,也可将听诊器体件置于上腹部进行听诊。正常人在餐后或者饮进多量液体时可出现上腹部振水音,但若在清晨空腹或餐后6～8小时以上仍有此音,则考虑幽门梗阻或胃扩张。

四、叩诊

腹部叩诊的意义是叩知腹腔内有无积气、积液和肿块,胃肠道充气情况,某些脏器的大小和叩痛等。

直接叩诊法和间接叩诊法均可用于腹部检查,但因间接叩诊法较为准确、可靠,一般多采用间接叩诊法。腹部叩诊内容如下。

(一)腹部叩诊音

通常,腹部叩诊的大部分区域为鼓音,而只有肝、脾所在的部位,以及增大的膀胱和子宫所占据的部位和两侧腹部近腰肌处叩诊为浊音。当肝、脾或其他的脏器极度肿大或腹腔内有肿瘤、大量腹水时,鼓音范围会缩小,病变的部位可出现浊音或实音。当胃肠高度胀气和胃肠穿孔导致气腹时,鼓音范围会明显增大或出现于不应有鼓音的部位(如肝浊音界内)。叩诊应从左下腹开始逆时针方向至右下腹部,再至脐部,从而获得腹部叩诊音的总体印象,叩诊的同时要观察病人面部表情。

(二)肝脏及胆囊叩诊

确定肝上界时,沿右锁骨中线、右腋中线及右肩胛线,从肺区向下叩向腹部,叩诊力度要适当,勿过轻或过重,当由清音变浊音时,即为肝上界。此处是被肺遮盖的肝顶部,又称肝相对浊音界。再向下叩1~2肋间,浊音变为实音,此处的肝脏不再被肺所遮盖而直接贴近胸壁,称肝绝对浊音界(亦为肺下界)。而确定肝下界时,由腹部鼓音区沿右锁骨中线或正中线向上叩,鼓音转为浊音处即是。因肝下界与胃、结肠等重叠,很难叩准,多用触诊或搔刮试验诊法确定。一般叩得的肝下界比触得的肝下缘要高1~2cm,但若肝缘明显增厚,则两项结果较为接近。在确定肝上、下界时要注意体型,匀称体型者的正常肝脏在右锁骨中线上,其上界在第5肋间,下界位于右季肋下缘。二者之间的距离为肝上下径,为9~11cm。在右腋中线上,其上界为第7肋间,下界相当于第10肋骨水平;在右肩胛线上,其上界为第10肋间。矮胖体型者肝上、下界均可高一个肋间,瘦长体型者则可低一个肋间。

肝浊音界扩大见于肝癌、肝炎、肝脓肿、肝淤血和多囊肝等。肝浊音界缩小见于胃肠胀气、急性重型肝炎、肝硬化等。肝浊音界消失代之以鼓音者,多见于肝表面覆有气体,是急性胃肠穿孔的一个指征,但也可见于腹部大手术后数日内、间位结肠(结肠位于肝与横膈之间)、全内脏转位。肝浊音界向上移位多见于右下肺不张、右肺纤维化、气腹、鼓肠等。肝浊音界向下移位见于右侧张力性气胸、肺气肿等。膈下脓肿时,由于肝下移和膈升高,肝浊音区也扩大,但肝脏本身并未增大。

肝区叩击痛对于诊断肝炎、肝脓肿和肝癌有重要的意义。

胆囊因被肝脏遮盖,位于深部,临床上不能用叩诊检查其大小,仅能检查胆囊区有无叩击痛,胆囊区叩击痛为胆囊炎的重要体征。

(三)胃泡鼓音区及脾叩诊

胃泡鼓音区(Traube space)位于左前胸下部肋缘以上,约呈半圆形,为胃底穹隆含气而形成。其上界为横膈及肺下缘,下界为肋弓,左界为脾脏,右界为肝左缘。正常情况下胃泡鼓音区应该存在(除非在饱餐后),大小则受胃内含气量的多少和周围器官组织病变的影响。有调查显示,正常成人胃泡鼓音区长径中位数为9.5cm(5.0~13.0cm),宽径为6.0cm(2.7~10.0cm),可作参考。此区明显缩小或消失可见于中度脾大、重度脾大、左侧胸腔积液、心包积液、肝左叶肿大(不会使鼓音区完全消失),也见于急性胃扩张和溺水病人。

当脾脏触诊不满意或在左肋下触到很小的脾缘时,宜用脾脏叩诊进一步检查脾脏大小。脾浊音区的叩诊宜采用轻叩法,在左腋中线上进行。正常时在左腋中线第9~11肋之间叩到脾浊音,其长度为4~7cm,前方不超过腋前线。脾浊音区扩大见于各种原因所致脾大。脾浊音区缩小见于左侧气胸、胃扩张、肠胀气等。

(四)移动性浊音

腹腔内有较多的液体存留时,因重力作用,液体多潴积于腹腔的低处,故在此处叩诊呈浊音。检查时先让病人仰卧,腹中部由于含气的肠管在液面浮起,叩诊呈鼓音,两侧腹部因腹水积聚叩诊呈浊音。检查者自腹中部脐水平面开始向病人左侧叩诊,发现浊音时,板指固定不动,嘱病人右侧卧,再度叩诊,如呈鼓音,表明浊音移动(图2-2-79)。同样方法向右侧叩诊,叩得浊音后嘱病人左侧卧,以核实浊音是否移动。这种因体位不同而出现浊音区变动的现象,称移动性浊音(shifting dullness)。这是发现有无腹水的重要检查方法。当腹腔内游离腹水在 1 000ml 以上时,即可查出移动性浊音。

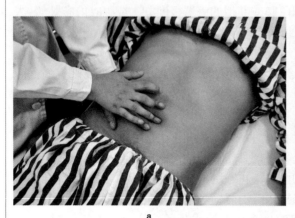
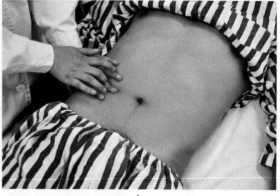
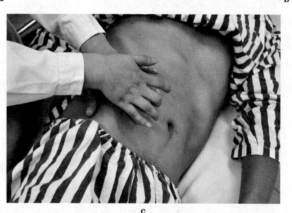

图 2-2-79　移动性浊音叩诊法

如果腹水量少,用以上方法不能查出时,若病情允许,可让病人取肘膝位,使脐部处于最低部位。医生由侧腹部向脐部叩诊,如由鼓音转为浊音,则提示有 120ml 以上腹水的可能(即水坑征,puddle sign)(图 2-2-80)。也可让病人站立,如下腹部积有液体而呈浊音,液体的上界呈一水平线,在此水平线上为浮动的肠曲,叩诊呈鼓音。

下列情况易误诊为腹水,应注意鉴别。

1. 肠梗阻时肠管内有大量液体潴留,可因病人体位的变动出现移动性浊音,但常伴有肠梗阻的征象。

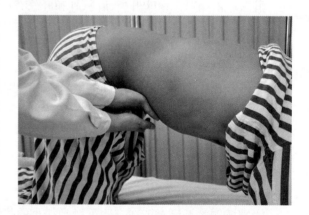

图 2-2-80　水坑征叩诊法

2. 巨大的卵巢囊肿,亦可使腹部出现大面积浊音,其浊音非移动性,鉴别点如下:

(1)卵巢囊肿所致浊音于仰卧时常在腹中部,鼓音区则在腹部两侧,这是肠管被卵巢囊肿挤至两侧腹部所致(图 2-2-81)。

(2)卵巢囊肿的浊音不呈移动性。

(3)尺压试验(ruler pressing test)也可鉴别,即当病人仰卧时,用一硬尺横置于腹壁上,检查者两手将尺下压,如为卵巢囊肿,则腹主动脉的搏动可经囊肿壁传到硬尺,使尺发生节奏性跳动,

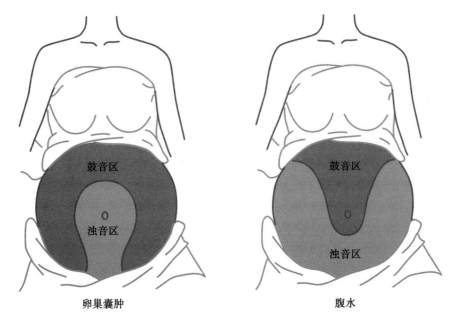

卵巢囊肿　　　　　　　　　　　　　　　腹水

图 2-2-81　卵巢囊肿与腹水叩诊鉴别示意图

如为腹水,则搏动不能被传导,硬尺无此种跳动。

(五)肋脊角叩击痛

主要用于检查肾脏病变。检查时,病人采取坐位或侧卧位,医生将左手掌平放在其肋脊角处(肾区),右手握拳用由轻到中等的力量叩击左手背。正常时肋脊角处无叩击痛,当有肾炎、肾盂肾炎、肾结石、肾结核及肾周围炎时,肾区有不同程度的叩击痛。

(六)膀胱叩诊

当膀胱触诊结果不满意时,可用叩诊来判断膀胱膨胀的程度。叩诊在耻骨联合上方进行,通常从上往下,由鼓音转成浊音。膀胱空虚时,因耻骨上方有肠管存在,叩诊呈鼓音,叩不出膀胱的轮廓。当膀胱内有尿液充盈时,耻骨上方叩诊呈圆形浊音区。女性在妊娠时子宫增大,以及子宫肌瘤和卵巢囊肿时,在该区叩诊也呈浊音,应予鉴别。排尿或导尿后复查,如浊音区转为鼓音,即为尿潴留所致膀胱增大。腹水时,耻骨上方叩诊也可有浊音区,但此区的弧形上缘凹向脐部,而膀胱肿大时浊音区的弧形上缘凸向脐部。

五、听诊

(一)概述

腹部听诊时,将听诊器膜型体件置于腹壁上,全面听诊各区,尤其注意上腹部、中腹部、腹部两侧及肝、脾各区。听诊内容主要有:肠鸣音、血管杂音、摩擦音和搔刮试验等。妊娠 5 个月以上的妇女还可在脐下方听到胎儿心音(130~160 次/min)。

(二)听诊内容

1. 肠鸣音　肠蠕动时,肠管内气体和液体随之流动,产生一种断断续续的咕噜声(或气过水声),称为肠鸣音(bowel sound)。

通常以右下腹部作为肠鸣音听诊点,正常情况下肠鸣音为每分钟 4~5 次,其频率声响和音调变异较大,餐后频繁而明显,休息时稀疏而微弱,只有靠检查者的经验来判断是否正常。肠蠕动增强时,肠鸣音达每分钟 10 次以上,但音调不特别高亢,称肠鸣音活跃,见于急性胃肠炎、服泻药后或胃肠道大出血时。如次数多且肠鸣音响亮、高亢,甚至呈叮当声或金属音,称肠鸣音亢进,见于机械性肠梗阻。此类病人肠腔扩大,积气增多,肠壁胀大变薄,且极度紧张,与亢进的肠鸣音可产生共鸣,因而在腹部可听到高亢的金属性音调。如肠梗阻持续存在,肠壁肌肉劳损,肠壁蠕动减弱时,肠鸣音亦减弱,或数分钟才听到一次,称为肠鸣音减弱,可见于老年性便秘、腹膜炎、电解质紊乱(低血钾)及胃肠动力低下等。如持续听诊2分钟未听到肠鸣音,用手指轻叩或搔弹腹部仍未听到肠鸣音,称为肠鸣音消失,见于急性腹膜炎或麻痹性肠梗阻。

2. **血管杂音** 腹部血管杂音对诊断某些疾病有一定作用,因此听诊中不应忽视。血管杂音有动脉性和静脉性杂音。动脉性杂音常在腹中部或腹部两侧。腹中部的收缩期血管杂音(喷射性杂音)常提示腹主动脉瘤或腹主动脉狭窄。前者可触到该部搏动的肿块;后者则搏动减弱,下肢血压低于上肢,严重者触不到足背动脉搏动。如收缩期血管杂音在左、右上腹,常提示肾动脉的狭窄,可见于年轻的高血压病人。如该杂音在下腹两侧,应考虑髂动脉狭窄(图2-2-82)。当左叶

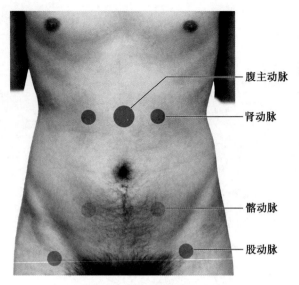

图 2-2-82 腹部动脉性杂音听诊部位

肝癌压迫肝动脉或腹主动脉时,也可在肿块部位听到吹风样杂音或在肿瘤部位(较表浅时)听到轻微的连续性杂音。

静脉性杂音为连续性潺潺声,无收缩期与舒张期性质。常出现于脐周或上腹部,尤其是腹壁静脉曲张严重处,此音提示门静脉高压(常为肝硬化引起)时的侧支循环形成,称克吕韦耶 - 鲍姆加滕综合征(Cruveilhier-Baumgarten syndrome)。

3. **摩擦音** 在脾梗死、脾周围炎、肝周围炎或胆囊炎累及局部腹膜等情况下,可在深呼吸时,于各相应部位听到摩擦音(friction sound),严重时可触及摩擦感。腹膜纤维渗出性炎症时,亦可在腹壁听到摩擦音。

4. **搔刮试验** 搔刮试验(scratch test)用于肝下缘触诊不清楚时,以协助测定肝下缘。病人取仰卧位,医生左手持听诊器膜型体件置于病人右肋缘肝脏表面上,右手示指在上腹部沿听诊器膜型体件半圆形等距离搔刮腹壁,当其未达肝缘时,只听到遥远而轻微的声音,当搔刮至肝脏表面时,声音明显增强而近耳。这是因为实质性脏器对声音的传导优于空腔脏器之故。此法常用于腹壁较厚或不能满意地配合触诊的病人,有时用于鉴别右上腹肿物是否为肿大的肝脏。

六、腹部常见病变的主要症状和体征

(一) 消化性溃疡

1. **概述** 消化性溃疡(peptic ulcer)主要是指发生在胃、十二指肠的达到黏膜肌层的慢性溃疡。影响溃疡形成的因素有多种,主要与胃肠道黏膜在某种情况下被胃酸和胃蛋白酶消化有关,是消化科的常见病和多发病。

2. **症状**

(1) 消化性溃疡的主要症状是上腹部疼痛,其发生机制可能包括:

1) 胃酸对溃疡面的刺激。

2) 胃酸作用于溃疡和其周围的组织引起化学性炎症,使溃疡壁和底部神经末梢的痛阈下降。

3) 溃疡局部的肌张力增高或痉挛。

4) 溃疡穿透,使浆膜层受侵。

(2) 疼痛的特点

1) 部位:胃溃疡的疼痛多位于中上腹部稍偏高处或剑突下和剑突下偏左处。十二指肠溃疡疼痛多位于中上腹部或脐上方和脐上偏右处。胃或十二指肠后壁发生的溃疡,特别是穿透性的

溃疡,其疼痛感可放射至背部。疼痛范围多为数厘米直径大小。因为空腔脏器的疼痛属于内脏神经痛,故在体表上定位并不十分确切,所以疼痛的部位不一定能准确地反映溃疡所在的解剖位置。

2)性质:消化性溃疡的疼痛性质不一,多为灼痛,亦可为持续性钝痛、隐痛、胀痛、饥饿痛等不适感。急性发作时亦可表现为剧痛,如绞拧样或刀割样疼痛。溃疡深达浆膜层或穿孔后,即可出现持续性剧痛。

3)节律性:消化性溃疡的疼痛与饮食有一定关系。胃溃疡的疼痛多于餐后1小时内发生,经1～2小时后逐渐缓解,直至下餐后再重复出现上述节律,呈进餐—疼痛—缓解的规律。十二指肠溃疡的疼痛则好发生于两餐之间,持续不减直至下一餐进餐后缓解,呈疼痛—进餐—缓解的规律,称为空腹痛,也可出现夜间痛,即午夜及清晨1时发生疼痛,需服制酸药或稍进食物疼痛方可缓解。

4)周期性:上腹疼痛发作可持续数天、数周、数月,缓解期亦长短不一,缓解后又复发,一年四季均可发病,但常有季节性,好发于秋末或春初,与天气寒冷有显著关系。

5)长期性:溃疡每次愈合后又易复发,故常表现为上腹部疼痛屡愈屡发,可延续数年至数十年,而且每次发作持续时间不等。

6)影响因素:消化性溃疡常因过度紧张、劳累、焦虑与忧郁情绪、饮食不当、气候变化、烟酒和药物等因素诱发,其亦可使消化性溃疡的症状加重,可用休息、进食和服制酸药物等方法使症状减轻或缓解。

(3)其他症状:除中上腹疼痛外,还常有餐后腹胀、反酸、嗳气、胃灼热、恶心、呕吐、流涎、食欲不振、便秘等不适,亦可因食后疼痛发作以致惧怕进食而使体重减轻。

3. **体征**　病人大多数为瘦长体型,腹上角成锐角。消化性溃疡特异性体征不明显,溃疡发作时,大多数病人常有上腹部的局限性轻压痛,十二指肠溃疡压痛点常常偏右,仅少数病人可出现贫血和营养不良的体征。后壁溃疡发生穿孔,可出现背部皮肤感觉过敏区和明显的压痛。而出血时则可见全身皮肤黏膜苍白。

4. **并发症**

(1)出血:消化性溃疡并发出血是上消化道出血的最常见病因,其发生率为20%～25%,主要表现为呕血和黑便。这是因溃疡侵蚀血管所致。短时间内出血量达1 500ml以上可出现循环障碍,可有心动过速、血压降低甚至贫血等休克症状。出血前因溃疡局部充血而疼痛常明显加重,出血后因溃疡充血减轻,碱性血液又可中和部分胃酸,则可使疼痛感觉减轻。

(2)穿孔:消化性溃疡可导致急性穿孔,穿孔部位多位于十二指肠前壁和胃前壁,腹痛往往突然变得异常剧烈,起始于上腹部,可逐渐蔓延至全腹,接着便出现腹膜炎的症状和体征,病人可有恶心呕吐、烦躁不安、面色苍白、四肢湿冷、心动过速等表现,甚至可有休克症状。全腹壁呈板状腹,有明显的压痛和反跳痛,肝脏浊音界缩小或消失,肠鸣音减弱或消失。后壁穿孔时胃内容物不流入腹腔,常穿至小网膜囊内,称为穿透性溃疡或局限性腹膜炎,这种穿孔可引起持续而顽固的背部疼痛。

(3)幽门梗阻:主要由十二指肠溃疡和幽门管溃疡引起,因幽门反射性痉挛、充血水肿或形成瘢痕收缩而产生幽门梗阻。幽门梗阻的临床表现为餐后上腹饱胀、食欲减退、嗳气、反酸等,反复发作性呕吐是幽门梗阻的主要症状,多发生在餐后30～60分钟,每1～2天发作1次,每次呕吐的量可达1L以上,呕吐物为大量酸酵宿食,吐后感觉舒服。全身可有脱水和消瘦的表现。腹部体检可见胃型和胃蠕动波,清晨空腹时上腹部可有振水音,此为幽门梗阻的特征性体征。

(4)癌变:胃溃疡可以发生癌变,据报道癌变率在1%～3%以下,故应该提高警惕,尽早诊断。但十二指肠溃疡不会引起癌变。如为中年以上,有长期胃溃疡病史者,且顽固不愈,近期腹痛的节律性消失,食欲不振,营养状态明显下降,粪便潜血试验持续阳性,溃疡发生部位在胃大弯或胃窦部,经严格内科药物治疗4～6周而症状无改善者,均提示癌变可能。

（二）急性腹膜炎

1. 概述 由细菌、化学物质（如胃液、肠液、胰液及胆汁等）或损伤引起的腹膜急性炎症性病变，称为急性腹膜炎（acute peritonitis）。其中以细菌感染引起的急性腹膜炎最为严重。

2. 分类 急性腹膜炎的分类如下所示。

（1）按病变范围分为弥漫性和局限性：弥漫性急性腹膜炎的病人炎症广泛而无明显界限，可波及整个腹腔。局限性急性腹膜炎病人炎症局限于病灶区域或腹腔的某一部分。

（2）按发病机制分为继发性和原发性：继发性腹膜炎是临床上最常见的，常继发于腹腔脏器的穿孔、脏器的损伤和破裂、炎症和手术污染的直接蔓延。原发性腹膜炎是指腹腔内无明显的原发病灶，而病原菌从腹腔外病灶经血液或淋巴途径或女性生殖系统等播散而感染腹膜，常见于体质衰弱、抵抗力低下的病人，如患有肾病综合征或肝硬化的病人。

（3）按炎症起始时的性质分为无菌性和感染性：无菌性腹膜炎多见于消化性溃疡急性穿孔的初期，为化学性炎症如胃酸、胰液、胆酸胆盐、尿液或某些囊肿液漏入腹腔或腹腔内出血所致。感染性腹膜炎则由各种病原体及其产生的毒素直接侵袭腹膜所致。

3. 症状 急性弥漫性腹膜炎常见于消化性溃疡急性穿孔和外伤性的空腔脏器破裂损伤穿孔。主要表现为突然发生的剧烈疼痛，不能忍受，且呈持续性。一般以原发病灶处最为显著，腹痛迅速蔓延至全腹，且深呼吸、咳嗽和转动体位时疼痛可加剧。恶心、呕吐为常见的早期症状。开始时因腹膜受炎症的刺激而引起反射性恶心与呕吐，呕吐物常为胃内容物，有时含有胆汁。后期则出现麻痹性肠梗阻，呕吐转为持续性，呕吐物可为棕褐色粪样肠内容物，可伴有恶臭。全身表现可有发热及毒血症，严重者甚至可出现血压下降、休克等征象。

急性局限性腹膜炎常发生于感染或炎性病灶的周围，例如发生急性阑尾炎时，腹膜炎可局限于右下腹，而病人患急性胆囊炎时，病变可局限于右上腹。此因脏器炎症扩散波及邻近腹膜壁层致包裹而起了局限化作用，疼痛可局限于病变部位，多呈持续性钝痛，偶尔也可以有特殊部位的放射性疼痛。

4. 体征 急性弥漫性腹膜炎病人多有痛苦表情、急性危重病容，全身冷汗，为减轻腹痛而被迫采取双下肢屈曲仰卧位，呼吸表浅频速。毒血症后期因高热、不能进食、呕吐、失水、酸中毒等情况，中枢神经系统和各重要器官处于抑制状态，病人表现为精神萎靡、全身厥冷、面色灰白、皮肤干燥、眼球及两颊内陷、脉搏频速无力、鼻部尖削、额出冷汗、血压下降等征象。

腹部查体可发现典型的腹膜炎三联征：腹肌紧张、压痛和反跳痛。局限性腹膜炎时，三者局限于腹部的病变局部。弥漫性腹膜炎时，上述三联征则遍及全腹，视诊可见腹式呼吸明显减弱或消失，当腹内炎性渗出液增多或肠管因麻痹而明显扩张时，可见腹部膨隆，触诊可及全腹腹肌紧张、压痛和反跳痛。消化性溃疡急性穿孔后，由于腹膜受胃酸的强烈刺激，腹肌强烈收缩可呈木板样强直，称板状腹。如局限性腹膜炎形成局部脓肿，或炎症与周围大网膜和肠管粘连形成炎症肿块，触诊时可在局部扪及边缘不清、有明显压痛的肿块。叩诊可因胃肠胀气而呈鼓音，由于胃肠穿孔时游离气体积于膈下，可发现肝浊音界缩小或消失。腹腔内有多量渗液时，叩诊可查出移动性浊音。听诊时常发现肠鸣音减弱或消失。

（三）肝硬化

1. 概述 肝硬化（liver cirrhosis）是临床常见的慢性进行性肝病，是因肝细胞弥漫性损害引起肝脏弥漫性纤维化和再生结节形成，致使正常肝小叶结构被破坏而假小叶形成导致肝内循环障碍的疾病。肝硬化的病因很多，主要有病毒性肝炎、慢性酒精中毒、胆汁淤积、血吸虫病、遗传代谢性疾病、药物和工业毒物中毒及慢性右心衰竭等。按其病理特征（结节形态）分为大结节性、小结节性、大小结节混合性及再生结节不明显性四类。

2. 症状 肝硬化起病隐匿，病程发展缓慢，且肝脏有较强的代偿功能，故在肝硬化发生后的较长一段时间，甚至数年至数十年内并无明显的症状及体征。

临床上将肝硬化分为代偿期（早期或隐性期）和失代偿期（中、晚期），但两期之间的分界并不十分明显或有重叠现象,所以不能机械地套用。

代偿期肝硬化症状较轻且无特异性,可有食欲减退、腹胀不适、消化不良、恶心、排便不规律等消化系统症状,以及乏力、头晕、消瘦等全身症状。

失代偿期肝硬化时可见上述症状加重,并出现呕血、水肿、腹水、黄疸、皮肤黏膜出血、发热、内分泌紊乱、肝性脑病、少尿、无尿等症状。

3. 体征 肝硬化病人常呈肝病病容,面色灰暗,缺少光泽,皮肤、巩膜可见黄染,面、颈和上胸部可出现毛细血管扩张或蜘蛛痣,手掌的大、小鱼际和指端可见红斑,称为肝掌,男性可出现乳房发育并伴压痛。肝脏早期肿大,后期缩小,质地逐渐变硬,表面不光滑,边缘钝。半数病人可发现脾大,常为轻度至中度。下肢可伴有水肿,皮肤可见苍白、瘀点、瘀斑等肝功能减退表现。

4. 失代偿期肝硬化常出现门静脉高压的表现

(1)腹水:是肝硬化失代偿期最突出的临床表现。腹水出现之前,常发生肠内胀气,出现腹水后腹壁紧张度增加,病人直立时下腹部常有饱满感,仰卧时则出现腹部两侧膨隆而呈蛙腹状。大量腹水致腹压增高时,脐部因受压而突出形成脐疝。叩诊时可及移动性浊音,大量腹水时查体可及液波震颤。大量腹水时因横膈抬高和运动受限,常可发生呼吸困难和心悸。腹水压迫下腔静脉可导致肾淤血和下肢水肿。部分病人因大量腹水使腹内压增高,腹水通过膈肌变薄的孔道和胸膜淋巴管漏入胸腔,而产生胸腔积液。

(2)侧支循环的建立与开放:门静脉高压时,静脉回流受阻,导致门静脉与腔静脉之间的交通支开放,形成侧支循环。临床上主要的侧支循环有下列三条(图 2-2-83)。

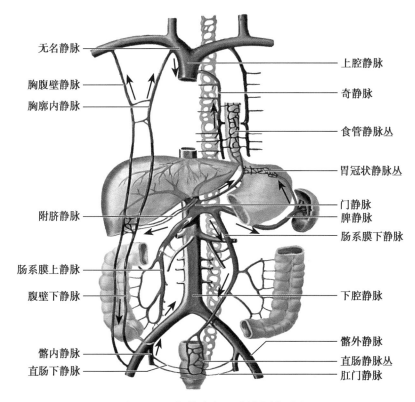

图 2-2-83 门静脉高压时侧支循环图

1)食管和胃底静脉曲张:为门静脉系统的胃左、胃短静脉与腔静脉系统的奇静脉之间形成侧支。血液经奇静脉回流入上腔静脉致使食管下端和胃底黏膜下静脉曲张,如进食粗糙食物、胃酸侵蚀或腹内压突然升高,可导致曲张的静脉破裂出血,表现为呕血、黑便、休克,甚至出现肝性脑病,严重时可危及生命。

2)腹壁静脉曲张:门静脉高压时,脐静脉重新开放,通过腹壁静脉进入腔静脉,从而与腹壁静脉形成侧支循环,使脐周腹壁静脉曲张。脐以上腹壁静脉的血流经胸壁静脉和腋静脉回流入上腔静脉,脐以下腹壁静脉则经大隐静脉、髂外静脉回流入下腔静脉,故在剑突下,脐周腹壁静脉曲张处听诊可及静脉连续性营营声。高度腹壁静脉曲张者腹壁外观可呈水母头状。

3）痔静脉曲张:为门静脉系的直肠上静脉与下腔静脉系的直肠中、下静脉和肛门静脉吻合成侧支,可明显扩张而形成痔核,破裂时可引起便血。

（3）脾大:门静脉高压时,脾脏因长期慢性淤血,脾索纤维增生而致轻、中度肿大,脾大时可发生脾功能亢进,表现为全血细胞减少。当发生上消化道出血时,脾脏可暂时性缩小。当发生脾周围炎时,可出现左上腹部的隐痛、脾区摩擦感及摩擦音。

（四）急性阑尾炎

1. **概述** 急性阑尾炎（acute appendicitis）是指阑尾的急性炎症性病变,是外科急腹症中最常见的疾病。

2. **症状** 腹痛是其主要症状,典型的急性阑尾炎早期可出现中上腹或脐周范围较弥散的疼痛(内脏神经痛),常不能确切定位,经过数小时,炎症波及浆膜和腹膜壁层而出现定位确切的右下腹疼痛(躯体神经痛)。据统计,70%～80%的病人可有典型转移性右下腹痛的病史。少数病人的病情发展快,疼痛一开始便局限于右下腹。病人常伴有恶心、呕吐、便秘、腹泻等消化道症状及轻度发热。

3. **体征** 病程的早期在上腹部或脐周可有模糊不清的轻压痛,起病数小时后在右下腹McBurney点(麦氏点)可触及显著而固定的压痛和反跳痛,这是诊断急性阑尾炎的重要依据。若先以一手加压左下腹降结肠区,再用另一手反复按压前上端,病人诉右下腹痛,为罗夫辛征（Rovsing sign）阳性,这是因为结肠内气体倒流刺激到发炎的阑尾。病人左侧卧位,双腿伸直,当右下肢被动向后过伸时出现右下腹痛,称为腰大肌征（psoas sign）阳性,此征有助于盲肠后阑尾炎的诊断。位于低位或盆腔内的阑尾出现炎症时,腹部可无明显压痛,但在直肠右前壁可有触痛或触及肿块。

病人一般只有低热,无寒战,体温不超过38℃,但体温可随着病情的发展而升高,当阑尾炎进展至坏疽、穿孔或已并发腹膜炎时,便可出现高热,右下腹部压痛和反跳痛更加明显,并伴有局部腹肌紧张。当形成阑尾周围脓肿时,可触到有明显压痛的肿块。

（五）肠梗阻

1. **概述** 肠梗阻（intestinal obstruction）是指肠内容物在肠道内通过受阻而产生的一种常见的急腹症。

2. **分类** 肠梗阻按产生原因可分以下几类。

（1）机械性肠梗阻:临床中最常见,系由于各种原因(如肠粘连、肠套叠、肠扭转、绞窄性疝、肠内异物、肠管外肿瘤压迫等)引起肠腔狭窄,从而影响肠内容物顺利通过。

（2）动力性肠梗阻:肠腔并无狭窄,而是由于肠壁肌肉活动功能紊乱,使肠内容物不能顺利通过。动力性肠梗阻又可分为麻痹性肠梗阻和痉挛性肠梗阻。前者多见于腹部手术后、弥漫性腹膜炎、腹膜后出血、感染及低血钾症等;后者则相当少见,于肠腔受到外伤、异物与炎症的刺激、铅中毒等时可见。

（3）血运性肠梗阻:是由于肠系膜血管栓塞或血栓形成而导致肠管缺血,继而出现肠壁平滑肌麻痹,肠内容物停滞运行。此种情况较少见,但病情十分凶险。

此外,根据肠壁有无出现血液循环障碍可将其分为单纯性和绞窄性肠梗阻;根据肠腔梗阻的程度的不同,还可将其分为完全性和不完全性肠梗阻;根据肠梗阻病情发展的快慢,又可将其分为急性和慢性肠梗阻。

临床上肠梗阻的病人随着疾病的演变和发展,可由单纯性发展为绞窄性,由不完全性逐渐转变成完全性,由慢性转为急性,由机械性发展成麻痹性。

3. **症状** 急性肠梗阻有四个主要临床表现:腹痛、呕吐、停止排便排气和腹胀。腹痛是其最主要的症状,发生机械性肠梗阻时,梗阻近端肠段的平滑肌强烈收缩,出现阵发性的剧烈绞痛,数分钟一次,小肠梗阻时腹痛症状较大肠梗阻更为严重。高位小肠梗阻时腹痛可以不严重,一般腹痛出现在上腹部;而低位小肠梗阻时腹痛往往为剧烈的绞痛,腹痛部位常位于脐周。结肠发生梗阻时腹痛则常位于下腹部。肠梗阻早期便可出现反射性呕吐,呕吐物初为胃内容物,后为肠内容物。高位小肠梗阻时呕吐发生较早,常可吐出胃肠液及胆汁,且呕吐量大;而低位小肠梗阻时呕吐一般出现较晚,常先吐出胃液和胆汁,以后可吐出粪臭味小肠内容物。如有肠管血供障碍,可以呕吐出咖啡色血性液体;发生麻痹性肠梗阻时可出现溢出性严重呕吐;结肠梗阻时一般无呕吐,或到病程晚期才出现呕吐。

肠道积气积液可产生腹胀,小肠发生梗阻时以上腹部和中腹部腹胀明显,结肠梗阻时则以上腹部和两侧腹部腹胀明显。病人常停止排便和排气,但在完全性小肠梗阻的早期,可以排出大肠内积存的气体和粪便。

4. **体征**　肠梗阻病人常呈痛苦表情,重病面容,眼球凹陷呈脱水样,呼吸急促,脉搏细数,甚至可出现血压下降、休克等征象。

腹部检查常见腹部膨隆,小肠梗阻时可见脐周出现不规则的梯形排列的肠型和蠕动波,结肠梗阻时可见腹部的周边明显膨胀。触诊腹肌紧张且伴压痛,绞窄性肠梗阻病人还可出现反跳痛。机械性肠梗阻病人听诊时可听到肠鸣音明显亢进,呈金属音调(高调)。而麻痹性肠梗阻病人听诊时常听到肠鸣音减弱或消失。当腹腔有渗液时,偶可查出移动性浊音。

(六)腹部肿块

1. **概述**　腹部肿块(abdominal mass)是常见的腹部体征,主要依靠触诊检查。可由多种病因引起,如炎症、肿瘤、梗阻、寄生虫、先天发育异常引起的脏器肿大、脏器移位,以及组织增生等产生的异常肿块。肿块可存在于腹壁、腹腔内或腹膜后,诊断比较困难,必须认真检查,还应结合各个方面有关的临床资料进行分析,并加以鉴别诊断。

2. **病因**

(1)炎症性:病毒性肝炎、胆囊积液、阑尾脓肿、回盲部结核、盆腔结核、肾结核等引起脏器肿大及形成异常肿块。

(2)肿瘤性:肝癌、胆囊癌、胃癌、结肠癌、卵巢癌、子宫肌瘤、肾癌、卵巢囊肿、白血病浸润脾等。

(3)梗阻性:幽门梗阻、肝淤血、肠套叠、尿潴留、肾盂积水等。

(4)先天性:多囊肾、肝囊肿等。

(5)寄生虫性:肝棘球蚴病、肠蛔虫病、晚期血吸虫病致脾大等。

(6)其他:脂肪肝、糖原贮积病、腹壁疝、腹壁纤维瘤与脂肪瘤、皮脂囊肿、游走脾、游走肾等。

3. **症状**　炎性肿块常伴有发热,肿块部位有明显疼痛。良性肿块病程较长,肿块生长速度一般缓慢,且不伴全身其他症状。恶性肿块多伴有食欲不振、消瘦、贫血等全身症状,且肿块生长速度较快。肿块伴有黄疸时多为肝、胆、胰等脏器的病变。肿块伴消化道出血时多考虑为胃肠道疾病。肿块伴呕吐和腹部绞痛时多考虑为胃肠道梗阻。肿块伴尿路症状,则常提示肾、膀胱等泌尿系统脏器发生病变。肿块伴月经周期紊乱,常提示卵巢、子宫等盆腔脏器的病变。如发现黄疸进行性加重,且可扪及无压痛而肿大的胆囊,常提示为胰头癌。慢性心力衰竭者出现肝大伴压痛,多考虑为肝淤血。胆囊肿大且有发热,间歇性黄疸,右上腹疼痛明显并向右肩背部放射,多提示为胆囊结石。

4. **体征**

(1)全身检查时应注意一般情况,如营养状态、有无贫血和黄疸等。还应注意在身体其他部位有无出现相似的肿块,如有无出现锁骨上窝、腋窝、直肠膀胱窝的淋巴结肿大及有无恶性肿瘤转移征象等。

(2)腹部肿块的位置:确定肿块的位置可了解肿块的来源。首先,应区分肿块来自腹壁还是腹腔内,为此可做屈颈抬肩动作使腹肌紧张,肿块更明显则提示肿块位于腹壁上,肿块变得不清楚则提示肿块位于腹腔内。其次,应区分肿块是来自腹腔内还是腹膜后,为此可应用肘膝位进行检查,如肿块更加清楚,且活动度增加并有下垂感,则提示肿块位于腹腔内,如肿块不如仰卧时清晰,肿块位置较深而且固定,并无下垂感觉,则提示肿块存在于腹膜后,如胰腺等。腹部肿块存在的位置与腹部各区分布的相应脏器发生病变有一定关系。

(3)肿块的大小、形态、硬度、质地、压痛、活动度、搏动、震颤及数目:肿块的边缘清楚、表面光滑且无明显压痛、质地柔软、中等大小、可活动或可由手推动,多考虑为良性肿瘤、脏器肿大或是囊肿。而检查发现肿块外形不规则、表面呈结节状、质地较坚硬、位置固定、活动度差者,多考虑为恶性肿瘤。边缘不清、仅有轻度压痛的肿块,可能为炎性肿块。多发结节、互相粘连则多考虑为腹腔结核。

炎性包块常有腹肌紧张、压痛、发热、外周血白细胞计数增高。肿块位于肝脏、胆囊、脾脏、肾脏、胃、横结肠、大网膜者可发现肿块随呼吸运动而活动。生长于小肠和肠系膜的肿块可随体位变化发生左右移动,且活动度较大。因血管瘤、三尖瓣关闭不全致肝脏淤血肿大时,可触及扩张性搏动。右心功能不全致肝淤血肿大时,肝脏质地稍韧,边缘圆钝,表面光滑,一般有压痛,肝颈静脉回流征呈阳性。而患肝棘球蚴病时,肝震颤试验呈阳性,即用右手手指的掌面按压在肿大的肝脏囊肿表面上,稍用力按压片刻后可出现一种特殊的震动感。

第六节 生殖器、肛门、直肠检查

生殖器、肛门和直肠的检查是全身体格检查的一部分,全面正确地检查对临床诊断和治疗具有重要意义。但在临床实践中,非专科医师对该项检查的意义认识不足,且因有的病人不愿接受检查,故常被忽视,以致发生误诊或漏诊,延误治疗,造成严重后果。因此,对有检查指征的病人应对其说明检查的目的、方法和重要性,使之接受并配合检查。男医师检查女病人时,须有女医务人员在场。

一、男性生殖器检查

男性生殖器包括阴茎、阴囊、前列腺和精囊等。阴囊内有睾丸、附睾及精索等。检查时应让病人充分暴露下身,双下肢取外展位,视诊与触诊相结合。先检查外生殖器阴茎及阴囊,后检查内生殖器前列腺及精囊。

(一)阴茎

阴茎(penis)为前端膨大的圆柱体,分头、体和根三部分。正常成年人阴茎长7~10cm,由3个海绵体(两个阴茎海绵体,一个尿道海绵体)构成。其检查顺序如下:

1. 包皮　阴茎的皮肤在阴茎颈前向内翻转覆盖于阴茎表面称为包皮(prepuce)。成年人包皮不应掩盖尿道口。翻起包皮后应露出阴茎头,若翻起后仍不能露出尿道外口或阴茎头,称为包茎(phimosis),见于先天性包皮口狭窄或炎症、外伤后粘连。若包皮长度超过阴茎头,但翻起后能露出尿道口或阴茎头,称包皮过长(redundant prepuce)。包皮过长或包茎易引起尿道外口或阴茎头感染、嵌顿。污垢在阴茎颈部易于残留,长期的污垢刺激常被认为是阴茎癌的重要致病因素之一,故提倡早期手术处理过长的包皮。

2. 阴茎头与阴茎颈　阴茎前端膨大部分称为阴茎头(glans penis),俗称龟头。在阴茎头、颈交界部位有一环形浅沟,称为阴茎颈(neck of penis)或阴茎头冠(corona of glans penis)。检查时应将包皮上翻暴露全部阴茎头及阴茎颈,观察其表面的色泽及有无充血、水肿、分泌物、结节等(图2-2-84)。正常阴茎头红润、光滑,如有硬结并伴有暗红色溃疡、易出血或融合成菜花状,应考虑阴茎癌的可能性。阴茎颈部发现单个椭圆形质硬溃疡称为下疳(chancre),愈后留有瘢痕,此征对诊断梅毒有重要价值。阴茎头部如出现淡红色小丘疹融合成蕈样,呈乳突状突起,应考虑为尖锐湿疣。

3. 尿道口 检查尿道口时医生用示指与拇指轻轻挤压龟头使尿道张开,观察尿道口有无红肿、分泌物及溃疡(图 2-2-85)。

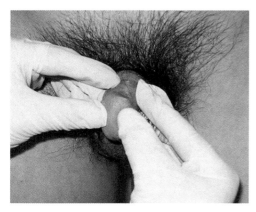

图 2-2-84 阴茎头颈部检查

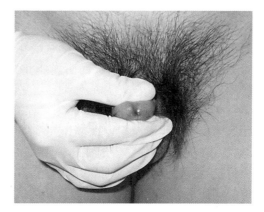

图 2-2-85 尿道口检查

淋球菌或其他病原体感染所致的尿道炎常可见红肿、分泌物及溃疡。观察尿道口是否狭窄,先天性畸形或炎症粘连常可出现尿道口狭窄,并注意有无尿道口异位,尿道下裂时尿道口位于阴茎腹面,如嘱病人排尿,裂口处常有尿液溢出。

4. 阴茎大小与形态 成年人阴茎过小呈婴儿型阴茎,见于垂体功能或性腺功能不全病人;在儿童期阴茎过大呈成人型阴茎,见于性早熟,如促性腺激素过早分泌。假性性早熟见于睾丸间质细胞瘤病人。

(二)阴囊

阴囊(scrotum)为腹壁的延续部分,囊壁由多层组织构成。阴囊中间有一隔膜将其分为左右两个囊腔,每囊内含有精索、睾丸及附睾。检查时病人取站立位或仰卧位,两腿稍分开。先观察阴囊皮肤及外形,后进行阴囊触诊。方法是医生将双手的拇指置于病人阴囊前面,其余手指放在阴囊后面起托护作用,拇指来回滑动触诊,可双手同时进行(图 2-2-86)。也可用单手触诊。阴囊检查按以下顺序进行:

1. 阴囊皮肤及外形 正常阴囊皮肤呈深暗色,多皱褶。视诊时注意观察阴囊皮肤有无皮疹、脱屑溃烂等损害,观察阴囊外形有无肿胀肿块。阴囊常见病变有:

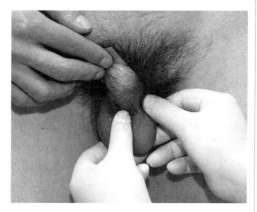

图 2-2-86 阴囊触诊

(1)阴囊湿疹:阴囊皮肤增厚呈苔藓样,并有小片鳞屑,或皮肤呈暗红色、糜烂,有大量浆液渗出,有时形成软痂,伴有顽固性奇痒,此种改变为阴囊湿疹(scrotal eczema)的特征。

(2)阴囊水肿:阴囊皮肤常因水肿而紧绷,可为全身性水肿的一部分,如肾病综合征,也可为局部因素所致,如局部炎症或过敏反应、静脉血或淋巴液回流受阻等。

(3)阴囊象皮肿:阴囊皮肤水肿粗糙、增厚如象皮样,称为阴囊象皮肿(scrotum elephantiasis)或阴囊象皮病(chyloderma),多为血丝虫病引起的淋巴管炎或淋巴管阻塞所致。

(4)阴囊疝(scrotal hernia):是指肠管或肠系膜经腹股沟管下降至阴囊内所形成的疝,表现为一侧或双侧阴囊肿大,触之有囊样感,有时可推回腹腔,但病人用力咳嗽使腹腔内压增高时可再入阴囊。

(5)鞘膜积液:正常情况下鞘膜囊内有少量液体,当鞘膜本身或邻近器官出现病变时,鞘膜液体分泌增多,形成积液,此时阴囊肿大触之有水囊样感。不同病因所致鞘膜积液有时难以鉴别,如阴囊疝与睾丸肿瘤,透光试验有助于两者的鉴别。透光试验方法简便易行,具体为:用不透明的纸片卷成圆筒,一端置于肿大的阴囊部位,对侧阴囊以电筒照射,从纸筒另一端观察阴囊透光情况;也可把房间光线调暗,用电筒照射阴囊后观察。鞘膜积液时,阴囊呈橙红色均质的半透明状,而阴囊疝和睾丸肿瘤则不透光(图2-2-87)。

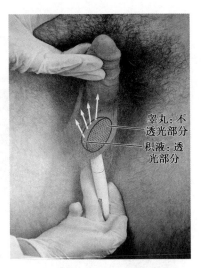

睾丸:不透光部分
积液:透光部分

图 2-2-87　鞘膜积液透光试验

2. **精索(spermatic cord)**　为柔软的条索状圆形结构,由腹股沟管外口延续至附睾上端,它由输精管、提睾肌、动脉、静脉、精索神经及淋巴管等组成。精索在左、右阴囊腔内各有一条,位于附睾上方,检查时医生用拇指和示指触诊精索,从附睾摸到腹股沟环。正常精索呈柔软的索条状,无压痛。串珠样肿胀见于输精管结核;挤压痛且局部皮肤红肿多为精索急性炎症;靠近附睾的精索触及硬结,常由丝虫病所致;精索有蚯蚓团样感多为精索静脉曲张所致。

3. **睾丸(testis)**　左、右各一个,呈椭圆形,表面光滑柔韧。检查时医生用拇指、示指和中指触及睾丸,注意其大小、形状、硬度及有无触压痛等,并进行两侧对比。睾丸急性肿痛,压痛明显者,见于急性睾丸炎,常继发于流行性腮腺炎、淋病等。睾丸慢性肿痛多由结核引起;一侧睾丸肿大、质硬并有结节,应考虑睾丸肿瘤或白血病细胞浸润。睾丸萎缩可由流行性腮腺炎、外伤后遗症及精索静脉曲张引起;睾丸过小常为先天性或内分泌异常引起,如肥胖性生殖无能症等。

当阴囊触诊未触及睾丸时,应触诊腹股沟管内和阴茎根部、会阴部等处,或行腹腔超声检查。睾丸隐藏在以上部位,称为隐睾症(cryptorchidism)。隐睾以一侧多见,也可双侧,如双侧隐睾没在幼儿时发现并手术复位,常常影响生殖器官和第二性征发育,并可导致生育能力丧失。有时正常小儿因受冷或提睾肌强烈收缩,可使睾丸暂时隐匿于阴囊上部或腹股沟管内,检查时可由上方将睾丸推入阴囊,嘱小儿咳嗽也可使睾丸降入阴囊。无睾丸常见于性染色体数目异常所致的先天性无睾症,可为单侧或双侧,双侧无睾症病人生殖器官及第二性征均发育不良。

4. **附睾(epididymis)**　是贮存精子和促进精子成熟的器官,位于睾丸后外侧,上端膨大为附睾头,下端细小如囊锥状为附睾尾。检查时医生用拇指和示、中指触诊,触诊时应注意附睾大小,有无结节和压痛。急性炎症时痛明显,且常伴有睾丸肿大,附睾与睾丸分界不清;慢性附睾炎则附睾肿大而压痛轻。若附睾肿胀而无压痛,质硬并有结节感,伴有输精管增粗且呈串珠状,可能为附睾结核。结核病灶可与阴囊皮肤粘连,破溃后易形成瘘管。

(三) 前列腺

前列腺(prostate)位于膀胱下方、耻骨联合后约2cm处,形状像前后稍扁的栗子,其上端宽大,下端窄小,后面较平坦,正中有纵行浅沟,将其分为左、右两叶,尿道从前列腺中纵行穿过,排泄管开口于尿道前列腺部。检查时病人取肘膝卧位,跪卧于检查台上,也可采用右侧卧位或站立弯腰位。医生示指戴指套(或手套),指端涂以润滑剂,徐徐插入肛门,向腹侧触诊(图2-2-88)。正常前列腺质韧而有弹性,左、右两叶之间可触及正中沟。良性前列腺肥大时正中沟消失,表面光滑有韧感,无压痛及粘连,多见于老年人。前列腺肿大且有明显压痛,多见于急性前列腺炎;前列腺肿大、质硬、无压痛,表面有硬结节者多为前列腺癌。前列腺触诊时可同时进行前列腺按摩留取前列腺液做化验检查。

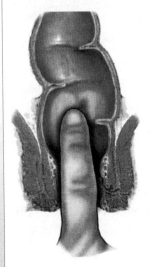

图 2-2-88　前列腺触诊

(四) 精囊

精囊 (seminal vesicle) 位于前列腺外上方,为菱锥形囊状非成对的附属性腺,其排泄管与输精管末端汇合成射精管。正常时肛诊一般不易触及精囊,如可触及则视为病理状态。精囊呈索条状肿胀并有触压痛多为炎症所致,精囊表面呈结节状多因结核引起,质硬肿大应考虑癌变。精囊病变常继发于前列腺,如炎症波及、结核扩散和前列腺癌的侵犯。

二、女性生殖器检查

女性生殖器包括内、外两部分,一般情况下不进行女性病人生殖器的常规检查,如全身性疾病疑有局部表现时可进行外生殖器检查,疑有妇产科疾病时应由妇产科医生进行检查。检查时病人应排空膀胱,暴露下身,仰卧于检查台上,两腿外展、屈膝,医生戴无菌手套进行检查,检查顺序与方法如下。

(一) 外生殖器检查

1. **阴阜 (mons veneris)** 位于耻骨联合前面,为皮下脂肪丰富、柔软的脂肪垫。性成熟后皮肤有阴毛,呈倒三角形分布,为女性第二性征。若阴毛先浓密后脱落而明显稀少或缺如,见于性功能减退症或希恩综合征等;阴毛明显增多,呈男性分布,多见于肾上腺皮质功能亢进。

2. **大阴唇 (labium majus)** 为一对纵行长圆形隆起的皮肤皱襞,皮下组织松软,富含脂肪及弹力纤维。性成熟后表面有阴毛,未生育妇女两侧大阴唇自然合拢遮盖外阴;经产妇两侧大阴唇常分开;老年人或绝经后则常萎缩。

3. **小阴唇 (labium minus)** 位于大阴唇内侧,为一对较薄的皮肤皱襞,两侧小阴唇常合拢遮盖阴道外口。小阴唇表面光滑,呈浅红色或褐色,前端融合后包绕阴蒂,后端彼此会合形成阴唇系带。小阴唇炎症时常有红肿疼痛,局部色素脱失见于白斑症,若有结节、溃烂应考虑癌变可能,乳突状或蕈样突起见于尖锐湿疣。

4. **阴蒂 (clitoris)** 为两侧小阴唇前端会合处与大阴唇前连合之间的隆起部分,外表为阴蒂包皮,其内具有男性阴茎海绵体样组织,性兴奋时能勃起。阴蒂过小见于性发育不全,过大应考虑两性畸形,红肿见于外阴炎症。

5. **阴道前庭 (vaginal vestibule)** 为两侧小阴唇之间的菱形裂隙,前部有尿道口,后部有阴道口(图 2-2-89)。前庭大腺分居于阴道口两侧,如黄豆粒大,开口于小阴唇与处女膜的沟内。如有炎症则局部红肿、硬痛并有脓液溢出。肿大明显而压痛轻,可见于前庭大腺囊肿。

(二) 内生殖器

1. **阴道 (vagina)** 为生殖通道,平常前后壁相互贴近,内腔狭窄,但富于收缩和伸展性。受性刺激时阴道前 1/3 产生收缩,分娩时可高度伸展。检查时,医生用拇指、示指分开两侧小阴唇,在前庭后部可见阴道外口,其周围有处女膜 (hymen)。处女膜外形有不同类型。未婚女性一般不做阴道检查,但已婚妇女有指征者不能省略该项检查。正常阴道黏膜呈浅红色,柔软、光滑,检查时应注意其紧张度,有无瘢痕、肿块、分泌物、出血等,并观察宫颈有无溃烂及新生物形成。

2. **子宫 (uterus)** 为中空的肌质器官,位于骨盆腔中央,呈倒梨形。触诊子宫应以双合诊法进行检查(图 2-2-90)。正常宫颈表面光滑,妊娠时质软、着紫色,检查时应注意宫颈有无充血、糜烂、肥大及息肉。环绕宫颈周围的阴道分前后、左右穹隆,后穹隆最深,为诊断性穿刺的部位。正常成年未孕子宫长约 7.5cm,宽约 4cm,厚约 2.5cm;产后妇女子宫增大,触之较韧,光滑无压痛。子宫体积匀称性增大见于妊娠,非匀称性增大见于各种肿瘤。

3. **输卵管 (oviduct)** 长 8~14cm。正常输卵管表面光滑、质韧无压痛。输卵管肿胀、增粗或有结节,弯曲或僵直,且常与周围组织粘连、固定,明显触压痛者,多见于急、慢性炎症或结核。明显肿大为输卵管积脓或积水。双侧输卵管如有病变,会导致管腔变窄或梗阻,则难以受孕。

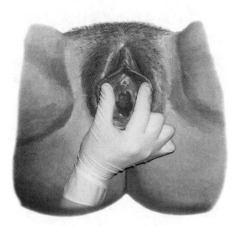

图 2-2-89 阴道前庭检查

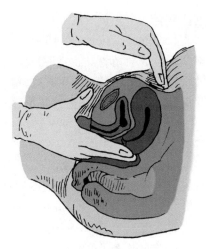

图 2-2-90 子宫触诊

4. 卵巢（ovary） 为一对扁椭圆形性腺,成人女性的卵巢约 4cm×3cm×1cm 大小,表面光滑、质软,绝经后萎缩变小、变硬。卵巢触诊多用双合诊(图 2-2-91)。增大有压痛常见于卵巢炎症,卵巢囊肿常可出现卵巢不同程度肿大。

三、肛门与直肠检查

直肠（rectum）全长 12～15cm,下连肛管（anal canal）。肛管下端在体表的开口为肛门（anus）,位于会阴中心体与尾骨尖之间。肛门与直肠的检查方法简便,常能发现许多有重要临床价值的体征。

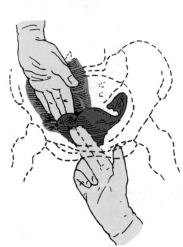

图 2-2-91 卵巢触诊

检查肛门与直肠时可根据病情需要,让病人采取不同的体位,以便达到所需的检查目的,常用的体位有:

1. 肘膝位 病人两肘关节屈曲,置于检查台上,胸部尽量靠近检查台,两膝关节屈曲成直角跪于检查台上,臀部抬高。此体位最常用于前列腺、精囊及内镜检查(图 2-2-92)。

2. 左侧卧位 病人取左侧卧位,右腿向腹部屈曲,左腿伸直,臀部靠近检查台右边。医师位于病人背后进行检查。该体位适用于病重、年老体弱和女性病人(图 2-2-93)。

3. 仰卧位或截石位 病人仰卧于检查台上,臀部垫高,两腿屈曲、抬高并外展。适用于重症体弱病人和膀胱直肠窝的检查,亦可进行直肠双合诊,即右手示指在直肠内,左手在下腹部,双手配合,以检查盆腔脏器或病变情况。

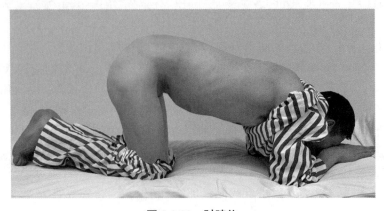

图 2-2-92 肘膝位

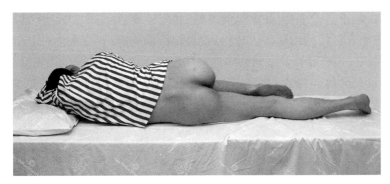

图 2-2-93　左侧卧位

4. 蹲位 病人下蹲呈排大便的姿势,屏气向下用力。适用于检查直肠脱出、内痔及直肠息肉等。

肛门与直肠检查所发现的病变如肿块、溃疡等应按时针方向进行记录,并注明检查时病人所取体位。肘膝位时肛门后正中点为 12 点钟位,前正中点为 6 点钟位,而仰卧位的时钟位则与此相反。

肛门与直肠的检查方法以视诊、触诊为主,辅以内镜检查。

（一）视诊

医生用手分开病人臀部,观察肛门及其周围皮肤颜色及皱褶,正常颜色较深,皱褶自肛门向外周呈放射状。让病人提肛收缩肛门时括约肌皱褶更明显,做排便动作时皱褶变浅。还应观察肛门周围有无脓血、黏液、肛裂、外痔、瘘管口和脓肿等。

1. 肛门闭锁（anal atresia）与狭窄 多见于新生儿先天性畸形;因感染、外伤或手术引起的肛门狭窄,常可在肛周发现瘢痕。

2. 肛门瘢痕与红肿 肛门周围瘢痕,多见于外伤或手术后;肛门周围有红肿及压痛,常为肛门周围炎症或脓肿。

3. 肛裂（anal fissure） 是肛管下段(齿状线以下)深达皮肤全层的纵行及梭形裂口或感染性溃疡。病人自觉排便时疼痛,排出的粪便周围常附有少许鲜血。检查时肛门常可见裂口,触诊时有明显触压痛。

4. 痔（hemorrhoid） 是直肠下端黏膜下或肛管边缘皮下的内痔静脉丛或外痔静脉丛扩大和曲张所致的静脉团。多见于成年人,病人常有大便带血、痔块脱出、疼痛或瘙痒感。内痔(internal hemorrhoid)位于齿状线以上,表面被直肠下端黏膜所覆盖,在肛门内口可查到柔软的紫红色包块,排便时可突出肛门口外;外痔(external hemorrhoid)位于齿状线以下,表面被肛管皮肤所覆盖,在肛门外口可见紫红色柔软包块;混合痔(mixed hemorrhoid)是齿状线上、下均可发现紫红色包块,下部被肛管皮肤所覆盖,具有外痔与内痔的特点。

5. 肛门直肠瘘 简称肛瘘(archosyrinx),有内口和外口,内口在直肠或肛管内,瘘管经过肛门软组织开口于肛门周围皮肤。肛瘘多为肛管或直肠周围脓肿与结核所致,不易愈合,检查时可见肛门周围皮肤有瘘管开口,有时有脓性分泌物流出,在直肠或肛管内可见瘘管的内口或伴有硬结。

6. 直肠脱垂（proctoptosis） 又称脱肛(hedrocele),是指肛管、直肠或乙状结肠下端的肠壁,部分或全层向外翻而脱出于肛门外。检查时病人取蹲位,观察肛门外有无突出物。如无突出物或突出不明显,让病人屏气做排便动作,肛门外可见紫红色球状突出物,且随排便力气加大而突出更为明显,此即直肠部分脱垂(黏膜脱垂),停止排便时突出物常可回复至肛门内;若突出物为椭圆形块状物,表面有环形皱襞,即为直肠完全脱垂(直肠壁全层脱垂),停止排便时不易回复。

（二）触诊

肛门和直肠触诊通常称为肛诊或直肠指检。病人可采取肘膝位、左侧卧位或仰卧位等。触诊时医生右手示指戴指套或手套,并涂以润滑剂,如肥皂液、凡士林、液状石蜡,将示指置于肛门外口轻轻按摩,等病人肛门括约肌适应放松后,再徐徐插入肛门、直肠内(图2-2-94)。先检查肛门及括约肌的紧张度,再查肛管及直肠的内壁。注意有无压痛及黏膜是否光滑、有无肿块及搏动感。男性还可触诊前列腺与精囊,女性则可检查子宫颈、子宫、输卵管等。必要时配用双合诊。直肠指诊对以上器官的疾病诊断有重要价值,此外对盆腔的其他疾病如阑尾炎、髂窝脓肿也有诊断意义。

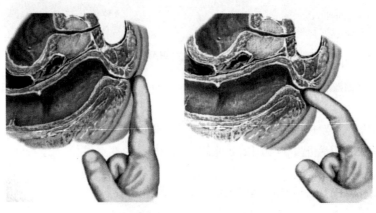

图 2-2-94 直肠指检

直肠指诊时应注意有无以下异常改变:①直肠剧烈触痛,常因肛裂及感染引起;②触痛伴有波动感见于肛门、直肠周围脓肿;③直肠内触及柔软、光滑而有弹性的包块常为直肠息肉(proctopolypus);④触及坚硬凹凸不平的包块,应考虑直肠癌;⑤指诊后指套表面带有黏液、脓液或血液,应取其涂片镜检或行细菌学检查。如直肠病变病因不明,应进一步行内镜检查,如直肠镜和乙状结肠镜,以助鉴别。

第七节　脊柱与四肢检查

一、脊柱检查

脊柱是支撑体重、维持躯体各种姿势的重要支柱,并作为躯体活动的枢纽。由7个颈椎、12个胸椎、5个腰椎、5个骶椎、4个尾椎组成。第7颈椎棘突特别长,颈前屈时更明显;两肩胛冈内端的连线通过第3胸椎的棘突,两肩胛下角的连线通过第7胸椎棘突;双侧髂嵴最高点的连线,一般通过第4胸椎椎体下部或第4、5椎体间隙;双侧髂后上棘的连线通过第5腰椎与第1骶椎棘突之间。脊柱有病变时表现为局部疼痛、姿势或形态异常及活动度受限等。脊柱检查时病人可取站立位或坐位,应注意其弯曲度、活动范围及有无畸形、压痛和叩痛等,查体时可按视、触、叩的顺序进行。

(一) 脊柱弯曲度

1. **生理性弯曲**　正常人直立时,脊柱从侧面观察有呈S状的四个生理弯曲,即颈段稍向前凸,胸段稍向后凸,腰椎明显向前凸,骶椎则明显向后凸。让病人取站立位或坐位,从后面观察脊柱有无侧弯。轻度侧弯时需借助触诊确定,检查方法是检查者用示指、中指或拇指沿脊椎的棘突尖以适当的压力自上向下划压,划压后皮肤出现一条红色充血痕,以此痕为标准,观察脊柱有无侧弯。正常人脊柱无侧弯。除以上方法检查外,还应侧面观察脊柱各部形态,了解有无前后突出畸形。

2. **病理性变形**

(1) 颈椎变形:颈部检查可观察自然姿势有无异常,如病人立位时有无侧偏、前屈、过度后伸

脊柱检查

和僵硬感。颈侧偏见于先天性斜颈,病人头向一侧倾斜,患侧胸锁乳突肌隆起。

（2）脊柱后凸:脊柱过度后弯称为脊柱后凸（kyphosis）,也称为驼背（gibbus）,多发生于胸段脊柱。脊柱后凸时前胸凹陷,头颈部前倾。脊柱胸段后凸的原因甚多,表现也不完全相同,常见病因如下所示。

1）佝偻病:多在儿童期发病,坐位时胸段呈明显均匀性向后弯曲,仰卧位时弯曲可消失。

2）脊柱结核:多在青少年时期发病,病变常在胸椎下段及腰段。由于椎体被破坏、压缩,棘突明显向后凸出,形成特征性的成角畸形。常伴有全身其他脏器的结核病变,如肺结核等。

3）强直性脊柱炎:多见于成年人,脊柱胸段呈弧形（或弓形）后凸,常有脊柱强直性固定,仰卧位时亦不能伸直。

4）脊椎退行性变:多见于老年人,椎间盘退行性萎缩,骨质退行性变,胸腰椎后凸曲线增大,造成胸椎明显后凸,形成驼背。

5）其他:如外伤所致脊椎压缩性骨折,造成脊柱后凸,可发生于任何年龄;青少年胸段下部均匀性后凸,见于舒尔曼病（Scheuermann disease）。

（3）脊柱前凸:脊柱过度向前凸出性弯曲,称为脊柱前凸（lordosis）。多发生在腰椎部位,病人腹部明显向前突出,臀部明显向后突出,多由晚期妊娠、大量腹水、腹腔巨大肿瘤、第5腰椎向前滑脱、水平骶椎（腰骶角＞34°）、髋关节结核及先天性髋关节后脱位等引起。

（4）脊柱侧凸:脊柱离开后正中线向左或右偏移称为脊柱侧凸（scoliosis）。侧凸严重时可出现肩部及骨盆畸形。根据侧凸发生部位不同,分为胸段侧凸、腰段侧凸及胸腰段联合侧凸;根据侧凸的性状分为姿势性和器质性两种。

1）姿势性侧凸（posture scoliosis）:无脊柱结构的异常。姿势性侧凸早期脊柱的弯曲度多不固定,改变体位可使侧凸得以纠正,如平卧位或向前弯腰时脊柱侧凸可消失。姿势性侧凸的原因有:①儿童发育期坐、立姿势不良;②代偿性侧凸可因一侧下肢明显短于另一侧所致;③坐骨神经性侧凸,多因椎间盘突出,病人改变体位、放松对神经根压迫的一种保护性措施,突出的椎间盘位于神经根外侧,腰椎凸向患侧,突出的椎间盘位于神经根内侧,腰椎凸向健侧;④脊髓灰质炎后遗症等。

2）器质性侧凸（organic scoliosis）:脊柱器质性侧凸的特点是改变体位不能使侧凸得到纠正。其病因有先天性脊柱发育不全、肌肉麻痹、营养不良、慢性胸膜肥厚、胸膜粘连及肩部或胸廓的畸形等。

（二）脊柱活动度

1. 正常活动度 正常人脊柱有一定活动度,但各部位活动范围明显不同。颈椎段和腰椎段的活动范围最大;胸椎段活动范围最小;骶椎和尾椎已融合成骨块状,几乎无活动性。

检查脊柱的活动度时,应让病人做前屈、后伸、侧弯、旋转等动作,以观察脊柱的活动情况及有无变形。已有脊柱外伤可疑骨折或关节脱位时,应避免脊柱活动,以防止损伤脊髓。正常人直立、骨盆固定的条件下,颈段、胸段、腰段的活动范围参考值见表2-2-20。检查方法见图2-2-95。

表2-2-20 颈、胸、腰椎及全脊柱活动范围

部位	前屈	后伸	左右侧弯	旋转度（一侧）
颈椎	35°～45°	35°～45°	45°	60°～80°
胸椎	30°	20°	20°	35°
腰椎	75°～90°	30°	20°～35°	30°
全脊柱	128°	125°	73.5°	115°

注:由于年龄、运动训练及脊柱结构差异等因素,脊柱活动范围存在较大的个体差异。

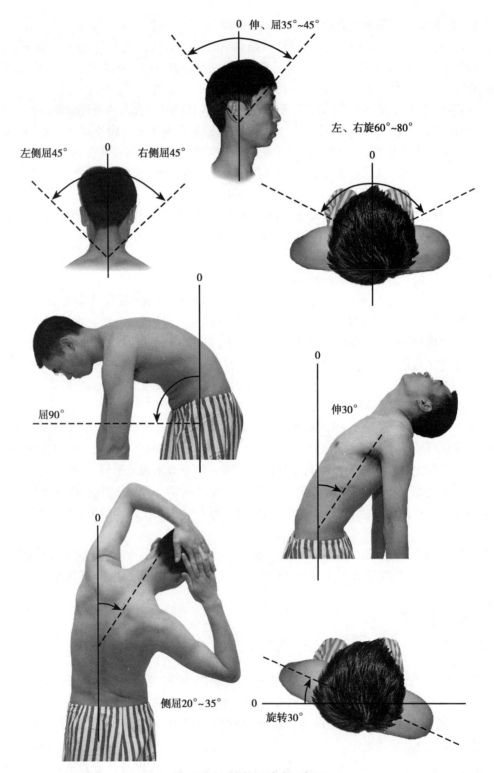

图 2-2-95　脊柱活动度示意图

　　2. 活动受限　检查脊柱颈段活动度时,医生固定病人肩部,嘱病人做前屈、后仰、侧弯及左右旋转活动,颈椎及软组织有病变时,活动常不能达以上范围,否则有疼痛感,严重时出现僵直。脊柱颈椎段活动受限常见于:①颈部肌纤维组织炎及韧带受损;②颈椎病;③结核或肿瘤浸润;④颈椎外伤、骨折或关节脱位。

　　脊柱腰椎段活动受限常见于:①腰部肌纤维组织炎及韧带受损;②腰椎椎管狭窄;③椎间盘突出;④腰椎结核或肿瘤;⑤腰椎骨折或脱位。

(三) 脊柱压痛与叩击痛

1. 压痛 脊柱压痛的检查方法是嘱病人取端坐位,身体稍向前倾。检查者以右手拇指从枕骨粗隆开始自上而下逐个按压脊椎棘突及椎旁肌肉,正常时每个棘突及椎旁肌肉均无压痛。如有压痛,提示压痛部位可能有病变,并以第7颈椎棘突为标志计数病变椎体的位置。除颈椎外,颈旁组织的压痛也提示相应病变:落枕时斜方肌中点处有压痛;颈肋综合征及前斜角肌综合征的压痛点在锁骨上窝和颈外侧三角区内;颈部肌纤维组织炎的压痛点在颈肩部,范围比较广泛。胸腰椎病变如结核、椎间盘突出、外伤、骨折,均在相应脊椎棘突有压痛,若椎旁肌肉有压痛,常为腰背肌纤维炎或劳损。

2. 叩击痛 常用的脊柱叩击方法有以下两种:

(1)直接叩击法:即用中指或叩诊锤垂直叩击各椎体的棘突,多用于检查胸椎和腰椎。颈椎疾病,特别是颈椎骨关节损伤时,因颈椎位置深,一般不用此法检查。

(2)间接叩击法:嘱病人取坐位,医生将左手掌置于其头部,右手半握拳以小鱼际肌部位叩击左手背,了解病人脊柱各部位有无疼痛。疼痛阳性见于脊柱结核、脊椎骨折及椎间盘突出等。叩击痛的部位多为病变部位。如有颈椎病或颈椎间盘突出症,间接叩诊时可出现上肢的放射性疼痛。

(四) 脊柱检查的几种特殊试验

1. 颈椎特殊试验

(1)Jackson压头试验:病人取端坐位,检查者双手重叠放于病人头顶部,向下加压,如病人出现颈痛或上肢放射痛即为阳性,多见于颈椎病及颈椎间盘突出症。

(2)前屈旋颈试验(Fenz征):嘱病人头颈部前屈,并左右旋转,如果出现疼痛,则属阳性,多提示颈椎小关节的退行改变。

(3)颈静脉加压试验(压颈试验,Naffziger试验):病人仰卧,检查者以双手指按压病人两侧颈静脉,如其颈部及上肢疼痛加重,为根性颈椎病,此乃脑脊液回流不畅导致蛛网膜下腔压力增高所致。此试验也常用于下肢坐骨神经痛病人的检查,颈部加压时若下肢症状加重,则提示其坐骨神经痛的疼痛症状源于腰椎管内病变,即根性疼痛。

(4)旋颈试验:病人取坐位,头略后仰,并自动向左、右做旋颈动作。如病人出现头昏、头痛、视力模糊症状,提示椎动脉型颈椎病。因转动头部时椎动脉受到扭曲,加重了椎基底动脉供血不足,头部停止转动,症状亦随即消失。

2. 腰骶椎的特殊试验

(1)摇摆试验:病人平卧,屈膝、髋,双手抱于膝前,检查者手扶病人双膝,左右摇摆,如腰部疼痛为阳性,多见于腰骶部病变。

(2)拾物试验:将一物品放在地上,嘱病人拾起。腰椎正常者可两膝伸直,腰部自然弯曲,俯身将物品拾起。如病人先以一手扶膝蹲下,腰部挺直地用手接近物品,此即为拾物试验阳性。多见于腰椎病变,如腰椎间盘突出症、腰肌外伤及炎症(图2-2-96)。

(3)直腿抬高试验(Lasegue征):病人仰卧,双下肢平伸,检查者一手握病人踝部,一手置于大腿伸侧,分别做双侧直腿抬高动作,腰与大腿正常可达80°~90°。若抬高不足70°,且伴有下肢后侧的放射性疼痛,则为阳性,见于腰椎间盘突出症,也可见于单纯性坐骨神经痛。

(4)屈颈试验(Linder征):病人仰卧,也可取端坐或直立位,检查者一手置于病人胸前,另一手置于枕后,缓慢、用力地上抬其头部,使颈前屈,若出现下肢放射痛,则为阳性,见于腰椎间盘突出症的"根肩型"病人。其机制是屈颈时,硬脊膜上移,脊神经根被动牵扯,加重了突出的椎间盘对神经根的压迫,因而出现下肢的放射痛。

(5)股神经牵拉试验:病人俯卧,髋、膝关节完全伸直,检查者将一侧下肢抬起,使髋关节过伸,如大腿前方出现放射痛为阳性,可见于高位腰椎间盘突出症(腰2~3或腰3~4)病人。机制是上述动作加剧了股神经本身及组成股神经的腰2~4神经根的紧张度,加重了受累神经根的压迫。

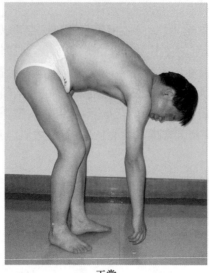
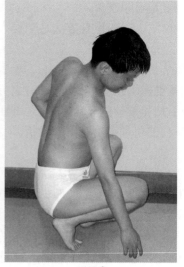

正常　　　　　　　　　　　　　　不正常

图 2-2-96　拾物试验

二、四肢与关节检查

四肢（limbs）及其关节（articulation）的检查通常运用视诊与触诊，两者相互配合，特殊情况下采用叩诊和听诊。四肢检查除大体形态和长度外，应以关节检查为主。正常人四肢与关节左右对称，形态正常，无肿胀及压痛，活动不受限。

（一）上肢

1. 长度　双上肢长度可用目测，嘱被检者双上肢向前、手掌并拢比较其长度，也可用带尺测量肩峰至桡骨茎突或中指指尖的距离为全上肢长度。上臂长度则为肩峰至尺骨鹰嘴的距离。前臂长度是从鹰嘴突至尺骨茎突的距离。双上肢长度正常情况下相等，长度不一见于先天性短肢畸形、骨折重叠和关节脱位等，如肩关节脱位时，患侧上臂长于健侧，肱骨颈骨折时患侧短于健侧。

2. 肩关节

（1）外形：嘱被检查者脱去上衣，取坐位，在良好的照明情况下，观察双肩的外形有无改变。正常双肩对称，双肩呈弧形。肩关节弧形轮廓消失、肩峰突出，呈"方肩"，见于肩关节脱位和三角肌萎缩。两侧肩关节一高一低，颈短耸肩，见于先天性肩胛高耸症及脊柱侧弯。锁骨骨折，远端下垂，使该侧肩下垂，肩部突出畸形如戴肩章状，见于外伤性肩锁关节脱位（图 2-2-97），为锁骨外端过度上翘所致。

双上肢检查

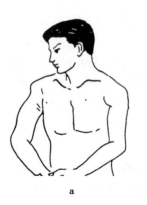
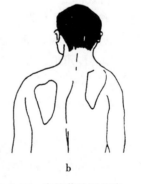

a　　　　　　　　　b　　　　　　　　　c

图 2-2-97　肩关节外形异常
a. 方肩；b. 耸肩；c. 肩章状肩。

（2）运动：嘱病人做自主运动，观察有无活动受限，或检查者固定肩胛骨，另一手持前臂进行多个方向的活动。肩关节外展可达90°，内收45°，前屈90°，后伸35°，旋转45°。肩关节周围炎时，关节各方向的活动均受限，称冻结肩；冈上肌腱炎时肩关节外展达60°时感疼痛，超过120°时则消失；肩关节外展开始即痛，但仍可外展，见于肩关节炎；轻微外展即感疼痛见于肱骨或锁骨骨折；肩肱关节或肩锁关节脱位时，搭肩试验常为阳性（Dugas征阳性）。搭肩试验做法是嘱病人用患侧手掌平放于对侧肩关节前方，如不能搭上或前臂不能自然贴紧胸壁，提示肩关节脱位。

（3）压痛点：肩关节周围不同部位的压痛点对鉴别诊断很有帮助。肱骨结节间的压痛见于肱二头肌长头腱鞘炎，肱骨大结节压痛可见于冈上肌腱损伤。肩峰下内方有触痛，可见于肩峰下滑囊炎。

3. 肘关节

（1）形态：正常肘关节双侧对称，伸直时肘关节角度外翻，称携物角，为5°～15°，检查此角时嘱病人伸直两上肢，手掌向前，左右对比。此角>15°为肘外翻，<0°为肘内翻。肘部骨折、脱位可引起肘关节外形改变：髁上骨折时，可见肘窝上方突出，为肱骨下端向前移位所致；桡骨头脱位时，肘窝外下方向桡侧突出；肘关节后脱位时，鹰嘴向肘后方突出，Hüter线及Hüter三角（肘关节伸直时肱骨内外上髁及尺骨鹰嘴形成的连线，和屈肘时形成的三角，见图2-2-98）解剖关系改变。检查肘关节时应注意双侧及肘窝部是否饱满、肿胀。肘关节积液和滑膜增生常出现肿胀。

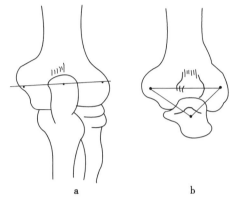

图2-2-98 肘关节关系示意图
a.Hüter线；b.Hüter三角。

（2）运动：正常情况下肘关节活动度为屈135°～150°，伸10°，旋前（手背向上转动）80°～90°，旋后（手背向下转动）80°～90°。

（3）触诊：注意肘关节周围皮肤温度，有无肿块，肱动脉搏动，桡骨小头是否有压痛，滑车淋巴结是否肿大。

4. 腕关节及手

（1）外形：手的功能位置为腕背伸30°并稍偏尺侧，拇指于外展时掌屈曲位，其余各指屈曲，呈握茶杯姿势（图2-2-99）。手的自然休息姿势呈半握拳状，腕关节稍背伸约20°，向尺侧倾斜约10°，拇指尖靠达示指关节的桡侧，其余四指呈半屈曲状，屈曲程度由示指向小指逐渐增大，且各指尖均指向舟骨结节处（图2-2-100）。

（2）局部肿胀与隆起：腕关节可因外伤、关节炎、关节结核而肿胀，腕关节背侧或旁侧局部隆起见于腱鞘囊肿，腕背侧肿胀见于腕肌腱腱鞘炎和软组织损伤。桡尺远侧关节半脱位可使尺骨小头向腕背侧隆起。手指关节出现梭形肿胀见于类风湿关节炎，骨性关节炎也出现指关节梭形

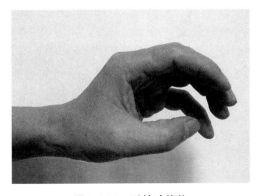

图2-2-99 手的功能位

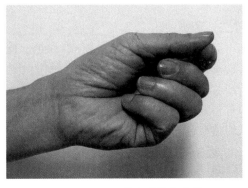

图2-2-100 手的自然休息姿势

肿胀,但有特征性的 Heberden 结节。如单个指关节出现梭形肿胀,可能为指骨结核或内生软骨瘤,手指侧副韧带损伤可使指间关节侧方肿胀。

(3)畸形:腕部手掌的神经、血管、肌腱及骨骼的损伤或先天性因素及外伤等均可引起畸形。常见的有:①腕垂症,桡神经损伤所致;②猿掌,正中神经损伤所致;③爪形手,手指呈鸟爪样,见于尺神经损伤、进行性肌萎缩、脊髓空洞症和麻风等;④餐叉样畸形,见于柯莱斯骨折(Colles骨折)。

杵状指(趾)(acropachy):手指或足趾末端增生、肥厚、增宽、增厚,指甲从根部到末端拱形隆起呈杵状(图 2-2-101)。其发生可能与肢体末端慢性缺氧、代谢障碍及中毒性损害有关,缺氧时末端肢体毛细血管增生扩张,因血流丰富软组织增生,末端膨大。杵状指(趾)常见于:①呼吸系统疾病,如慢性肺脓肿、支气管扩张和支气管肺癌;②某些心血管疾病,如发绀型先天性心脏病、亚急性感染性心内膜炎;③营养障碍性疾病,如肝硬化。

匙状甲(koilonychia):又称反甲,特点为指甲中央凹陷,边缘翘起,指甲变薄,表面粗糙有条纹(图 2-2-102),常见于缺铁性贫血和高原疾病,偶见于风湿热及甲癣。

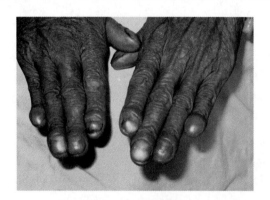

图 2-2-101 杵状指

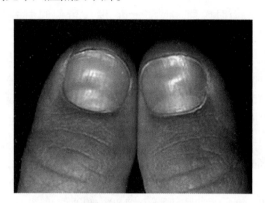

图 2-2-102 匙状甲

(4)运动:腕关节及指关节运动范围见表 2-2-21。

表 2-2-21 腕关节及指关节运动范围

关节	背伸	掌屈	内收(桡侧)	外展(尺侧)
腕关节	30°~60°	50°~60°	25°~30°	30°~40°
掌指关节	伸 0°	屈 60°~90°		
近端指间	0°	90°		
远端指间	0°	60°~90°		
拇指掌拇关节		20°~50°	可并拢桡侧示指	
指间关节		90°	可横越手掌	40°

(二)下肢

下肢包括臀、大腿、膝、小腿、踝和足。检查下肢时应充分暴露以上部位,双侧对比先做一般外形检查,如双下肢长度是否一致,可用尺测量或双侧对比,一侧肢体缩短见于先天性短肢畸形、骨折或关节脱位,并观察双下肢外形是否对称,有无静脉曲张和肿胀。一侧肢体肿胀见于深层静脉血栓形成,肿胀并有皮肤灼热、发红见于蜂窝织炎或血管炎。并观察双下肢皮肤有无出血点、皮肤溃疡及色素沉着,下肢慢性溃疡时常有皮肤色素沉着,然后行下肢各关节的检查。

1. 髋关节

【视诊】

(1)步态:由髋关节疾患引起的异常步态主要有以下几种。

双下肢检查

1）跛行：①疼痛性跛行，髋关节疼痛不敢负重行走，患肢膝部微屈，轻轻落下足尖着地，然后迅速改换健肢负重，步态短促不稳，见于髋关节结核、暂时性滑膜炎、股骨头无菌性坏死等；②短肢跛行，以足尖落地或健侧下肢屈膝跳跃状行走，一侧下肢缩短 3cm 以上则可出现跛行，见于脊髓灰质炎后遗症。

2）鸭步：走路时两腿分开的距离宽，左右摇摆，如鸭子行走，见于先天性双侧髋关节脱位，髋内翻和脊髓灰质炎所致的双侧臀中、小肌麻痹。

3）呆步：步行时下肢向前甩出，并转动躯干，步态呆板，见于髋关节强直、化脓性髋关节炎。

（2）畸形：病人取仰卧位，双下肢伸直，使患侧髂前上棘连线与躯干正中线保持垂直，腰部放松，腰椎放平贴于床面，观察关节有无下列畸形，如果有，多为髋关节脱位、股骨干及股骨头骨折错位。

1）内收畸形：正常时双下肢可伸直并拢，如一侧下肢超越躯干中线向对侧偏移，而且不能外展为内收畸形。

2）外展畸形：下肢离开中线，向外侧偏移，不能内收，称外展畸形。

3）旋转畸形：仰卧位时，正常髌骨及足趾指向上方，若向内外侧偏斜，为髋关节内外旋畸形。

（3）肿胀及皮肤皱褶：腹股沟异常饱满，示髋关节肿胀；臀肌是否丰满，如髋关节病变时臀肌萎缩；臀部皱褶不对称，示一侧髋关节脱位。

（4）肿块、窦道及瘢痕：注意髋关节周围皮肤有无肿块、窦道及瘢痕，髋关节结核时常有以上改变。

【触诊】

（1）压痛：髋关节位置深，只能触诊其体表位置，腹股沟韧带中点后下 1cm，再向外 1cm，触及此处有无压痛及波动感，髋关节有积液时有波动感，如此处硬韧饱满，可能为髋关前脱位，若该处空虚，可能为后脱位。

（2）活动度：髋关节检查方法及活动范围见表 2-2-22。

表 2-2-22　髋关节检查方法及活动范围

检查内容	检查方法	活动度
屈曲	病人仰卧，医生一手按压髂峰，另一手将屈曲膝关节推向前胸	130°～140°
后伸	病人仰卧，医生一手按压臀部，另一手握小腿下端，屈膝 90° 后上提	15°～30°
内收	病人仰卧，双下肢伸直，固定骨盆，一侧下肢自中立位向对称下肢前面交叉	20°～30°
外展	病人仰卧，双下肢伸直，固定骨盆，使一侧下肢自中立位外展	30°～45°
旋转	病人仰卧，下肢伸直，髌骨及足尖向上，医生双手放于病人大腿下部和膝部旋转大腿，也可让病人屈髋屈膝 90°，医生一手扶病人臀部，另一手握踝，向相反方向运动，小腿做外展、内收动作时，髋关节则为外旋、内旋	45°

【叩诊】

病人下肢伸直，医生以拳叩击足跟，如髋部疼痛，则提示髋关节炎或骨折。

【听诊】

令病人做屈髋和伸髋动作，可闻及大粗隆上方有明显的"咯噔"声，系紧张肥厚的阔筋膜张肌与股骨大粗隆的摩擦声。

2. 膝关节

【视诊】

（1）膝外翻（genu valgum）：令病人暴露双膝关节，取站立位及平卧位进行检查，直立时双腿并拢，两股骨内髁及两胫骨内踝可同时接触，如两踝距离增宽，小腿向外偏斜，双下肢呈"X"状，称"X 形腿"，见于佝偻病（图 2-2-103）。

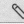

（2）膝内翻（genu varum）：直立时，病人双股骨内髁间距增大，小腿向内偏斜，膝关节向内形成角度，双下肢形成"O"状，称"O形腿"，见于小儿佝偻病（图2-2-104）。

（3）膝反张：膝关节过度后伸形成向前的反屈状，称膝反屈畸形，见于脊髓灰质炎后遗症、膝关节结核（图2-2-105）。

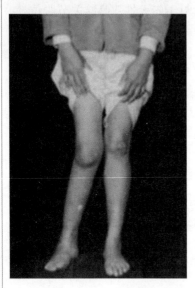

图2-2-103 膝外翻

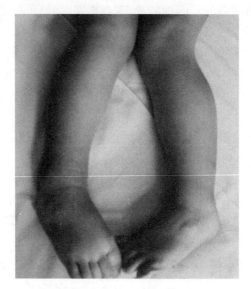

图2-2-104 膝内翻

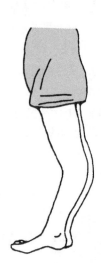

图2-2-105 膝反张

（4）肿胀：膝关节匀称性胀大，双侧膝眼消失并突出，见于膝关节积液。髌骨上方明显隆起见于髌上囊内积液；髌骨前面明显隆起见于髌前滑囊炎；膝关节呈梭形膨大，见于膝关节结核；关节间隙附近有突出物，常为半月板囊肿。检查关节肿胀的同时，应注意关节周围皮肤有无发红、灼热及窦道形成。

（5）肌萎缩：膝关节病变时，因疼痛影响步行，常导致相关肌肉的失用性萎缩，股四头肌及内侧肌萎缩常见。

【触诊】

（1）压痛：膝关节发炎时，双膝眼处压痛；髌骨软骨炎时髌骨两侧有压痛；膝关节间隙压痛提示半月板损伤；侧副韧带损伤，压痛点多在韧带上下两端的附着处；胫骨结节骨骺炎时，压痛点位于髌韧带在胫骨的止点处。

（2）肿块：对膝关节周围的肿块，应注意大小、硬度、活动度，有无压痛及波动感。髌骨前方肿块，并可触及囊性感，见于髌前滑囊炎；膝关节间隙处可触及肿块，且伸膝时明显，屈膝后消失，见于半月板囊肿；胫前上端或股骨下端有局限性隆起，无压痛，多为骨软骨瘤；腘窝处出现肿块，有囊状感，多为腘窝囊肿，如伴有与动脉同步的搏动，见于动脉瘤。

（3）摩擦感：医生一手置于患膝前方，另一手握住病人小腿做膝关节的伸屈动作，如膝部有摩擦感，提示膝关节面不光滑，见于炎症后遗症及创伤性关节炎。推动髌骨做上、下、左、右活动，如有摩擦感，提示髌骨表面不光滑，见于炎症及创伤后遗留的病变。

（4）活动度：膝关节屈曲可达120°～150°，伸5°～10°，内旋10°，外旋20°。

（5）几种特殊试验

1）浮髌试验：病人取平卧位，下肢伸直放松，医生一手虎口卡于患膝髌骨上极，并加压压迫髌上囊，使关节液集中于髌骨底面，另一手示指垂直按压髌骨并迅速抬起，按压时髌骨与关节面有碰触感，松手时髌骨浮起，即为浮髌试验阳性，提示有中等量以上关节积液（50ml）（图2-2-106）。

2）拇指指甲滑动试验：医生以拇指指甲沿髌骨表面自上而下滑动，如有明显疼痛，可能为髌骨骨折。

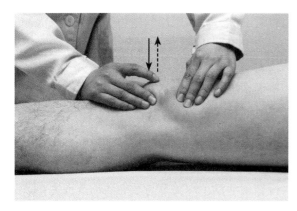

图 2-2-106 浮髌试验

3）侧方加压试验：病人取仰卧位，膝关节伸直，医生一手握住踝关节向外侧推抬，另一手置于膝关节外上方向内侧推压，使内侧副韧带紧张度增加，如膝关节内侧疼痛为阳性，提示内侧副韧带损伤，如向相反方向加压，外侧膝关节疼痛，提示外侧副韧带损伤。

3. 踝关节与足

【视诊】

踝关节与足部检查一般让病人取站立或坐位时进行，有时需病人步行，从步态观察正常与否。

（1）肿胀

1）匀称性肿胀：正常踝关节两侧可见内外踝轮廓，跟腱两侧各有一凹陷区，踝关节背伸时，可见伸肌腱在皮下走行，踝关节肿胀时以上结构消失，见于踝关节扭伤、结核、化脓性关节炎及类风湿关节炎。

2）局限性肿胀：足背或内、外踝下方局限性肿胀见于腱鞘炎或腱鞘囊肿；跟骨结节处肿胀见于跟腱周围炎；第二、三跖趾关节背侧或跖骨干局限性肿胀，可能为跖骨头无菌性坏死或骨折引起；足趾皮肤温度降低、肿胀，皮肤呈乌黑色见于缺血性坏死。

（2）局限性隆起：足背部骨性隆起可见于外伤、骨质增生或先天性异常；内外踝明显突出，见于胫腓关节分离、内外踝骨折；踝关节前方隆起，见于距骨头骨质增生。

（3）畸形：足部常见畸形有如下几种（图 2-2-107）。

1）扁平足（flat foot）：足纵弓塌陷，足跟外翻，前半足外展，形成足旋前畸形，横弓塌陷，前足增宽，足底前部形成胼胝。

2）弓形足（claw foot）：足纵弓高起，横弓下陷，足背隆起，足趾分开。

3）马蹄足：踝关节跖屈，前半足着地，常由跟腱挛缩或腓总神经麻痹引起。

4）跟足畸形：小腿三头肌麻痹，足不能跖屈，伸肌牵拉使踝关节背伸，形成跟足畸形，行走和站立时足跟着地。

5）足内翻：跟骨内旋，前足内收，足纵弓高度增加，站立时足不能踏平，外侧着地，常见于脊髓灰质炎后遗症。

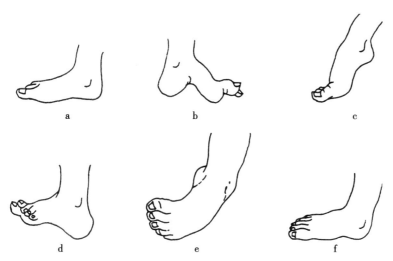

图 2-2-107 足部常见畸形

a. 扁平足；b. 弓形足；c. 马蹄足；d. 跟足畸形；e. 足内翻；f. 足外翻。

6）足外翻：跟骨外旋，前足外展，足纵弓塌陷，舟骨突出，扁平状，跟腱延长线落在跟骨内侧，见于胫前胫后肌麻痹。

【触诊】

（1）压痛点：内外踝骨折、跟骨骨折、韧带损伤局部均可出现压痛；第二、三跖骨头处压痛，见于跖骨头无菌性坏死；第二、三跖骨干压痛，见于疲劳骨折；跟腱压痛，见于跟腱腱鞘炎；足跟内侧压痛，见于跟骨骨棘和跖筋膜炎。

（2）其他踝足部触诊：应注意跟腱张力，足底内侧跖筋膜有无挛缩，足背动脉搏动有无减弱。方法是医生将示、中和无名指末节指腹并拢，放置于足背1～2趾长伸肌腱间触及有无搏动感。

（3）活动度：可令病人主动活动或医生检查时行被动活动。踝关节与足的活动范围为：①踝关节背伸 20°～30°，跖屈 40°～50°；跟距关节内、外翻各 30°。②跗骨间关节内收 25°，外展 25°；跖趾关节跖屈 30°～40°，背伸 45°。

第八节 神经系统检查

掌握神经系统的基本检查方法，能获取对疾病的定位与定性诊断信息，是医学生临床教学中不可缺少的部分。在进行神经系统检查时，首先要确定病人对外界刺激的反应状态，本章中的许多检查均要在病人意识清晰状态下完成。

当病人步入诊室时，应注意其步态和体姿，观察病人着衣和脱衣动作有助于发现动作上的障碍。检查者通过问诊可初步了解病人的精神状态。为保证神经系统检查的完整性，应遵循通常的检查顺序。检查结果应按精神状态、脑神经、运动、感觉、反射等项目依次记录。一般先查脑神经，再查上肢运动功能和反射，同时触诊局部的动脉和神经，下肢亦取同样步骤检查，也就是采取自头至足的检查法。最后检查各种感觉功能。在检查脑神经时可同时做头皮的触诊、叩诊和听诊。检查下肢的感觉、运动、共济运动、反射时，最好取卧位。

神经系统检查的一般工具有：

1. **普通用具** 叩诊锤、棉絮、大头针、音义（C128/s）、双规仪、试管（测温度觉用）、电筒、压舌板、听诊器、视力表、检眼镜、视野计。

2. **特殊用具** 嗅觉试验瓶(樟脑油、香水、牙膏、香皂)、味觉试验瓶(糖、盐、奎宁、醋酸)、失语症试验箱(梳子、牙刷、笔、刀、钥匙、各种颜色、各式木块、图画本等)。

神经系统检查：准备及一般检查

一、精神状态

精神状态（mental status）主要反映高级神经活动的状态，它是大脑功能是否正常的极其重要的表现。

(一) 意识

详见第二篇第一章第十七节。

(二) 记忆、思维、情感、智能

1. **记忆（memory）** 记忆减退是记忆障碍的常见表现。其程度可由轻度的既往经验或重大事件难以回忆，到严重时的一切新印象瞬间即忘。记忆减退多见于各种脑器质性精神障碍。遗忘（amnesia）是指某些事件在记忆中的脱失，主要是回忆过程的障碍。遗忘的规律是新近事物的记忆先受累，以后扩展至远期事物的记忆。

（1）逆行性遗忘：紧接着疾病发生前一段时间的经历不能回忆，多见于急性脑外伤及癫痫发作后。

（2）顺行性遗忘：紧接着疾病发生之后一段时间的经历不能回忆，系因意识障碍影响识记过程。

2. **思维（thinking）** 常见的思维障碍有联想障碍、妄想。联想障碍可表现在联想的速度、数量、结构及自主性等方面。妄想是一种病态的信念,虽缺乏事实根据,但病人坚信不疑,且不能通过事实和道理加以说服。

3. **情感(affection)** 是人们对周围事物持有不同态度时的相应内心体验。常见的情感障碍有情绪高涨、欣快、情绪低落、恐惧与焦虑、情绪淡漠、情绪不稳、情感倒错等。

4. **智能(intelligence)** 是人们运用以往积累的知识和经验获得新知识及解决新问题的能力。如果脑部有广泛器质性损害,在意识清晰情况下出现的全面智能减退,称为痴呆(dementia)。智能检查时可通过与病人对话判断其记忆力、注意力、计算力、判断力及普通常识。

(三)言语

言语的检查,应在病人注意力集中,能合作,视、听力正常,肢体无瘫痪的情况下进行,这样才能有可靠的结果,事先应了解病人的文化水平、病人是右利手还是左利手。言语的检查法如下。

1. **检查病人理解言语的能力** 可用口语命令病人做一些动作,先用简单句,如举右手、闭眼等,再用复杂句。

2. **检查病人的言语** 尽可能完整地记录病人的自动言语,注意其说话是否自在、正确,是否有丰富的词汇,有无错语等。并令病人重复检查者的言语。

3. **检查病人理解书面文字的能力** 用书面文字命令病人做某些动作、拿某种东西等。

4. **检查病人书写能力** 让病人自动书写,注意写得是否利落或有困难,造句是否正确。

5. **令病人说出物件的名称** 如病人不能说出物体的正确名称,必须注意他是否能用姿势或下定义来说明他所熟悉的物体。当病人不能对物体命名时,要看他是否能在一连串词汇中寻找出物体的正确名字,或者当检查者提到某一物体名称时,病人是否能正确指出这个物体。

6. **听写、绘图、计算** 言语障碍可分为失语、失写、失读、失用和构音障碍。

(1)失语症(aphasia):是由于与言语功能特别有关的皮质损害所致,病人不能理解和应用已经掌握的言语符号。凡右利手者,上述言语皮质均在左侧优势半球,而左利手者仍有40%言语皮质在左侧半球。临床上主侧半球前部的病变以运动性失语多见,后部的病变以感觉性失语多见。失语的临床类型如下所示。

1)运动性失语(motor aphasia):不能说话,但能理解别人言语的意义,病变位于主侧第三额回后部及中央前回下部。

2)感觉性失语(sensory aphasia):只能听见言语的声音,不能理解言语的意义,谈话时答非所问,常表现为说话多、快而流利,但词句杂乱,病变位于主侧第一、第二颞回后部。

3)命名性失语(nominal aphasia):即遗忘性失语。病人称呼物体名称能力丧失,但能表达如何使用该种物件,当别人讲出某物名称时,病人能辨别对方讲得是否正确。病人对人名亦不能称呼。病变位于言语形成区。

(2)失写症(agraphia):不能用书写文字进行表达。病人无手部肌肉瘫痪但不能书写,抄写能力尚保存。常合并有运动性失语或感觉性失语。病变位于主侧第二额回后部。

(3)失读症(alexia):能看到文字符号的形象,但读不出字音,不知其意义,似文盲,病变位于主侧角回。纯粹的失读症极为罕见,多伴有失写、失算、体象障碍、空间方位失认等。

(4)失用症(apraxia):病人的肢体无瘫痪、感觉障碍及共济失调,但不能准确完成有目的的动作。在日常用品的正确使用、职业性的工作等方面均发生障碍。对所出示的物品虽能认识,但不能运用。病人不能按检查者的要求梳头、刷牙、写字、用钥匙开门等。

(5)构音障碍(dysphonia):指发音不清而用词正确,常由于发音肌肉的瘫痪、共济失调或肌张力增高所致。常由下运动神经元疾病引起,如各种引起舌咽、迷走、舌下神经的周围性麻痹的疾病,均可导致构音不清、无力,或带鼻音。运动神经元疾病的延髓性麻痹、延髓空洞症及颅后窝肿瘤、小脑后下动脉血栓形成等也可引起构音困难。此外,咽喉肌、上运动神经元、基底节、小脑疾病等均可影响构音的清晰与流畅。

二、脑神经检查

脑神经（cranial nerve）共十二对，检查脑神经对颅脑病变的定位诊断极为重要。检查时应按序进行，以免遗漏，同时注意双侧对比。

（一）嗅神经

嗅神经（olfactory nerve）系第Ⅰ对脑神经。检查前先确定病人是否鼻孔通畅、有无鼻黏膜病变。嘱病人闭目，检查者用手按压病人一侧鼻孔，用有气味而无刺激的物品（如牙膏、香皂等）轮流置于被检查者的另一侧鼻孔前面，嘱其说出嗅到的气味，之后换另一侧鼻孔进行测试，双侧比较。注意不能使用可直接刺激三叉神经末梢的挥发性液体，如酒精、氨水和甲醛溶液等。根据检查结果可判断病人的一侧或双侧嗅觉状态。嗅觉障碍可见于鼻黏膜病变、严重颅脑损伤、嗅沟脑膜瘤、额叶肿瘤及脑膜炎等。双侧嗅觉障碍多见于鼻黏膜病变，一侧嗅觉障碍则较多见于嗅神经传导病变。嗅觉功能障碍如能排除鼻黏膜病变，常见于同侧嗅神经损害，如嗅沟病变压迫嗅球、嗅束可引起嗅觉丧失。

（二）视神经

视神经（optic nerve）系第Ⅱ对脑神经。视力、视野和眼底为检查视神经的最基本项目，详见本章第二节。

（三）动眼神经、滑车神经、展神经

动眼神经（oculomotor nerve）、滑车神经（trochlear nerve）、展神经（abducens nerve），此三对脑神经共同管理眼肌运动，合称眼球运动神经。眼球运动检查详见本章第二节。

检查中，如发现眼球运动向内、向上及向下活动受限，以及上睑下垂、调节反射消失，均提示动眼神经麻痹。如眼球向下及向外运动减弱，提示滑车神经损害。眼球向外转动障碍则为展神经受损。瞳孔反射异常可由动眼神经或视神经受损所致。另外，眼球运动神经的麻痹可出现相应眼外肌的功能障碍导致麻痹性斜视，单侧眼球运动神经的麻痹可导致复视。

（四）三叉神经

三叉神经（trigeminal nerve）为混合性神经。感觉纤维分布于面部皮肤及眼、鼻、口腔黏膜，运动纤维支配咀嚼肌、颞肌及翼状内外肌。

1. **面部感觉** 以大头针、盛冷热水的试管、棉絮分别检查面部痛觉、温度觉及触觉。两侧及内外对比，让病人分辨，并观察有无减退、消失和过敏，并定出感觉障碍区域。注意区分周围性与核性感觉障碍，前者为患侧患支（眼支、上颌支、下颌支）分布区各种感觉缺失，后者呈葱皮样感觉障碍。

2. **咀嚼运动** 先观察双侧颞肌及咀嚼肌有无萎缩，然后检查者以双手触按病人颞肌及咀嚼肌，嘱病人做咀嚼动作，对比双侧肌力强弱。嘱病人张口运动或露齿，观察张口时下颌有无偏斜。一侧三叉神经运动支受损时，病侧咀嚼肌肌力减弱或出现萎缩，张口时由于翼状肌瘫痪，下颌偏向病侧。

3. **角膜反射（corneal reflex）** 嘱病人睁眼向内侧注视，以棉絮分别轻触双侧角膜外缘，避免触及睫毛，正常反应为迅速闭眼，称为直接角膜反射。角膜反射的消失，为三叉神经第一支或面神经受损所致。如刺激一侧角膜，对侧也出现眼睑闭合反应，称为间接角膜反射。直接与间接角膜反射皆消失见于患侧三叉神经病变（传入障碍）。直接反射消失，间接反射存在，见于患侧面神经瘫痪（传出障碍）。

4. **下颌反射** 病人轻启下颌，检查者以左手拇指轻置于下颌齿列上，右手执叩诊锤轻叩拇指，观察有无反射及其强弱程度。脑桥以上运动神经病变时，反射增强。

（五）面神经

面神经（facial nerve）系第Ⅶ对脑神经，主要支配面部表情肌和舌前 2/3 味觉功能。

1. **运动功能** 检查时先观察病人的两侧额纹、眼裂、鼻唇沟及口角是否对称。再嘱病

人做皱额、闭眼、露齿、鼓腮、吹口哨动作。面神经受损可分为周围性和中枢性损害两种,一侧面神经周围性(核或核下性)损害时,病侧额纹减少、眼裂较大、鼻唇沟变浅,不能皱额、闭眼,露齿时口角歪向健侧,鼓腮及吹口哨时病变侧漏气。中枢性(核上的皮质脑干束或皮质运动区)损害时,由于上半部面肌受双侧皮质运动区的支配,只出现病灶对侧下半部面肌的瘫痪。

2. 味觉检查　让病人伸舌,检查者以棉签蘸少许有味感的溶液(如醋、盐、糖、奎宁),轻涂于一侧的舌前部,嘱病人用手指指出事先写在纸上的甜、咸、酸和苦四个字之一,但不能讲话和缩舌,分别测试两侧。每种味觉试验完后,应用水漱口。面神经损害者舌前 2/3 味觉丧失。

(六)前庭蜗神经

前庭蜗神经(vestibulocochlear nerve)包括两种功能不同的感觉神经:耳蜗神经和前庭神经。

1. 耳蜗神经(cochlear nerve)　检查听觉除用对话、听表音等方法外,一般应用音叉测验,这是鉴别传导性聋和神经性聋的标准方法。常用任内(Rinne)、韦伯尔(Weber)及什瓦伯(Schwabach)检查法,以测定声音的骨传导和气传导。检查气传导时,需应用各种不同振动频率的音叉,例如 16Hz、32Hz、64Hz、128Hz、256Hz(其中频率 256Hz 最重要)。检查骨传导时,只需应用 128Hz 的音叉,因为越接近 100Hz 的音叉越能获得颅腔的共鸣。

2. 前庭神经(vestibular nerve)　前庭神经损害时可产生眩晕、呕吐、眼球震颤和平衡失调等。可通过外耳道灌注冷、热水试验或旋转试验,观察有无前庭功能障碍。

(1)眩晕:人体对位向主观体会错误,病人自觉周围事物旋转,或自觉本身旋转,常伴有呕吐。

(2)平衡失调:主要表现为步态不稳、向患侧倾倒、闭目难立征、误指试验时手指向患侧偏倚等。

(3)眼球震颤:指眼球有不自主的短促往返运动,其往返速度有快慢之分,自发性地于正视时出现,或上下侧视时出现,其方向可为左右水平的、上下垂直的,亦可为旋转的,偶亦可为混合的。前庭神经有刺激性病变时,眼球震颤向同侧;有破坏性病变时,眼球震颤向对侧。

(七)舌咽神经、迷走神经

舌咽神经(glossopharyngeal nerve)和迷走神经(vagus nerve)都起自延髓,两者一起经颈静脉孔穿出颅腔。

1. 运动检查　注意病人有无发音嘶哑、带鼻音或完全失音,是否呛咳、有无吞咽困难。观察病人张口发"啊"音时悬雍垂是否居中,两侧软腭上抬是否一致。当一侧神经受损时,该侧软腭上抬减弱,悬雍垂偏向健侧;双侧神经麻痹时,悬雍垂虽居中,但双侧软腭上抬受限,甚至完全不能上抬。

2. 咽反射　用压舌板轻触咽后壁,正常者出现咽部肌肉收缩和舌后缩,并有恶心反应,有神经损害者患侧反射迟钝或消失。

3. 感觉　可用棉签轻触两侧软腭和咽后壁,观察感觉。舌后 1/3 的味觉减退为舌咽神经损害,检查方法同面神经。

(八)副神经

副神经(spinal accessory nerve)支配胸锁乳突肌及斜方肌。检查时嘱病人做对抗阻力的转头、耸肩动作,比较两侧肌力及肌肉收缩时的轮廓和坚强度。副神经受损时,向对侧转头及同侧耸肩无力或不能,同侧胸锁乳突肌及斜方肌萎缩。

(九)舌下神经

舌下神经(hypoglossal nerve)系第Ⅻ对脑神经,支配同侧所有舌肌。检查时嘱病人伸舌,观察有无偏斜、舌肌萎缩及肌束颤动。一侧核下性舌下神经麻痹,伸舌时舌尖偏向病侧,病侧舌肌萎缩并有肌束颤动;两侧麻痹时,两侧舌肌均有萎缩和肌束颤动,舌肌不能运动,言语、构音均受影响,食物在口腔内的转动和吞咽均有困难。

三、感觉功能检查

检查感觉功能时,病人必须意识清晰,检查前要向病人说明目的和检查方法,要充分取得病人的合作。感觉功能检查主观性强,易产生误差,因此检查时必须注意。嘱病人闭目,以避免主观或暗示作用。检查时可由感觉障碍区向健处逐步移行,如果感觉过敏也可由健处向障碍区移行。当病人意识状态欠佳又必须检查时,则只粗略地观察病人对检查刺激的反应,如呻吟、面部出现痛苦表情或回缩受刺激的肢体,以估计病人感觉功能的状态。

(一)感觉功能检查方法

1. **浅感觉检查** 包括皮肤与黏膜的痛觉、温度觉及触觉。

(1)痛觉(pain sensation):通常用别针的针尖以均匀的力量轻刺病人皮肤,让病人立即陈述具体的感受。为避免病人将触觉与痛觉混淆,应交替使用别针的针尖和针帽进行检查比较。测试时注意两侧对称部位的比较,检查后记录感觉障碍的类型(正常、过敏、减退、消失)和范围。痛觉障碍见于脊髓丘脑侧束损害。

(2)温度觉:通常用盛有热水(40~45℃)及冷水(5~10℃)的试管测试,让病人回答自己的感受(冷或热)。正常人能明确辨别冷热的感觉。温度觉障碍见于脊髓丘脑侧束损伤。

(3)触觉(touch sensation):用棉签轻触病人的皮肤或黏膜,让病人回答有无一种轻痒的感觉。正常人对轻触感很灵敏。触觉障碍见于后索病损。

2. **深感觉检查** 测试深部组织的感觉,如运动觉、位置觉、振动觉。

(1)运动觉:检查者轻轻夹住病人的手指或足趾两侧,做被动伸或屈的动作,令病人根据感觉说出"向上"或"向下"。运动觉障碍见于后索病损。

(2)位置觉:让病人闭目,检查者将病人的肢体摆成某一姿势,请病人描述该姿势或用对侧肢体模仿。位置觉障碍见于后索病损。

(3)振动觉(vibration sense):将振动着的音叉(128Hz)柄置于骨隆起处(如内踝、外踝、手指、桡尺骨茎突、胫骨、膝盖等),询问有无振动感觉,判断两侧有无差别。振动觉障碍见于脊髓后索损害。

3. **复合感觉检查** 复合感觉(fine sensory modalities)是大脑综合、分析、判断的结果,故也称皮质感觉。

(1)皮肤定位觉(point localization):是测定触觉定位能力的检查,医生用手指轻触皮肤某处,让病人用手指指出被触位置。皮肤定位觉障碍见于皮质病变。

(2)两点辨别觉(two-point discrimination):用分开的两脚规刺激两点皮肤,如病人有两点感觉,再将两脚规距离缩短,直到病人感觉为一点为止。两点辨别觉以舌尖、鼻端、手指最敏感,四肢近端和躯干最差。正常情况下,手指的辨别间距是2mm,舌是1mm,脚趾是3~8mm,手掌是8~12mm,后背是40~60mm。触觉正常而两点辨别觉障碍,见于额叶病变。

(3)实体觉(stereognosis):测试病人对实体物的大小、形状、性质的识别能力。检查时病人闭目,单手触摸熟悉的物体,如钥匙、硬币等,并说出物体的名称。检查时应先测患侧。功能障碍见于皮质病变。

(4)体表图形觉(graphesthesia):病人闭目,然后在其皮肤上画图形(方形、圆形)或写字,看病人能否辨别。如有障碍,提示为丘脑水平以上的病变。

(二)感觉障碍的性质

感觉系统受刺激或损害时,可引起感觉过敏、感觉过度、感觉异常、感觉倒错及疼痛等。感觉系统破坏时,可出现感觉减退或缺失。接受和传导感觉的结构受到损害性刺激,或者对痛觉传导正常起抑制作用的某些结构受到损害时,都会产生疼痛。常见的疼痛如下:

1. **局部痛** 疼痛的部位即是病变所在处,多为感觉的感受器或神经末梢受到伤害性刺激而引起。

2. **放射痛**　疼痛除出现在刺激部位外,沿受累感觉神经发散到其支配区,如后根受肿瘤压迫时引起的神经根痛,腰骶神经根受突出的椎间盘压迫而发生的坐骨神经痛等。

3. **扩散痛**　疼痛向邻近部位扩展,如三叉神经某一支受刺激时,疼痛扩散到其他分支。

4. **牵涉痛**　内脏病变时,在同一脊髓节段所支配的体表部分也发生疼痛,例如肝、胆疾病时引起右肩痛。

(三) 感觉障碍的定位诊断

感觉通路受损水平不同,所产生感觉障碍的分布也各异。

1. **皮质型**　皮质型感觉障碍的特点是精细感觉(复合感觉)的障碍,如形体觉、两点辨别觉、定位觉、图形觉、对各种感觉强度的比较等。

2. **内囊型**　内囊损害时,产生对侧偏身深、浅感觉缺失或减退,常伴有偏瘫和偏盲。

3. **丘脑型**　丘脑受损后产生对侧偏身(包括面部)深、浅感觉缺失或减退,可有自发性疼痛和感觉过度或感觉倒错。

4. **脑干型**　病灶侧面部感觉障碍和对侧躯体的痛觉、温度觉障碍,即交叉性感觉障碍。

5. **脊髓型**　脊髓横贯性病变时,因损害了上升的脊髓丘脑束及后索,可引起受损节段平面以下的感觉缺失或减退。脊髓半侧损害时,受损节段平面以下出现同侧深感觉障碍,对侧痛觉、温度觉障碍。

6. **后角型**　脊髓后角损害产生节段性的痛觉、温度觉障碍,而无触觉和深感觉障碍(分离性感觉障碍),疼痛不明显。

7. **后根型**　脊神经后根或后根神经节受损时,其支配区皮肤呈节段性带状分布的各种感觉缺失或减退,可伴发神经根痛,如椎管内脊髓髓外肿瘤。

8. **神经干型**　某个周围神经干受损,其支配区皮肤的各种感觉呈条、块状障碍,如桡神经、尺神经、股外侧皮神经等的病变。

9. **末梢型**　多数周围神经末梢都受损时,可出现四肢远端对称性的各种感觉障碍,呈手套、袜子型分布,见于多发性神经炎。

四、运动功能检查

神经系统检查:运动功能检查

运动包括随意和不随意运动,随意运动由锥体束司理,不随意运动(不自主运动)由锥体外系和小脑司理。

1. **肌容积(muscle bulk)**　是指肌肉的体积。观察和比较两侧对称部位肌容积,有无肌萎缩或假性肥大,可肉眼观察或用软尺测量肢体周径。肌萎缩可见于下运动神经元损害、肌肉疾病、长期失用等情况。肌肉假性肥大表现为外观肥大、触之坚硬、肌力减弱,可见于进行性肌营养不良病人,尤其以腓肠肌和三角肌表现明显。

2. **肌力(muscle strength)**　是指肌肉运动时的最大收缩力。检查时令病人做肢体伸屈动作,检查者从相反方向给予阻力,测试病人对阻力的克服力量,并注意两侧比较。

肌力的记录采取 0~5 级的六级分级法。

0 级表示完全瘫痪,测不到肌肉收缩。

1 级表示仅测到肌肉收缩,但不能产生动作。

2 级表示肢体在床面上能水平移动,但不能抵抗自身重力,即不能抬离床面。

3 级表示肢体能抬离床面,但不能抗阻力。

4 级表示能做抗阻力动作,但不完全。

5 级表示正常肌力。

瘫痪(paralysis)表现为自主运动时肌力减退(不完全性瘫痪)或消失(完全性瘫痪),是最常见的神经系统体征。

(1) 瘫痪的性质:上、下运动神经元受损,分别引起中枢性和周围性瘫痪(表 2-2-23)。

表 2-2-23　中枢性与周围性瘫痪的鉴别

中枢性（上运动神经元性）瘫痪	周围性（下运动神经元性）瘫痪
一个以上肢体动作瘫痪	个别或几个肌群受累
瘫痪肢体无肌萎缩（可因失用引起轻度萎缩）	瘫痪肌肉明显萎缩
肌张力痉挛性增高（痉挛性瘫痪或硬瘫）	肌张力降低（弛缓性瘫痪或软瘫）
深反射亢进	深反射减弱或消失
病理反射（+）	病理反射（-）

（2）瘫痪的定位诊断

1）上运动神经元性瘫痪：①皮质型，由大脑皮质运动区病损所引起。因大脑皮质运动区范围较广，因此病变常仅损及其一部分，引起对侧中枢性单瘫。②内囊型，因锥体束在该部集聚，易全部受损而致对侧偏瘫。如病损波及内囊后肢的后部，阻断传导对侧半身感觉的丘脑皮质束及传导两眼对侧视野的视放射时，则可伴有对侧偏身感觉缺失和对侧同向偏盲，即"三偏"综合征。最常见于脑血管意外。③脑干型，一侧脑干病损，由于损害已交叉的皮质脑干束纤维或脑神经与核，和未交叉的皮质脊髓束，产生交叉性瘫痪，即病灶侧的周围性脑神经麻痹和对侧肢体的中枢性偏瘫。④脊髓型，上颈髓段病变引起中枢性四肢瘫痪。下颈髓段病变时，因其损害颈膨大的前角细胞及皮质脊髓束，故引起上肢周围性瘫痪及下肢中枢性瘫痪。胸段脊髓病变引起中枢性截瘫。腰髓病变损害腰膨大，因此处已无锥体束，故只引起两下肢周围性截瘫。脊髓病变多伴有损害平面以下感觉障碍及大、小便功能障碍。

2）下运动神经元性瘫痪：①前角、前根型，出现节段型周围性瘫痪。仅引起弛缓性瘫痪，没有疼痛和感觉障碍。②神经丛型，受损神经所支配的肌肉发生周围性瘫痪。因周围神经丛包含运动和感觉等纤维，因此也出现感觉障碍和疼痛。③末梢型，多数周围神经末梢受损时，出现对称性四肢远端的无力或瘫痪，以及肌肉萎缩，伴有手套、袜子型的感觉障碍。

3. 肌张力（muscular tension）　是指静息状态下的肌肉紧张度和被动运动时遇到的阻力，其实质是一种牵张反射，即骨骼肌受到外力牵拉时产生的收缩反应，这种收缩是通过反射中枢控制的。检查时嘱病人肌肉放松，检查者根据触摸肌肉的硬度及伸屈其肢体时感知肌肉对被动伸屈的阻力进行判断。

（1）肌张力增高：触摸肌肉时有坚实感，做被动检查时阻力增加。表现为以下情况。

1）痉挛性：在被动运动开始时阻力较大，终末时突感减弱，称为折刀现象，见于锥体束损害。

2）强直性：指一组拮抗肌肉的张力均增加，做被动运动时，伸肌与屈肌的肌力同等增强，如同弯曲铅管，故称铅管样强直，见于基底节损害。

（2）肌张力减弱：触诊时肌肉松软，被动运动时肌张力减低，可表现关节过伸，见于下运动神经元病变（如周围神经炎、脊髓前角灰质炎等）、小脑病变和肌源性病变等。

（3）副肌强直（paramyotonia）：由脑额叶病变引起，此征常有两个特点。

1）在无外界动作的引导下，常表现为被动和冷漠。

2）外界引导动作停止后，病人又不能终止其被动运动而持续维持某一姿势或动作。如当检查者引导受试者连续做几次屈、伸肘动作后，嘱其停止动作并放松肘部时，病人肘部又回到屈曲位，严重者可继续反复做屈曲和伸展肘部的动作。也有与病人握手后，引导者已停止握手动作，但病人仍不能松开手掌。此征可分为易化和抵抗两种亚型。易化（facilitory paramyotonia）型指病人负性肌强直的动作与所引导的被动动作方向一致；抵抗（oppositional paramyotonia）型指病人对所引导的被动动作产生抵抗。

4. 共济失调（ataxia）　为小脑病变最主要的症状。其步态改变见本章第一节。

（1）指鼻试验（finger-to-nose test）：嘱病人将前臂外旋、伸直，以示指触自己的鼻尖，先慢后快、先睁眼后闭眼,反复做上述动作。小脑半球病变时同侧指鼻不准;如睁眼时指鼻准确,闭眼时出现障碍则为感觉性共济失调。

（2）指指试验（finger-finger test）:嘱被检查者伸直示指,屈肘,然后伸直前臂以示指触碰对面医生的示指,先睁眼做,后闭眼做,正常人可准确完成。若总是偏向一侧,则提示该侧小脑或迷路有病损。

（3）轮替动作（alternate motion）:嘱被检查者伸直手掌并反复做快速旋前旋后动作,或一手用手掌、手背连续交替拍打对侧手掌,以观察拮抗肌群的协调动作。共济失调病人动作缓慢、不协调。一侧快速动作障碍则提示有该侧小脑半球病变。

（4）跟 - 膝 - 胫试验（heel-knee-shin test）:嘱被检查者仰卧,先抬起一侧下肢,然后将足跟置于另侧膝部下端,并沿胫骨徐徐滑下。小脑损害时,动作不稳;感觉性共济失调者则闭眼时足跟难以寻到膝盖。

（5）龙贝格征（Romberg sign）:亦称闭目难立征。测试时嘱病人两臂向前伸平,双足并拢直立,然后闭目,观察其姿势。若出现身体摇晃或倾斜则为阳性,提示小脑病变。如睁眼时能站稳而闭眼时站立不稳,则为感觉性共济失调。

5. **不自主运动（involuntary movement）**　是指病人意识清楚的情况下,随意肌不自主收缩所产生的一些无目的的异常动作,多为锥体外系损害的表现。

（1）震颤（tremor）:为两组拮抗肌交替收缩引起的不自主动作。常见的有以下几种。

1）静止性震颤（static tremor）:出现于静止时,运动时减轻或消失。见于基底节病损的释放症状,如帕金森病（Parkinson's disease）。

2）姿势性震颤（postural tremor）:震颤出现于身体主动地保持某种姿势时,而在运动及休息时消失。一般较静止性震颤细而快。较常见的姿势性震颤有生理性震颤（发生于应用肾上腺素后、甲状腺功能亢进、焦虑状态等）、扑翼样震颤（见于全身性代谢障碍、急性感染等）、特发性震颤（为常染色体显性遗传）。

3）意向性震颤（intentional tremor）:又称动作性震颤。震颤在动作时出现,在动作终末、越近目的物时越明显,见于小脑疾患。

（2）舞蹈样运动（choreic movement）:是一种快速、不规则、无目的、不对称、运动幅度大小不等的不自主动作,表现为做鬼脸、转颈、耸肩、手指间断性伸屈、摆手和伸臂等舞蹈样动作,睡眠时可减轻或消失。多见于儿童期风湿性舞蹈病、遗传性舞蹈病及服用抗精神病药物者。

（3）手足徐动（athetosis）:为手指或足趾的一种缓慢持续的伸展扭曲动作,可重复出现且较有规律。系纹状体病变所致,见于脑性瘫痪、肝豆状核变性和基底节变性。

6. **异常肌肉活动（abnormal muscle activity）**　亦称肌肉内运动,表现如下。

（1）肌束震颤（fasciculation）:肌肉中个别肌束的细小、快速或蠕动样的收缩,不引起肢体关节运动。常伴发肌萎缩。系脊髓前角细胞或前根受刺激引起,亦可见于周围神经受刺激时。

（2）肌纤维颤搐（myokymia）:为许多运动单位或一群肌纤维的自发性短暂性抽搐样收缩。此种运动较肌束震颤粗大而持续,一般无肌萎缩。可以是生理性的,最常见并为大家所熟悉的是眼睑抽搐,俗称"跳眼",见于疲劳、焦虑、寒冷时,也可见于神经症、体质虚弱和代谢障碍等。

（3）痛性痉挛（cramp）:伴有剧烈疼痛的强直性痉挛,正常人也可发生,常发生于剧烈活动后的晚上,最常见于腓肠肌,可由寒冷、失水、妊娠、尿毒症、低钙血症、低镁血症、肌肉疾病、运动神经元疾病等引起。

五、神经反射检查

反射（reflex）是通过反射弧的形成完成的,一个反射弧包括感受器、传入神经元、中枢、传出神经元和效应器等部分。反射弧中任何一部分有病变,都可使反射活动受到影响（减弱或消失）。根据刺激的部位,可将反射分为浅反射和深反射两种。反射活动是受高级中枢控制的,锥体束对

神经系统检查:神经反射检查

浅反射具有易化作用,如一侧腹壁反射消失见于同侧锥体束病损;锥体束对深反射具有抑制作用,故锥体束有病变,反射活动失去抑制,因而出现反射亢进。

(一) 浅反射

刺激皮肤或黏膜引起的反应称为浅反射。

1. **角膜反射**(corneal reflex) 见三叉神经检查。

2. **腹壁反射**(abdominal reflex) 检查时嘱病人仰卧,两下肢稍屈以使腹壁放松,然后用钝头竹签等分别沿肋缘下(胸髓 7~8 节)、脐平(胸髓 9~10 节)及腹股沟上(胸髓 11~12 节)的方向,由外向内轻划腹壁皮肤,分别称为上、中、下腹壁反射(图 2-2-108)。正常在受刺激的部位可见腹壁肌收缩。一侧上、中、下部腹壁反射均消失见于同侧锥体束病损。双侧上、中、下部反射均消失见于昏迷或急腹症病人。肥胖者、老年人及经产妇由于腹壁过于松弛,也会出现腹壁反射的减弱或消失。

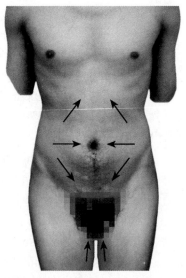

3. **提睾反射**(cremasteric reflex) 用钝头竹签等由下向上轻划股内侧上方皮肤,可引起同侧提睾肌收缩,使睾丸上提(图 2-2-108)。双侧反射消失见于腰髓 1~2 节病损。一侧反射减弱或消失见于锥体束损害。此外还可见于老年人或局部病变,如腹股沟疝、阴囊水肿、精索静脉曲张、睾丸炎、附睾炎等。

图 2-2-108 腹壁反射和提睾反射示意图

4. **跖反射**(plantar reflex) 嘱病人仰卧,髋及膝关节伸直,医生手持病人踝部,用钝头竹签等由后向前划足底外侧至小趾掌关节处再转向脚的第一足趾侧,正常表现为足跖向跖面屈曲,即巴宾斯基征阴性(图 2-2-109)。反射消失为骶髓 1~2 节病损。

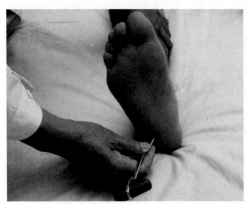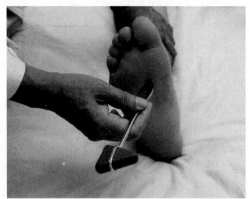

图 2-2-109 跖反射

5. **肛门反射**(anal reflex) 用钝头竹签等轻划肛门一侧皮肤,可引起肛门外括约肌收缩。反射障碍为骶髓 4~5 节或肛尾神经病损。

(二) 深反射

刺激骨膜、肌腱引起的反应是通过深部感觉器完成的,故称深反射,也称腱反射。检查时病人要合作,肢体肌肉应放松。应用叩诊锤时应将柄端适当地松握于拇指和示指两指之间,同时腕部放松,活动腕关节与掌指关节进行叩诊,有力而快速地击中需检查的肌腱。检查者叩击力量要均等,两侧要对比。

反射强度通常分为以下几级:

0 表示反射消失。

+表示肌肉收缩存在,但无相应关节活动,为反射减弱。

++ 表示肌肉收缩并导致关节活动,为正常反射。

+++ 表示反射增强,可为正常或病理状况。

++++ 表示反射亢进并伴有阵挛,为病理状况。

1. **肱二头肌反射**(biceps reflex)(颈5~6) 医生以左手托扶病人屈曲的肘部,并将拇指置于肱二头肌肌腱上,然后右手持叩诊锤叩击检查者左手拇指,正常反应为肱二头肌收缩,前臂快速屈曲(图2-2-110)。

2. **肱三头肌反射**(triceps reflex)(颈6~7) 医生以左手托扶病人的肘部,嘱病人肘部屈曲,右手用叩诊锤直接叩击鹰嘴上方的肱三头肌肌腱,反应为肱三头肌收缩,前臂稍伸展(图2-2-111)。

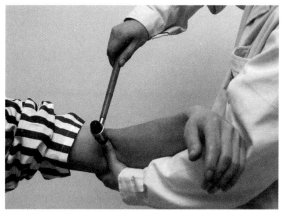

图 2-2-110 肱二头肌反射检查

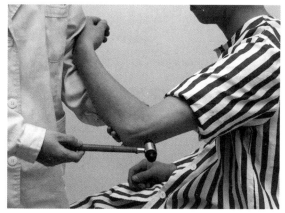

图 2-2-111 肱三头肌反射检查

3. **桡骨膜反射**(radial periosteal reflex)(颈5~6) 医生以左手轻托病人的前臂于半旋前位,并使腕关节自然下垂,然后以叩诊锤轻叩桡骨茎突,可发生前臂屈曲和旋后的运动(图2-2-112)。有时检查者可以左手握住病人两手各指,两前臂屈曲120°,然后叩击两侧的桡骨茎突。

4. **膝反射**(patellar reflex)(腰2~4) 坐位检查时,小腿完全松弛,自然悬垂,卧位时医生用左手在腘窝处托起两下肢,使髋、膝关节稍屈,然后用右手持叩诊锤叩击髌骨下方的股四头肌肌腱(图2-2-113)。正常反应为小腿伸展。若病人精神过于紧张,反射引不出,可嘱病人两手扣起,用力拉紧再试即可引出。

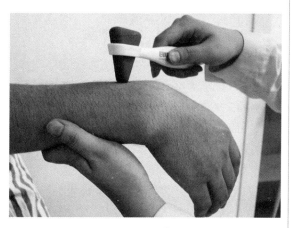

图 2-2-112 桡骨膜反射检查

5. **跟腱反射**(achilles tendon reflex)(骶1~2) 亦称踝反射。病人仰卧,髋及膝关节稍屈曲,下肢取外旋外展位,医生用左手托病人足掌,使足呈过伸位,然后以叩诊锤叩击跟腱(图2-2-114)。正常反应为腓肠肌收缩,足向跖面屈曲。如卧位不能测出,可嘱病人跪于椅面上,双足自然下垂,然后轻叩跟腱,反应同前。

6. **阵挛**(clonus) 锥体束以上病变、深反射亢进时,用力使相关肌肉处于持续性紧张状态,该组肌肉可发生节律性收缩,称为阵挛。常见的有以下两种:

(1)踝阵挛(ankle clonus):嘱病人仰卧,髋关节与膝关节稍屈,医生一手持病人小腿,一手持病人足掌前端,突然用力使踝关节背屈并维持之(图2-2-115)。阳性表现为腓肠肌与比目鱼肌发

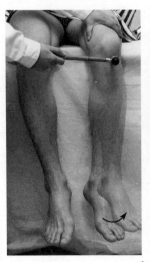
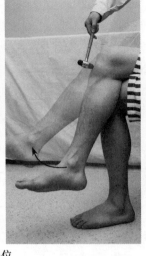
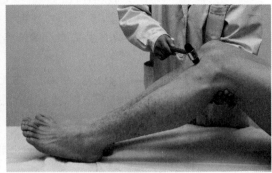

坐位　　　　　　　　　　　　　　　卧位

图 2-2-113　膝反射坐、卧位检查

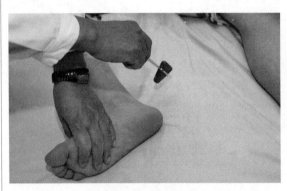
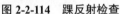
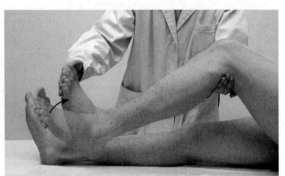

图 2-2-114　踝反射检查　　　　　　　　图 2-2-115　踝阵挛检查

生节律性收缩,而致足部呈现交替性屈伸动作,系腱反射极度亢进,见于锥体束损害。

（2）髌阵挛（patellar clonus）：检查时嘱病人下肢伸直,医生用拇指和示指捏住髌骨上缘,用力向远端方向快速推动数次,然后保持适度的推力（图 2-2-116）。阳性反应为股四头肌节律性收缩致使髌骨上下运动。意义同前。

（三）病理反射

病理反射是指锥体束病损时,失去了对脑干和脊髓的抑制功能,而释放出的踝和第一足趾背伸的反射作用。1 岁半以内的婴幼儿由于神经系统发育未完善,也可出现这种反射,不属于病理性。临床常用的测试方法有：

1. **巴宾斯基征（Babinski 征）**　检查方法同跖反射。巴宾斯基征阳性表现为第一足趾缓缓背伸,其他四趾呈扇形展开,见于锥体束损害（图 2-2-117）。

2. **奥本海姆征（Oppenheim 征）**　检查者弯曲示指及中指,沿病人胫骨前缘用力由上向下滑压,阳性表现同巴宾斯基征（图 2-2-118）。

3. **戈登征（Gordon 征）**　检查时用手以一定力量捏压腓肠肌,阳性表现同巴宾斯基征（图 2-2-119）。

以上三种测试,方法虽然不同,但阳性结果都表现一致,临床意义相同,提示锥体束疾患。

4. **霍夫曼征（Hoffmann 征）**　医生左手持病人腕关节上方,右手以中指和示指夹持病人中指,稍向上提,使病人腕部处于轻度过伸位,然后以拇指迅速弹刮病人中指指甲,由于中指深屈肌受到牵引而引起拇指及其余三指的轻微掌屈反应,称为霍夫曼征阳性（图 2-2-120）。此征为上肢锥体束征,但也有研究认为是深反射亢进的表现。一般较多见于颈髓病变,反射中枢在颈髓

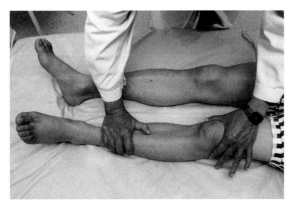

图 2-2-116 髌阵挛检查

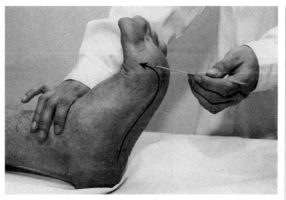

图 2-2-117 巴宾斯基征检查

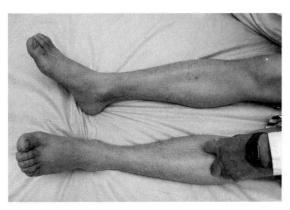

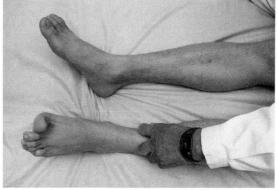

图 2-2-118 奥本海姆征检查

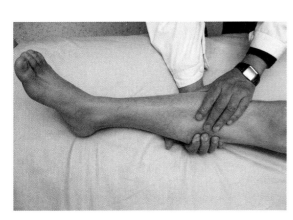

图 2-2-119 戈登征检查

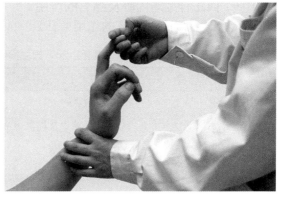

图 2-2-120 霍夫曼征检查

7 节～胸髓 1 节。

（四）脑膜刺激征

此征见于各种脑膜炎、蛛网膜下腔出血、脑脊液压力增高等。常见的脑膜刺激征如下：

1. **颈项强直** 嘱病人仰卧，以手托扶病人枕部做被动屈颈动作，以测试颈肌抵抗力。颈项强直表现为被动屈颈时抵抗力增强，此为伸肌在患病时最易受刺激所致。除见于上述颅内疾患外，颈椎病、颈椎关节炎、颈椎结核、骨折、脱位、肌肉损伤等也可以出现颈项强直。

2. **克尼格征（Kernig 征）** 嘱病人仰卧，先将一侧髋关节屈成直角，再用手抬高小腿，正常人可将膝关节伸达 135° 以上（图 2-2-121）。阳性表现为伸膝受限，并伴有疼痛与屈肌痉挛。

3. **布鲁津斯基征（Brudzinski 征）** 嘱病人仰卧，下肢自然伸直，医生一手托病人枕部，一手置于病人胸前，当头部前屈时，双髋与膝关节同时屈曲则为阳性（图 2-2-122）。

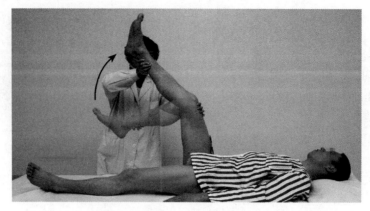

图 2-2-121　克尼格征检查

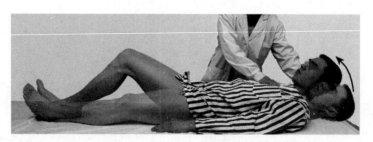

图 2-2-122　布鲁津斯基征检查

六、自主神经功能检查

自主神经可分为交感与副交感两个系统,主要功能是调节内脏、血管与腺体等活动。大部分内脏接受交感和副交感神经纤维的双重支配,在大脑皮质的调节下,协调整个机体内、外环境的平衡。

(一) 自主神经对内脏及器官的作用

自主神经对内脏及器官的作用见表 2-2-24。

表 2-2-24　自主神经对内脏及器官的作用

内脏及器官	交感神经	副交感神经
瞳孔	散大	缩小
涎腺	分泌少量黏稠唾液	分泌大量稀薄唾液
心脏	心率加快	心率减慢
冠状动脉	扩张	无明显作用
其他动脉	收缩	影响很小或无
皮肤血管	收缩	扩张
支气管	扩张,黏液分泌减少	收缩,黏液分泌增多
胃肠道	蠕动减慢,分泌减少	蠕动加快,分泌增多
膀胱	内括约肌收缩,排空抑制	内括约肌舒张,排空加强
肾上腺	髓质分泌增多	髓质分泌减少
汗腺	泌汗增多	泌汗减少

(二) 临床常用检查方法

1. 一般观察

(1) 皮肤黏膜:自主神经功能改变可导致多种皮肤黏膜变化,如苍白、红斑、潮红、发绀、色素减少或色素沉着等。此外,还可发生质地改变,如过分光滑、增厚、变硬、潮湿或干燥、脱屑,也可出现皮疹、水肿和溃疡等。

（2）出汗：有无全身或局部出汗过多、过少或无汗。

2. 自主神经反射

（1）眼心反射：病人仰卧，双眼自然闭合，计数脉率。医生用左手中指、示指分别置于病人左右眼球，逐渐加压，以病人不痛为限。加压 20～30 秒后计数脉率，正常可减少 10～12 次/min，超过 12 次/min 提示副交感（迷走）神经功能增强，副交感神经麻痹则无反应。如压迫后脉率非但不减慢反而加速，则提示交感神经功能亢进。

（2）卧立位试验：平卧位计数 1 分钟脉率，然后起立站直，再计数 1 分钟脉率。如由卧位到立位脉率增加超过 10～12 次/min 为交感神经兴奋性增强。由立位到卧位，脉率减慢超过 10～12 次/min 则为副交感神经兴奋性增强。

（3）皮肤划痕试验：用钝头竹签在皮肤上适度加压划一条线，数秒后，皮肤先出现白色划痕（血管收缩）高出皮面，以后变红，属正常反应。如白色划痕持续较久，超过 5 分钟，提示交感神经兴奋性增高。如红色划痕迅速出现、持续时间较长、明显增宽甚至隆起，提示副交感神经兴奋性增高或交感神经麻痹。

（4）竖毛反射：竖毛肌由交感神经支配。将冰块置于病人颈后或腋窝，数秒后可见竖毛肌收缩，毛囊处隆起如鸡皮。可根据竖毛反射障碍的部位来判断交感神经功能障碍的范围。

（5）发汗试验：常用碘淀粉法，即以碘 1.5g，蓖麻油 10.0ml，与 95% 酒精 100ml 混合成淡碘酊涂布于皮肤，干后再敷以淀粉，皮下注射毛果芸香碱 10mg，作用于交感神经节后纤维而引起出汗，出汗处淀粉变黄色，无汗处淀粉颜色不变，可协助判断交感神经功能障碍的范围。

（6）握拳试验：被检者用力握拳 5 分钟，可引起心率增快与收缩压、舒张压增高。自主神经系统功能异常时，此反应发生障碍，握拳试验常用于检测交感神经传出纤维功能。

（7）瓦尔萨尔瓦动作（Valsalva 动作）：病人深吸气后，在屏气状态下用力做呼气动作 10～15 秒。计算此期间最长心搏间期与最短心搏间期的比值，正常人 ≥1.4，如 <1.4 则提示压力感受器功能不灵敏或其反射弧的传入纤维或传出纤维损害。

（8）心率变异性分析：心率变异性（heart rate variability，HRV）是指逐次心搏间的细微差异。对 HRV 进行不同方式的分析（时域和频域法）可间接评估心脏自主神经活性及交感神经与副交感神经间的平衡。近年来 HRV 分析已成为检测心脏自主神经功能的常用方法。经过多种数据与波形的分析，可区分交感神经与副交感的活性变化、功能亢进与功能减退。结合动态心电图记录，可了解自主神经功能的昼夜节律变化，进一步研究其与某些临床事件发生的关系，为临床事件病理生理中的自主神经机制提供依据。

（9）其他：对括约肌功能的检查也是自主神经功能检查的重要内容。各种不同性质的排尿障碍，如尿急、排尿费力、尿潴留、充盈性尿失禁等的检查、分析与鉴别等复杂内容，将于各有关专科学习中进一步阐述。

神经系统体检纲要和结果举例见表 2-2-25。

表 2-2-25 神经系统体检纲要和结果举例

主要内容	记录举例
精神状态	神清合作，定向力良好，有逆行性遗忘，思维无障碍，焦虑，智能正常
脑神经	嗅觉无障碍，视力左 1.0、右 0.8，双侧鼻唇沟对称，口角无歪斜，双眼球无震颤，伸舌无偏斜
感觉功能	浅、深感觉存在
运动功能	四肢活动自如，肌力及肌张力正常，无不自主运动及异常肌肉运动
神经反射	浅、深反射存在，巴宾斯基征阳性，其余病理征阴性
脑膜刺激征	颈软，克尼格征和巴宾斯基征均阴性
自主神经功能	皮肤划痕试验阴性

第九节 全身体格检查

一、全身体格检查的基本要求

全身体格检查(complete physical examination)是临床医生必备的基本功,主要用于住院病人、健康人全面的体格检查等情况。它是指对病人或受检者,从头到脚、全面系统、井然有序地进行全身各部分的体格检查。为保证检查内容全面系统、顺序合理流畅,应该注意以下基本要求。

1. **检查的内容务求全面系统** 这是为了搜集尽可能完整的客观资料,起到筛查的作用,也便于完成入院记录规定的各项要求。由于检查通常在问诊之后进行,检查者一般对于应重点深入检查的内容已心中有数,因此检查应该包括器官系统教学中要求的各项内容,涵盖住院病历的要求条目,在全面系统的基础上有所侧重,重点深入患病的器官系统。

2. **检查的顺序应是从头到脚分段进行** 检查时合理、规范的逻辑顺序方便检查者操作,可最大限度地保证体格检查的效率和速度,也可减少病人的不适和不必要的体位更动。为了检查的方便,某些器官系统,如皮肤、淋巴结、神经系统,采取分段检查,统一记录。

3. 遵循上述检查内容和顺序的基本原则的同时,允许根据具体受检者和医生的情况,酌情对个别检查顺序进行适当调整。如甲状腺触诊,常需从病人背后进行,因此卧位的病人在坐位检查后胸时可再触诊甲状腺;检查前胸时,为了对发现的肺部体征有及时而全面的了解,也可立即检查后胸部;四肢检查中,上肢检查习惯上是由手至肩,而下肢应由近及远进行。

4. **体格检查还要注意具体操作的灵活性** 面对具体病例,如急诊、重症病例,可能需要简单体格检查后即着手抢救或治疗,待病情稳定后补充未检查部分;不能坐起的病人,背部检查只能侧卧进行。肛门直肠、外生殖器的检查应根据病情需要确定是否进行。

5. **全身体格检查顺序** 所有病人检查均应遵循从头到脚、从前到后的顺序,按照此顺序,体位变换仅需 2～3 次,可以保证分段而集中的体格检查顺利完成。以卧位病人为例:一般情况和生命征→头颈部→前、侧胸部(心、肺)→(病人取坐位)后背部(包括肺、脊柱、肾区、骶部)→(卧位)腹部→上肢(手→上臂)、下肢(大腿→足)→肛门直肠→外生殖器→神经系统(最后站立位)。

以坐位病人为例:一般情况和生命征→上肢(手→上臂)→头颈部→后背部(包括肺、脊柱、肾区、骶部)→(病人取卧位)前胸部、侧胸部(心、肺)→腹部→下肢(大腿→足)→肛门直肠→外生殖器→神经系统(最后站立位)。

6. **强调边查边想,正确评价,边查边问,核实补充** 对于客观检查结果的正常限度、临床意义,需要医生的学识和经验。有时需要重复的检查和核实,才能获得完整而正确的资料。

7. **检查过程中与病人的适当交流** 不仅可以融洽医患关系,而且可以补充病史资料。如像补充系统回顾的内容,查到哪里,问到哪里,简单几个问题可十分自然而简捷地获取各系统患病的资料;又如健康教育及精神支持也可在检查过程中体现。

8. **掌握检查的进度和时间** 一般应尽量在 40 分钟内完成。

9. **检查结束时应与病人简单交谈** 告知病人重要发现及应注意的事项或下一步的检查计划。对体征的意义不确定时,可不解释,以免增加病人的思想负担或给下一步医疗工作造成混乱。

二、全身体格检查的基本项目

检查的基本项目是根据全身体格检查的要求和住院病历规定的各项要求描述的,是全身筛查必不可少的,对医学生和年轻医生职业习惯和行为规范的养成至关重要。具体操作时可视情况合理取舍。

1. 一般检查 / 生命体征

（1）准备和清点器械。

（2）自我介绍（姓名、职称，简短交谈以融洽医患关系）。

（3）观察发育、营养、面容、表情和意识等一般状态。

（4）受检者在场时洗手。

（5）测量体温（腋温，10 分钟）。

（6）触诊桡动脉至少 30 秒。

（7）用双手同时触诊双侧桡动脉，检查其对称性。

（8）计数呼吸频率至少 30 秒。

（9）测右上肢血压。

2. 头颈部

头面

（1）观察头部外形、毛发分布、异常运动等。

（2）触诊头颅。

眼

（3）分别检查双眼的近视力（用近视力表）及视野。

（4）检查上、下睑结膜，以及球结膜和巩膜。

（5）检查泪囊。

（6）检查面神经运动功能（皱额、闭目）。

（7）检查眼球运动（检查六个方位）。

（8）检查瞳孔直接对光反射与间接对光反射。

（9）检查调节与集合反射。

耳

（10）观察及触诊双侧外耳及乳突。

（11）触诊颞颌关节及其运动。

（12）分别检查双耳听力（摩擦手指检查法）。

鼻

（13）观察及触诊外鼻。

（14）观察鼻前庭、鼻中隔。

（15）检查上颌窦、额窦、筛窦，确认有无肿胀、压痛、叩痛等。

口

（16）观察口唇、牙齿、牙龈、舌质和舌苔。

（17）借助压舌板检查口腔黏膜、口咽部及扁桃体。

（18）检查舌下神经（伸舌）。

（19）检查面神经运动功能（露齿、鼓腮或吹口哨）。

（20）检查三叉神经运动支（触双侧咀嚼肌，或以手对抗张口动作）。

（21）检查三叉神经感觉支（上、中、下三支）。

颈部

（22）暴露颈部。

（23）观察颈部外形和皮肤、颈静脉充盈和颈动脉搏动情况。

（24）触诊颈部淋巴结（耳前、耳后、枕后、颌下、颏下、颈前、颈后、锁骨上）。

（25）触诊甲状软骨。

（26）触诊甲状腺峡部与侧叶（配合吞咽）。

（27）听诊颈部（甲状腺、血管）杂音。

（28）触诊气管位置。

（29）检查颈椎屈曲、侧弯、旋转活动。

（30）检查副神经（耸肩及对抗头部旋转）。

3. 前、侧胸部

胸部

（1）暴露胸部。

（2）观察胸部外形、对称性、皮肤和呼吸运动等。

（3）触诊双侧乳房（四个象限、乳晕及乳头）。

（4）触诊双侧腋窝淋巴结（五组）。

（5）触诊胸壁弹性、压痛。

肺脏

（6）检查双侧呼吸动度。

（7）检查双侧触觉语颤。

（8）检查有无胸膜摩擦感。

（9）叩诊双侧肺尖。

（10）叩诊双侧前胸和侧胸。

（11）听诊双侧肺尖。

（12）听诊双侧前胸和侧胸。

（13）检查双侧语音共振。

心脏

（14）切线方向观察心尖、心前区搏动。

（15）触诊心尖搏动（两步法）。

（16）触诊心前区。

（17）叩诊左侧心脏相对浊音界。

（18）叩诊右侧心脏相对浊音界。

（19）听诊二尖瓣区（心率、节律、心音、杂音、心包摩擦音）。

（20）听诊肺动脉瓣区（心音、杂音、心包摩擦音）。

（21）听诊主动脉瓣区（心音、杂音、心包摩擦音）。

（22）听诊主动脉瓣第二听诊区（心音、杂音、心包摩擦音）。

（23）听诊三尖瓣区（心音、杂音、心包摩擦音）。

上述心脏听诊,分别用膜型和钟型胸件依次听诊。

4. 背部

（1）请受检者坐起。

（2）充分暴露背部。

（3）观察脊柱、胸廓外形及呼吸运动。

（4）触诊脊柱有无畸形、压痛。

（5）叩诊法检查脊柱有无叩击痛。

（6）检查双侧肋脊点和肋腰点有无压痛。

（7）检查双侧肾区有无叩击痛。

（8）检查胸廓活动度及其对称性。

（9）检查双侧触觉语颤。

（10）检查有无胸膜摩擦感。

（11）请受检者双上肢交叉,对比叩诊双侧后胸部。

（12）叩诊双侧肺下界。

（13）叩诊双侧肺下界移动度（肩胛线）。

（14）听诊双侧后胸部。

（15）听诊有无胸膜摩擦音。

（16）检查双侧语音共振。

5. 腹部

（1）正确暴露腹部，请受检者屈膝、放松腹肌，双上肢置于躯干两侧。

（2）观察腹部外形、对称性、皮肤、脐及腹式呼吸等。

（3）听诊肠鸣。

（4）听诊腹部有无血管杂音。

（5）叩诊全腹。

（6）叩诊肝上界。

（7）叩诊肝下界。

（8）检查肝脏有无叩击痛。

（9）检查移动性浊音（经脐平面先左后右）。

（10）浅触诊全腹部（自左下腹开始、逆时针）。

（11）深触诊全腹部（自左下腹开始、逆时针）。

（12）训练病人做加深的腹式呼吸 2～3 次，在右锁骨中线上用单手法触诊肝脏。

（13）在右锁骨中线上用双手法触诊肝脏。

（14）在前正中线上用双手法触诊肝脏。

（15）检查肝颈静脉回流征。

（16）检查胆囊点有无压痛。

（17）双手法触诊脾脏。

（18）如未能触及脾脏，嘱受检者右侧卧位，再触诊脾脏。

（19）双手法触诊双侧肾脏。

（20）检查腹部触觉（或痛觉）。

（21）检查腹壁反射。

6. 上肢

（1）正确暴露上肢。

（2）观察上肢皮肤、关节等。

（3）观察双手及指甲。

（4）触诊指间关节和掌指关节。

（5）检查指关节运动。

（6）检查上肢远端肌力。

（7）触诊腕关节。

（8）检查腕关节运动。

（9）触诊双肘鹰嘴和肱骨髁上突。

（10）触诊滑车上淋巴结。

（11）检查肘关节运动。

（12）检查屈肘、伸肘的肌力。

（13）暴露肩部。

（14）视诊及触诊肩关节及其周围。

（15）检查肩关节运动。

（16）检查上肢近端肌力。

（17）检查上肢触觉（或痛觉）。

（18）检查肱二头肌反射。

（19）检查肱三头肌反射。

（20）检查桡骨膜反射。

（21）检查霍夫曼征。

7. 下肢

（1）正确暴露下肢。

（2）观察双下肢外形、皮肤、趾甲等。

（3）触诊腹股沟区有无肿块、疝等。

（4）触诊腹股沟淋巴结横组与纵组。

（5）触诊股动脉搏动，必要时听诊。

（6）触诊双足背动脉。

（7）检查双下肢有无凹陷性水肿。

（8）检查下肢触觉（或痛觉）。

（9）检查髋关节屈曲、内旋、外旋运动。

（10）检查双下肢近端肌力（屈髋）。

（11）触诊膝关节和浮髌试验。

（12）检查膝关节屈曲运动。

（13）检查膝腱反射与髌阵挛。

（14）触诊踝关节及跟腱。

（15）检查踝关节背屈、跖屈运动。

（16）检查踝关节内翻、外翻运动。

（17）检查双足背屈、跖屈肌力。

（18）检查屈趾、伸趾运动。

（19）检查跟腱反射与踝阵挛。

（20）检查巴宾斯基征。

（21）检查奥本海姆征。

（22）检查戈登征。

（23）检查克尼格征。

（24）检查布鲁津斯基征。

（25）检查直腿抬高试验。

8. 肛门直肠（必要时检查）

（1）嘱受检者左侧卧位，右腿屈曲。

（2）观察肛门、肛周、会阴区。

（3）戴上手套，示指涂以润滑剂行直肠指检。

（4）观察指套有无分泌物。

9. 外生殖器（必要时检查）

（1）解释检查的必要性，注意保护隐私。

（2）确认膀胱已排空，受检者取仰卧位。

男性

（3）视诊尿道外口。

（4）视诊阴囊，必要时行提睾反射。

（5）触诊双侧睾丸、附睾、精索。

女性

（6）视诊尿道口及阴道口。

（7）触诊阴阜、大小阴唇。

（8）触诊尿道旁腺、巴氏腺。

10. 共济运动、步态与腰椎运动

（1）请受检者站立,检查闭目难立征。

（2）检查指鼻试验(睁眼、闭眼)与双手快速轮替运动。

（3）观察步态。

（4）检查腰椎伸屈、侧弯、旋转运动。

三、特殊情况的体格检查

遵循一定的顺序进行体格检查才能系统全面、不遗漏,但对存在心理或生理缺陷、病情与体位的限制、不能配合医生按照常规方法和顺序进行全身检查的病人,医生检查时应以病人为中心,灵活调整、适当变通体格检查的方法。

1. 精神疾病病人的检查 性格障碍及精神疾病病人,由于敌意和不合作而使医生不能顺利进行体格检查,因此需要家人或有经验的相关人员来抚慰病人与医生合作,以完成全身体格检查。对于必须进行全身或重点体格检查的精神病病人,可使用镇静药物或适当约束后进行。

2. 智力障碍病人的检查 由于不能理解意图、过去不悦的经历、恐惧或对检查方法不适应,智力障碍的病人有时不能配合医生的体格检查。此时应尽量有病人亲近的人员陪同,创造安静、舒适的检查环境,来减轻病人的不安心理,使其配合检查。检查时应减慢速度、轻柔、细致,必要时可分次完成检查。为确保关键部位的检查,应最后进行可能带来恐惧感或可能造成损伤的检查。同时应注意保护病人的隐私。

3. 病重或生理缺陷病人的检查 检查需要更长的时间、更轻柔的手法、变通的检查方法和顺序来完成。抬起、翻身、变动体位都可能需要助手。需要特别注意检查与主诉、现病史有关的器官系统。检查顺序需要酌情改变。

（1）卧床的病人:全身检查有时只能在卧位进行,检查者有时需要变更自己的位置来完成全部项目。如对不能坐起或站立的病人,眼底检查有时不得不在卧位情况下进行;心脏检查有时需要配合变动体位的听诊,而病人又不能下蹲或做瓦尔萨尔瓦动作,此时可嘱病人握拳、被动抬腿或用血压计袖带压迫双臂等方法增加回心血量,其对心音和杂音的确定同样有效;肺部检查时,常需助手帮助翻身以完成侧面及背部的叩诊与听诊;直肠检查可以用左侧卧位方式进行触诊,注意屈髋、屈膝,右腿应尽量完全屈曲,同时也可检查背部,特别是检查压疮、叩诊脊柱等。合作的病人可通过抬腿、抬头了解肌力;神经系统检查,在脑神经方面,卧位检查无困难,但不宜进行呕吐与吞咽反射的检查。

（2）轮椅上的病人:头颈、心肺、上下肢检查方式与通常坐位的病人相同。腹部、直肠、外生殖器、下背部、臀部的检查则不可能满意,如为必要检查,应转移至检查床上进行。

4. 突发事件病人的检查 临床医生有时在社交场合、旅行途中等遇到一些意外的救援要求和危及生命的急诊病人,在缺乏必要的器械的情况下,最重要的是有思想准备,然后灵活应对现场的情景。首先进行生命体征的检查,情况允许时,酌情完成重要器官检查,以确保及时发现、准确评估与生命相关或创伤部位有关的体征,为进一步抢救或治疗的决策提供依据。

四、老年人的体格检查

随着我国老年人占总人口的比例不断增加,除儿科医生外,各科都将见到越来越多的老年病人。体检时应正确区分年龄改变与病态,注意检查的技巧。

1. 随着年龄增加而可能出现的老年性改变

（1）视力、听力有一定下降,记忆力减退。

（2）皮肤弹性降低。

（3）瞳孔对光反应稍迟钝，眼球向上凝视能力下降；老年环也不是病理改变。

（4）收缩压略升高，但仍在正常范围。

（5）与脊柱后弓和椎体下塌有关的胸腔前后径增加；胸部检查时有捻发音并不一定是疾病造成的。

（6）肠蠕动功能下降致肠鸣音较少和较弱。

（7）性器官（如女性阴唇、阴道，男性睾丸）萎缩。

（8）前列腺增大。

（9）肌肉常有轻度萎缩。

（10）步态变慢，跨步变小。

（11）神经系统检查时，踝反射可能减弱，其他深反射及肌力也可能减弱。

2. 老年人体检时的注意事项

（1）定期体检，老年人心脑血管疾病、骨质疏松、肿瘤等疾病的发病率增加，定期体检十分必要。但由于器官功能减退，行动不便，检查时既要耐心、细致，又要善于观察、灵活机动，比如与病人交谈即可了解其记忆力、反应力、智力等。

（2）注意检查精神状态，初步的精神状态检查可从病人三个"a"——一般状态（appearance）、情感反应（affect）及语言、行为是否适度（appropriateness），加以评价。

（3）注意检查病人视力、听力下降程度，老年人一般对耳语音及高调语音分辨能力较差。

（4）心脏检查时，注意老年人出现第一心音改变及第三心音可能是病态表现。

（5）血压检查时应进行不同体位对比，包括坐、卧、立位，以了解循环代偿能力，并应双臂检查。

五、重点体格检查

掌握全面系统的体格检查是医生基本的临床技能，尤其对初学者而言更是十分重要。但在门诊和急诊的日常诊疗工作中，时间是相当有限的，且危重病人抢救需要争分夺秒，医生通过问诊已经获得了病史资料，通过对病人病情的分析，对患病的器官系统和病变的类型可能已有了初步印象。在此基础上要求门诊和急诊医生做重点体格检查，主要应注意以下原则。

1. 重点突出、目的性强 门诊和急诊医生通过采集、综合分析、归纳病史，对患病的器官系统和病变的类型可能已有了初步印象，此时的体格检查应有目的性，尽量用较少的时间进行重点的、更有效的体格检查，为后续诊疗争取宝贵的时间。而且长期的医疗实践证明，这样的体格检查对门诊和急诊病人诊断资料的提供是完全可能的、有效的。

2. 检查有序、有的放矢 门诊和急诊医生应根据病人的具体情况，进行有的放矢的重点体格检查，但其顺序与全身体格检查基本一致。应根据病人的病情和需要检查的部位、内容进行灵活调整，尽量减少病人的不适。

因为各种疾病的复杂性，重点体格检查绝不是"头痛查头、脚痛查脚"那么简单，针对病人的主诉、更复杂的现病史，需要重点做哪些内容的体格检查，要求医生有较强的临床诊断思维能力，所以需要临床医生不断地积累丰富的疾病知识和提高建立诊断假设的能力。

（刘波　张利伟　孙婷婷　王文斌　刘洋）

第三章　临床思维和疾病诊断

从大科学观角度看,人类的重要任务是:"认识世界,改造世界。"作为基本属于自然科学属性的生物应用科学——医学,特别是临床医学,其主要任务就是:"认识疾病,防治疾病。"认识疾病的过程和程序,实际上也就是临床诊断的过程,诊断(diagnosis)一词来自希腊文,是通过辨认去判断的意思,医学借用这个术语,表示通过症状学、体征学及其他检测手段来判断疾病的本质和确定其病变的名称。一个正确诊断的确立,除了要求我们掌握诊断疾病的基本理论、基本技能和丰富的临床经验外,还要求我们必须具备正确的临床思维方法。临床思维与临床经验不同,临床经验需要不断积累,循序渐进地培养,而思维方式则必须要在医学生进入临床时就开始正确培养,一旦初始阶段养成不正确的思维方式,不仅会导致医疗过程中的惨痛教训,而且再想改变难度将会很大。因此,科学的临床思维方式是每个医学生和临床工作者的首要追求,我们要对生命常怀敬畏之心,对待疾病更要谨慎、小心,正如《诗经·小雅·小旻》中所说:"战战兢兢,如临深渊,如履薄冰。"

临床思维和
疾病诊断

第一节　临床思维

临床思维(clinical thinking)是指训练有素的医生应用科学的、合乎逻辑的思辨方法和程序进行的临床推理,根据已知科学知识与原理,结合病人临床信息建立诊断和鉴别诊断,作出临床决策的过程。诊断疾病过程中的临床思维就是将疾病的一般规律应用到判断特定个体所患疾病的过程,这一过程就是医生在收集资料后,进行的"制作加工过程"。思维是一种艺术,处理、运用得好,可少走弯路、错路,或者大大缩短这一认识过程;运用得不好,就会延长识别的过程,甚至造成误诊或漏诊。

一、临床诊断思维原则

辩证思维是一门科学,是有规律可循的。为使我们的结论更接近事物的本质,也就是建立起一个正确的诊断,必须遵循一定的原则。

(一)有病与无病

对于一名就诊者,医生在主导思想上必须遵循首先把就诊者看成是病人,考虑其有病。由此才能做到给予病人最大的关心和认真的检查。否则,不仅可能造成误诊,甚至给医生自己带来无法弥补的麻烦。当然,也有极个别病人编造病史,医生也要保持对此类情况的警觉性。

(二)器质与功能

在考虑病人器质性疾病或功能性疾病时,必须遵循首先考虑器质性疾病的原则,并为此千方百计地去寻找器质性疾病的所在,绝不要简单地、轻率地去断定为功能性疾病。如一名头痛的病人,由于医生缺乏对这一原则的重视,未经完善的、必要的检查,而轻率地诊断为"神经性头痛",实际上病人存在脑血管的畸形,由此造成病人没有得到及时治疗,出现意外,既给病人造成不该发生的严重后果,也给自己带来终身遗恨。

(三)一元与多元

一个病人在就诊时,可能表现出多种的临床症状,如上腹饱感、恶心、咳嗽、气短、心悸、发绀、少尿、水肿等,简单地对号入座,似乎疾病累及了消化、呼吸、循环、泌尿等多个系统。面对如上的事实,如何建立我们的思维原则呢?就是要遵循首先考虑一元论的原则,即尽量地用一个疾病的思维贯穿多种表现的原则。上述病人在查体时发现在二尖瓣听诊区听到了隆隆样杂音,故本病人为罹患了风湿性心脏病、二尖瓣狭窄、左心房功能不全、右心衰竭。上腹饱感、恶心为右心衰竭引起淤血性肝大和胃淤血所致;咳嗽、气短、心悸、发绀为左心房功能不全、肺淤血所致;少尿、水肿也为右心衰竭所致。当然临床的现实情况中,也有不少多种疾病共存的情况,当无法用一元论解释时,随意套用同样是一种错误的、呆板的思维,此时就必须考虑到多元论,即若干个疾病共存。

(四) 常见与少见

疾病的发生率,决定了临床上较多遇到的是常见病、多发病。因此对一个症状的性质判定,一定要遵循首先考虑常见病、多发病的原则。但疾病的概率丝毫没有排除少见病的存在,而往往临床上的误诊,不少是因为根本未去考虑少见病的可能,如一个上消化道出血的病人,医生重点考虑到了溃疡病,当然也不排除胃癌等,为此进行了胃镜的检查,结果根本没有想到本病是十分罕见的胃结核。

(五) 全身与局部

面对一个症状的出现,是一个全身疾病的局部表现,还是局部疾病呢?显然整体的观点是我们思维的主导思想,一定要遵循首先考虑全身疾病引起局部表现的原则。比如鼻出血,必须首先考虑全身某一出血性疾病,比如血小板减少性紫癜引起的鼻部出血,并为此进行全方位的检查;如确不具备全身性疾病所致的依据,就应在局部疾病中寻求答案,比如外伤、炎症、鼻息肉等。

(六) 个性与共性

一个症状的表达,特别是一个典型症状的表达,比如餐后早期出现的上腹痛,应视为胃溃疡的共性,在思维上遵循首先考虑共性的原则。但临床的现实情况中存在许多"同病异症,同症异病"现象,也许通过进一步检查,此病人并非患有胃溃疡,而是十二指肠溃疡、胃黏膜脱垂症、胃癌等。这就是非常规的个性。重点考虑和全面考虑有机结合,才是避免误诊的辩证思维方法。

(七) 良性与恶性

一个症状,需要判定是良性还是恶性疾病引起的,要遵循的应是按恶性病查、按良性病治的原则。比如:一个 55 岁的病人出现了上腹痛,不管有什么倾向性,必须把检查的重点放在肯定或否定胃癌等恶性疾病上,一旦忘记了对恶性病的检查,最终却确证了恶性病的存在,这种误诊是病人不能原谅的,医生也无法摆脱要承担的责任;相反,在未确诊前,在积极检查的前提下,应按良性病治疗,否则,一旦确诊为溃疡病而在治疗上采用了抗癌方案,显然也是不合适的,但病人毕竟排除了胃癌,即便抗癌治疗不合适,病人从感情上还是高兴的,对此种"误诊",病人常常情感上是可接受的。

(八) 问号与句号

我们的目标是使结论尽快地接近本质,病人也迫切希望我们尽快地作出正确诊断来。但由于和病人接触的有限性、对病情了解的肤浅性、抢救要求的紧迫性、占有资料在短期的不完整性等,都可能使医生无法立即肯定一个诊断,此时只能作出印象诊断,在诊断后面加一个"?"就要比写个"。"更客观,为此我们的思维应遵循留有余地的原则。该句号时就句号,不该句号时不句号,这样可激励我们进一步探讨和论证,而不过早地确定结论。正确处理好时间的有限性和认识的无限性、历史的局限性和发展的无限性的关系。

(九) 动与静

正确的诊断是相对的、有条件的,人们的认识是有过程的、阶段性的。病情变化是绝对的,不变是相对的。医生初诊的认识是有限度的,因此从变化角度来说,我们的思维始终遵循"动"是绝对的原则,始终保持着发展的思维。为此在和病人不断接触的过程中,能不断否定或发展自己初期的判断,应该看作进步的、科学的、辩证思维的体现。

(十) 诊断与治疗

诊断是治疗的前提,消除疾病痛苦是诊治的最终目标。恰当地安排治疗时机是应遵循的又一思维原则。一切的调查资料,都应建立在有利于治疗,起码建立在不伤害健康的前提下。在治疗允许的前提下,力争求得诊断最大限度地接近本质,使治疗有的放矢;在危及病人健康乃至生命时,就应暂时不追求诊断十全十美,而把主要精力立刻转移到抢救治疗上去,当然这种抢救治疗方案绝不是盲目的,起码要建立在能为进一步检查或治疗提供帮助的前提下。

(十一) 病人与疾病

我们的目标是提高病人的生活质量、生命质量,恢复病人的健康。但本次就诊疾病又常是病人病痛的主要焦点。因此我们应遵循既要突出关注本次就诊疾病,又要全方位治疗病人的原则。兼顾其他疾病及心理的、社会的因素对病人健康的影响,避免单纯治病。

(十二) 病人与医生

临床工作中,医生是认识和行动的主体,病人是认识和行动的客体。因为医生要认识疾病,建立治疗方案,而病人则要被动地接受诊断和治疗。因此在思维原则上应遵循医生处于主导地位的原则,否认这一点就否认了医生存在的意义。但客体是人,是世界上最高级、最复杂的有机体,病人有自己的主观能动性,因此在临床实践中,病人也有主体性的一面,而且对自己的疾病更为关注,如果不考虑病人在诊治过程中的能动性和存在的价值,同样是错误的。因此完整地说:"一个科学的诊断一定来自医生、病人的两方面积极性。"

二、临床思维的基本方法

(一) 推理

推理是医生获取临床资料或诊断信息到形成结论的中间思维过程。推理有前提和结论两个部分。推理不仅是一种思维形式,也是一种认识各种疾病的方法和表达诊断依据的手段。推理可帮助医生认识诊断依据之间的关系、正确认识疾病、提高医生的思维能力。

1. **演绎推理** 从带有共性或普遍性的原理出发,推论对个别事物的认识并导出新的结论。结论是否正确,取决于临床资料的真实性。演绎推理所推导出的临床初步诊断常常是不全面的,因此有其局限性。

2. **归纳推理** 从个别和特殊的临床表现推导出一般性或普遍性结论的推理方法。医生搜集的每个诊断依据都是个别的,根据这些诊断依据而提出的临床初步诊断,就是由个别上升到一般、由特殊性上升到普遍性的过程和结果。

3. **类比推理** 是医生认识疾病的重要方法之一。类比推理是根据两个或两个以上疾病在临床表现上有某些相同或相似之处,经过比较、鉴别、推论而确定其中一个疾病的推理方法。

(二) 横向列举

根据发现的诊断线索和信息寻找更多的诊断依据。当医生获得临床资料中有价值的诊断信息后,经过较短时间的分析产生一种较为可能的临床印象,根据这一印象再进一步分析、评价和搜索临床资料,可获取更多的有助于证实诊断的依据。

(三) 模式识别

根据病人的临床表现对照疾病的诊断标准和诊断条件。病人典型的特异的临床表现逐一与疾病诊断标准对照,这也是形成临床诊断的一种方法。

(四) 对具体疾病的诊断

对具体疾病的诊断,也有人提出了以下的临床思维程序:

1. 从解剖的观点,有何结构异常?

2. 从生理的观点,有何功能改变?

3. 从病理生理的观点,提出病理变化和发病机制的可能性。

4. 考虑几个可能的致病原因。

5. 考虑病情的轻重,勿放过严重情况。

6. 提出 1～2 个特殊的假说。

7. 检验该假说的真伪,权衡支持与不支持的症状体征。

8. 寻找特殊的症状体征组合,进行鉴别诊断。

9. 缩小诊断范围,考虑诊断的最大可能性。

10. 提出进一步的检查及处理措施。

这一临床思维过程看似烦琐机械,但对初学者来说,经过多次反复练习,可以做到熟能生巧、得心应手、运用自如。

第二节 疾病诊断

疾病诊断(disease diagnosis)就是根据各种疾病的临床特点,科学地对病人病情做出相应的诊断,确定其所患病种的名称。疾病诊断是医生最重要也最基本的临床实践活动之一,疾病诊断的过程也是医生认识疾病及其客观规律的过程。只有正确地诊断,才可能有正确和恰当的治疗。能否正确及时地诊断疾病,反映了医生的水平、能力和素质。

一、疾病诊断的步骤

疾病诊断一般应有以下步骤:首先要搜集临床资料,然后分析、评价、整理资料,其次提出初步诊断,最后确立并修正诊断。这一过程在前面的章节中已经进行了详尽的介绍。在这里,我们举一个案例回顾一下(图 2-3-1)。

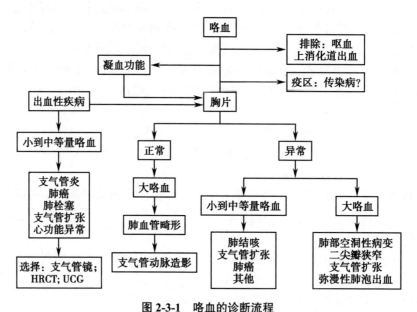

图 2-3-1 咯血的诊断流程

HRCT,高分辨率 CT;UCG,超声心动描记术。

在咯血的诊断流程中,首先要详细收集病史,确定病人是呕血还是咯血,并在个人史中找出是否有疫区传染病接触史,然后选择辅助检查,鉴别是否有凝血障碍,如果排除其他全身疾病的可能,主要考虑肺部疾病。在初步作出肺部疾病判断后,进一步完善检查,通过影像学检查进一步明确诊断。

二、正确诊断的要素

诊断是一个过程。"客观地讲,正确的诊断也是相对的、有条件的,甚至严格地讲,假定诊似乎比正确诊断更为科学。"如果给"正确诊断"下个定义,应该说是"对疾病本质的更深刻的接近"。起码在一定历史阶段,正确的诊断还是有标准的。那么怎样才能给疾病下一个正确诊断呢?一名出色的医生应具备什么样的素质呢?

(一)应具备高尚的医疗服务素质

从踏上医生岗位那一天起,伴随着的就是与危害人类健康的病魔和死神搏斗的一生。"健康所系,性命相托"这一神圣的使命,使每一个医务工作者,坚决地站在病人一方、家属一方,共同与病魔抗争。待病人似亲人,急病人之所急,想病人之所想。有着这样高尚的医疗服务素质,才会有尽职尽责的工作态度、严谨的科学作风。

(二)应做到可信的疾病资料搜集

只有在认真的前提下才能做到可信资料的搜集。通过与病人交谈、体格检查、必要的辅助检查等调查方法,可以获取可信资料。好的临床思维可有利于可信资料的搜集,反之只有可信资料的存在,才能换来对正确诊断的思考和判断。一份可信的资料应是真实的、系统的、完整的、重点突出的、发展的。

1. **真实的** 不真实的含义,包括有意的、无意的、间接有意的,包括医生、病人、其他客观条件造成的(详见误诊的原因)。任何正确的诊断都应建立在真实的资料基础上,否则就会得出不正确诊断。

2. **系统的** 由于病人或其他因素可使获得的资料失去条理,缺乏关联性。因此医生在调查、归纳、分析、整理过程中,有责任把它条理化,使其一目了然,这样有利于一个快速、完整的诊断的建立。

3. **完整的** 只有完整的资料,才能为正确的思维提供最大的视野。临床经验告诉我们,许多的误诊、漏诊来源于不完整的资料,有时甚至一个尚未引人注目的信息的缺乏,就可能将诊断引上歧途。

4. **重点突出的** 原则上应首先立足于有用的材料,无用的材料不需要完整或根本不要。当然"有用"的含义不能依据主观的评估,而应该依据客观本身的价值观。有用不等于价值相等,有的在诊断价值上是必备的,有的是特征性的,有的仅供参考。因此一份好的资料应是"峰峰谷谷",而不是"一马平川",应重其所重,轻其所轻。

5. **发展的** 资料应一次索取最大量,但客观认识不是一次完成的,包括病人自己的记忆、医生做到和想到的完整程度,而且疾病本身也是无时不在发展变化着的。因此每接触病人一次,都应对资料不断地完善,也是对疾病本质更深刻的认识。

(三)应拥有渊博的医学专业知识

医生的中心任务是认识疾病,防治疾病。病症成千上万,防治手段也成千上万。病人患病从来不"依据"医生掌握多少,只有医生拥有了渊博的知识,才能使自身认识的视野无限大。科学的发展是无穷尽的,知识也在无休止地更新。因此,要求医生掌握的知识也不断更新,才能不断提高诊治水平。

(四)应具有丰富的临床工作经验

知识来源于实践,实践又不断地丰富知识。在某种意义上讲,临床医学是一门经验科学,经历得越多,正确的可能性越大。经验不仅仅是专业知识的运用,更是一种综合能力的培训和表达,如洞察力、记忆力、操作能力、表达能力、应急能力、研究创造能力。可以说:"临床经验"是医学知识、人文科学、社会科学、管理科学等的综合表达。

(五)应掌握科学的临床思维方法

人的一切活动都是有思维的,临床上的一切诊治活动也都是有思维的。同一个材料,不同的思维可以得到不同的调查资料,在未来发生的归纳、整理、分析、判断、处理等一系列的临床环节上,常常得出不同的结论。正确的思维可带来正确的诊断,不正确的思维也可以带来错误的诊断。所以科学的临床思维方法,在诊断中占有不可比拟的重要位置。

三、临床诊断

诊断是医生制订治疗方案的依据,它必须是全面概括且重点突出的综合诊断。

(一)诊断内容与格式

诊断内容包括:

1. **病因诊断**　根据临床的典型表现,明确提出致病原因,如风湿性心脏病、结核性脑膜炎、血友病等。病因诊断对疾病的发展、转归、治疗和预防都有指导意义,因而是最重要的,也是最理想的临床诊断内容。

2. **病理解剖诊断**　对病变部位、性质、细微结构变化的判断,如二尖瓣狭窄、肝硬化、肾小球肾炎、骨髓异常增生综合征等。其中有的需要进行组织学检查,有的也可由临床表现联系病理学知识进行诊断。

3. **病理生理诊断**　是疾病引起的机体功能变化,如心功能不全、肝肾功能障碍等,它不仅是机体和脏器功能判断所必需的,也可由此作出预后判断和劳动力鉴定。

4. **疾病的分型与分期**　不少疾病有不同的分型与分期,其治疗及预后意义各不相同,诊断中亦应予以明确。如传染性肝炎可分甲、乙、丙、丁、戊、己、庚等多种类型,肝硬化有肝功能代偿期与失代偿期之分。对疾病进行分型、分期可以充分发挥其对治疗选择的指导作用。

5. **并发症的诊断**　是指原发疾病的发展或是在原发病的基础上产生和导致的机体脏器的进一步损害。虽然与主要疾病性质不同,但发病机制关系密切。如慢性肺部疾病并发肺性脑病、风湿性心脏病并发亚急性感染性心内膜炎等。

6. **伴发疾病诊断**　伴发疾病是指同时存在的、与主要诊断的疾病不相关的疾病,其对机体和主要疾病可能产生影响,如龋齿、肠蛔虫病等。

有些疾病一时难以明确诊断,临床上常用主要症状或体征的原因待诊作为临时诊断,如发热原因待诊、腹泻原因待诊、黄疸原因待诊、血尿原因待诊等,对于待诊病例应尽可能根据临床资料的分析和评价,提出一些诊断的可能性,按可能性大小排列,反映诊断的倾向性。如发热原因待诊:①伤寒;②恶性组织细胞病待排除。黄疸原因待诊:①药物性肝内胆汁淤积性黄疸;②毛细胆管型肝炎待排除。对"待诊"病人提出诊断的倾向性有利于合理安排进一步检查和治疗,并应尽可能在规定时间内明确诊断。如果没有提出诊断的倾向性,仅仅一个症状的待诊等于未作诊断。

临床综合诊断传统上应写在病历记录末页的右下方。诊断之后要有医生签名,以示负责。

临床综合诊断内容和格式举例如下:

诊断举例 I

1. **风湿性心脏病**(病因诊断)

二尖瓣狭窄和关闭不全(病理形态诊断)

左心功能不全,心功能Ⅲ级(病理生理诊断)

2. **亚急性感染性心内膜炎**(并发症)

3. **肠蛔虫病**(伴发疾病)

诊断举例 Ⅱ

慢性支气管炎急性发作

慢性阻塞性肺气肿

慢性肺源性心脏病

室性期前收缩

呼吸衰竭Ⅱ型

肺性脑病

龋齿

（二）诊断的书写要求

1. **病名要规范、书写要标准** 病伤名目繁多,诊断书写要规范。要将诊断写全,特别是修饰词和限定词不能省略;一定要把疾病的部位写具体,避免出现笼统的诊断。

2. **选择好第一诊断** 世界卫生组织和我国国家卫生健康委员会规定,当就诊者存在着一种以上的疾病损伤和情况时,需选择对就诊者健康危害最大、花费医疗精力最多、住院时间最长的疾病作为病历首页的主要诊断,将导致死亡的疾病作为第一诊断。

3. **不要遗漏不常见的疾病和其他疾病的诊断。**

4. **病历中疾病诊断的顺序可按传统习惯先后排列** 一般是主要的、急性的、原发的、本科的疾病写在前面,次要的、慢性的、继发的、他科的疾病写在后面。

（三）诊断的准确性

给病人所患疾病确定一个诊断和判定诊断的是与非,是一个很难的课题。但辩证唯物主义者认为,实践是检验真理的唯一标准。诊断来源于临床实践,诊断的对与错同样要通过临床实践验证。我们常提到"黄金标准",但在临床工作中,什么才能称得上"黄金标准"呢? 以下几点可供参考。

1. **特征性的查体所见** 有时是任何其他方法所不能代替的,在诊断上起着决定性的作用。比如:荨麻疹、黄色瘤等一些皮肤疾病。

2. **特异性检查** 只有这个疾病才能出现这样的表现,其他任何疾病都不能出现这种表现。比如:心电图诊断心律失常,骨髓细胞学检查诊断某些血液病,血清生化检查诊断低钾血症,血涂片找到疟原虫等。当然,要除外各种干扰因素,一次查不到并不等于否定诊断。

3. **病理所见** 是当前临床上最重要的一种"黄金标准",如找到肿瘤细胞。

4. **手术探查** 未经手术证实的诊断都是印象诊断,只有看到了"胃穿孔",这个诊断才为正确,但不是一切手术探查都可以证实诊断的,有时可能是部分的或片面的,也有错误的可能。

5. **治疗效果** 临床上不少情况称为诊断性治疗,即便已有"黄金标准"确定的诊断,治疗的效果也是判定正误的标准。比如:缺铁性贫血给予铁剂补血药后,红细胞、血红蛋白增多,网织红细胞也增多;低血糖昏迷病人应尽早补糖,可使其血糖上升、意识恢复等。

当然,"黄金标准"不是绝对的、一成不变的。甚至疾病的诊断名称,也在不断发生变化。人们对效果的判定,也在发生变化,今天宣布的"不治之症",可能有一天成为可防可治之病。因此诊断正误的判断标准,科学地讲是存在的,是有形的,是可遵循的,不是不可判定的。但正与误又是有条件的,存在着历史的局限性,是在不断发展的,是相对的,这才是真正的辩证唯物主义。

四、误诊

误诊一词是一个十分严肃的术语。它不仅是一个医疗上、学术上的术语,而且也是一个社会性和法律上的术语。尽管不同人(医生、病人、家属或其他人)、不同角度(临床上、学术上、社会上、法律上)对误诊的概念、看法尚未统一,但似乎其已成为一个"专有名词"而广为人知。长期以来,误诊一词在人们心目中,早已打下一个深深的烙印——是一个贬义词,但这里丝毫没有要把它正名为褒义词的意思。只是想从认识论角度,对误诊一词给予一个客观的评估,这无疑对保护病人享受一个安全的诊治环境,是十分重要的;同时也对充分发挥医生的积极性,使他们敢于负责地担负起正常医疗活动,发挥公正的准绳作用。

（一）误诊概念的界定

界定即划界的意思。误诊的概念尚未统一,习惯上常被解释为"错误的诊断"的意思,严格地说这种提法不为错,但我们认为"误诊是指对疾病的判断未正确,或未完全正确"这样的提法似乎更确切、更客观、更科学一些,如此首先把误诊划分为过失性误诊和非过失性误诊。

1. 误诊界定的划分

（1）非过失性误诊：这里首先肯定了在临床上发生了对疾病本质的判断未正确或未完全正确，但从认识论角度，又同时认为这种"误诊"是可以理解的，是非过失性的。为什么呢？

1）认识的有限性，未认识的客观性：正如列宁所说："认识是思维对客体的永远的、没有止境的接近。"目前对疾病判断的理性认识，来自这之前的无数的感性认识的升华，但对从未发生的、甚至是无限的变化，显然这种认识是历史的、阶段性的、有限的，这种认识的有限性，就必然决定了人们无法全部正确地判断未来的无限性；永远有认识不清的病，决定了未认识的必然性。正如后文所说：尽管高新技术不断应用于临床，但至今误诊率并未下降，依然在30%～40%。实践 - 认识 - 再实践 - 再认识，这是认识论的灵魂，从这个意义上讲，应该说："一切所谓的正确诊断，都是在无数次误诊中，不断地完善起来的。"由此导致的判断未正确、未完善或者是错误的，尽管我们不该说是应该的，但可以说是可以理解的，是认识论的自然规律，不应算是过失。

2）正确只是对客体的接近，不完全正确是普遍的：医学科学的自身特点，决定了人们对疾病的认识是个过程。人类的疾病过程，如同宇宙间的一切客观事物一样，是复杂的、多变的，而人们对疾病的认识又受到种种条件的限制，因此不论诊断依据多么全面、多么充分，所谓的正确诊断也只是对疾病更深刻的本质的接近，即便是死后的尸体解剖，也未必是最后的穷尽，自然"接近"就是不全面的，甚至是未正确的。因此正确的诊断是有条件的、少数的，而不完全正确则是普遍的。

3）正确的相对性，变化的绝对性：医学的发展史，实际上也是否定之否定的历史。医学上的判断结论——病名，本身就是历史阶段性的、局限性的产物，疾病的概念本身就处在不断的发展变化中，有如认识论的普遍规律，动是绝对的，静是相对的。任何判定正确或错误的标准从来都是不断变化的。比如糖尿病的分类，最初按易患人群分为青少年和成年起病型；后来发现其不能概括各自特点，又改为1、2型；进一步看到它们发病的基本机制是对胰岛素的需求，又改为依赖型和非依赖型；随后又看到无论哪型对胰岛素都存在依赖和不依赖过程，故又从病因角度重新改为1、2型。因此任何"正确"的诊断都是相对的"正确"，而在病史的全过程中"未正确"或"未完全正确"几乎是绝对的。

4）条件的有限性，认识的局限性：任何一个诊断的建立都是在一定资料存在的条件下发生的，思维来源于客观条件，而思维又不断地开发着条件。比如过去诊断只依赖于望闻问切，而今天高新技术不断出现，有的医院有磁共振仪器，有的医院还没有X线机。我们的判断只能在现有的条件下进行，而事物的本质却需要我们不断地深入认识。比如X线检查只能诊断垂体大腺瘤，而磁共振可使我们看到直径0.1mm的微腺瘤。因此对正确诊断的评价也必然在条件存在的前提下进行。

（2）过失性误诊：最佳的临床诊断应最大限度地向疾病本质靠近。强调最大限度，是指在某一历史阶段，医学学术水平具备的前提下，所能达到的最大限度的、最全面的接近（包括病因、部位、病理、分期、程度、并发症等）。称这样的诊断就是"正确"诊断，这是历史的客观和公认。相反，依据当时科技的高度、具备的条件，能够达到的对疾病本质的接近而未达到或未最大限度地达到，应视为误诊，这也是客观存在的。当然这种水平和条件大致符合国情的现实，由于不可克服的原因发生的诊断不确切，不能视为社会上、法律上的误诊。

2. 误诊是应避免的，误诊不可扩大化

诚然误诊是客观存在的，有其必然性和普遍性，但这绝不意味着理所应当。从医学的总体来讲，每位医务科技工作者都应勤奋学习、努力拼搏去开发目前的未知领域，不断地缩小误诊的视野。另外，在现有的医疗技术水平的基础上，每位医务工作者都应尊重自己的神圣使命，尽职尽责充分开发自己的智力，充分发挥现有条件的作用，误诊也是可以避免的。由于人为因素导致的误诊，是不可原谅的，误诊、误治可能给病人、家庭、社会带来不可估量的，甚至是无法弥补的损失。

但误诊又不可扩大化,从科学的认识论角度,诊断未达到正确或不完全正确是客观存在的,甚至是必然的、普遍的。虽然从学术角度目前还视为错误诊断,但从社会上、法制上不应视为误诊。如果不能科学地看待临床诊断与疾病本质存在着必然的距离,一律称为误诊,这必然伤害医务人员的积极性,导致医生不敢进行诊断,不敢不失时机地治疗,最终真正受到伤害和影响的依然是病人。因此对临床工作应公正地评价,不可把"误诊、误治"扩大化。下面所谈的误诊是指过失性误诊。

(二) 误诊的原因

1. 病人因素　诊断是医生对病人所患疾病作出的判断,显然第一手资料是病人的病史陈述。不同的病人对自己疾病的重视程度及其心态、愿望、目的等也不尽相同,因此主观的、客观的原因,可能造成所提供的病史不确切、不完整,甚至不真实。比如:一位老实厚道者,已经明显发生了心力衰竭,但还在田里干活;一位多疑者可以把病史讲得神乎其神;一位事业心很强的人,可以忘记自己曾患过肝炎的历史,进而影响肝硬化的判断。也有极少数病人,为了某种心态或目的而隐瞒病史。还有些人为达到治疗疾病外的目的,夸大、颠倒、编造病史。另外,由于年龄、性别、体质、心理等因素也可导致体征的差异,如小孩由于不合作可致腹部体征不确切,肥胖可阻碍对深层体征的准确判定,心理不平衡可致假性膝反射亢进等。

2. 医生因素　比如服务素质、专业水平、临床经验、思维方法等。你是否把病人当亲人,病人是否愿意告诉你他的某些难言之隐;你是否高傲武断,不愿意全面而有引导地听取病史;你是否生硬冷漠,使病人感到让你看病不放心、不信任;你是否具备医生的气质、仪表,能在病人第一感官上建立威信;你是否粗心大意未进行详细的问诊、查体等资料调查;你是否具有渊博的学识及刻苦学习精神;你是否愿意在复杂的临床实践中磨炼自己,不断丰富自己的临床经验;你是否具备和掌握了科学的思维方法等。

3. 客观因素　事实上所谓客观原因,一般很少能脱离主观因素存在。病情本身复杂、多样、疑难危重,存在同病异症、异症同病等,常在短时间不能使医生建立起一个方向性框架;或者疾病存在早期、隐蔽、不典型等情况;分科过细,导致病人就医不当,而医生又跳离不开狭小的专业圈子,对这位医生是已知的,对另一位医生可能就是未知的,但重要的是已知就已知,未知的就让病人去寻找已知;辅助检查的误导,或是辅助检查人的素质不高,提供的资料不可信;或者医生不能全面看问题,过分依赖某些检查;国际上所具备的先进条件,未必在医院装备;国际上达到的技术水平,每位医生未能都达到;病人由于经济条件而不能充分地检查;医院管理不善,造成医疗环节不衔接、医疗条件未改善、医疗风气不健康等。同时也要看到,大医院不等于高水平,水平是综合实力和团结合作的表达,任何个人都不能代表医疗视野中的客观实力水平。

(三) 误诊分类

这里的分类,前提是属于过失性误诊。分类是人为的,不是永远不变的。

1. 按过失的原因分类

(1) 责任性误诊:责任显然来自医生的主观方面,但又不是知识水平、专业学术水平造成的,多为医生本人的素质、情感、道德、作风、服务态度、工作责任心等因素导致。

1) 不良的服务态度:粗心大意常占误诊原因的首位,有人统计达20%,主观臆断、先入为主,常凭想当然给出结论,导致武断性误诊。

2) 不良的工作作风:责任心不强、工作不认真、不求实、不深入,必然导致调查资料不齐全、分析问题不动脑,而造成误诊。

3) 不良的思维方法:临床诊断的自始至终的过程是临床思维过程,广义讲不良的服务态度、工作作风也是不良的思维的表现形式。为什么主观和客观条件几乎一样的医生,却出现不同的诊断呢? 这就是思维的差异。比如:①主观武断,先入为主,不是从事实出发,而是从头脑中固有的思维模式出发。②以偏概全,好走极端。事物是复杂的,有的一果多因,有的一因多果,有的同因异果,有的异因同果,复杂是客观的,片面的一定是主观想象的,既不能凭个别现象下诊断,又不能绝对的肯定与否定。③现象是表面的,现象是认识的开始,绝不是事物的本质,特别是"同病异症,异病同症",有时现象可引导诊断走向歧途,这时就要警惕不要被假象所迷惑。④习惯于按"老皇历"办事,过分相信自己有限的经验,依葫芦画瓢。习惯是一种科学规律,但习惯也是历史的、阶段性的、共性的产物,一定要具体问题具体分析。⑤动是绝对的、静是相对的,即便是权威的看法也绝不是真理的标准,要肯于、敢于否定自己。⑥思维永远是有限的,自然的本质永远是无限的,坐井观天、思维局限、故步自封是误诊的又一不良的思维方法。

4)不良的职业道德:事实上已脱离了责任范畴,进入了法律范畴。

(2)技术性误诊:建立在良好的服务态度、认真的工作作风、高尚的道德风范、科学的方法的基础上,但却因知识、学术水平不高,医院设备条件有限引发误诊。

(3)兼有性误诊:事实上责任性误诊和技术性误诊常交织在一起,如下级医生诊断不清,从情理上是可以的,但又自以为是,不请示上级医生会诊,自作主张,这种误诊就已不再是技术性的了。

2. 按误诊的形式或程度分类 科学地讲,正确的诊断是相对的,是向疾病本质的接近,因此误诊应被认为是诊断未正确或未完全正确。按照向本质靠近的程度,误诊分为以下几种。

(1)部分误诊:向本质接近得不够、不完全、不完善、不准确,但基本性质和方向大致是正确的。如风湿性心脏病,性质和方向是对的,但未涉及病理部位、活动情况,应视为不完全、不完善;肝患有病,未涉及具体疾病,如肝炎、肝硬化,应视为与本质接近不够。

(2)完全误诊:对疾病的本质基本没有认识,应视为完全误诊。又按其接近程度分为以下几种。

1)假阴性误诊:有病诊为无病,但未造成反向治疗,只是延误了有效治疗,也称漏诊。

2)假阳性误诊:无病诊为有病。

3)错位性误诊:甲病诊为乙病,不仅诊断错误,甚至可能导致错误的和反向的治疗。

如糖尿病末梢神经病变诊断为吉兰-巴雷综合征(一种周围神经脱髓鞘疾病),而使用糖皮质激素治疗等。

(3)拖延性误诊:因未及时得出诊断造成的误诊称为拖延性误诊。

3. 按误诊的后果分类

(1)死亡性误诊:由于误诊导致误治,使本不该发生死亡的疾病,由于未及时或错误的治疗而导致了死亡。

(2)伤害性误诊:由于误诊而未实施恰当的治疗,导致病人承担经济损失,承受巨大痛苦,甚至致残。

(3)一般性误诊:虽然误诊,但未给病人带来明显的伤害或损失。

(四)避免误诊的方法

1. 树立"一切为了病人"的思想 这是医务工作者的神圣使命和最高宗旨,也是实行人道主义的最基本的准则。为避免误诊,每个医务工作者,必须具备:救死扶伤的使命感,白衣天使的基本素质,高尚的情操,良好的道德风范,严谨的医疗作风,认真求实的工作态度。如此,不仅不会发生调查失误、处理拖延,还会最大限度激励医务工作者发挥才智,刻苦钻研,掌握过硬的本领,并抵制不良风气的侵蚀。

2. 努力提高业务水平 每位医务工作者都应该不断学习,努力提高自己的业务水平,使自己具有渊博的学识、丰富的经验、精湛的技艺,这样才能减少误诊的发生。

3. 具备"科学灵活辩证"的思维 学好认识论,掌握科学的唯物辩证法,是每位医务工作者都应该做到的。一位合格的医生,不仅要掌握辩证思维,而且要灵活运用辩证思维看待问题、认识问题、解决问题,这才是减少误诊的科学方法。

4. 发挥"群体团结协作"的作用 伴随着知识爆炸,分工越来越细,想当"百科全书"实际上是不可能的。任何一个医疗过程,事实上都是一个群体的医务人员间彼此合作、连接、协调、补充、不断完善的过程。临床上有些差错事故,实际上就是人与人之间未很好衔接造成的,因此,发挥团结协作的作用是避免和减少误诊的又一重要环节。

5. 健全"各项医疗管理"的制度　不少误诊绝不是单纯由医生造成的,在某种程度上,是医院管理制度存在问题造成的。应核对医院是否树立了"以病人为中心"的建院思想,是否有危重病抢救和管理制度,是否有差错事故的处理制度,是否有协调科室间合作的制度等。可见,健全和落实各项规章制度,同样是减少误诊的重要环节。

(刘忠锦)

第四章　病　历　书　写

病历是指医务人员在临床诊疗工作中形成的文字、图表、符号、影像、切片等资料的总和,包括门诊、急诊病历及住院病历。病历是医务人员对通过问诊、查体、实验室及器械检查、诊断和鉴别诊断、治疗、护理等所有医疗活动收集的资料,进行分析、归纳、整合形成的临床医疗工作的全面记录。它主要反映了疾病的发生、发展、转归及诊疗情况的全过程,是临床医师对疾病进行正确的诊断、抉择、治疗及制订预防措施的科学依据。病历不但是医院管理、医疗质量和业务水平的反映,而且是临床教学、科研和信息管理的基本资料,同时是评价医疗服务质量好坏、医疗保险赔付参考的重要依据。病历是一种具有法律效力的医疗文件,是涉及医疗纠纷和诉讼的主要依据,在病历书写中应该特别重视相关的法律问题,如落实书写者的责任,反映病人的知情权及选择权,病历内容的真实性、完整性和连续性,相关证据的收集等。近几年来,我国国家卫生健康委员会已经对病历书写作出了严格的规范和要求,严禁涂改、隐匿、伪造、销毁或是抢夺病历资料。病人有权复印或者复制门诊病历、住院病历、医嘱单、体温单、医学影像资料、检验报告、特殊检查同意书、病理资料、护理记录、手术同意书、手术及麻醉记录单等。因而,书写完整且规范的病历是每位医师必须掌握的临床基本功,各级医师应以实事求是的科学态度和高度负责的精神来对待,努力学习、刻苦练习,认真地写好每份病历。

第一节　病历书写的基本要求

一、内容真实,书写及时

病历应客观真实地反映病情和诊疗的经过,不能含有臆想和虚构。这不仅关系到病历的质量,而且反映了医师的品德与作风。内容的真实性来源于仔细认真的问诊、全面细致的体格检查、客观而辩证的分析及科学严谨的判断。

1. 病历书写内容应当客观、真实、完整、准确、层次分明、重点突出。

2. 病历应按照各种文件完成时间的要求及时记录。门诊病历应及时书写,急诊病历在接诊的同时或是处置完成后应及时书写。住院病历、入院记录应在次日上级医师查房前完成,最迟应在病人入院后 24 小时内完成。危急病人的病历也应及时完成,由于抢救危急病人而未能及时书写病历的,应于抢救结束后 6 小时内据实补记,并注明抢救完成时间和补记时间,详细记录病人初始生命状态和抢救过程,以及向病人及其亲属告知的重要事项等有关的资料。

3. 各项记录应明确标注年、月、日。急诊和抢救等记录应注明时、分,均采用 24 小时制和国际记录方式。如 2021 年 7 月 6 日下午 2 点 8 分,可写成 2021-07-06,14∶08(当月、日、时、分为单位数时,应在数字前加 0)。

二、格式规范,项目完整

病历具有特定格式,临床医师应按规定格式进行书写。住院病历分为传统病历和表格病历两种格式,两者记录的格式和项目基本是一致的。传统病历系统而完整,经过多年实践证明,无论是在资料储存还是在人才培训方面都是十分有用的;表格病历简便、省时,便于计算机储存管理,有利于病历规范化(格式附后)。

1. 各种表格栏内应按项认真填写,无内容处填写"/"或"—"。

2. 每张记录用纸均应完整填写眉栏(包括病人姓名、住院号、科别、床号)及页码。

3. 度量衡单位应一律采用中华人民共和国法定计量单位。内容书写应完整,项目要填全,不可遗漏。

4. 各种检查报告单应分门别类地按日期顺序整理好,而后归入病历。

三、表述准确,用词恰当

应运用规范汉语和汉字书写病历,应使用通用的医学词汇和术语,要求精练、准确,语句通顺、标点正确。

1. 规范使用汉字,简化字、异体字应以《新华字典》为准,不可自行杜撰。消灭错别字。双位以上的数字应一律用阿拉伯数字书写,一位的数字一律用汉字。

2. 病历书写应当使用中文和医学术语,通用的外文缩写和无正式中文译名的症状、体征、疾病名称、药物名称可以使用外文。但为避免不必要的纠纷,除如"CT"等已为公众所周知的外文缩写外,建议在诸如医患沟通记录、各类知情同意书、病危(重)通知书、出院记录等需告知患方有关诊断或诊疗方案的医疗文书中,仍使用中文书写。

3. 疾病诊断、手术、各种治疗操作的名称书写和编码应该符合《国际疾病分类》(ICD-10、ICD-9-CM-3)的具体规范要求。

四、字迹工整,签名清晰

病历书写的字迹要清晰、工整,不能潦草,以便于他人阅读。凡进行记录或是上级医师修改后,必须注明日期及时间,并由相应的医务人员签署全名,以示负责。

1. 病历应使用蓝黑墨水、碳素墨水书写,需要复写的资料可使用蓝或黑色油水的圆珠笔书写。计算机打印的病历应当符合病历保存的要求。

2. 在各项记录书写结束时应在病历右下角签全名,字迹应清楚易认。

3. 某些医疗活动中需要的"知情同意书"应由病人或其授权人(法定代理人)签字。

五、审阅严格,修改规范

下级医师书写的病历应由有执业资格的上级医师进行严格审阅、修改及签名。修改不是涂改,应该根据修改标准进行,我国国家卫生健康委员会已经对病历书写作出了严格的规范与要求,包括严禁涂改病历资料。

1. 实习医务人员及试用期医务人员(毕业后第一年)书写的病历,应经过在本医疗机构中合法执业的医务人员审阅、修改并签名,审查修改应当保持原记录清楚可辨,并且注明修改的时间。修改病历应在 72 小时内完成。上级医师审核签名应当在署名医师的左侧,并以斜线相隔。

2. 进修医务人员应由接收其进修的医疗机构根据进修人员胜任本专业工作的实际情况认定后书写病历。

3. 在病历书写过程中,若出现错字、错句,应在错字或错句上用双横线标示,保留原记录清楚、可辨,并注明修改时间,并由修改人签名。不可采用刀刮、涂黑、胶粘、剪贴等方法抹去原来的字迹。

六、法律意识,尊重权利

病历书写中应当注意体现病人的知情权和选择权。医务人员应将治疗方案、治疗目的、检查及治疗中可能发生的不良后果和可能出现的风险及其预处理方案如实告知病人或者家属,并在病历中详细记载后由病人或家属(法定代理人)签字确认,以保护病人的知情权。诊疗过程中应用的新治疗方法、麻醉、输血、手术等多种治疗手段,在治疗中可能发生的不良后果,以及同病人或家属充分协商后的结果,均应记录在案,病人对诊疗方法应自主决定并签字确认,充分体现病人的自主选择权。在充分尊重病人权利,落实贯彻"以人为本"的人文理念的同时,医务人员也应收集相关证据,以保护医患双方的合法权利。以下按照相关规定作出具体说明。

1. 对于按照相关规定须取得病人书面同意方可进行的医疗活动(例如特殊检查、特殊治疗、实验性临床医疗、手术等),应由病人本人签署同意书。若病人不具备完全民事行为能力,应由其法定代理人签字;若病人因病无法签字,应由其近亲属签字,没有近亲属时,由其关系人签字;若为抢救病人,在法定代理人或近亲属、关系人无法及时签字的情况下,可由医疗机构负责人或是被授权的负责人签字。

2. 因实施保护性医疗措施而不宜向病人说明疾病情况的,应将有关情况通知病人近亲属,由病人的近亲属签署同意书,并及时记录。病人无近亲属或是病人近亲属无法签署同意书的,应由病人的法定代理人或者关系人签署同意书。

3. 医疗美容应当由病人本人或监护人签字同意。

第二节 病历书写格式与内容

一、住院病历

在病人住院期间应书写住院病历。住院病历内容包括住院病案首页、入院记录、病程记录、手术同意书、麻醉同意书、输血治疗知情同意书、特殊检查(特殊治疗)同意书、病危(重)通知书、医嘱单、辅助检查报告单、体温单、医学影像检查资料、病理资料等。

(一)入院记录的内容和格式

入院记录是指病人入院后,由经治医师通过问诊、查体、辅助检查获得有关资料,并对这些资料归纳分析书写而成的记录。可分为入院记录、再次或多次入院记录、24小时内入出院记录、24小时内入院死亡记录。

入院记录、再次或多次入院记录应当于病人入院后24小时内完成;24小时内入出院记录应当于病人出院后24小时内完成;24小时内入院死亡记录应当于病人死亡后24小时内完成。

1. 入院记录 入院记录内容包括:

(1)一般项目:一般项目(general data)包括姓名、性别、年龄、民族、婚姻状况、出生地、职业、工作单位、住址、入院时间(急危重症病人应注明时、分)、记录时间、病史的叙述者(应注明与病人的关系)、可靠程度,应逐项填写,不可空缺。

(2)主诉:主诉(chief complaint)指病人就诊最主要的原因,包括症状、体征及持续时间。主诉多于一项时,则按发生的先后次序列出,并记录每个症状的持续时间。主诉应简明精炼,一般为1~2句,算标点符号20字以内。在特殊情况下,疾病已明确诊断,住院是为了进行某项特殊治疗(手术、化疗)者则可用病名,例如白血病入院定期化疗。一些无症状(体征)的实验室检查异常也可以直接描述,例如发现血糖升高1个月。

(3)现病史:现病史(history of present illness)是指病人本次疾病的发生、演变、诊疗等方面的详细情况,应当按时间顺序书写。内容包括发病情况、主要症状特点及其发展变化情况、伴随症状、发病以来诊疗经过及结果、发病以来一般情况及与鉴别诊断有关的阳性或阴性资料等。主要内容应包括以下内容。

1)发病情况:记录发病的时间、地点、起病缓急、前驱症状、可能的原因或诱因。

2)主要症状特点及其发展变化情况:按发生的先后顺序描述主要症状的部位、性质、持续时间、程度、缓解或加剧因素,以及演变发展情况。

3)伴随症状:记录伴随症状,描述伴随症状与主要症状之间的相互关系。

4）与鉴别诊断有关的阳性或阴性资料。

5）发病以来诊治经过及结果：记录病人发病后到入院前，在院内、外接受检查与治疗的详细经过及效果。对病人提供的药名、诊断和手术名称需加引号（""）以示区别。

6）发病以来一般情况：简要记录病人发病后的精神状态、睡眠、食欲、大小便、体重等情况。

书写现病史时应注意：①凡与现病直接有关的病史，即使年代久远亦应包括在内；②若病人存在两个以上不相关的未愈疾病时，现病史可分段叙述或综合记录；③凡意外事件或是可能涉及法律责任的伤害事故，应该详细客观记录，不得主观臆测；④现病史书写应该注意层次清晰，并尽可能反映疾病的发展和演变；⑤现病史描写的内容应与主诉保持一致；⑥与本次疾病虽无紧密关系，但仍需治疗的其他疾病情况，可在现病史后另起一段予以记录。

（4）既往史：既往史（past history）是指病人过去的健康和疾病情况。内容包括以下几点。

1）预防接种及传染病史。

2）食物或药物及其他过敏史。

3）手术、外伤史及输血史。

4）既往一般健康状况及疾病的系统回顾。

（5）系统回顾（review of systems）

1）呼吸系统：咳嗽、咳痰、盗汗、呼吸困难、咯血、发热、与肺结核病人密切接触史等。

2）循环系统：心悸、气促、咯血、水肿及高血压、动脉硬化、发绀，心前区痛、晕厥、心脏疾病、风湿热病史等。

3）消化系统：腹胀、腹痛、嗳气、反酸、黄疸、腹泻、呕血、便血、便秘史等。

4）泌尿系统：尿频、尿急、尿痛、排尿不畅或淋漓，水肿，肾毒性药物应用史，尿色（洗肉水样或酱油色），清浊度，铅、汞化学毒物接触或中毒史，下疳、淋病、梅毒等性传播疾病史。

5）造血系统：乏力、头晕、皮肤或黏膜瘀点、紫癜、牙龈出血、反复鼻出血、骨骼痛、血肿、化学药品、工业毒物、放射性物质接触史等。

6）内分泌系统及代谢：畏寒、怕热、多汗、头痛、食欲异常、烦渴、多饮、多尿、肌肉震颤、视力障碍，性格、体重、皮肤、毛发和第二性征改变史等。

7）神经精神系统：头痛、失眠或意识障碍、视力障碍、感觉及运动异常、晕厥、痉挛、瘫痪、性格改变、记忆力和智能减退等。

8）肌肉骨骼系统：关节肿痛、肢体麻木、痉挛、萎缩、运动障碍、瘫痪史等。

（6）个人史（personal history）

1）出生地及居留地：是否有血吸虫病疫水接触史，是否到过其他地方病或是传染病流行地区及其接触情况。

2）生活习惯及嗜好：有无嗜好（烟、酒、常用药品、麻醉毒品）及其用量和年限。

3）职业和工作条件：有无工业毒物、粉尘、放射性物质的接触史。

4）冶游史：有无婚外性行为，是否得过下疳、淋病、梅毒等。

（7）婚育史、月经史：包括婚姻状况、结婚年龄、配偶健康状况、有无子女等。女性病人应记录初潮年龄、行经期天数、间隔天数、末次月经时间（或闭经年龄）、月经量、痛经及生育等情况。

（8）家族史（family history）

1）父母、兄弟、姐妹及子女的健康情况，有否患有与病人同样的疾病；若已死亡，应记录死亡原因及年龄。

2）家族中有无结核、肝炎、性病等传染性疾病。

3）有无家族性遗传性疾病，例如糖尿病、血友病等。

（9）体格检查：体格检查应当按照系统循序进行书写。内容包括：体温、脉搏、呼吸、血压，一般状况、皮肤、黏膜、全身浅表淋巴结、头部及其器官、颈部、胸部（胸廓、肺部、心脏、血管），腹部（肝、脾等），直肠肛门、外生殖器、脊柱、四肢、神经系统等。专科体格检查情况应当根据专科需要记录专科特殊情况。具体记录内容及格式如下所示。

体温　℃　脉搏　次/min　呼吸　次/min　血压　mmHg　体重　kg　身高　cm

一般状况

发育(正常、异常),营养(良好、中等、不良、肥胖),神志(清楚、冷漠、模糊、昏睡、谵妄、昏迷),体位(自主、被动、强迫),面容与表情(安静,焦虑,烦躁,痛苦,急、慢性病容或特殊面容),检查过程能否合作。

皮肤、黏膜

颜色(正常、苍白、潮红、发绀、黄染、色素沉着),温度,湿度,弹性,有无水肿、瘀点、皮疹、紫癜、皮下结节、蜘蛛痣、肿块、肝掌、溃疡和瘢痕,毛发的生长及分布。

淋巴结

全身或者局部淋巴结有无肿大(部位、数目、大小、硬度、活动度或粘连情况,局部皮肤有无红肿、压痛、波动、瘘管、瘢痕等)。

头部及其器官

头颅:大小、形状,有无肿块、瘢痕、压痛,头发(量、色泽、分布)。

眼:眉毛(脱落、稀疏),睫毛(倒睫),眼睑(水肿、下垂、运动),眼球(突出、凹陷、斜视、运动、震颤),结膜(充血、水肿、出血、苍白、滤泡),巩膜(黄染),角膜(云翳、白斑、软化、瘢痕、溃疡、反射、色素环),瞳孔(大小、形态、对称或不对称、对光反射及调节、辐辏反射)。

耳:有无畸形、分泌物、乳突压痛,听力情况。

鼻:有无畸形、鼻翼扇动、分泌物、阻塞、出血,有无鼻中隔偏曲或穿孔、鼻窦压痛等。

口腔:气味,有无张口呼吸,唇(颜色、畸形、疱疹、皲裂、溃疡、色素沉着),牙齿(龋齿、缺齿、义齿、斑釉齿、残根),牙龈(色泽、肿胀、溃疡、溢脓、出血、铅线),舌(形态、舌质、舌苔、溃疡、运动、震颤、偏斜),颊黏膜(发疹、出血点、溃疡、色素沉着),咽(色泽、反射、分泌物、悬雍垂位置),扁桃体(大小、充血、分泌物、假膜),喉(发音清晰、喘鸣、嘶哑、失音)。

颈部

对称,强直,有无颈静脉怒张、肝颈静脉回流征、颈动脉异常搏动,气管位置,甲状腺(大小、硬度、结节、压痛、震颤、血管杂音)。

胸部

胸廓(对称、畸形、压痛,有无局部隆起或塌陷),呼吸(频率、节律、深度),乳房(大小、乳头、压痛,有无红肿、肿块和分泌物),胸壁有无静脉曲张、皮下气肿等。

肺

视诊　呼吸运动(两侧对比),呼吸类型,有无肋间隙增宽或是变窄。

触诊　呼吸活动度、触觉语颤(两侧对比),有无胸膜摩擦感、皮下捻发感等。

叩诊　叩诊音(清音、过清音、浊音、实音、鼓音及其部位),肺下界及肺下界移动度。

听诊　呼吸音(性质、强弱,异常呼吸音及其部位),有无干、湿啰音及胸膜摩擦音,语音传导(增强、减弱、消失)等。

心

视诊　心前区隆起,心尖冲动或心脏搏动位置、范围及强度。

触诊　心尖冲动的性质和位置,有无震颤(部位、时期)及心包摩擦感。

叩诊　心脏左、右浊音界,可用左、右第 2、3、4、5 肋间距正中线的距离(cm)表示。应注明左锁骨中线距前正中线的距离(cm)。

听诊　心率,心律,心音的强弱,P$_2$ 和 A$_2$ 强度的比较,有无心音分裂、额外心音、杂音(部位、性质、时期、强度、传导方向,以及与运动、体位及呼吸的关系;收缩期杂音强度应用 6 级分法,例如描述 3 级收缩期杂音,应写作"3/6 级收缩期杂音";舒张期杂音则分为轻、中、重三度)和心包摩擦音等。

桡动脉

脉搏频率,节律(规则、不规则、脉搏短绌),有无奇脉及交替脉等,搏动强度,动脉壁弹性,紧张度。

周围血管征

有无毛细血管搏动、枪击音、水冲脉及动脉异常搏动。

腹部

腹围(腹水或腹部包块等疾病时测量)。

视诊　形状(平坦、对称、膨隆、凹陷),胃肠蠕动波,呼吸运动,有无皮疹、条纹、色素、瘢痕、腹壁静脉曲张(及其血流方向),疝和局部隆起(器官或包块)的部位、轮廓、大小、腹部体毛。

触诊　腹壁紧张度,有无压痛、反跳痛、肿块(部位、大小、形状、硬度、压痛、移动度、表面情况、搏动)、液波震颤。

1)肝脏:大小(右叶以右锁骨中线肋下缘、左叶以前正中线剑突下至肝下缘多少厘米表示),质地(Ⅰ度,软;Ⅱ度,韧;Ⅲ度,硬),边缘、表面(光滑度),有无结节、压痛和搏动等。

2)胆囊:大小,形态,有无压痛、墨菲征。

3)脾脏:大小,质地,表面,边缘,有无压痛、移动度、摩擦感,脾脏明显肿大时以二线测量法表示。

4)肾脏:大小、硬度、形状、移动度、有无压痛。

5)膀胱:膨胀、肾及输尿管压痛点。

叩诊　肝上界在第几肋间,肝浊音界(缩小、消失),肝区叩击痛,有无移动性浊音、高度鼓音或肾区叩击痛等。

听诊　肠鸣音(正常、增强、减弱、消失、金属音),有无振水音及血管杂音等。

肛门、直肠

视病情应该检查:有无肿块、裂隙、创面。直肠指诊(包括括约肌紧张度,有无狭窄、触痛、肿块、指套染血;前列腺大小、硬度,有无结节及压痛等)。

外生殖器

根据病情应行相应检查。

男性:包皮,阴囊,睾丸,附睾,精索,有无发育畸形、鞘膜积液。

女性:检查时必须有女医护人员在场,必要时可请妇科医生检查。包括外生殖器(阴毛、大小阴唇、阴蒂、阴阜)和内生殖器(阴道、子宫、输卵管、卵巢)。

脊柱

活动度,有无畸形(侧凸、前凸、后凸)、压痛及叩击痛等。

四肢

有无畸形、杵状指(趾)、静脉曲张、骨折、关节(红肿、疼痛、压痛、脱臼、积液、强直)、水肿、肌肉萎缩、肌张力变化或者肢体瘫痪等,记录肌力。

神经反射

生理反射:浅反射(角膜反射、腹壁反射、提睾反射)。
　　　　　深反射(肱二头肌、肱三头肌及膝腱、跟腱反射)。

病理反射:巴宾斯基征、戈登征、奥本海姆征、查多克征、霍夫曼征。

脑膜刺激征:颈项强直、克尼格征、布鲁津斯基征。

必要时可行运动、感觉及神经系统等其他特殊检查。

专科情况

外科、眼科、耳鼻咽喉科、妇产科、口腔科、介入放射科、神经精神等专科需写"外科情况""妇科检查"……主要记录与本专科相关的体征,前面体格检查中的相应项目不必重复书写,只写"见××科情况"即可。

（10）辅助检查：辅助检查指入院前所作的与本次疾病相关的主要实验室和器械检查及其结果。应分类按检查时间顺序记录检查结果，如系在其他医疗机构进行的检查，应当写明该机构名称及检查号。

（11）病历摘要：简明扼要、高度概述病史要点，体格检查、实验室及器械检查的重要阳性和具有重要鉴别意义的阴性结果，字数以不超过300字为宜。

（12）诊断：诊断名称应该确切，分清主次，顺序排列，主要疾病在前面，次要疾病在后面，并发症列于有关主病之后，伴发病排列在最后。诊断应尽可能包括病因诊断、病理解剖部位和功能诊断。对一时难以肯定诊断的疾病，可在病名后加"？"。一时既查不清病因，也难以判定在形态和功能方面改变的疾病，可暂以某症状待诊或待查为诊断结果，并应在其下注明一两个可能性较大或待排除疾病的病名，如"发热待查，肠结核？"

初步诊断

指经治医师根据病人入院时情况，综合分析所作出的诊断。书写入院记录时诊断就是初步诊断，如初步诊断为多项时，应当主次分明。对待查病例应列出可能性较大的诊断。

修正诊断（包含入院时遗漏的补充诊断）

凡症状待诊的诊断及初步诊断、入院诊断不完善或不符合者，上级医师应作出"修正诊断"，修正诊断写在住院病历或入院记录末页中线左侧，并注明日期，修正医师签名。随着诊疗活动的进展，医师对之前的诊断可以进行多次修正和补充，可表述为"第一修正诊断""第二修正诊断"等。

医师签名

书写入院记录的医师在初步诊断的右下角签全名，字迹应清楚易认。

2. **再次或多次入院记录** 指病人因一种疾病再次或多次住入同一医疗机构时书写的记录。要求及内容基本同入院记录。主诉是记录病人本次入院的主要症状（或体征）及持续时间；现病史中要求首先对本次住院前病历有关住院诊疗经过进行小结，然后再书写本次入院的现病史。

3. **24小时入出院记录或24小时内入院死亡记录** 病人入院不足24小时出院，可书写24小时内入出院记录，内容包括姓名、性别、年龄、职业、入院时间、主诉、入院情况、入院诊断、诊疗经过、出院情况、出院诊断、出院医嘱、医师签名。病人入院不足24小时死亡的，可写24小时内入院死亡记录，内容包括姓名、性别、年龄、职业、入院时间、死亡时间、主诉、入院情况、入院诊断、诊疗经过（抢救经过）、死亡原因、死亡诊断、医师签名等。

（二）病程记录

病程记录是指继入院记录之后，对病人病情和诊疗过程所进行的连续性记录。内容包括病人的病情变化情况、重要的辅助检查结果及临床意义、上级医师查房意见、会诊意见、医师分析讨论意见、所采取的诊疗措施及效果、医嘱更改及理由、向病人及其近亲属告知的重要事项等。病程记录除了真实及时外，还要有分析判断和计划总结，注意全面系统、重点突出、前后连贯。病程记录应反映诊断的过程和健康问题的管理，条理清晰、组织严谨的病程记录能反映主管医师的诊疗水平，甚至全院的诊疗水平。

病程记录的内容及要求如下所示。

1. **首次病程记录** 首次病程记录是指病人入院后由经治医师或值班医师书写的第一次病程记录，应当在病人入院8小时内完成。首次病程记录的内容包括病例特点、拟诊讨论（诊断依据及鉴别诊断）、诊疗计划等。

（1）病例特点：应当在对病史、体格检查和辅助检查进行全面分析、归纳和整理后写出本病例特征，包括阳性发现和具有鉴别诊断意义的阴性症状和体征等。

（2）拟诊讨论（诊断依据及鉴别诊断）：根据病例特点，提出初步诊断和诊断依据；对诊断不明的写出鉴别诊断并进行分析；对下一步诊治措施进行分析。

（3）诊疗计划：提出具体的诊查及治疗措施安排。

2. 日常病程记录　日常病程记录是指对病人住院期间诊疗过程的经常性、连续性记录。由经治医师书写，也可以由实习医务人员或试用期医务人员书写，但应有经治医师签名。书写日常病程记录时，首先标明记录时间，然后另起一行记录具体内容。对病危病人应当根据病情变化随时书写病程记录，每天至少 1 次，记录时间应当具体到分钟。对病重者，至少 2 天记录一次病程记录。对病情稳定的病人，至少 3 天记录一次病程记录。

3. 上级医师查房记录　上级医师查房记录是指上级医师查房时对病人病情、诊断、鉴别诊断、当前治疗措施疗效的分析及下一步诊疗意见等的记录。其属于病程记录的重要内容，代表上级医师及本医院的医疗水平。三级查房（主任、主治、住院医师）记录是国家卫生健康委员会规定的必做项目，下级医师应在查房后及时完成，在病程记录中要明确标记，并另起一行。书写中应注意以下内容。

（1）主治医师首次查房记录应当于病人入院 48 小时内完成，内容包括查房医师的姓名、专业技术职务、补充的病史和体征、诊断依据与鉴别诊断的分析、诊疗计划等。

（2）主治医师日常查房记录间隔时间视病情和诊疗情况确定，内容包括查房医师的姓名、专业技术职务、对病情的分析和诊疗意见等。

（3）针对疑难、危重抢救病例，必须及时完成科主任或具有副主任医师以上专业技术职务任职资格医师的查房记录。

（4）科主任或具有副主任医师以上专业技术职务任职资格医师查房的记录，内容包括查房医师的姓名、专业技术职务、对病情的分析和诊疗意见等。

（5）书写上级医师查房记录时，应在记录日期后，注明上级医师的姓名及职称。

（6）下级医师应如实记录上级医师的查房情况，尽量避免写"上级医师同意诊断、治疗"等无实质内容的记录。记录内容应包括对病史和体征的补充、诊断依据、鉴别诊断的分析和诊疗计划。

（7）上级医师的查房记录必须由查房医师审阅并签名。

4. 疑难病例讨论记录　疑难病例讨论记录是指由科主任或具有副主任医师以上专业技术任职资格的医师主持，召集有关医务人员对确诊困难或疗效不确切病例讨论的记录。内容包括讨论日期、主持人、参加人员姓名及专业技术职务、具体讨论意见及主持人小结意见等。

5. 交（接）班记录　交（接）班记录是指病人经治医师发生变更之际，交班医师和接班医师分别对病人病情及诊疗情况进行简要总结的记录。交班记录应当在交班前由交班医师书写完成；接班记录应当由接班医师于接班后 24 小时内完成。交（接）班记录的内容包括入院日期、交班或接班日期、病人姓名、性别、年龄、主诉、入院情况、入院诊断、诊疗经过、目前情况、目前诊断、交班注意事项或接班诊疗计划、医师签名等。

（1）交班记录紧接病程记录书写，接班记录紧接交班记录书写，不另立专页，但需在横行适中位置标明"交班记录"或"接班记录"字样。

（2）交班记录应简明扼要地记录病人的主要病情、诊断治疗经过、手术病人的手术方式和术中发现，计划进行而尚未实施的诊疗操作、特殊检查和手术，病人目前的病情和存在的问题，今后的诊疗意见、解决方法和其他注意事项。

（3）接班记录应当在复习病历及有关资料的基础上，重点询问和体格检查，力求简明扼要，避免过多重复，着重书写今后的诊断、治疗的具体计划和注意事项。

6. 转科记录　转科记录是指病人住院期间需要转科时，经转入科室医师会诊并同意接收后，由转出科室和转入科室医师分别书写的记录。包括转出记录和转入记录。转出记录由转出科室医师在病人转出科室前书写完成（紧急情况除外）；转入记录由转入科室医师于病人转入后24 小时内完成。转科记录内容包括入院日期、转出或转入日期、转出或转入科室、病人姓名、性别、年龄、主诉、入院情况、入院诊断、诊疗经过、目前情况、目前诊断、转科目的及注意事项或转入诊疗计划、医师签名等。

7. **阶段小结** 阶段小结是指病人住院时间较长,由经治医师每月所作的病情及诊疗情况的总结。阶段小结的内容包括入院日期、小结日期,病人姓名、性别、年龄、主诉、入院情况、入院诊断、诊疗经过、目前情况、目前诊断、诊疗计划、医师签名等。

交(接)班记录、转科记录可代替阶段小结。

8. **抢救记录** 抢救记录是病人病情危重,采取抢救措施时需做的记录。因抢救危重病人未能及时书写病历的,有关医务人员应当在抢救结束后 6 小时内据实补记,并加以注明。内容包括病情变化情况、抢救时间及措施、参加抢救的医务人员姓名及专业技术职称等。记录抢救时间应当具体到分钟。

9. **有创诊疗操作记录** 有创诊疗操作记录是指在临床诊疗活动过程中进行的各种诊断、治疗性操作(如胸腔穿刺、腹腔穿刺等)的记录,应当在操作完成后即刻书写。内容包括操作名称、操作时间、操作步骤、结果及病人一般情况,过程是否顺利、有无不良反应,术后注意事项及是否向病人说明,操作医师签名。

10. **会诊记录(含会诊意见)** 是指病人在住院期间需要其他科室或其他医疗机构协助诊疗时,分别由申请医师和会诊医师书写的记录。会诊记录应另页书写,内容包括申请会诊记录和会诊意见记录。申请会诊记录应当简要载明病人病情及诊疗情况、申请会诊的理由和目的、申请会诊医师签名等。常规会诊意见记录应当由会诊医师在会诊申请发出后 48 小时内完成,急会诊时会诊医师应当在会诊申请发出后 10 分钟内到场,并在会诊结束后即刻完成会诊记录。会诊记录内容包括会诊意见、会诊医师所在的科别或者医疗机构名称、会诊时间及会诊医师签名等。申请会诊医师应在病程记录中记录会诊意见执行情况。

11. **手术小结** 是指病人手术前,由经治医师对病人病情所作的总结。内容包括简要病情、术前诊断、手术指征、拟施手术名称和方式,拟施麻醉方式、注意事项,并记录手术者术前查看病人相关情况等。

12. **术前讨论记录** 是指因病人病情较重或手术难度较大,手术前在上级医师主持下,对拟实施手术方式和术中可能出现的问题及应对措施所作的讨论。讨论内容包括术前准备情况、手术指征、手术方案、可能出现的意外及防范措施、参加讨论者的姓名及专业技术职务、具体讨论意见及主持人小结意见、讨论日期、记录者的签名等。

13. **麻醉术前访视记录** 是指在麻醉实施前,由麻醉医师对病人拟施麻醉进行风险评估的记录。麻醉术前访视可另立单页,也可在病程中记录。内容包括姓名、性别、年龄、科别、病案号,病人一般情况、简要病史、与麻醉相关的辅助检查结果、拟行手术的方式、拟行麻醉的方式、麻醉适应证及麻醉中需注意的问题、术前麻醉医嘱、麻醉医师签字并填写日期。

14. **麻醉记录** 是指麻醉医师在麻醉实施中书写的麻醉经过及处理措施的记录。麻醉记录应当另页书写,内容包括病人一般情况、术前特殊情况、麻醉前用药、术前诊断、术中诊断、手术方式及日期、麻醉方式、麻醉诱导及各项操作开始及结束时间、麻醉期间用药名称、方式及剂量、麻醉期间特殊或突发情况及处理、手术起止时间、麻醉医师签名等。

15. **手术记录** 是指手术者书写的反映手术一般情况、手术经过、术中发现及处理等情况的特殊记录,应当在术后 24 小时内完成。特殊情况下,由第一助手书写时,应有手术者签名。手术记录应当另页书写,内容包括一般项目(病人姓名、性别、科别、病房、床位号、住院病历号或病案号)、手术日期、术前诊断、术中诊断、手术名称、手术者及助手姓名、麻醉方法、手术经过、术中出现的情况及处理等。

(1)术时病人体位,皮肤消毒方法,无菌巾的铺盖,切口部位,方向,长度,解剖层次及止血方式。

(2)探查情况及主要病变部位、大小、与邻近脏器或组织的关系;肿瘤应记录有无转移、淋巴结肿大等情况,如与临床诊断不符合,更应详细记录。

（3）手术的理由、方式及步骤,应包括离断、切除病变组织或脏器的名称及范围;修补、重建组织与脏器的名称;必要时可绘图说明吻合口大小、缝合方式及步骤。

（4）术毕敷料及器械的清点情况。

（5）送检化验、培养、病理标本的名称及病理标本的肉眼所见情况。

（6）术中病人耐受情况、失血量、术中用药、输血量、特殊处理和抢救情况。

（7）术中麻醉情况,麻醉效果是否满意。

16. **手术安全核查记录** 是指由手术医师、麻醉医师和巡回护士三方,在麻醉实施前、手术开始前和病人离室前,共同对病人身份、手术部位、手术方式、麻醉及手术风险、手术使用物品清点等内容进行核对的记录,输血的病人还应对血型、用血量进行核对。应由手术医师、麻醉医师和巡回护士三方核对,确认并签字。

17. **手术清点记录** 是指巡回护士对手术病人术中所用血液、器械、敷料等的记录,应当在手术结束后即时完成。手术清点记录应当另页书写,内容包括病人姓名、住院病历号(或病案号)、手术日期、手术名称、术中所用各种器械和敷料数量的清点核对、巡回护士和手术器械护士签名等。

18. **术后首次病程记录** 是指参加手术的医师在病人术后即时完成的病程记录。内容包括手术时间、术中诊断、麻醉方式、手术方式、手术简要经过、术后处理措施、术后应当特别注意观察的事项等。

术后病程记录应连记3天,以后按病程记录规定要求记录。

伤口愈合情况及拆线日期等应记在术后病程记录中。

19. **麻醉术后访视记录** 是指麻醉实施后,由麻醉医师对术后病人麻醉恢复情况进行访视的记录。麻醉术后访视记录可另立单页,也可在病程中记录。内容包括姓名、性别、年龄、科别、病案号、病人一般情况、麻醉恢复情况、清醒时间、术后医嘱、是否拔除气管插管等,如有特殊情况应详细记录,麻醉医师签字并填写日期。

20. **出院记录** 是指经治医师对病人此次住院期间诊疗情况的总结,应当在病人出院后24小时内完成。内容主要包括入院日期、出院日期、入院情况、入院诊断、诊疗经过、出院诊断、出院情况、出院医嘱、医师签名等。

21. **死亡记录** 是指经治医师对死亡病人住院期间诊疗和抢救经过的记录,应当在病人死亡后24小时内完成。死亡记录另立专页。并在横行适中位置标明"死亡记录"。死亡记录由经治医师书写,科主任或具有副主任医师以上专业技术任职资格的医师审签。内容包括入院日期、死亡时间、入院情况、入院诊断、诊疗经过(重点记录病情演变、抢救经过)、死亡原因、死亡诊断等。记录死亡时间应当具体到分钟。

22. **死亡病例讨论记录** 是在病人死亡一周内,由科主任或具有副主任医师以上专业技术任职资格的医师主持,对死亡病例进行讨论、分析的记录。内容包括讨论日期、主持人姓名、参加人员姓名及专业技术职务、具体讨论意见及主持人小结意见、记录者的签名等。

23. **病重(病危)病人护理记录** 是指护士根据医嘱和病情对病重(病危)病人住院期间护理过程的客观记录。病重(病危)病人护理记录应当根据相应专科的护理特点书写。内容包括病人姓名、科别、住院病历号(或病案号)、床位号、页码、记录日期和时间、出入液量、体温、脉搏、呼吸、血压、护理措施和效果、护士签名等。记录时间应当具体到分钟。

(三)同意书

根据《中华人民共和国执业医师法》《医疗机构管理条例》《医疗事故处理条例》和《医疗美容服务管理办法》,凡在临床诊治过程中,需行手术治疗、特殊检查、特殊治疗、实验性临床医疗美容的病人,应对其履行告知义务,并详尽填写同意书。

经治医师必须亲自使用通俗语言向病人或其授权人、法定代理人告知病人的病情、医疗措施、目的、名称、可能出现的并发症及医疗风险等,应及时解答其咨询。同意书必须经病人或其授权人、法定代理人签字,医师签全名。同意书一式两份。医患双方各执一份。有病人授权人或其法定代理人签字的,应提供授权人的授权委托书。

1. **手术同意书** 是指手术前,经治医师向病人告知拟施手术的相关情况,并由病人签署是否同意手术的医学文书。内容包括术前诊断、手术名称、术中或术后可能出现的并发症、手术风险、病人签署意见并签名、经治医师和术者签名等。

2. **麻醉同意书** 是指麻醉前,麻醉医师向病人告知拟施麻醉的相关情况,并由病人签署是否同意麻醉的医学文书。内容包括病人姓名、性别、年龄、病案号、科别、术前诊断、拟行手术方式、拟行麻醉方式、病人基础疾病及可能对麻醉产生影响的特殊情况、麻醉中拟行的有创操作和监测、麻醉风险、可能发生的并发症及意外情况、病人签署意见并签名、麻醉医师签名并填写日期。

3. **输血治疗知情同意书** 是指输血前,经治医生向病人告知输血的相关情况,并由病人签署是否同意输血的医学文书。输血治疗知情同意书内容包括病人姓名、性别、年龄、科别、病案号、诊断、输血指征、拟输血成分、输血前有关检查结果、输血风险及可能产生的不良后果、病人签署意见并签名、医师签名并填写日期。

4. **特殊检查、特殊治疗同意书** 是指在实施特殊检查、特殊治疗前,经治医师向病人告知特殊检查、特殊治疗的相关情况,并由病人签署是否同意检查、治疗的医学文书。内容包括特殊检查或特殊治疗项目名称、目的、可能出现的并发症及风险、病人签名、医师签名等。

(四) 住院病历中其他记录和文件

1. **病危(重)通知书** 是指因病人病危、病重,由经治医师或值班医师向病人家属告知病情,并由病人签名的医疗文书。内容包括病人姓名、性别、年龄、科别、目前诊断及病情危重情况、患方签名、医师签名并填写日期。一式两份,一份交患方保存,另一份归入病历中保存。

2. **医嘱单** 长期医嘱单内容包括病人姓名、科别、住院病历号(或病案号)、页码、起始日期和时间、长期医嘱内容、停止日期和时间、医师签名、执行时间、执行护士签名。临时医嘱单内容包括医嘱时间、临时医嘱内容、医师签名、执行时间、执行护士签名等。

医嘱内容及起始、停止时间应当由医师书写。医嘱内容应当准确、清楚,每项医嘱应当只包含一个内容,并注明下达时间,应当具体到分钟。医嘱不得涂改。需要取消时,应当使用红色墨水标注"取消"字样并签名。

一般情况下,医师不得下达口头医嘱。因抢救急危病人需要下达口头医嘱时,护士应当复诵一遍。抢救结束后,医师应当即刻据实补记医嘱。

3. **辅助检查报告单** 是指病人住院期间所做各项检验、检查结果的记录。内容包括病人姓名、性别、年龄、住院病历号(或病案号)、检查项目、检查结果、报告日期、报告人员签名或者印章等。

4. **体温单** 为表格式,以护士填写为主。内容包括病人姓名、科室、床号、入院日期、住院病历号(或病案号)、日期、手术后天数、体温、脉搏、呼吸、血压、大便次数、出入液量、体重、住院周数等。

二、门(急)诊病历

门(急)诊病历内容包括门(急)诊病历首页[门(急)诊手册封面]、病历记录、化验单(检查报告)、医学影像检查资料等。

(一) 门(急)诊病历首页(封面)

1. 门(急)诊病历首页应设有姓名、性别、出生年月、民族、婚姻、职业、住址、工作单位、药物过敏史、身份证号及门诊病历编号等栏目,并认真填写完整。

2. 儿科病人、意识障碍病人、创伤病人及精神病病人就诊时,须写明陪伴者姓名及与病人的关系,必要时写明陪伴者工作单位、住址和联系电话。

(二)门(急)诊病历记录

门(急)诊病历记录分为初诊病历记录和复诊病历记录。

1. 初诊病历记录 初诊病历记录书写内容包括就诊时间、科别、主诉、现病史、既往史、阳性体征、必要的阴性体征和辅助检查结果、诊断及治疗意见、医师签名等。

急诊病历书写应当具体到分钟。

(1)主诉:主要症状及持续时间。

(2)病史:现病史要重点突出(包括本次病人的起病日期、主要症状、他院诊治情况及疗效),并简要叙述与本次疾病有关的过去史、个人史及家族史。

(3)体格检查:一般情况下,重点记录阳性体征及有助于鉴别诊断的阴性体征。急危重病人必须记录病人体温、脉搏、呼吸、血压、意识状态等。

(4)实验室检查、特殊检查或会诊记录:病人在其他医院所做检查,应注明该医院名称及检查日期。

(5)初步诊断:如暂不能明确,可在病名后用"?",并尽可能注明复诊医师应注意的事项。

(6)处理措施

1)处方及治疗方法记录应分行列出,药品应记录药名、剂量、总量、用法。

2)进一步检查措施或建议。

3)休息方式及期限。

(7)医师签全名。

(8)法定传染病,应注明疫情报告情况。

2. 复诊病历记录 复诊病历记录书写内容包括应当就诊时间、科别、主诉、病史、必要的体格检查和辅助检查结果、诊断、治疗处理意见和医师签名等。

(1)上次诊治后的病情变化和治疗反应,不可用"病情同前"字样。

(2)体格检查:着重记录原来阳性体征的变化和新的阳性发现。

(3)需补充的实验室或器械检查项目。

(4)三次不能确诊的病人,接诊医师应请上级医师会诊,上级医师应写明会诊意见、会诊日期和时间并签名。

(5)诊断:对上次已确诊的病人,如诊断无变更,可不再写诊断。

(6)处理措施要求同初诊。

(7)持通用门诊病历,变更就诊医院、就诊科别或与前次不同病种的复诊病人,应视作初诊病人并按初诊病历要求书写病历。

(8)医师签全名。

(三)急诊留观记录

急诊留观记录是指急诊病人因病情需要留院观察期间的记录,重点记录观察期间病情变化和诊疗措施,记录简明扼要,并注明病人去向。

(四)门(急)诊抢救记录

抢救危重病人时,应当书写抢救记录,书写内容及要求按照住院病历抢救记录执行。

门(急)诊病历记录应当由接诊医师在病人就诊时及时完成。

三、表格式住院病历

表格式住院病历主要对主诉和现病史以外的内容进行表格化书写,项目内容完整且书写省时,有利于资料储存和病历的规范化管理。表格式住院病历设计,应根据表格式病历规范和病历表格印制规范要求,结合本专科病特点和要求,选派高年资临床专家负责,报省(自治区、直辖市)卫生行政部门备案,经省(自治区、直辖市)卫生行政部门审批后使用。初学者应首先学会书写完整病历,而不能依靠表格式病历,待书写熟练后,为了临床工作需要,再使用表格式住院病历。

四、电子病历

传统的书写病历、纸质版的表格式病历作为病历资料库,其信息采集、传递存储和管理利用都存在着许多不便之处。有了信息处理和智能化服务功能的计算机信息系统技术,医院可以创建电子病历系统,从而提高医疗效率和管理效能。以电子病历为核心的医院信息化建设是公立医院改革的重要内容之一。

(一)电子病历的概念

电子病历系统是指医疗机构内部支持电子病历信息的采集、存储、访问和在线帮助,并围绕提高医疗质量、保障医疗安全、提高医疗效率而提供信息处理和智能化服务功能的计算机信息系统,既包括应用于门(急)诊、病房的临床信息系统,也包括检查检验、病理、影像、心电、超声等医技科室的信息系统。

只使用文字处理软件编辑、打印的病历文档,不属于电子病历。

(二)电子病历的功能

1. 让病历书写者按照(病历书写基本规范)格式及内容"写出"病历,随后可以打印出完整病历,并保留文本以供他用。系统设置了一些录入、编辑及支持功能,使"写作"更方便,还可以提供临床试验病历及教学病历标识、查阅相关知识库等功能。

2. 电子病历系统可为病人建立个人信息数据库(包括姓名、性别、出生年月、民族、婚姻状况、职业工作单位、住址、有效身份证件号码、社会保障号码或医疗保险号码、联系电话等),授予唯一标识号码并确保与病人的医疗记录相对应。

3. 可对医嘱下达、传递及执行进行管理,并能校正医嘱,使之完整合理;提供药物、耗材、诊疗项目等字典;对医嘱的医保政策符合性进行自动检查和提示;对药品应用的管理功能等。

4. 检查报告的管理功能,特别是危急结果提示功能、影像展现及测量功能等。

5. 展现功能,如以趋势图展现病人的生病体征、历次检查结果等。

6. 电子病历系统可为病历质量监控、医疗卫生服务信息及数据统计分析、医疗保险费用审核提供技术支持,包括医疗费用分类查询、手术分级管理、临床路径管理、单病种质量控制,以及平均住院日、术前平均住院日、床位使用率、合理用药监控、药物占总收入比例等医疗质量管理与控制指标的统计,利用系统优势建立医疗质量考核体系,提高工作效率,保证医疗质量,规范诊疗行为,提高医院管理水平。

7. 电子病历系统还可以不断扩展,如传染病上报、区域医疗信息对接共享等。

(三)电子病历的书写和管理

1. 电子病历按照卫生主管部门的要求书写(执行《病历书写基本规范》)。

2. 电子病历系统为操作人员提供专有的身份识别手段,并设置有相应的权限,操作人员对本人身份的使用负责。医务人员采用身份标识登录电子病历系统完成操作并确认后,系统限制医务人员电子签名。实习医务人员、试用期医务人员记录的病历,应经过在本医疗机构合法执业的医务人员审阅、修改并予电子签名确认。医务人员修改病历内容时,电子病历系统应进行身份识别,保存历次修改痕迹,标记准确的修改时间和修改人信息。

3. 门(急)诊电子病历记录在接诊医师录入确认时存档,归档后不得修改。

4. 住院病历在病人出院时经上级医师审核后归档。归档后的电子病历由电子病历管理部门统一管理,必要时可打印纸质版本,打印的纸质版本需统一规格、字体、格式等。

5. 电子病历系统应具有严格的复制管理功能,不同病人的信息不得复制。

6. 病人诊疗活动过程中产生的非文字资料,如 CT、磁共振、超声等医学影像信息,心电图、录音等,应纳入电子病历系统管理,确保随时调阅,内容完整。对于目前还不能电子化的知情同意书、植入材料条形码等医疗信息资料,可采取措施使之信息化后纳入电子病历并留存原件。

电子病历系统还处于不断改进完善的过程之中,国家卫生健康委员会发布的《电子病历系统功能规范(试行)》,为电子病历系统的规范、应用和发展提供了重要的指导。

附:电子病历模板

入 院 记 录

住院号

姓名:	性别:
年龄:	婚姻:
职业:	民族:
单位:	住址:
供史者:	与病人关系:
入院日期:	记录日期:
在本院第几次住院:	入院时情况:

主诉:{算标点符号不超过 20 字}。

现病史:

既往史:{一般健康状况描述},{是否有高血压}、{是否有糖尿病}、{是否有冠心病}、{是否有传染病史}、{是否有外伤、输血、手术史}、{是否有过敏史},{预防接种史}。

系统回顾:

呼吸系统:{有无胸痛}、{有无咳嗽}、{有无咯血}、{有无发热}、{有无盗汗}。

循环系统:{有无心慌}、{有无气短}、{有无发绀}、{有无心前区疼}、{有无下肢水肿}、{有无高血压史}。

消化系统:{有无食欲不振}、{有无反酸}、{有无嗳气}、{有无吞咽困难}、{有无呕吐}、{有无腹痛}、{有无腹泻}、{有无黑便}。

泌尿生殖系统:{有无尿急}、{有无尿频}、{有无尿痛}、{有无血尿}、{有无夜尿增多}、{有无颜面浮肿}。

造血系统:{有无苍白}、{有无乏力}、{有无皮下淤血}、{有无出血点}、{有无鼻衄}、{有无齿龈出血}。

内分泌及代谢:{有无发育畸形}、{有无性功能改变}、{有无第二性征变化}、{有无性格的改变}、{有无闭经}、{有无泌乳}、{有无肥胖}、{有无营养障碍}、{有无多饮}、{有无多食}、{有无视野障碍}、{有无皮肤色素沉着}、{有无毛发分布异常}。

肌肉骨骼系统:{有无红肿}、{有无发热}、{有无活动障碍}。

神经系统:{有无头痛}、{有无头晕}、{有无眩晕}、{有无失眠}、{有无抽搐}、{有无精神障碍}、{有无肢体痉挛}、{有无瘫痪}。

个人史:{出生地},{是否有长期外地居住史}、{是否有疫区居留史}、{是否有特殊化学品及放射线接触史}、{是否吸烟}、{是否饮酒}。

婚育史:{婚姻状况},{结婚年龄},{配偶体格状态},女{孕数}、{产数}、{子女体格状态}。女{初潮年龄}、{月经周期}、{经期}、{末次月经某年某月某日}、{绝经年龄}、{月经量}、{痛经情况}、{有无异常阴道流血史}、{白带量}、{白带性状}。

家族史:父母{体格状态}、{疾病名称}、{是否在世},{有无家族病史及类似病史}。

病史记录经陈述者确认无误并签字: 年 月 日

体 格 检 查

体温:{数值}℃　　脉搏:{数值}次/min　　呼吸:{数值}次/min　　　血压:{收缩压}/{舒张压}mmHg

体重:{数值}kg　　身高:{数值}cm

一般情况:{发育状况}、{营养描述}、{体位}、{表情}、{言语}、{面容状况}、{神志情况}、{查体配合情况}、{步态}、{体型}。

皮肤黏膜:全身皮肤及黏膜{色泽}、{有无皮疹}。皮肤表面见{皮疹颜色情况}、{皮疹类型情况}、{有无皮下出血}。{毛发分布情况}。皮肤{湿度}、{弹性}、{有无水肿}、{水肿描述}、{有无肝掌}、{有无蜘蛛痣}、{蜘蛛痣位置}。

淋巴结:{全身浅表淋巴结是否触及}、{淋巴结位置}、{可触及淋巴结数量}、{淋巴结大小}。

头部及器官:

头颅:{头颅畸形}、{头皮}。

眼:{眼睑}、{眼球描述}、{左右眼球异常}、{结膜}、{角膜描述}、{左右角膜异常}、{巩膜情况}、{双侧瞳孔}、{瞳孔直径数值}、{对光反射及调节反射情况}。

耳:{耳廓有无畸形}、{有无乳突压痛}、{外耳道是否通畅}、{有无分泌物}。

鼻:{鼻外观}、{鼻中隔}、{嗅觉}、{鼻旁窦有无压痛}、{鼻塞}、{鼻分泌物}、{有无鼻翼扇动}。

口腔:{口唇状态}、{口腔黏膜}、{腮腺导管口}、{伸舌情况}、{齿龈}、{齿列}、{扁桃体异常}、{扁桃体表面}、{悬雍垂情况}、{咽有无异常}、{咽部位置}、{咽部异常}、{声音状态}。

颈部:{颈部情况}、{有无抵抗感}、{气管}、{颈静脉}、{肝颈静脉回流征}、{颈动脉情况}、{甲状腺是否异常}、{甲状腺异常硬度}、{甲状腺压痛}、{甲状腺震颤}、{甲状腺杂音}。

胸部:{胸廓情况}、{呼吸节律情况}、{肋间隙情况}、{胸壁情况}、{胸骨叩痛情况}、{双乳是否对称},{是否触及包块},包块{尺寸}、{质地}、{边界}、{活动度}、{有无压痛}。

肺:

视诊:{呼吸类型}、{呼吸运动情况}、{肋间隙是否异常}、{肋间隙位置}、{肋间隙情况}。

触诊:{语颤情况}、{胸膜摩擦感}、{肺触诊位置}、{有无触及皮下捻发感}。

叩诊:{双肺叩诊音}、{左右胸前径线、肋间隙位置叩诊情况}。

听诊:{双肺呼吸音}、{肺听诊的位置是否可闻及呼吸音}、{是否闻及干湿啰音}、{肺听诊的位置是否可闻及啰音}、{是否闻及胸膜摩擦音}、{语音传导}、{肺听诊位置语音传导强度}。

心脏:

视诊:{心前区有无隆起}、{有无心尖冲动}、{心尖冲动位于肋间隙位置、左锁骨中线位置}、{心前区有无异常搏动}。

触诊:{心尖冲动情况}、{是否触及震颤}、{有无心包摩擦感}。

叩诊:{心界情况},心脏相对浊音界如下:

右侧/cm	肋间	左侧/cm
{数值}	Ⅱ	{数值}
{数值}	Ⅲ	{数值}
{数值}	Ⅳ	{数值}
	Ⅴ	{数值}

注:左锁骨中线距前正中线约{数值}cm。

听诊:{心率:次/min}、{是否律齐}、{心音情况}、{P_2、A_2情况}、{瓣膜区}、{是否可闻及心脏病理性杂音}、{心脏杂音程度}、{杂音时期}、{杂音的性质}、{传导方向}、{是否闻及额

外心音 }、{ 是否可闻及心包摩擦音 }。

桡动脉：{ 有无水冲脉或脉搏短绌 }、{ 血管弹性 }、{ 脉搏：次 /min }。

周围血管征：{ 毛细血管搏动 }、{ 枪击音 }。

腹部：

视诊：{ 腹部外形 }、{ 有无胃肠型及蠕动波 }、{ 腹部诊视 }、{ 脐部情况 }、{ 腹式呼吸情况 }。

触诊：{ 腹部情况 }、{ 有无液波震颤 }、{ 有无震水声 }，腹部肿块 { 腹部体表位置 }、{ 形态 }、{ 尺寸 }、{ 硬度 }、{ 有无压痛 }、{ 与周围组织粘连 }、{ 活动度 }、{ 有无搏动 }，{ 有无腹部压痛 }、{ 腹部压痛体表位置 }、{ 有无反跳痛 }、{ 有无肌紧张 }，肝脏 { 是否可触及 }、{ 硬度 }、{ 光滑粗糙 }、{ 边缘趋势描述 }、{ 有无压痛 }，胆囊 { 状态 }、{ 有无压痛 }、{ 墨菲征 }，脾脏 { 肋下是否可触及 }、{ 硬度 }、{ 光滑粗糙 }、{ 有无压痛 }，肾 { 可否触及 }、{ 硬度 }、{ 光滑粗糙 }。

叩诊：{ 肝浊音界情况 }、{ 移动性浊音性状 }、{ 肾区叩痛 }。

听诊：{ 肠鸣音 }、{ 有无气过水声 }、{ 有无腹部血管杂音 }。

肛门及生殖器：{ 是否检查 }。

脊柱四肢：{ 脊柱情况 }、{ 脊柱活动度 }、{ 有无脊柱压痛及叩击痛 }，{ 四肢活动度 }、{ 四肢有无畸形 }、{ 关节状态 }、{ 皮肤温度情况 }、{ 四肢异常状态 }、{ 双下肢水肿描述 }。

神经系统：{ 腹壁反射情况 }、{ 双侧肌腱反射情况 }、{ 四肢肌力等级 }、{ 双侧 HBC 征性状 }。

辅助检查

血常规：

尿便常规：

血生化：

影像：

其他：

病历小结

临床确定诊断：{ 确定诊断列表 }　　　　　临床初步诊断：{ 诊断列表 }
　　　　　　{ 确定诊断列表 }　　　　　　　　　　　{ 诊断列表 }
　　　　　　{ 确定诊断列表 }　　　　　　　　　　　{ 诊断列表 }

(副)主任医师(签名)：　　　　　　　　　　住院医师(签名)：

　　　　　　　　　年　月　日　　　　　　　　　　　　　年　月　日

　　　　　　　　　　　　　　　　　　　　　　　　（孙茂林　孙兆吉）

第五章　检体诊断技能训练

检体诊断技能是医生一切诊疗工作的基础和前提,是疾病诊断的重要手段,也是医学生培养中最重要的实践训练内容,在临床医学教育中具有非常重要的作用和地位。随着医学教育和医疗卫生改革的不断深入,对医学生检体诊断技能培养的要求也越来越高,传统的技能教学模式主要依托于临床床边教学,在现代临床医学教学的过程中遇到一些难以克服的困难。目前,由于医疗法规、医学伦理、病人自我保护和维权意识的提高、医患矛盾、临床教学资源紧张等诸多因素,使学生在病人身上学习临床基本操作技能遇到了越来越多的困难。因此,应运而生的是更加理性化、人性化、智能化的医学模拟训练。据资料记载,早在16世纪就已经出现了使用人型模具教授医学生模拟接生的技巧,可以看作是现代医学模拟训练的雏形。

第一节　模　拟　训　练

模拟训练又称模拟仿真训练,作为一种训练手段逐渐得到医学教育界的普遍重视。广义医学模拟训练是指一切借助模拟手段来达到目的的训练;狭义医学模拟训练则强调利用仿真模型(包括多种局部功能模型、生理驱动模拟系统及最新的虚拟仿真系统)模拟真实病人和临床场景进行反复多次练习,以此达到培养合格医学人才的目的和要求。

一、模拟训练主要方式

(一)利用医学模具进行模拟训练

1. 适用范围　在病人身上难以完成的操作、对于病人有一定的暴露隐私或造成不可逆伤害的有创技能操作,宜选择使用医学模具进行模拟训练,如图2-5-1所示利用心肺复苏模型对学生进行心肺复苏技能操作训练和考核,以及各种医学穿刺、体表标志及分区、生殖器、肛门、直肠检查等项目的训练和考核。

2. 发展阶段　经过科研人员多年的研发和改进,模具训练经历了三个发展阶段。

(1)第一代局部简易训练模块:主要根据某一局部器官或部位,制作出功能单一、操作简单的简易化模块,如图2-5-2所示的切开缝合简易模块,一般只能完成固定的某一项技能操作训练,

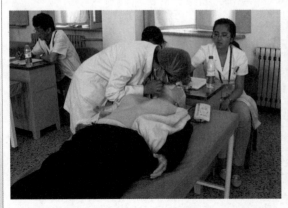

图2-5-1　利用心肺复苏模型对学生进行心肺复苏技能操作考核

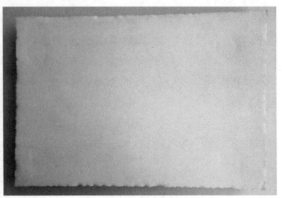

图2-5-2　切开缝合简易模块

适合医学基础技能训练。

（2）第二代多功能模拟人：是兼具多种训练和考核功能的多功能模拟人，如图2-5-3所示的高级多功能穿刺模拟人，可以完成多项操作项目，并且通过电子测评系统，可客观地对操作者的技能操作给出有效评分，达到综合训练的目的。

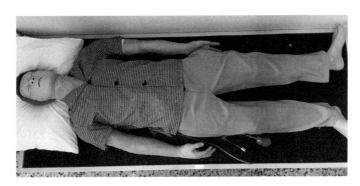

图 2-5-3　高级多功能穿刺模拟人

（3）第三代生理驱动高仿真综合模拟人：生理驱动高仿真综合模拟人是现在比较全面和先进的模具，如图2-5-4所示的高仿真生理驱动综合模拟人，一台模具通常可以进行二十余项临床技能操作，它不仅包含常规模具的常规检查和技能操作功能，还可以完成多种疾病的诊断及给药治疗功能。它可以通过人工编写病例、设定条件，输入系统后，使用模拟药物让综合模拟人对治疗效果客观地表现出来，以此训练和考核学生对相应疾病的检查、诊断、治疗和临床综合思维能力。

使用模具进行模拟训练能有效扩展临床实践教学的手段，缓解临床教学资源紧张等问题，避免医疗纠纷的发生，有利于学生操作技术熟练化、标准化和规范化。

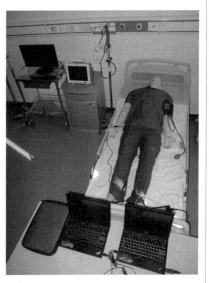

图 2-5-4　高仿真生理驱动综合模拟人

（二）利用标准化病人（standardized patient，SP）进行临床模拟训练

1. **适用范围**　需病人配合检查，并作出相应反馈以便医生掌握检查情况的技能操作，如一般检查、头颈部检查、胸部检查、腹部检查、脊柱及四肢检查、神经系统检查、问诊等。

2. **SP的发展与演变**　SP又称为模拟病人（simulate patient），是指那些在接受专业化、系统化、标准化训练后，能够逼真地表现出病人应该具有的临床病症的正常人或病人。SP本身并不是一种独立的考试方法，它通常是许多临床能力评估方法中的一部分。2004年，在美国医师执照考试（United States Medical Licensing Examination，USMLE）的第二部分中，首次应用了SP的考试方法。我国引入SP考核方法后，经过不断发展与演变逐渐形成了以下两种SP模式。

（1）模拟病人：起初只是通过招募社会人员扮演病人，简单地模仿病人应该具有的某些异常体征，配合学生进行训练或考核。由于模拟病人没有过多地接受专业训练，不能够对操作者进行客观、有效的评价。

（2）SP：经过不断研究和发展，现在逐渐开始培训更加稳定、高标准、高要求、精细化的SP，其在模拟病人的基础上，通过更加专业的培训，能够更加真实、自然地模拟各种疾病应该具有的异常体征，且不仅能根据操作者的问诊回答相关问题，还能够对检查者的操作进行有效的评分及提出反馈意见。

SP 的应用可以模拟出更加真实的医疗场景,如图 2-5-5 所示利用 SP 对学生进行体格检查考核,可以让学生更加投入和更加快速地进入角色,增强学生的实际感受,弥补了实际操作机会少、病人不配合的客观不足。目前国家医学考试中心正在开展临床医学专业(本科)水平测试工作,其中临床基本技能考站中的病史采集和体格检查考站已应用 SP 进行考核,同时 SP 对学生的表现进行评分。

(三)利用虚拟仿真系统进行模拟训练

1. 适用范围 模具或 SP 不能表现出应有的症状和体征或现实环境无法满足教学需要时,主要利用仪器设备、软件的功能及环境的改造模拟真实场景进行仿真训练。

2. 虚拟仿真训练类型

(1)利用设备软件进行虚拟仿真训练:如图 2-5-6、图 2-5-7 及图 2-5-8 所示,利用计算机、网络、软件系统、工作站及输入与输出等设备的连接与应用,实现在现实中无法完成的操作项目,从而进行仿真模拟训练。如易燃、易爆、剧毒性实验、医学影像阅片、院内急诊急救、心肺听诊、腔镜及模拟手术等项目的训练。

(2)利用环境改变进行虚拟仿真训练:如图 2-5-9 及图 2-5-10 所示,通过模拟现实医疗场景,配备 SP,营造出与实际环境相一致的真实场景,使参与者产生一种身临其境的真实感,能够全身心投入其中,更真实地感受现实医疗应有的环境和氛围,达到高仿真训练的目的,如开展模拟门诊、模拟病房、模拟 ICU、模拟医院及医护协同接诊流程等。

现代技术的应用对医学的发展起到了极大促进作用,可以弥补医疗教学条件的不足,并能够真实、安全而便捷地满足医疗教学的需求。

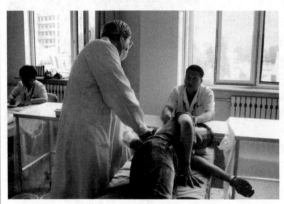

图 2-5-5 利用 SP 对学生进行体格检查考核

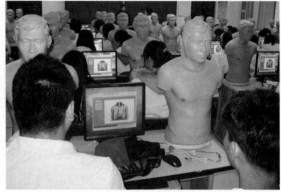

图 2-5-6 学生应用心肺检查训练模拟系统进行心脏及肺脏的听诊训练

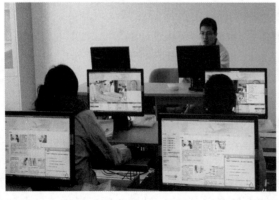

图 2-5-7 学生应用院内急诊急救模拟培训系统进行模拟训练

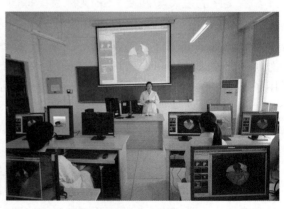

图 2-5-8 学生应用影像通信系统(PACS)与医院信息系统联网进行影像阅片模拟训练

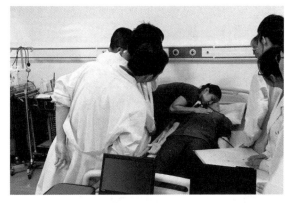
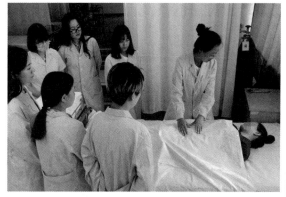

图 2-5-9　应用高仿真综合模拟人进行模拟 ICU 急救培训　　**图 2-5-10　开展"模拟病房"活动进行技能仿真训练**

二、模拟训练注意事项

1. 模拟训练每组人数不宜过多,以 10～15 人为宜。

2. 首先由带教教师进行操作演示,并讲授重点难点,然后学生自行练习,教师指导,最后教师总结共性问题,加深巩固、掌握重点。

3. 原则上应每人一台模具进行模拟训练,如果条件不允许,可 2～3 人一台模具练习,最低保证每人每个项目 2 次动手操作机会。

4. 进入实训室,要注意模型的用电和操作安全。

5. 模拟训练中切勿将模拟人当成模型进行训练和对待,要像对待真实病人一样进行检查和操作,包括语气、动作等各方面都要轻柔、自然,注意爱伤观念的养成。

6. 模拟训练中也要注意模拟人隐私部位的保护和遮挡。

7. 注意关怀、询问,即使是使用模具进行训练也需要有必要的沟通和交流。

第二节　临床实践

临床实践作为高等医学教育的重要环节,是医学生向临床医生转变的过渡阶段,是由理论学习向临床过渡的桥梁,是医学生巩固和提高专业理论知识、掌握临床基本技能、培养临床思维能力及独立工作能力并成为合格医生的必由之路,关系着每位医学生的职业成长。

临床实践过程中,医学生在带教教师的指导下接触病人,结合病人病情,运用所学基本知识,开拓思维。通过临床实践培养学生观察能力、分析能力和临床综合思维能力,并对所学理论知识进行验证和巩固,为顺利进入毕业实习做好准备,也对学生今后从事临床工作起到引导性的作用。

一、临床实践训练主要内容

(一) 床边教学

授课时,临床教师将学生带到病人床边,由带教教师围绕主要症状询问病情,病人回答,然后学生结合带教教师讲述的内容,分析讨论,再由带教教师总结归纳。如图 2-5-11 所示:临床实践环节中开展床边教学活动,从中可学习到问诊、查体、交流、沟通、临床思维、病情分析等诸多方面的知识,让学生提高学习的主动性,牢固树立爱伤观念,更好地掌握诊断学的教学内容,增强教学的形象性和生动性,对学生也是一次整体临床环境和临床思维的训练。

(二) 参观手术和诊疗操作

临床实践环节中开展参观手术活动,组织学生进行手术观摩,能够直观地观察和感受到现实的医疗环境和氛围,便于理论知识的理解和吸收。选择一些不违反规定、危险性小、易掌控的诊疗活动让学生进行操作,使学生记忆深刻,可以锻炼学生与病人及家属沟通的技巧,如图 2-5-12 所示。

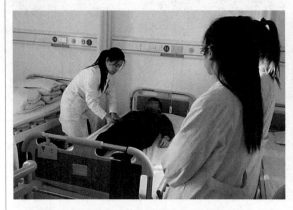
图 2-5-11 临床实践环节中开展床边教学活动

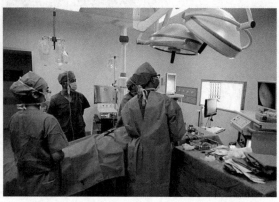
图 2-5-12 临床实践环节中开展参观手术活动

(三) 病例讨论

临床实践环节中开展病例分析与讨论活动,通过病例学习和讨论,不仅可以将学过的知识进行有机整合,还可以学习到诸多书本上学不到的医学知识和经验,遇到的疑难病例还能够启发学生求知欲,有利于学生培养探索和创新思维,如图 2-5-13 所示。

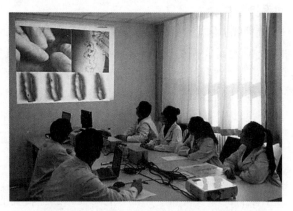
图 2-5-13 临床实践环节中开展病例分析与讨论活动

二、临床实践训练方法与技巧

(一) 勤观察

观察是思维的窗口,没有观察就没有思考和处理。勤观察能够及时发现问题,出于解决问题的心理,就会进行分析与思考,强化思维训练。观察的同时要学会记录,养成随时记录的好习惯。

(二) 多动手

临床实践中的动手操作与在模拟人身上操作的感受是完全不一样的,学生将面临真实的病人和鲜活的身体,这也是检验学生以往理论学习、模拟训练的掌握程度和成果的方法。在条件允许的情况下,尽可能地多进行实际操作练习,要珍视这一成为临床医生前非常有限的宝贵机会。

(三) 好请教

遇到不明白的问题要及时向带教教师请教、向同组的同学学习、向病人及家属咨询。不要让问题堆积或积攒,避免后期学习的不连贯和不理解。

(四) 善思考

临床实践是将理论知识与实际操作融会贯通的重要阶段,要通过临床实践过程回顾以往学习的理论知识,学会从原因看结果,从结果推原因,对待任何问题都要多思考,多问问为什么? 每一次思考都是一次学习和提升。

(五) 写反思

同学们要养成写反思的好习惯,每次临床实践后都要反思一下实践中的得失,自己的表现是否做到了足够好,好的表现有哪些,继续发扬,不足的表现有哪些,原因是什么,怎么改正,下次临床实践时我该怎么做等。

三、临床实践训练注意事项

1. 遵守临床实践场所的规章制度和具体要求。

2. 学生应做好临床实践前预习,了解临床科室常见的疾病种类及其相关知识。

3. 学生均要穿白大衣,不留长指甲及胡须,不准穿拖鞋,男生不准穿短裤,并携带听诊器等临床实践必备用品。

4. 学生不得随意动用未经允许使用的仪器设备,在未征得主管医生同意前不得私自为病人进行各种临床检查及操作。

5. 善于和病人及家属沟通,注意保护病人及家属隐私,不得随意泄露病人及家属任何个人信息。

6. 学生要注意自身人文素质和爱伤观念的培养,在技能培训中即使在医学模型上操作,也要像在真人身上操作一样体现出人文关怀,要与"病人"进行必要的沟通交流,注意"病人"隐私部位的遮挡,检查前需要先洗手,将听诊器先捂热再进行听诊,检查后快速将"病人"的衣物穿好等,都要与真实的病人检查一样,只有通过这样严格的训练,日后在临床实践中才不会出现与病人沟通的障碍。

(张春庆)

第六章　医患关系中的伦理与法律

道德和法律是社会两大基本规范,医学伦理学和医学法学都用于调整医学领域的人际关系,两者相辅相成,互相促进。法律要以良好的道德和医德为基础,道德和医德水平的提高,也需要法律的保障和约束。法律把人们的行为界定在一定的范围内,这本身就是对道德和医德的支持,而一些重要的道德和医德,很多都以法律形式表现出来。医德的教育作用和法律的制裁威力,很大程度上影响着医务人员道德观念和道德风尚,可以促使医务人员树立更好的医德风气。

医患关系中的伦理及法律

第一节　医患关系中的伦理学

一、医学伦理学在医患关系中的作用

1. **医患关系的伦理特征**　医学自从作为一种职业活动形成以来,就存在医生与病人的关系。这种关系包含着心理的、伦理的、技术的、法律的、经济的种种属性。但它首先是一种人与人之间的关系,而且这种关系的处理涉及生死攸关的责任问题,因而医患伦理关系是医患关系最普遍、最基本的内涵。这种伦理关系的基本特征如下所示。

(1)具有一致性和相容性:首先,医患双方的目标是一致的,病人求医,医生施治,都是为了治疗疾病、恢复健康,医患双方是为了恢复、维护、增进健康而走到一起的。其次,医患双方的利益是互相依存的,医患双方在实现目标的过程中,都必须通过对方获取价值的满足,即医生运用自身的医学知识和技能为病人解除疾苦,实现自身价值,病人也在此过程中满足了自身的健康需求。没有病人,医生的价值无从体现,没有医生,病人的健康难以自保,医患双方共同结成一个利益共同体。最后,医疗的过程是医患双方互动、互利、互补、互助的过程,只有彼此信任、互相合作,才能取得良好的效果。

(2)具有不平衡性和矛盾性:虽说医患双方的人格是平等的,病人对于医疗也有一定的参与权、自主权,但是由于医务人员职业的权威性、技术的专业性,使其往往处于主导的、支配的、决定的地位,而病人总是处于被动的、依赖的地位,遂使得双方地位不平衡。再加上医患双方信息不对称、各自对对方的期待不同、各人的价值观和生活阅历及认知态度也有差异,医患之间常常会出现隔阂、矛盾、冲突甚至纠纷,这就需要彼此加强沟通,并在沟通的过程中用道德规范等加以调解。

2. **伦理道德在医患沟通中的应用**　医患沟通是协调医患关系的重要途径和手段,医患关系的伦理性质,决定了伦理道德在医患沟通中具有重要的作用。

(1)伦理道德奠定医生与病人沟通的思想基础:思想是行动的先导,人们的行为总要受到目的和动机的支配,医生与病人沟通必要性的前提首先存在一个"为什么"的问题。是从病人的利益出发,加强医患合作,达成相互共识,为了更好地提高医疗质量进行医患沟通;还是出于私利的计算,为了欺骗病人或推卸责任而与病人交流。这是两种不同的价值取向,前者是合乎道德的,后者是有违道德的。人们是否从道德的愿望出发施行沟通,其情形、效果是截然不同的。正心才有诚意,"诚于中,行于外",医患沟通的前提是彼此双方的诚意,尤其是医者对病人利益的忠诚,因为病人处于"求医",处于被支配、遭受疾病折磨的弱势地位。举例而言,出了医疗事故差错,医方希望通过沟通取得病人及家属的谅解,但若医方一味遮掩,大事化小,小事化了,不能向病人

356

作出负责的解释,医患双方就难以达成共识。当然如果患方不讲道德,企图敲诈勒索,医患双方也不可能有效沟通。现在许多的医患纠纷最后诉诸法律,与先前的沟通缺乏道德基础不无关系,值得反思。

（2）伦理道德创设医生与病人沟通的良好氛围:医德是调整医患关系、医务人员相互关系、医务人员与社会关系的行为规范,涉及医务人员的心理、意识情感、态度、作风、行为、意志、信念等一系列问题。医生与病人沟通包含了医患之间认知沟通、情感沟通、行为沟通及语言的与非语言的沟通。医务人员坚持病人至上的医德观,急病人之所急,想病人之所想。全面了解和掌握病人的疾病状况、个性特点、生活习惯、家庭文化背景、社会经历,就能贴近病人,有的放矢地实现良好的沟通。医务人员遵循医德,规范行事,热忱待患,文明礼貌,尊重病人,优质服务,使病人感到亲切和温暖,可以拉近医患的情感距离,利于心与心沟通情与理相融。医务人员良好的医德行为、医德语言、医德作风,可以增强病人的信任感、依赖感和医疗勇气,消除病人的恐惧感和意志脆弱现象,从而有利于医务人员通过沟通,顺利开展医疗工作。

（3）伦理道德防范、化解医患矛盾和纠纷:医生与病人沟通无非起到这样一些作用:一是了解病人,搜集资料。通过沟通了解病人的需要、愿望、疾病及家庭社会背景,收集病情和病史资料,反馈病人的治疗和病症体验,征询病人各方面的意见和建议。二是解释说明,规劝指导,改变行为。医务人员向病人说明病情及治疗情况,使病人理解医嘱,自觉遵从医嘱,与医者合作。通过沟通影响病人的知觉、思想及态度,进而改变其行为。三是建立和改善医患关系,增进彼此情感和交流,减少双方的矛盾冲突。病人想从沟通中得到的是知识、信息、理解、同情、体谅、宽慰、疗效等。当彼此的沟通期望无法实现时,医生与病人之间就会产生矛盾冲突,而当这种矛盾激化、不得不借助行政或法律手段加以调解时就酿成纠纷。

（4）伦理道德提供医生与病人沟通的行为准则:伦理道德是调整和处理人际关系的行为规范,医生与病人沟通是特殊的人际互动行为,两者之间具有共通性。伦理道德在一般人际交往层面提倡真心诚意、与人为善、文明礼貌、推己及人、豁达谦让、宽容大度、平等尊重、言而有信等道德要求,在医学职业领域提倡仁慈博爱、一视同仁、知情同意、保守医密、医行端庄、医言温文、医术精湛、医风廉洁等医德规范。伦理道德对于指导医患的思想行为、保证医患沟通的正常进行具有重要意义。

【案例】

男,83岁,农民。家住偏远山区,5年前因咳嗽住院,被诊断为肺癌,最近病情又发作,再次入院治疗。检查发现癌细胞已扩散至身体其他部位,患者拒绝继续治疗,想将钱留给妻子养老。而妻子则恳请医生一定要为老伴治疗。

【分析】

在我国,病人的自主性并不是决定继续治疗的主要因素,家属的意见也同等重要。该案例中,老两口间深厚的感情使医生不知应该按谁的意愿行事。在情理上,应为病人治疗,但在经济上又因病人花掉过多的费用而使老伴日后的生活无保障,况且病人无法康复。因此,医生应尽其所能采取最经济的、相对能尽量延长病人生命和减轻痛苦的支持疗法,让病人能和老伴多生活一段时间,而且又不至于让老伴日后生活无保障。考虑到卫生资源的缺乏,病人既然已到癌症晚期,使用费用高昂的技术抢救、治疗只是延长病人的痛苦,不进行抢救和治疗,对病人、他人均是有益的,这也是对病人自主性的尊重。医生应向家属解释清楚,必要时可以出示病人立下的字据。

当病人意愿和家属意愿不同时,医生应该如何? 第一,确定病人是否具有自主决策能力:①考虑年龄,18周岁以上才具有自主决策能力,而18周岁以下则不具有自主决策权;②考虑精神状况是否胜任这种决策,有昏迷、痴呆等病理精神障碍者不能自主决策。第二,遵循以下原则:病人本人和家属的意愿都应考虑。在病人具有选择能力时,病人本人和家属意见无法统一,应侧重病人的意见;在病人不具有或者丧失决策能力时,把决策权转交给家属。第三,当医务人员的最佳方案遭到自主选择能力正常的病人或者家属的拒绝时,则应该搞清楚拒绝的真实理由,然后有针对地做解释工作,如果这种努力失败,应尊重这一选择,同时做好详细和完整的病案记录。

二、医患沟通的伦理原则

医生与病人之间良好的沟通不仅需要有效的交流技巧、语言艺术、认知基础、心理共鸣,还需要高尚的道德修养。在沟通中,双方应该遵循的伦理原则有以下几种。

1. 生命至上 "天地之间,莫贵于人。"生命至上、敬畏生命,是现代文明永恒的主题。病人是人,医者也是人,人与人相处,首先要讲"人道"。医务人员要把病人当人看待,不应把病人当作生物机器、"练靶"工具、实验品、"摇钱树"或者"出气包",也不因为病人疾病所致的思维混乱、意识障碍、人性扭曲、行为退化而予以歧视。祖国传统医德历来强调"医乃仁术","仁"即"两人","仁者爱人也"。行医当以仁为本,仁爱救人,仁至义尽,同情、关心、体贴病人;真正实行以病人为中心的医疗,"一切为了病人,为了病人的一切,为了一切病人";急病人之所急,想病人之所想,掌握病人的思想、情感,满足他们的需要。唯有如此,医生与病人之间才有沟通的基点和契合点。

医生与病人相处,首先应该讲人格的平等,彼此尊重对方的信仰、意志、行为、性格、习惯等。特别是医者,不能因为病人地位高低、容貌美丑、钱财多寡、病情轻重而态度不一,也不能因为职业的特权和优越感以"恩赐者"自居,对病人颐指气使。只有把病人放在和自己平等的位置上看待,对病人一视同仁,才能营造医患沟通的良好氛围。我国某医科大学的专家提出"医生既是病人的老师,又是病人的学生,既是病人的亲人,又是病人的知音"的观点,很有新意。老师者,在于指导病人与疾病作斗争;学生者,在于学习病人同疾病作斗争的意志,通过病人了解疾病的症状和治疗的反映;亲人者,在于体谅、同情病人的疾苦,给予病人温暖和慰藉;知音者,在于平等交流,达成共识。

举止端庄和语言文明既是一般人际交往理应遵循的行为准则,也是医学职业道德的传统规范。两千多年前,古希腊名医、西方医学之父希波克拉底就说过:"医生有两件东西可以治病,一是语言,二是药物。"我国唐代医家孙思邈在《大医精诚》中谆谆告诫医者:"夫大医之体,欲得澄神内视,望之俨然,宽裕汪汪,不皎不昧。……夫为医之法,不得多语调笑,谈谑喧哗,道说是非,议论人物,炫耀声名,訾毁诸医,自矜己德。"新中国一代医圣、北京协和医院已故的张孝骞教授也强调:"仪表端庄,和蔼可亲,主动周到,不仅是一般服务态度问题,而且是临床工作需要。"这些都是取信于病人、协调医患关系、沟通医患情感、实行保护性医疗制度的基本条件和重要保障。

医生与病人的沟通是一门艺术,这种特殊的艺术魅力,往往是通过医护人员的角色形象表现出来的。医务人员的外貌服饰、言行举止、态度气质给病人留下的"第一印象",直接关系到医患之间的人际吸引力和亲和力。因此,在医患沟通中必须遵循医行端庄、医言文明、态度和蔼等医德规范。医行端庄:一是要做到仪表整洁大方,外貌服饰给人以沉着、稳重、干练、可靠的形象,切忌衣冠不整、穿着离奇、不修边幅、浓妆艳抹。二是要行为得体,把握分寸。检查治疗,手法要轻柔娴熟;接触异性病人,要心正无邪;病人急救关头,要沉着镇定,避免操作粗暴、举止轻浮、处事急躁。

语言是医生与病人心灵沟通的桥梁,是彼此交流思想情感的纽带。语言交流是最基本、使用频率最高的沟通方式。医德要求医务人员的语言:一要讲求科学性,做到规范表述、言能达意、通俗易懂、实事求是,不故弄玄虚、不夸大其词、不轻下结论、不欺诈病人或病人家属。二是要注意艺术性,言语的方式、内容、场景都应因人而异、因病而异、因时而异、因地而异。对性格内向的病人多用同情体贴的话语;对重危病人多用鼓励和解释的语言;术前沟通谋求知情同意,术后沟通意在排忧解难;病人隐私只在私下了解,不要公开张扬。三是要遵守保护性。用礼貌性的语言,保护病人的自尊;用保密性的语言,保护病人的隐私;用安慰性、鼓励性、解释性和积极暗示的语言,保护病人的心理。要知道言语不当,轻则使病人动气、紧张、郁闷、沮丧,重则引发医患纠纷,导致医源性疾病。

态度是人们对外界事物和现象体验的情绪流露。态度往往通过人们的语言、行为、表情、姿态予以表达。在医患沟通中,病人期望医者表现出亲切、温和、诚恳、沉稳、宽容、友善的道德态度,而非生、冷、硬、顶的不良态度。

当然,在医患沟通中,要求医务人员文明行医只是问题的一方面,另一方面也应要求病人、患方文明就医,遵守公德。病人对医务人员的理解、尊重、友好、礼貌,同样可以加固医患关系的纽带,使医者得到心理上的满足和工作上的支持。

【案例】

孕妇朱某到医院就诊,主诉肚子疼要生了,但产科医生检查后发现产妇及胎儿各指征均正常,无早产征兆,且 B 超显示胎儿只有 29 周,并非孕妇所说的 39 周。经了解,主治医生才知道朱某谎报胎儿周数是为了利用新生儿脐带血干细胞给 7 岁的大儿子进行骨髓移植手术。朱某的大儿子患有急性白血病,没有合适骨髓配型,而她腹中胎儿是救治的唯一希望。近来大儿子常常因感染被送往急救室,大儿子的主治医生提出要尽早进行移植手术。朱某为了救大儿子,不顾腹中胎儿周龄尚小,坚持要进行剖宫产,且声明院方不给她做手术就起诉医院。

【分析】

对于妇产科医生而言,朱某是他的病人,而胎儿并非他的病人。因此医生要遵从产妇的选择,这是伦理学中的自主原则。按照自主原则,医师应当尊重病人的自主性,保证病人自己做主,理性地选择诊治决策。只有当病人病情十分危急需要立即进行处置和抢救,因而来不及知情同意;病人患不治之症,本人或其家属将治疗权全权授予医生;身边没有任何人代行其自主权,病人需要急救而本人不能行使自主权;本人患有对他人、社会有危害的疾病而又有不合理要求和做法等情况时——医生才能行使干涉权。而朱某的情况并不符合以上情况,因此她的选择应当得到尊重。

---

2. **注意隐私**　知情同意是现代医疗实践中十分重要的一项伦理原则。知情权和选择权是病人的权利,也可以说是医生与病人沟通的具体方式和必要程序。作为一项伦理原则,它要求医务人员详细而真实地向病人告知有关诊断结论、病情预后、治疗目的、可供选择的治疗方案及其利弊和费用开支、预期疗效、不良反应及治疗风险等,让病人在不受任何指示、干涉、暗示、引诱的情况下,自主地选择诊疗方案。知情同意的目的在于尊重病人的自主权,鼓励医患双方理性决定、协作配合、责任分担。为此,临床上建立了手术谈话签字制度、输血同意签字制度、化疗同意签字制度、病重病危通知签字制度等。

知情同意原则的实践运用,依赖于医生与病人的沟通,又促进医患双方的沟通。要实现真正的知情同意,就要求医务人员及时、耐心、细致、负责、充分地告知和解释有关病情和医疗信息,而且要通过良好的沟通技巧,使病人理解医者的告知,作出合理的判断和决策。然而,在临床实践中,不少医务人员常常犯错误。有的医生习惯于"为病人做主",无视病人自主选择权。有的告知不充分,不坦诚,当讲的不讲,以致一旦发生不良后果则酿成医患纠纷。有的有意无意渲染治疗风险,给病人造成心理压力。如有一位年轻医生在与一位患心肌梗死的病人行冠状动脉造影检查前的谈话时说:"冠状动脉造影只能对你有好处,没有任何危险。"这位 64 岁的家庭妇女问:"冠状动脉造影万一有危险,会是什么情况?"医生答道:"哎,该死的活不了,像某某这么大的干部,得心肌梗死才一周,只是排便用力一下就死了⋯⋯"语音未落,病人吓得面色蜡黄,躲进被窝,邻床的病人也跟着发颤,谈话被迫终止。还有的医务人员知情同意不及时,术前不告知、术后告知,术中更换手术方案不告知,造成医患纠纷。还有的医务人员习惯于让病人家属知情同意而无视病人本人的意愿,以致发生悲剧。如一位产妇难产,其丈夫胆小怕事,逃避剖宫产签字,而医院不顾产妇苦苦哀求要求手术,消极等待,最后导致产妇子宫破裂,母子身亡。这些知情同意过程中都存在不良沟通的问题,值得医者深刻反思。

保守医密是一项传统的医德规范,在医患沟通中也应遵循。比如,出于保护性医疗的要求,为了使病人保持有利于疾病治疗和康复的良好心境,允许医生不向病人直接透露不良的诊断和预后,说些"善良的谎言"。例如,现在社会上谈癌色变,有些心理承受能力较差的癌症病人如若知道真相,往往丧失治疗信心,或因考虑治疗费用等问题而拒绝治疗。但事实上并非所有癌症都不可治,一些癌症特别是早期发现的癌症是可以治疗的。因此对这样的病人,在其家属知晓病情的前提下,对病人实行保密治疗是有益的。同时,医患沟通和疾病诊治过程中,医者会了解和得知有关病人的隐私与秘密,如生理缺陷、变态行为、不良生活方式、不道德行为等,对此医务人员在不损害社会公众利益的前提下,应严守病人的秘密,否则医患沟通就丧失信任的前提,沟通就无法继续。

【案例】
曾有一位女病人到医院就诊,一开始就要求医生为她保密,医生作出承诺后,她才允许医生给她看病,并说出了"未婚先孕"的情况,但医生在诊断宫外孕后却违背病人的意愿通知了其父母,结果导致母女不和,发生医患冲突。

医德一贯强调,医者必须钻研医术,精益求精,养成严谨的作风、严肃的态度、严密的观察、严格的纪律、熟练的操作。因此,医生应做到"无一病不穷究其因,无一方不洞悉其理,无一药不精通其性"。医术精湛是衡量医德水平的重要尺度,德术并举是合格医务人员的永恒标准。医患沟通只是一种手段,目的是解除病痛,恢复健康,提高医学服务对象的生命质量和价值。要实现这一医学目的,不仅需要为人民健康服务的良好意愿和思想,更需要治病救人的真才实学。医生高超的技艺、优质的服务、可靠的医疗质量,既是医患沟通的条件,也是医患沟通的保障。

现实中大多数的医患纠纷是因医疗质量问题引起的,有的是因为对医疗效果认识分歧,更多的是因为医疗事故、差错。倘使医务人员该治好的病没治好,该救活的命没救活,或者因责任心不强,技术粗疏,给病人造成痛苦和伤害,医者以何颜面对病人?如何取信病人?相反,医务人员的优质服务、优良效果,能化解患者认知障碍,求得医患共识。

【案例】
周某,女,工人,35 岁,在某医院妇产科就诊。医生问病人:"你怎么不舒服?"病人回答:"我没有什么不舒服。"然后,患者看了看周围的病人,接着小声说:"厂医务室在普查时说我可能得了性病,让我速到医院检查和治疗。"医生又问:"你怎么得上了性病?"病人回答:"我也不知道,我素来是个规矩人!"医生冷笑着说:"不知道!好吧,上床检查检查看。"围观的病人笑了,病人周某满脸通红地上床接受检查。

【分析】

患者是否患性病尚不清楚,而医生顺着厂医务室的可能诊断进行问诊,并且当着围观的病人采取讥笑和触动隐私的行为是不当的,即使是真正的性病患者也不能如此。医生诊治疾病,应当让其他病人回避,避免病人参与"会诊"。该案例有病人围观,而且病史涉及病人的隐私,但是该医生没有尊重病人的隐私权,诊疗行为是不规范的。

第二节 医事法概述

一、医事法的概念与特征

1. 医事法的概念 医事法(medical jurisprudence)是由国家专门机关创制,并以国家强制力保证实施,旨在保护人体健康的有关医药卫生方面的法律规范的总和。它是掌握国家政权的阶级的意志和利益在医药卫生领域中的具体体现,它通过对人们在医学发展和保护人体健康的实践中各种权利与义务的规定,调整、确认、保护和发展各种医事法律关系和医药卫生秩序,是国家对医药卫生事业实施管理的重要工具。

2. 医事法的特征 以保护公民生命健康权为根本宗旨。公民生命健康权是公民人身权中一项最基本的权利。医事法以保障公民生命健康权为根本宗旨,这正是它区别于其他法律规范的主要标志。

(1)综合性和多样性:这是指医事法带有诸法合体、多种调节手段并用的特征。首先,医事法的渊源体系具有综合性和多样性;其次,医事法的调节手段也具有综合性和多样性,既采用纵向的行政手段调整医药卫生行政管理活动中产生的社会关系,又采用横向的民事关系调整医事服务活动中的权利、义务关系;最后,医事法除采用自己独有的法律措施外,还使用刑法、民法、劳动法、诉讼法等部门法的调整手段,以有效地保护公民的生命健康权。

(2)科学性和技术规范性:医事法是依据医学、卫生学、生物学、药物学等自然科学的基本原理和研究成果制定的。医事法与现代科学技术紧密结合,体现了医事法的科学性;同时,医事法保护的是公民生命健康权这一特定的对象,这就必然要将大量的技术规范法律化,即医事法将直接关系到公民生命健康安全的科学工作方法、程序、操作规范、标准等确定下来,成为技术规范,把遵守技术规范确定为法律义务,使公民的生命健康权得到切实保障。

(3)社会共同性:健康问题已成为当今人类所面临的共同问题。全世界都在探求解决人人享有健康保健,为人们打造一个清洁、卫生、适宜的环境,预防和消灭疾病,保障人体生命健康,促进社会经济发展等问题的办法,这在各国医事法中形成了一些具有共性的规律。

3. 医事法的内容和表现形式

(1)医事法的内容:医事法的内容涉及医药卫生、预防保健工作的各个方面。随着医学科学技术的飞速发展,医事的外延在不断扩大,医事法的内容也更加丰富。它包括了优生优育、预防与保健、医疗与康复等方面的监督与管理,以及医事仲裁与诉讼等多方面的内容。

(2)医事法的表现形式:医事法的表现形式又称医事法的渊源、医事法的法源,是指医事法律规范的各种具体表现形式或存在方式。我国医事法主要有以下几种表现形式或存在方式。

1)宪法:宪法是国家的根本大法,是国家最高权力机关通过法定程序制定的具有最高法律效力的规范性法律文件。它不仅是国家一切立法的基础,也是制定各种法律、法规的依据。《中华人民共和国宪法》中有关保护公民生命健康权的医药卫生方面的许多条款,就是我国医事法的渊源之一,是制定医事法的重要依据,并在医事法律体系中具有最高的法律效力。

2)医事法律:这里的医事法律是在狭义上使用的,仅指由全国人民代表大会常务委员会制定的规范性医事法律文件。我国现有医事法律有:《中华人民共和国医师法》《中华人民共和国药品管理法》《中华人民共和国中医药法》《中华人民共和国人口与计划生育法》《中华人民共和国基本医疗卫生与健康促进法》《中华人民共和国精神卫生法》《中华人民共和国母婴保健法》《中华人民共和国献血法》等。

3)医事法规:它是以宪法和医事法律为依据,针对某一特定的调整对象而制定的。它有三种类型:第一种是国家最高行政机关,即国务院制定的,如《医疗事故处理条例》;第二种是由医药卫生行政部门提出法规草案,经国务院批准,由医药卫生行政部门发布的,如《医疗机构管理条例》;第三种是根据国家授权或为贯彻执行国家法律,结合当地实际情况,由省、自治区、直辖市及省、自治区人民政府所在地和经国务院批准的较大城市的人民代表大会及其常务委员会制定的有关医药卫生方面的规范性文件,也称为地方性医事法规,如《重庆市医疗机构管理条例》。

4)医事规章:它是医事法律和法规的补充,从制定的程序和发布的形式看也有三种类型:第一种是医药卫生行政部门制定发布的,如《护士执业注册管理办法》;第二种是由医药卫生行政部门与其他部门联合制定发布的,如《医疗广告管理办法》;第三种是由各省、自治区、直辖市及各省、自治区人民政府所在地和经国务院批准的较大城市的人民政府,根据医事法律制定的地方性医事规章。

5)技术性规范:由于医事法具有技术控制和法律控制的双重性质,因此医事标准、医事技术规范和操作规程就构成了医事法律体系中一个重要的组成部分。值得注意的是,这些标准、规范和规程的约束效力虽然不及法律、法规,但在具体实施的过程中,它们的地位又是相当重要的。因为医事法律、法规只对医药卫生管理中的一些问题作了原则规定,而对某种行为的具体控制,则需要依靠标准、规范和规程。

6)医事自治条例与单行条例:医事自治条例与单行条例是指民族自治地方的人民代表大会依法在其职权范围内根据当地民族的政治、经济、文化的特点,制定发布的有关本地区医药卫生行政管理方面的法律文件。

7)国际医事条约:这是指由我国与外国签订或批准、承认的某些国际条约。可由全国人民代表大会常务委员会决定同外国缔结医事条约和医事协定,或由国务院按职权范围同外国缔结医事条约和协定,上述医事条约和协定,除我国声明保留的条款外,均对我国产生约束力,如《国际卫生条例》《麻醉品单一公约》等。

二、医事法律责任

1. **医事法律责任的概念与种类** 医事法律责任(legal liability in respect of medical affairs)是指一切违反医事法律规范的行为主体,对其违法行为所应承担的带有强制性的法律后果。

2. **医事法律责任特点**

(1)以存在违法行为为前提:医事法律责任是与违反医事法律规范行为相联系的。只有在构成违反医事法律规范的前提下,才可能追究行为主体的法律责任。

(2)由法律明确规定:违反医事法律规范的行为很多,但不一定都要承担法律责任。只有那些在法律中作了明确规定的违法行为,行为主体才能被追究法律责任。

(3)具有国家强制性:医事法律责任同其他法律责任一样也具有国家强制性。对于拒绝承担法律责任的违法主体,由国家强制力来促使其执行。

(4)由专门机关追究:医事法律责任一般必须由国家授权的专门机关在法定的职责范围内依法予以追究。

3. **医事法律责任的种类** 根据违反医事法律规范和法律责任的性质及承担法律责任的方式不同,可将医事法律责任分为行政责任、民事责任、刑事责任三种。

(1)行政责任:医事行政责任是指行为主体实施违反医事行政法律规范行为,尚未构成犯罪所应承担的法律后果。

我国现行的医事法律规定,追究行政责任的形式有行政处罚和行政处分两种。

（2）民事责任:违反医事法的民事责任是指行为主体因违反医事法律规范而侵害了公民、法人和其他组织的民事权益,所应承担的以财产为主的法律责任。

《中华人民共和国民法典》第一百七十九条规定了 11 种承担民事责任的方式。具体有:停止侵害;排除妨碍;消除危险;返还财产;恢复原状;修理、重作、更换;继续履行;赔偿损失;支付违约金;消除影响、恢复名誉;赔礼道歉。医事法所涉及的民事责任以赔偿损失为主要形式,且可由当事人自愿协商解决。

（3）刑事责任:违反医事法的刑事责任是指行为主体实施了犯罪行为,严重地侵犯了医药卫生管理秩序及公民的人身健康权,依《中华人民共和国刑法》应当承担的法律后果。《中华人民共和国刑法》对违反医事法行为的刑事责任作了明确规定,有 20 余个有关的罪名,做到了罪刑法定。如《中华人民共和国刑法》第三百三十五条的"医疗事故罪",规定"医务人员由于严重不负责任,造成就诊人死亡或者严重损害就诊人身体健康的,处三年以下有期徒刑或者拘役。"

三、医事法律中有关医患的权利和义务

1. 医患权利和义务的特点

（1）复杂性:由于医疗行为的多样性,因此医疗服务合同的内容极具复杂性。有的医疗合同约定的医疗服务项目单一,医患双方权利义务就比较简单,如病人因轻微外伤而求诊,医生对伤口作一般消炎处理即可。有的医疗合同约定的医疗服务项目具有一定的技术难度,医患双方的权利义务就要复杂得多,如病人住院治疗,医方提供的医疗服务包括检查、诊断、注射、提供药品及住宿、饮食服务。

（2）动态性:医疗机构为病人提供医疗服务,是一个随医疗进程而动态变化的过程。医务人员必须注意在医疗进程中医患双方的法律关系变化,在法律法规的范围内,坚持生命至上、医者仁心,认真履行应尽的义务,并维护自身的合法权益。

需要说明的是,我国目前尚没有专门的医患关系法或医患权益保障法。关于医患双方的权利和义务的规定主要见于《中华人民共和国医师法》《医疗机构管理条例》《医疗事故处理条例》《中华人民共和国民法典》等法律法规。

2. 医方的权利和义务

（1）医方的权利

1）治疗主导权:在治疗过程中,医生享有诊断权、处方权、处置权;医生有权询问病人的家庭病史、病人个人生活情况;医生有权要求病人进行各项检查,有权决定治疗、处置方案。

2）医疗费用支付请求权:医方提供医疗服务后,有权要求病人支付相应的医疗费用。

3）医疗机构因医疗工作的高风险、高技术等特点,为保障病人及其他公民的健康权,医院工作人员在医疗过程中享有医疗意外、并发症的免责权,在特殊情况下享有否定病人拒绝治疗和采取行为控制权。

4）医疗机构的其他合法权益:如财产所有权、知识产权、名称权、荣誉权、名誉权、债权等受法律保护,任何单位、组织和个人不得侵犯。

5）支持医务人员维护自身合法权益的权利。

（2）医方的义务

1）依法和依约提供医疗服务的义务:①医方提供医疗服务,应当按照《中华人民共和国医师法》和其他有关法律法规的规定履行义务;②医方和病人另有约定的,应当按照约定履行义务,但双方的约定不得违背法律法规的规定,不得损害国家利益和社会公共利益。

2）忠实义务:包括对病人的忠实和对社会的忠实两方面的内容。

此项义务包括:①医方应当保证其提供的医疗服务符合保障病人的健康和经济利益的要求,不得超核准登记的诊疗项目开展诊疗活动。②提供及时的医疗服务,对于危急病人,应当采取紧

急措施进行诊疗,不得拒绝处置危急病人。③提供诊疗场所、舒适的就诊环境、良好的医德、热情的服务态度的义务。④医方不得聘用非卫生技术人员从事医疗技术工作。⑤未经医生亲自诊查病人,医疗机构不得出具疾病诊断书、健康证明书或者死亡证明书等证明文件;未经医师、助产人员亲自接产,医疗机构不得出具出生证明书或死亡报告书。⑥医方应当向病人提供有关医疗服务的真实信息,不得作引人误解的虚假宣传。⑦在医疗活动中,医疗机构及其医务人员应当将病人的病情、医疗措施、医疗风险等如实告知病人,及时解答其咨询;但是,应当避免对病人产生不利后果。⑧对因限于设备或技术条件不能诊疗的病人,应当及时转诊。⑨医方应当按照有关规定或医疗惯例出具服务单据、病历资料;病人或者家属索要服务单据、资料的,医疗机构应当依法提供。⑩除法律法规另有规定外,医疗机构及医务人员应当保护病人的隐私权。

3）注意及报告义务:①遵守各项规章制度和技术操作规范的义务;②提高专业技术水平的义务;③发生医疗事故或者发现传染病疫情、食物中毒、涉嫌伤害事件或者非正常死亡的报告义务。

4）附随义务:①医方不得出具各种虚假证明材料;②发生医疗纠纷后,医方不得涂改、隐匿、销毁医疗文书。

3. 病人的权利和义务

（1）病人的权利

1）病人享有获得适宜的医疗服务的权利:①病人拥有获知有关医疗信息的权利。所谓医疗信息,是指医院病房科室的设置、有关专家及其特长等。②病人有权获得公正医疗保健服务的权利,且得到与其就诊医院等级相应的医疗技术水平的服务权益。③病人有获得费用节省的医疗服务的权利。④病人,尤其是急诊病人,有得到及时的医疗服务的权利。

2）病人享有合理限度的医疗自由权:①有权选择医疗机构,自主选择医生;②除法律法规规定传染病实施强制治疗以外,病人有权决定接受或不接受任何一项医疗服务;③在不违反法律法规的前提下,病人有出院及要求转院的权利（如果病人要求出院或转院而医师认为病人病情未痊愈而不宜出院或其他情况不宜转院,应在医嘱和病历记录上写明）。

3）病人有知情权及同意权:①知情权是指病人有权了解和认识自己所患的疾病,包括检查、诊断、治疗、处理及预后等方面的情况,并有权要求医生作出通俗易懂的解释;②病人有权知道所有为其提供医疗服务的医疗人员,尤其是负责其治疗的医生的身份和专业地位;③病人有权知道处方的内容,出院时有权索要处方副本或影印件;④病人依法有权复印或复制门诊病历、住院志等病历资料;⑤有权核实医疗费用,并有权要求医方逐项作出解释。

4）人身、财产安全不受损害的权利:①病人有权要求医疗机构提供的医疗服务符合保障人身、财产安全的要求;②病人因接受医疗服务受到人身、财产损害的,享有依法获得赔偿的权利。

5）隐私权:在治疗过程中,病人的个人隐私有不受医方不法侵犯的权利;对于医务人员已经了解的病人隐私,病人享有不被擅自公开的权利。

6）病人在接受治疗时,享有其人格尊严、民族风俗习惯被尊重的权利。

7）病人享有获得有关病人权益保护方面的知识的权利。

8）病人享有依法成立保护自身合法权益的社会团体的权利。

9）病人享有对医疗服务及保护病人权益工作进行监督的权利。

（2）病人的义务

1）配合医师诊疗的义务:在医疗合同履行中,双方当事人必须密切配合。体现在病人方面,病人应如实陈述病史、病情,按医嘱接受各项检查和治疗。

2）给付医疗费用的义务。

3）在医方告知的情况下,病人有对自己的诊疗选择作出决定的义务。

4）病人在治疗过程中,应自觉遵守国家法律法规及医方制定的与病人有关的规章制度。

法理学基本原理告诉我们,权利与义务是一对矛盾体,矛盾的两个方面互相依存又互相统一。没有无权利的义务,也没有无义务的权利。权利与义务两者缺失了其中的任何一方,另一方都不能单独存在。医患权利与义务的统一,就在于医患不仅享有权利,而且还应履行义务。医患的义务是行使其权利的前提。医患行使其权利是为了尽一个医生(病人)对病人(医生)和社会应尽的义务,行使任何偏离或摆脱对病人(医生)和社会尽义务的权利都是不符合医学道德的,也是有违法律的。同时,要对病人(医生)尽义务就必须保护医生(病人)权利的完整性。干扰医生(病人)独立、自主地行使其权利,就会影响到医生(病人)义务的履行。当义务人拒不履行义务或不依法履行义务时,权利人可以依法请求司法机关或行政部门采取必要的强制措施,以保障其权利的享有;当权利人的权利受到对方的侵害时,受害人可以依法请求司法机关或行政部门给予法律保护,要求依法追究对方的行政、民事或刑事责任。因而,在医疗实践过程中,医生(病人)应当在享有权利的同时,履行应尽的义务,应处理好权利与义务之间的相互关系,使权利与义务相统一。

四、医事法律解析

1987 年国务院颁布的《医疗事故处理办法》,是我国第一部专门处理医疗纠纷的行政法规,与其配套的还有卫生部于 2002 年 7 月 31 日发布的《医疗事故分级标准(试行)》、1988 年 5 月 10 日下发的《关于〈医疗事故处理办法〉若干问题的说明》。2002 年 4 月 4 日,国务院第 351 号令公布《医疗事故处理条例》自 2002 年 9 月 1 日起施行。

立法的目的在于保护人们的生命健康权,最大限度地减少医疗事故的发生。医疗事故发生后应当及时采取补救措施,妥善处理。因此,条例突出了预防为主,明确规定了医疗机构的责任;明确了医疗事故争议的解决途径,以及当事人要求行政机关处理的具体程序;明确了医学会组织医疗事故技术鉴定,并对有关鉴定的内容作出规定;明确了医疗事故赔偿原则、赔偿标准和计算方法;明确了卫生行政部门的职责,违反条例规定行为的法律责任。这些基本原则和制度贯穿整个条例,起到指导作用,是整个条例的精髓所在。

【案例】

患者李某某,女,30 岁,因咽部异物感,伴声音嘶哑、语言不清、吞咽和呼吸困难数月,入某医院住院治疗。入院后,经过间接喉镜检查,医生发现她的舌根部有一半球状肿物,约 2 厘米 ×2 厘米 ×2 厘米大小,使喉入口部变窄。取部分组织分别送外院进行病理活检,一家报告为副节瘤,另一家认为是血管内皮肉瘤。由于这两种瘤均属低度恶性肿瘤,当时负责治疗的该院耳鼻喉科主任认为应手术切除肿瘤。在家属签字同意后,由本院专家顺利地实施了手术。术后将大标本分送两家医院进行病理检查,报告分别是:"舌根部异位节性甲状腺肿"及"甲状腺瘤,来自异位甲状腺部分细胞有异形性变"。术后一个月,李某某出现了浑身无力、手足冰凉的症状。经吸碘试验及甲状腺扫描检查,医生考虑为"甲状腺机能低下",给予服甲状腺素片、支持疗法对症治疗,在病情稳定的状况下出院。

李某某出院后,曾几次出现月经周期紊乱、子宫出血症状,病人及其家属多次找医院交涉,要求院方承担责任,其理由是甲状腺被切除,已丧失甲状腺功能,内分泌紊乱。于此同时,病人及其家属向卫生管理部门提交医疗事故鉴定申请。医疗事故鉴定委员会对本案进行了鉴定,经分析认为:"为抢救治疗病人行肿物切除是可行的……异位甲状腺临床极为少见,事前难以预料,且术前曾做活检病理……加之异位甲状腺的组织细胞也随之有所变异……"。据此,做出了"此例不属医疗事故"的鉴定结论。病人不服这一鉴定结论,并向法院起诉。

【处理】

法院受理此案后,委托卫生管理部门对该案鉴定组织复议。技术鉴定委员会再次进行了讨论,认为:"……由于手术造成甲状腺缺如……没有考虑到异位甲状腺的可能性,术前未能做甲状腺扫描、吸碘试验,因此选择了不适当的方式……"。所以,推翻了原鉴定结论,做出了"此例定为二级医疗技术事故"的复议结论。基于这一结论,法院判决医院一次性给付李某某经济补偿费 5 000 元及手术到判决生效之日的医疗费用。病人对这一判决不服,向中级人民法院提出上诉。

依据《中华人民共和国民法典》第一千一百七十九条,"侵害他人造成人身损害的,应当赔偿医疗费、护理费、交通费、营养费、住院伙食补助费等为治疗和康复支出的合理费用,以及因误工减少的收入"的规定,对李某某 12 年来治疗、住院的费用、误工损失费、陪伴费、营养费及今后 20 年的上述费用,应由医院赔偿。但考虑到其看病的因素亦不好分割,故医院承担医药费用的 90% 为宜。中级人民法院做出终审判决:①撤销初审法院原判。②医院赔偿李某某医药费的 90% 及陪伴费、营养费、误工损失费,计 218 023.14 元。③医院赔偿李某某今后 20 年医药费用的 90% 及陪伴费、营养费、误工损失费,计 356 304 元。再加上其他有关费用,共计 57 万余元。上述费用判决生效后一次性给付李某某。

五、医事法律的实践

1. 医疗过错认定标准 判断医疗机构是否存在过错的主要标准,是医疗机构是否违反有关医疗卫生管理法律、法规、部门规章及临床诊疗技术操作常规和规范,也包括基于医疗服务合同而产生的特别约定义务。诊疗技术操作常规和规范不仅包括成文的,也包括约定俗成的人们在实践中普遍遵循的不成文的各种惯例。其表现形式是多种多样的,违反国家医疗卫生管理法律、行政法规、部门规章,违反医疗、护理技术操作规范或常规,均可能构成医疗过错。

【案例】

病人刘先生,因摔伤致左上臂肿痛、畸形就诊于某市医院,诊断其为左肱骨中下段粉碎性骨折,全身多发性外伤,行切复内固定术 + 人工骨折植入术。病例显示:医生为刘先生左侧肱骨干骨折使用的金属接骨板为某医疗器械公司生产,规格为 8 孔。病人半月后出院,复查 X 线片示左肱骨骨折术后,对位对线良好。病例记载"术后两月之间复查显示内固定位置良好,后一直未予复查"。出院后一年半,刘先生因"左侧肱骨骨干骨折术后内固定断裂"就诊于某省立医院,X 线片提示左肱骨中段陈旧性骨折,内固定 10 孔钢板在位,钢板断裂,左肱骨骨干骨折术后骨不连。医治半月余,病人出院,医疗费共计 31 083.05 元。

出院后,医学鉴定意见为:难以排除医院在为病人的诊疗过程中,采用内固定不确切,未进行有效的内固定,履行注意义务不充分,未尽到与其医疗水平相应的诊疗义务,其诊疗行为存在过错。该诊疗过程行为与刘先生左侧肱骨骨干骨折术后骨不连、内固定断裂的损害后果之间存在因果关系,参与度建议在 56%～70% 之间为宜;医院的病例记载与实际情况不符,存在过错。被鉴定人刘某因摔伤致左肱骨中段骨折,现遗有左肩、左肘关节活动受限,造成左上肢功能丧失程度达 10% 以上,属 X(十)级伤残。

法院经审理后认为:医院在治疗过程中,不但要保证自身诊疗行为没有过错,而且要证明其提供的医疗器械不存在质量缺陷。是否属于缺陷产品,不仅取决于产品是否符合国家标准、行业标准等强制性规定,还要看是否存在潜在的不合格危险。该案中,医院提供的钢板植入病人体内发生断裂,使用期限远未达到医院在出院医嘱上载明的时间,且医院提供的钢板合格证标明的是 8 孔而植入病人体内的钢板是 10 孔,二者不符,医院显然存在过错。作为植入病人体内的钢板,其质量要求远要高于其他产品的质量安全要求。医院未能提供因病人自己过错而造成钢板断裂的相关证据,应视为其提供的钢板存在质量缺陷,依法应承担相应的赔偿责任。

2. 知情同意医疗损害责任 《中华人民共和国民法典》第一千二百一十九条规定:医务人员在诊疗活动中应当向患者说明病情和医疗措施。需要实施手术、特殊检查、特殊治疗的,医务人员应当及时向患者具体说明医疗风险、替代医疗方案等情况,并取得其明确同意;不能或者不宜向患者说明的,应当向患者的近亲属说明,并取得其明确同意。医务人员未尽到前款义务,造成患者损害的,医疗机构应当承担赔偿责任。

《中华人民共和国民法典》第一千二百二十条规定:因抢救生命垂危的患者等紧急情况,不能取得患者或者其近亲属意见的,经医疗机构负责人或者授权的负责人批准,可以立即实施相应的医疗措施。

病人的知情同意权,是指病人向医务人员了解自己的病情、医生拟采取的医疗措施及这些医疗措施可能会给其带来的医疗风险,并在此基础上决定接受或拒绝医生建议、医疗措施的权利。据此,病人的知情同意权由两部分构成,一是病人的知情权,二是病人的同意权或选择权。病人知情是基础,但不是最终目的,在知情的基础上作出相应的选择才是其最终目的。因此病人的知情同意权,有时又被称作"知情选择权""自我决定权"等。

【案例】

女青年小刘年初结婚,婚后不久便怀孕了。经人推荐,小刘选择在安徽某县医院进行定期孕检。孕检过程中,医生发现小刘患有慢性肾小球肾炎,但检查医生对此没有足够重视,没有充分告知小刘。此后,小刘的肾功能进一步减退,最终导致慢性肾功能衰竭(尿毒症期),为保全母体健康,小刘被迫终止妊娠。

经当地卫生机构委托,某市医学会对小刘病案作出医疗事故技术鉴定:该例属于二等甲级医疗事故,医方承担轻微责任。随后,司法鉴定机构对小刘后续治疗费进行了鉴定,鉴定意见:被鉴定人小刘须终生服用百令胶囊等七种药物,平均每日药费总额为261.97 元,后续治疗费以其服用该七种药物的总天数为准进行累加计算。

小刘认为,因医务人员告知不全面,造成其延误诊疗,医院严重侵害了自己的身心健康,并造成了巨大损害。小刘与医院对赔偿事宜多次协商不成,遂向法院起诉:按预期人均寿命 75 周岁计算,要求医院赔偿医疗费、后续治疗费、精神损害抚慰金等各项损失共759 990 元。

法院审理认为,根据医疗事故技术鉴定,小刘患慢性肾功能衰竭,已被鉴定为二等甲级医疗事故,医院对此存在过失。经司法鉴定,小刘需终生服用药物,医院应承担相应的赔偿责任。经调解,小刘放弃了部分诉讼请求,双方当事人达成了调解协议:医院每年赔偿小刘因医疗事故导致的后续治疗费 10 000 元,付至小刘 75 周岁止。

---

3. 医疗产品缺陷产生的损害责任 《中华人民共和国民法典》第一千二百二十三条规定:因药品、消毒产品、医疗器械的缺陷,或者输入不合格的血液造成患者损害的,患者可以向药品上市许可持有人、生产者、血液提供机构请求赔偿,也可以向医疗机构请求赔偿。患者向医疗机构请求赔偿的,医疗机构赔偿后,有权向负有责任的药品上市许可持有人、生产者、血液提供机构追偿。该条款规定了因使用有缺陷的医疗产品、药品、消毒产品、医疗器械和输入不合

格血液而导致患者医疗损害的侵权责任归责原则、责任构成要件、责任承担者及索赔程序的内容。

> **【案例】**
>
> 　　毛毛,出生后8个月大时,被确诊为先天性心脏病,后在某医院手术,手术时输注了血小板、悬浮红细胞和血浆,涉及8个献血者。毛毛手术成功,恢复不错,却于5年后被查出感染人类免疫缺陷病毒。
>
> 　　毛毛爸爸妈妈做了检查,确认没有感染人类免疫缺陷病毒。他们要求医院、供血单位调查此事,调查组通过追踪8位献血者的相关情况,经疾病预防控制中心检测排查,最终确认原人类免疫缺陷病毒抗体检测阴性的陈姓献血者,本次检测人类免疫缺陷病毒抗体为阳性。被检测出艾滋病的陈姓献血者,当时献血的血液除输注给毛毛外,还输注给另外两人。
>
> 　　当地卫生健康主管部门在通报事件情况时表示,已责成定点医院和疾病预防控制中心做好患儿的医疗救治、救助工作。同时根据相关法律法规,要求血液中心和医院对患儿给予人道主义救助补偿。
>
> 　　毛毛父母与血液中心、医院达成并签订经济补偿协议,上述两家涉事单位将一次性补偿毛毛合计77万元。

　　4. 如何预防医疗纠纷 医疗质量是医院管理永恒的话题,提高医疗质量是保障医疗安全、减少医疗纠纷的重要手段。医疗纠纷是由病人及医务人员多方面原因产生的,作为医务人员应该持有正常的心态。在医疗活动中要积极创造良好文化环境,为病人提供优美的就医环境,树立"以人为本"的理念,从客观因素上尽量减少纠纷的发生;更应该从既往发生的医疗纠纷中汲取经验教训,改善诊疗态度,提高技术水平、医疗质量,确保医疗安全,尽量避免医疗纠纷的产生。

　　(1)严格遵守医疗卫生管理法律、法规、规章和诊疗护理规范、常规,恪守医疗服务职业道德,改善服务态度,建立良好的医患关系,预防医疗纠纷的发生。

　　(2)加强对医务人员医德教育和业务素质教育,树立全心全意为人民服务的思想,一切以病人为中心,改善服务态度,进一步提高医务人员工作的效率性、严密性、科学性、全面性和纯洁性,切实提高医疗技术水平,摆脱"医家至上,病家求治"的传统观念,减少由于病人对医疗行为不理解而引发的纠纷。

　　(3)医务人员应遵守各项规章制度和诊疗护理规范、常规,医院工作应走上制度化、规范化、标准化的轨道,减少医疗纠纷的发生。

　　(4)要切实保障医疗质量,对影响医疗质量的各个环节进行有效监控。健全医疗服务质量管理体系,坚持"预防为主"的原则,制订切实可行的防范和处理医疗纠纷的预案,狠抓基础质量、环节质量和终末质量的三级管理,堵塞漏洞,做到防患于未然。

　　(5)提高病历及各种医疗文书的书写质量并加强管理。

　　(6)重视医疗以外的其他安全问题,减少非医疗因素引发的医疗纠纷。

　　5. 医疗纠纷解决途径 我国《医疗事故处理条例》第四十六条规定:发生医疗事故的赔偿等民事责任争议,医患双方可以协商解决;不愿意协商或者协商不成的,当事人可以向卫生行政部门提出调解申请,也可以直接向人民法院提起民事诉讼。根据该条规定,医患双方就医疗问题发生争议后,可以通过双方协商、卫生行政部门调解和法院诉讼三条途径解决。

　　和解的基本原则:所谓和解或协商解决,是指医患双方在争议发生后,通过谈判的方式,就有关医疗争议的解决达成一致意见,并最终签订和解协议书的争议解决方法。协商解决是司法自治原则的具体体现。根据该原则,包括医患双方在内的民事主体,可以在符合法律规定的范围内自由处分自己的民事权利。因此,对医疗事故的赔偿等争议,医患双方可以通过自行协商的方式加以解决。但是不能是无原则的,必须符合法律的规定。

第三节　病人安全

> **【案例】**
>
> 　　在我国台湾地区发生过一起严重的医源性艾滋病群体感染事件,起因是一名 37 岁男子,由于头部外伤不治身亡,家属在不知其是艾滋病感染者情况下,联络某医院器官捐献小组,相关医护人员及检验人员仅以电话方式予以确认,结果造成 HIV 阴性和阳性混淆,而手术人员也未让检验人员再次确认,就进行了移植手术。先后导致有 5 名患者接受了该感染者的器官捐赠。

什么是病人安全? 病人安全(patient safety)又称医疗安全,是指医院在实施医疗保健过程中,病人不发生法律和法规允许范围以外的心理、机体结构或功能损害、障碍或缺陷死亡,其核心是医疗质量。

一、病人安全的意义

近年来,在医疗领域中病人安全议题越来越受到世界卫生组织和各国的重视,提高我国人民对病人安全的认识,普及病人安全知识,采取切实措施,减少医疗差错,改善医疗安全,对增强人民群众身体健康意义深远。

以往在研究和探讨医疗安全问题时更多的是站在保护医院和医务人员的角度,这并没有错。但问题的另一面是,病人更关心自己在医疗过程中怎样才能不受伤害。因此,不管是站在病人角度,还是实践“以病人为中心”的服务理念,医生都应该从病人的角度去关注医疗安全,关注病人安全,从医院的行为、流程、设备、环境、建筑等各个方面,考虑是否存在危害病人安全的因素,体现医生对病人的人文关怀。

> **【案例】**
>
> 　　美国约翰·霍普金斯大学,一个 18 个月大的女婴因医疗差错而死亡。分析死因:严重脱水和用药错误。女婴的母亲在反映情况时讲了六个如果,即如果通知医生后能及时检查、如果及时给婴儿饮水、如果医生及时发现婴儿体重明显下降、如果不再注射美沙酮、如果护士重视家长的担心、如果医生实施安全计划,孩子就不会死亡。该医院从此开始制订和实施霍普金斯病人安全计划,开展安全文化的评价、安全文化的教育、全面查找安全隐患,医院领导分工联系科室,要求一个月解决一个问题。

二、保障病人安全的主要措施

近年来,由于医院管理理念的进步和病人自主意识的增强,病人安全问题已经引起世界卫生组织及众多国家医务界的高度重视,成为医院管理领域最重视的议题之一。根据文献报告,发达国家医院住院病人不安全事件的发生率达 3.5%～16.6%,其中 70% 的不安全事件导致暂时性失能,14% 导致死亡。世界卫生组织多次呼吁各国成员密切关注病人安全,提出“全球共同努力,开展保障病人安全的行动”倡议,并通过了成立患者安全国际联盟的决议。考虑到全球每十人中就有一人遭遇过医疗差错,该联盟已经出台了九条有效措施来减少这种差错,执行这些措施正是保证病人安全的重要途径。

【小知识】保障病人安全的措施

1. 正确区分书写和读音相似的药名。

2. 患者识别。

3. 交接病人时的沟通。

4. 操作规程和所选躯体部位正确无误。

5. 对高浓度电解质液体的控制。

6. 确保全部医疗进程中给药的正确无误。

7. 避免导管和置管的错误连接。

8. 使用一次性注射器。

9. 注意手部卫生,防止医源感染。

【案例】

据悉,一名美国空军退伍老兵长期遭受左侧睾丸疼痛、萎缩的困扰,医生考虑到其有癌变可能,决定进行手术切除。但是术后发现,他正常的右侧睾丸被错误切除了。在查看病历时发现,他的病史档案中存在着一个接一个的错误,比如手术知情同意书的纰漏、术前医护人员错误标注手术部位等。这名老兵及其妻子就这一起医疗事故提出涉及金额 20 万美元的索赔。

中国医院协会患者安全十大目标(2022 版)具体内容为:

1. 正确识别患者身份。

2. 确保用药与用血安全。

3. 强化围手术期安全管理。

4. 预防和减少医院相关性感染。

5. 加强有效沟通。

6. 防范与减少意外伤害。

7. 提升导管安全。

8. 加强医务人员职业安全与健康管理。

9. 加强孕产妇及新生儿安全。

10. 加强医学装备及医院信息安全管理。

三、如何让医生牢固树立病人安全意识

如何进一步提高医疗质量、强化医疗安全意识和管理水平,使医生牢固树立病人安全意识,消除医疗隐患,杜绝差错事故的发生?在事故差错中汲取教训,反思自身存在的问题,全面提高医疗质量,每一位医生都必须从保障人民健康的角度出发,进一步强化安全意识,增强责任感,加强质量管理,确保医疗安全、病人安全。

1. **医生自身应树立职业神圣感** 医学是一种把人的生命作为研究对象的科学,需要从事医疗事业的医务人员具有严谨的态度,对事业充满热情和忘我的学习境界。在技术上精益求精,开拓创新,不断提高医疗技术水平;始终保持好奇心和独立思考的能力,始终对医学知识充满热情,成为学者型的医务人员;要经常性地开展学术研讨、业务培训,把业务学习、技术创新作为考核医务人员的重要指标。

2. **对医生实施警示教育,从中汲取教训** 收集媒体报道的案例和医院发生的案例,通过研讨会、座谈会、模拟训练等方式对每一个案例进行深刻的分析,形成案例教育的教材,开展案例教育,从案例中汲取教训,增强医务人员安全质量意识。

3. **加强团队建设、发扬团队精神** 医学的分支将越来越细,每个人所掌握的医学知识、医疗

技术都是有限的。对一些疑难病例、复杂的手术,单凭一个医生是无法解决的,需要各学科不同层次的医生、医技人员组成团队才能完成,这就需要发扬团队精神,也就是团结协作、合作共赢的精神。一百多年前美国梅奥诊所创始人威廉·梅奥就预言:"医学成为一门合作的科学是必然的趋势。"加强团队建设,通过团队建设,建立共同的愿景,凝聚人心、聚集力量、凝成合力。医务人员之间的精诚团结、知识互补可使一些疑难复杂的问题得以解决。每一个成员都尽心尽力为团队共同的愿景而努力,可大大提高整体医疗技术水平,减少医疗缺陷和隐患,确保医疗质量和病人安全。

4. 认真落实控制医疗质量的规章制度 制度是做好任何工作的首要保证。医疗安全质量不仅需要医务人员的自觉行为,发挥其主观能动性,同时还离不开制度的约束作为保障。医院抓好各项医疗质量制度的落实,要靠严格的监督检查和公平的奖罚措施。医院须制订严谨的医疗质量目标、病人安全理念、诊疗规范、医疗纠纷事故处理程序等。制度落实的目的就是要把生命至上、病人安全第一的质量文化理念根植于医生的脑海中、信念中,使遵守制度成为广大医生的习惯性行为。

5. 加强医务人员的人文精神培养 医学人文精神就是通过精湛的医术和优良的服务,对病人身心进行全面呵护和关爱,体现出对生命整体的关怀与尊重。在对病人人文关怀的同时,也应该对病人特别是文化水平低的病人进行人文精神的教育。采取各种形式教育病人要尊重自己的生命、关注自己的健康、理解尊重医学、理解尊重医务工作者、对治病救人的医务工作者要有感恩之心。

卫生事业和科技的发展不能自然地减少或降低不良事件发生率。近些年来我国医院虽然得到了迅速发展,各种先进设备不断引入,但医疗差错并没有相应减少。究其原因,主要是一些最基础的制度在医疗机构和医生层面没有得到很好的执行。无论在大医院还是小医院,病人是否安全最重要的因素还是医务人员是否能严格执行"三查七对"等最基础的制度。医院管理水平和医务人员素质,是影响医疗安全的重要因素。

【案例】

某病人因胆囊炎在某医院接受静脉麻醉下经腹腔镜胆囊结石取出术,术程顺利,但返回病房后病人却一直昏迷不醒。原来,病人手术过程中有两条静脉输液管,一条是抗生素输液管道,一条是麻醉输液管道。而手术后医生一时疏忽,错误地将抗生素输液管道当做麻醉输液管道拔除,造成麻醉输液管道未能及时拔除,导致病人麻醉过量引起严重脑损伤而呈植物人状态。对事件进一步跟踪发现,管床医生已经发现是拔管出了问题,却由于害怕受到处分等种种原因未将情况及时上报,只是自己暗中处理,最后才导致了无法挽回的后果。

(陈 鹏)

第七章　医学人文情怀——叙事医学

叙事医学

　　叙事,通俗地说就是讲故事。在聊天中获取线索,听起来是不是很像侦探小说或者破案故事中的情节? 事实上,这一幕也可能发生在医院的诊室里。一位30出头的年轻女病人,因脑卒中入院,医生对其病因百思不得其解,后来通过与病人的反复聊天,了解到她家里的一个饮食习惯:她的母亲每次做菜时,都会放上一勺猪油。从病人的故事当中得到诊断线索,在现实中确有其事,在这个案例中,立了大功的是病人向医生讲述的关于疾病的故事,而故事的背后,隐藏着医学人文的一个新兴领域——叙事医学。

　　什么是医学人文? 以高血压病人为例,病人的年龄、饮食、情绪、情感、运动、睡眠都会影响血压的变化。如果医生忽视病人的吃喝拉撒睡,不关注病人的喜怒哀乐,只在疾病上较劲,许多时候会费力不讨好。在这里,关注病人的吃喝拉撒睡和喜怒哀乐就是医学的人文部分,意味着承认医学的局限性、尊重整体的人。

　　人文是医学的另一只翅膀,这是一个美丽的比喻。医学人文并非虚无缥缈,它可以内化为医学人文素质,外化为医学人文关怀。医学人文的内化和外化并不是自动的、自然而然的过程,而是需要一个工具来完成,叙事医学就是这个工具。

第一节　叙事医学

> 【案例】
>
> 　　60年前,一批北京协和医学院的见习医生来到妇产科实习,导师林巧稚要求每人完成对10例产妇分娩全过程的观察,并用英文写出完整的产程病案。作业交上来后,林巧稚只在一个学生的作业本上批写了"Good"(优秀),其余全部退回。
>
> 　　学生们更认真地重做了一遍,结果林巧稚仍不满意。他们只得找来那本被批了"Good"的作业,发现上面只多出一句话:"产妇的额头上沁出了豆粒大的汗珠。"
>
> 　　"产妇的额头上沁出了豆粒大的汗珠。"这句没有任何医学含量的话,真有那么重要吗? 通过批改病历,林巧稚医生想要传达给我们的是什么?

一、什么是叙事医学

(一) 叙事医学产生的背景

　　叙事是讲故事,叙事医学就是讲医学的故事。人类是天生的故事叙说者。古希腊医学就充满叙事理念。从古希腊医学之父希波克拉底开始,语言、药物和手术刀被并称为医学的三大法宝。根据他的理念,医学所涉及的三个方面——疾病、医生和病人都有故事可讲。

　　19世纪之前,医学仍然重视聆听和记录来自三方面的故事。然而,20世纪"医学科学主义"和"技术主义"盛行,医学的非人和非语言倾向加剧,导致医学缺乏情感交流,医患关系紧张。

　　通过阅读文学作品,医学生可以意识到慢性病、残疾、死亡、抑郁和苦难不会屈服于技术和科学,这是人类生存状况的问题,需要技术以外的力量和智慧来面对。早在1952年,美国品纳和米勒两位医生就将 33 位医生患病的病史纪录编进《当医生成为病人》一书,提醒医生每一种疾病"既影响身体,也触动心灵"。

随着对文学研究的深入,美国哥伦比亚大学教授丽塔·卡伦(Rita Charon)发现文学与医学实践存在着某种关系,或者更为确切地说,文学能帮助医生成为一个更好的医生。在美国的医学教育领域,这种将医学与文学结合,打破医生与病人之间隔膜的"叙事医学"已经存在三四十年。但是它的蓬勃发展是在 2001 年,卡伦通过一系列的论文将其理论化。

(二)叙事医学的定义

叙事医学主要用于探讨文学与医学的关系,或者更确切地说是文学叙事能力对于医学的积极意义。医生善于诊断、判断病情,现代医学越来越倚重仪器、检查、数据,却少了坚定的口吻和温柔的接触。医学术语如此专业,病历上只见反复的记述,却遍寻不到病人对疾病的认知和看待。医生常扛着专业的坚持踟蹰独行,而病人面对艰难的生命常常无所适从。阅读、聆听和书写疾病故事是医生的工作。

叙事医学指用叙事能力来实践医学,对病人的故事进行认知、吸收、阐释并为之感动。叙事医学是为了反驳冷漠的基于证据的医学,目的在于调整日益紧张的医患关系,聆听被科学话语所排斥的病人声音。

叙事是一种不同于逻辑科学的思维模式。叙事无处不在,与医学实践关联密切。当医生和病人初次见面或初次接触时,语言通常是叩开交流之门的敲门砖。开药之前亦不可避免地要进行交谈。最基本的医学叙事就是记录病人叙述的病史、医护查体所见到的体征及实验室检查结果。这种格式化和数据化的医疗病历是纯粹的生理学描述,是冰冷的病历。例行公事的医学检查、询问、用药和诊治等只能给病人带来恐惧、难堪和羞辱,甚至造成病人拒绝遵守医嘱或反抗医生提出的治疗方案。怎样消除医患之间的交流冲突,达成真正意义上的人际沟通,成为一个备受关注的社会问题。在这种情况下,一些学者提出叙事与医学知识有共通之处,即叙事医学。不能把疾病叙事看作纯粹的生理学描述,而是应该广泛考虑病人的生活现实、文化伦理等方面的因素,帮助病人领悟疾病的意义。正如丽塔·卡伦所言,当医生对一名年逾古稀的老妪例行足部检查时,被医生检查的不仅仅是糖尿病足溃疡的症状,还有医生握在自己手上的病人立足于世、安身立命的生存状态和风风雨雨几十年的生活历程。

二、叙事医学的功能

(一)叙事医学成为连接医学与人文的桥梁

一提到人文,总有人会问,医学是技术活,人文有什么用?的确,人文常常给人一种高高在上、不可触摸的感觉。是的,人文虽然不能看病,但它却影响医生看病的方式。那么,人文如何能够落地成为临床实践呢?或许叙事医学可以成为医学人文落地临床实践的最佳手段与桥梁。

叙事医学自然会让人联想到人们在看电影、电视或小说等文学作品时,常会因感人至深的情节引发人们内在的感动与共鸣,或喜或悲,或大笑或痛哭,随之而后的思考也会因之而更加的切肤与深刻。若在倾听与记录病人疾病故事时也能引发同样的病痛共鸣与共情,就可以减少医患对痛苦的不平等负担,这在随后的诊断、分析中会带来同样切肤与深刻的感受,这就是叙事医学的作用与目的。

叙事医学使医生从生物模式走进人文模式,使医务人员不局限在数据和设备内,而更多关注病人作为"人"的反应。医学需要技术,更需要人文,叙事医学为医学人文教育增添了新的理念和技能。

传统医学过于关注人体机能失常的个体部位,而且这一关注过程甚至细化到细胞乃至分子水平上,这容易忽视作为整体的病人。正如丽塔·卡伦所言:"病人个体的担忧被弃之一旁,只关心器官的功能。"在很多人心中,医学的人文关怀只是理想的职业姿态,一种美好的情愫,医学人文的实践遭遇到"叶公好龙"式的尴尬。叙事医学成为连接医学与人文的桥梁,因为医患关系中的沟通、理解、关怀等都可诉诸叙事。培养医学生的叙事能力将成为医学人文教育的新命题,成为衡量医学生成长发展的新维度。

(二) 叙事让医生成为一个好医生

在美国,很多医生喜欢看小说、写小说。其实,医生看小说、写小说,本身是一种奇特的"职业发展"。医学和文学,并非有你无我,反而是相得益彰。维基斯医生说,文学让他成了一个更好的医生,而医生职业让他成了一个更好的作家。因为医院的经历,能让一个作家有写不完的题材,不需要另起炉灶去"体验生活"。当医生的体验直接赋予他们写作的视角和声音。医院天生是个宏大戏剧发生的地方。医生能够一手拿手术刀解剖身体,一手拿笔解剖灵魂,写作的"声音"来自当医生的体验。医生在医院会发现:人类各种情感、各种痛楚在这里被放大,一些连亲人也未必知道的真相和秘密会在医院里水落石出。维基斯医生认为:"我每看一部小说,都能让我做一个更好的医生,一个更好的诊断者。"人们通常以为,医生诊断就是找出甲乙丙丁诸般事实,然后凑在一起就能得出一个结论。但在维基斯医生看来,在医学的诊断中,"故事"的重要性不亚于"事实"。他说:"我每次看病人的时候,我都要问他们的病史。通过听他们的病史,我能将这个病人和自己脑海里储备的其他病人关联起来,从而能判断疾病的性质。可是病史通常不是诊断,而是倾听病人的故事。病人常常感到的一种痛苦,是没有人听他们讲述的,通常情况下,他们没讲二十秒钟,就被医生给打断。"

北卡罗来纳大学医学院的医生兼作家特伦斯·霍尔特认为:"如果熟悉文学,你就会适应模糊性,而医学充满模糊性。"文学给人新的视角,给人观看世界的新的方式,给出"他人看世界的方式"。近来流行的美剧《豪斯医生》,让人看到了医学问题和人生故事的密不可分。很多医学问题,不是事实简单罗列、自动产生结论的一个过程。如果不需要人的判断,仅凭事实的堆积就可治病救人,那么世界上最好的医生应该产自机器制造行业。

(三) 叙事为医生探索"人"提供了一个模拟环境

故事之所以被人喜欢,因为不管它是神话,还是传说,都表现出强烈的人性特点,故事情节中的冲突、变化、转折,所有这些都足以吸引听故事的人。临床医学也是这样,不管是病人的得病经历,还是医生治疗病人的感受,都各有各的所思所想,构成了各自的精彩和独特的临床叙事。

"文学和医学之间似乎有一种特别的关联。"对没有多少生活经历的年轻的医学生来说,文学创造了一个可以在近处观察和探索人的价值、人的情绪的模拟环境,关于疾病、衰老、死亡的文学作品可以使很少经历疾病折磨,甚至没有经历过家人逝去的医学生和医生,感受这些经历给人带来的痛苦和恐惧。

医生只有理解了病人如何饱受病魔对身体和心灵的折磨,才能对病人提供有效的临床帮助。比如老年病人,老年人最怕髋部骨折,骨折后的疼痛会影响活动,但最让病人揪心的是给子女添了麻烦,担心的是不能活动给生活带来的改变。所以老年人一旦发生髋部骨折,往往自责自怨、唉声叹气、不思茶饭。作为医生,如果不走近老人的内心,没有悲悯的情怀,再多说几句可怕的并发症,不但不能解除病人的病痛,反而帮了倒忙。所以,一个有温度的医生,会先帮助病人消除内心的自责。让他们知道骨折不是人的错,是自然规律导致衰老的结果。虽寥寥数语,病人听后却触动不小。心踏实了,人不焦虑了,重拾健康的决心和信心就更大了。

(四) 叙事有助于医生"感同身受"

在 2008 年汶川地震时,许多人都表达了"汶川大地震,我们感同身受"。其实没有经历过突如其来的灾难而失去亲人的人很难真正的感同身受。只有亲身经历才能感同身受。对于病人的苦痛,医生只是在观察而不是在体验,医生只有在自己成为病人之后才能真正体会到病人的苦痛。华益慰医生从前给胃癌病人治疗时,常常采用全胃切除手术,但是自从自己接受了全胃切除手术,承受了巨大的痛苦之后,开始对胃癌治疗的方法进行深刻的反思。

他说:"我从前做了那么多手术,但对术后病人的痛苦体会不深。没想到情况这么严重,没想到病人会这么痛苦。"他告诫同行:"做全胃切除,病人遭受的痛苦太大。以后做胃切除时,能不全切就不要全切。哪怕留一点点胃,也比全切强,病人就没有那么痛苦。"

阅读并分析文学作品中的人物有助于医生深入病人的内心世界,从而感同身受。文学由于其不囿于日常生活的特点,能够提供一幅关于人和事件的更完整图画,医生可以感受到病人的世界、疾病对个人的意义;文学还可以让医学生领悟语言的力量,学会用语言交流。但仅仅让医学生学习文学等人文课程不会自动产生"人文魔力",它们只会是一个个孤立的"胶囊",不仅不能溶解也不会被吸收。重要的是,如何使文学进入医学教育。

(五) 叙事让医生养成反思能力

反思,看不见、摸不着,是不用量化指标来衡量的对医学价值理念的思考。如果医生的出发点、落脚点在病人身上,那么不管病人得的是什么病,医生都会想到疾病、医疗会给病人在心理上留下痕迹,这就是反思。叙事医学对反思的定义是:医学反思是医学内在的、自觉的、共情基础之上的、发自肺腑的自我督查、自我检讨、自我纠偏、自我升华的思维活动。医学是人学,关注人的方方面面,任何孤立、片面的观点都是站不住脚的。医生是人,是人就有局限,能力的局限、情感的局限都会有意无意地在医疗实践中流露出来。医生要摆正自己的位置,发挥医生应有的作用,这就需要不断地反思。

文学可为医学生提供宝贵的内省机会,只有省察自己才可以了解自己的能力、局限、对苦难和死亡的态度,这些都是好医生需要的品质。如果病人能够遇到以解决病人的问题为己任、在压抑的环境中愿意倾听他们的痛苦、能够给予他们关怀和希望的医生,病人的求医感受就会与从前大不一样。医学这架巨大的机器使身处其中的医生深感巨大的压力,医生们一直在努力恢复医学被技术理性压制的人性一面,叙事医学恰好满足了这一需求。

临床医疗忙忙碌碌,医生很难有时间和闲暇对生命的意义、医学的价值、人性的关爱进行追问和思考。医学的专业性极强,如果医生只徘徊在专业的一亩三分地上,就看不到自身的局限、专业的局限、技术的局限,就不能高屋建瓴地面对临床上的千变万化,自然也不能形成深刻、有意义的反思,更加难以触及心灵。

(六) 叙事可以弥合医患之间的落差

病人是感性的,往往以自我的认知解读医学的话题;医生是理性的,往往以科学的分析做出专业的判断。在专业与非专业的病因理解上,医患之间存在落差。即便医生总是把病因分析得头头是道,病人也依旧是一头雾水,深陷在自己对病因的认知上,打着自己的"小九九"。叙事医学融合了医生只讲数据的严谨和病人自作主张的感性思维,让科学放下身段,让非专业的病人也能听懂专业话题。

当医生见到病人的时候,可以对人视而不见,但对病需要了解得一清二楚,因此医生可以低着头或背对着病人问病史,开各种检查单,也可以不到病人床前,看着片子、读着报告,就对病人进行了疾病的诊治。科学让疾病变得单一化、简单化、理性化,变得与人隔绝。医生也成了名副其实的专家。

而在病人眼里,躯体痛苦、精神折磨,都是不可回避的现实。病人不会过问疾病的病理生理过程,病人也不会追踪药物在体内的代谢途径。病人希望医生关心人、体贴人、安慰人、守护人。

三、叙事医学的三要素

叙事医学从关注开始,反思再现的场景,最后升华到人与人之间的归属中。

(一) 关注

关注的字面意思有三层:一指关心重视;二指用眼睛去看人、事;三指用实际行动或用心去对待人、事。总之,关注就是极为认真地和用心地对待人或事。在医学场景下,关注更多的是医者倾听病人的故事。

叙事医学关注的不是疾病,而是得病的人。世界上找不到一模一样的病人。所以关注得病的人,不但需要提醒,而且还要告知怎么做。

其一,放下科学家的架子,恢复普通人的身份。

其二,谦卑地、平等地听取病人的故事。

其三,适时与病人互动,并表达激励。

其四,放下医生的成见,对病人的故事照单全收。

其五,注意细枝末节里的故事。

其六,听故事要有耐心。

其七,听故事并思考。

关注的解释虽然比较简单,但它在叙事医学里的含义和卡伦要表达的意义是很深刻的。临床医学从关注开始,关注从倾听做起。如果没有对人的关注,医学的人文属性便形同虚设,没有任何价值。

(二) 再现

再现的字面意思是过去的事情再次出现;如果用文学来描述,就是将经历过的事物用艺术手段如实地表现出来。在叙事医学里,再现即创造性地理解听到、看到和感知到的内容,最终赋予其形式、秩序,从而带来意义。卡伦认为,没有再现,就不可能实现关注。

在没有学习叙事医学之前,医生也一直在不知不觉地做着再现的事情。如病历的书写,医生与病人第一次见面时,关注的是病人得病的时间、地点、过程、症状和治疗情况,医生再把这些关注的内容,以传统格式化病历的形式表现出来,这样就对疾病的来龙去脉形成了再现。一旦看到这样的病历,就会让医生理性地想到这位病人的疾病。但叙事医学谈到的再现,不仅是疾病的再现,更多的是从病人的角度实现的再现,包括在疾病之外,思想、精神、情感层面的再现。只有摆脱单纯疾病意义上的再现,才能进入叙事医学所倡导的更加宏大意义上的再现。

再现不是医生对病人的同声传译。卡伦说:"再现行为绝不是复印机,不可能中立地复制某个'现实'。"再现行为是将感知、神经处理、相关体验等复杂过程进行组合,然后再想象性地补充、迂回、发展所见,创造出新的东西的过程。所以,叙事医学的再现不是一项纯技术工作,"就病说病"不是再现,再现是在良好品行基础上,站在人的高度,反思疾病的意义,进而为病人解读疾病中的千辛万苦,并给予积极地关爱、帮助和回应。

(三) 归属

归属的字面意思是划定从属关系,叙事医学的归属在关注、再现之后,使医患之间最终达成一种平等的伙伴关系。平等就是医生眼里有病人,病人眼里有医生,彼此成为对方存在的前提条件,没有高低贵贱之分;伙伴是一种紧密关系,说明医患之间不是陌生人,坐的是同一条船,在这条船上,医生因为病人而看到了自己的价值,病人因为去掉病痛而愉悦了心情。这种伙伴关系只要有医学在场,就变得密不可分。

虽说叙事医学的归属关系有了前期的关注、再现,看似是一种自然而然的过程,但三者环环相扣。如果医生在归属关系上戛然而止,前面的关注、再现工作就前功尽弃。所以即使看到了曙光,也并不意味着胜利已经在手,在最后一环归属关系上,还需要继续冲刺。

如何冲刺?

其一,关注、再现和归属三者先后次序不要颠倒。

其二,重视与病人建立和谐关系。

其三,关注、再现的互动中,要始终以归属为目标。

其四,归属关系先是平等关系,进而成为伙伴关系。

其五,归属不是程序,而是要用心做。

其六,归属感是价值指标,是感性指标,不能用科学进行定义。

其七,达不到归属关系时,医生需要反思自己。

其八，归属关系不会100%成功，但这不是放弃归属的理由。

在许多人眼里，医学是医生与疾病之间的博弈，这只是从生物学的视角看待医学。如果从人的视角看待医学，医学是人与人之间或人与其他之间的关系学。最后的落脚点是医方和患方达成一个彼此接受、互相认可的关系。当然，关系不能用来治病，但是关系会影响治病的方式。这个关系在卡伦看来，包括医生与病人、医生与自己、医生与同事、医生与社会四种关系。在中国，还有一种关系，就是医生与家属。

四、标准病历与平行病历

（一）标准病历是科学病例

叙事医学的主要实践形式是在医疗活动中除了书写标准病历外，还要书写与之平行的另一份病历，我们称之为平行病历。平行病历使医学人文有了实实在在的临床程序和评价指标。它是用非技术性的语言来记录病人疾苦的临床札记，开启了病历的双轨书写模式。近些年开始流行的电子病历，虽然完善了病历书写的程序，但是也带来了临床医学诊察的空壳化的趋势，电子病历很难如手写病历那样形成思维的深刻印记。

标准病历是不完整的病历。病历是疾病历史、疾病历程的简称。疾病经历是丰富的，有不适，也有不安，还有渴望，有身、心、灵的多层次和生物、心理、社会、伦理、法律的多向度，更有关于疾病的征象和想象。但是标准病历只是将疾病定格在客观的、客体的生物学改变的描述层面，完全忽视主观的、主体的在情感、行为、心理、社会适应方面的变化。电子病历虽实现了医疗文书的标准化，带来了信息的充分共享，节约了临床医生的时间，减少了因个体书写能力差异带来的文档落差，但是我们不能不看到的是，电子病历与病历的电子化书写也同时带来了临床医学诊察的空壳化。标准病历的标准程式和格式，带来了对疾病个性和病人特征的隐匿化，个别情况下，"我"的疾病变成"我们"的疾病，"写"病历变成"粘贴"病历。

（二）平行病历是人文病例

简单地说，标准病历写的是病，平行病历写的是人。标准病历是风格严谨的技术文本，没有自由发挥、写作风格的个性空间。构成平行病历的基本语言不是专业术语，而是叙事语言。平行病历基于医生独自视角、独立思考、独到写作，是体现叙事者价值取向、情感世界的叙事文本。

如果说临床病历体现的是理性和科学，那么平行病历展示的是感性和人学。

如果你的病人因前列腺癌即将离世，也许这会让你想起自己的爷爷，爷爷在去年夏天死于同一种疾病。所以，每当你走进这位病人的病房，你就会触景生情而落泪，你不能将其写入临床病历中，因为这不符合科学病历的规定。但是你应当把它写下来，写在其他地方，写到平行病历中。

平行病历相对于高度格式化和标准化的科学病历，就是"用平实的语言书写你的病人"。平行病历是医生叙事的一种，是临床工作中诊疗常规指导下的、标准病历之外的、关于病人生活境遇的"影子病历"，是一段"临床札记""临症笔记"。

【一个医生的临床札记】

我接诊了一个从外地转来的危重病人。病人身世很可怜，从小没有父亲，由母亲抚养长大，病人长大后倒也争气，自己开了一个小工厂，不想工厂爆炸，病人全身大面积烧伤。伤后在当地医院就诊，因为有严重吸入性损伤，病情一直极不稳定，病人全身多脏器衰竭，尤以呼吸衰竭为重，完全靠呼吸机维持呼吸。

大面积烧伤病人一般要求早期去除坏死皮肤，以植皮等办法修复创面。但病人由于病情极其危重，难以耐受手术，手术一直没有进行。随着时间的推移，病人全身坏死皮肤

开始出现严重感染,导致病人病情一步步恶化。抱着一线希望,家属联系了我们,我亲自带救护车,把病人连接着呼吸机接到本医院。

病人情况非常严重,我需要和病人母亲做一次深入的谈话。结果我刚一开口,病人母亲一摆手拦住了我:医生你不要说了,你要说的那些话我已经听医生说了无数遍了。情况我了解,救不活我不怨你们。但只要有一丝希望,就请你们尽最大努力。费用你不用担心,大不了我把房子卖了。我就这么一个儿子,他残废了,我养着他,他死了,我也不活了。

病人当时的情况已经极其危险。病人要想有一丝活下去的机会,就必须立即手术,将病人坏死皮肤去除并妥善覆盖。但是,这个手术损伤非常大,而病人当时已经奄奄一息,随时有死亡的可能。

不做手术,必死无疑。而在病人这种身体条件下做这么大的手术,手术过程会极为凶险,极有可能出现医生最怕碰到的局面:病人死在手术台上。

就算病人勉强从手术台上活下来,手术本身对病人会是一个极大的打击,手术后病人病情会在已经极其危重的情况下进一步恶化。病人已经在死亡的边缘上,再恶化的结果,极有可能就是死亡。

当然,最幸运的结果,是病人能在医生全力以赴的救治下,顽强地扛过手术的打击,在全身大部分坏死皮肤去除并妥善覆盖后,在滑向死亡的深渊之前,达到病情的转折点,并最终得以存活。

我问病人母亲:"赌不赌?"母亲说:"我赌,我相信你。"我说:"那我陪你赌。"

手术结束了,病人历经千难万险终于从手术室活着回到了病房。但是,和预期的一样,此后病人全身脏器功能快速恶化,心、肺、肾都已经开始衰竭,完全靠机器和药物在生死线上挣扎。

那一段时间,我 24 小时守在病人身边,操纵着最尖端的各种抢救仪器设备,和死神进行疯狂的搏斗。一次次把病人从死亡线上拉了回来。

病人情况依然无法阻挡地不断恶化。某一天的凌晨 2 点钟,病人的血氧饱和度缓慢却难以阻止地降到了 85% 以下。85% 是一个重要的关口,再降下去,病人脏器就无法维持最低限度的氧供应,而此时,病人的呼吸机已经被我用到了极限,无论如何调整都没有办法改善了。

我坐在监护室的椅子上,一遍遍反复地检讨我的治疗方案,最后我确信:我已经没有办法了。

我默默地拿出一张死亡证明书,将病人全部信息填写完毕,只留下死亡时间一项空白。

当我放下这张死亡证明书的时候。突然听到护士喊:"宁医生,病人血氧开始回升了。"

我抬起头,看到监护仪上的数字缓慢却趋势明确地在上升,87,90,92。

病人血压开始稳定,尿量开始增加。

我苦苦等待的转折点,到来了。在距离死亡无限近的地方,死神的镰刀已经碰到了病人的咽喉,但最终擦着咽喉而过。

我们,赌赢了。

当病人终于恢复神智、拔掉气管套管、宣布脱离危险、转到了普通病房时,母子相聚,抱头痛哭。

我悄悄地到一个无人的角落,擦掉了眼中的泪水。很多人问我:"做医生后悔吗?"不后悔!纵前路坎坷,有怨,却无悔!

第二节　叙事医学与叙事能力

一、医生的叙事能力

（一）叙事医学是一种理念

用叙事医学理论指导医患沟通已经成为国外人文医学的热点，这一全新理念研究及实践在我国刚刚开始，北京大学的韩启德院士一直致力于在国内推广叙事医学理念。

医生的医学叙事能力将为紧绷的医患关系"松绑"。人文精神的呈现与传承离不开叙事技术。培养医生的人文关怀意识，需从刚跨入医学院校大门的"未来医生"入手。医学人文精神是医学的灵魂，是人在生命过程中最软弱、最痛苦之时最需要输送的精神营养。如今，有多少医生在给病人看病时，能抬头看病人一眼？一旦病人问得过多、问得不专业，又有多少医生能够笑脸相待并耐心解答？医生不愿去思考和理解病人所要面对的痛苦，而病人则期望医生能够理解和帮助他们渡过苦难。叙事可以是言语、描摹、手势，也可以是沉默和意象，抑或是查体结果，甚至是更为复杂的故事。叙事的方法、叙事的技巧最后还是要放到对病人作为一个人的关怀中来，病人需要的不仅仅是叙事，更多的是人性的关怀。只有把叙事能力培养放在医学人文体系中才能彰显其人性的价值和意义。通过提供优秀的文学作品或者影视作品，可构建叙事医学的育人氛围。提高医学生人文素质的实质，不是教学生学会一些伦理原则和法律条款进行自我保护，也不仅仅是对病人和颜悦色，而是要理解病人的处境和痛苦，尊重病人及其家人在生命的重要时刻做出的决定，认识到真正的医学是一切以人为本。

（二）叙事能力是一种基本技能

叙事能力的技能建立在有效沟通的基础之上。现代医学并不能解决所有问题，面对病人的病痛，医者更多的是在安慰。现代医学未能重视作为主体的病人及病人的体验，导致医学缺乏情感交流，医患之间出现视差位移，而叙事能力有助于补充这一点。叙事能力可以通过医者自我传记和反思养成，这种自我养成的叙事能力恰恰是医者责任的自我强化主要方式之一。

叙事能力可以变同情为共情。同情是"进入他人情感的行为和能力"，而共情是"不必进入他人情感而理解他人的能力"。如果医生对每个病人都投入情感会导致情感疲劳，有碍客观判断，也有悖于专业精神；而共情则是一种认知能力，是对病人的理解，故而不会有这种危险。共情是站在病人的角度来想象病人处境并理解病人视角，与病人站在相同的高度；而同情往往是站在高于被同情者的角度，可怜那个处于不幸中的人，是一种居高临下的姿态，不利于医患权力的平衡。因同情可能会带来的负面影响，医生往往需要与病人保持客观的安全距离。区分共情与同情，并非说共情和同情独立于彼此，二者的相关系数为 0.451 2。美国医学院协会把共情能力的培养作为医学教育的目标之一，这也就回答了"共情是否可教"的问题，而培养共情能力的方法仍然离不开医学人文学。通常以电影及叙事医学中的平行病历书写为手段，培养医学生的共情能力。叙事医学的三个要素是关注、再现和归属，即清空自我、专心倾听病人、理解病人的观点和立场，这是共情的第一步；医务工作者必须再现他所看到和听到的，没有再现就没有感知，关注就不可能实现，而再现的手段是书写；通过关注病人、书写病人的故事并在此过程中得以感受病人所感、理解病人视角；关注和再现螺旋上升为医患之间的归属关系，体现为更准确的诊断、更有效的医疗和病人对就医过程的满意。医务工作者得以审视自己这一过程中的行为、思想，理解病人，从而与他们产生共情。

（三）叙事医学是医患心与心的交流

医生如何在诊疗过程中关注细节、从病人的角度考虑需求（包括生理和心理需求），任重而道远。叙事医学是医生用叙事性的语言将诊疗过程中的细节、心理活动、病人的疾苦和体验乃至家属的感受都记载下来，使临床医学更加充满人性和温情。这是生物 - 心理 - 社会医学模式的具体践行,也是从"以疾病为中心"到"以病人为中心"的转变体现。真正变"总是治疗、偶尔帮助、稀缺安慰"为"有时治疗、常常帮助、总是安慰"。卡伦认为医患之间的紧张感来源于三个鸿沟:知者的优越感和不知者的不安、共性与个性之间的矛盾、身与心的分离。循证医学重视的是鸿沟的左边,即知识、共性和身体,旨在将问题简化;而叙事医学注重的则是右边,即对无专业知识者的弱势、个体和病人的心灵的关注,它提供的是一种直面事物复杂性的方法。

叙事医学"不只有循证,还说故事"。疾病是一种人生经历,临床诊疗实践不但需要遵循科学的证据,还需能够关注病患在这个过程中的遭遇和体验,从而对病患的这一特殊人生经历有周密而深刻的描述与剖析。

叙事医学"不只谈疾病,还谈整合"。医生关注的不仅仅是"病",而是需要整体性地去审视病患的生理、心理、社会、家庭、环境、心灵等多个健康维度以提供"全人"的照顾,这就需要医学、心理学、社会学、哲学甚至宗教学等多学科知识和技能的交叉与整合。

叙事医学"不只讲科学,还给关怀"。医学不但是科学的,也是人文的,生命不仅仅是一副躯体或肉体,也同样是具有灵性的"生灵",由于医生固有"专业人才"的标签,很容易引起一种严肃而谨慎的距离感,不利于医生对病患的了解和关怀。而叙事医学实践则要求"专业人士"能够深入地了解病患的困扰和疾痛所在,实现关怀。

叙事医学"不只顾功能,还重意义"。医学实践的目的不仅限于治病救人,医生在行医实践过程中更需关注自身工作的价值和意义。对于病患来说,医生在做出每一个临床决策之前,均需思考其对于病患个体的影响和意义,多中心大样本研究数据中有显著性效果的诊疗方案,在施于个体时,仍需从病患个体角度的付出成本、关注结局、投入与产出比、个人价值取向等多方面进行综合性的评估和选择。

二、平行病历的功能

医学生来到医学院校,将学会如何拯救病人,学习写病历是拯救病人的第一步。诊断学将教会如何写科学的病历,但医生除了会写科学病历,还要会写人文病历(即平行病历)。

(一)用平行病历书写病人疾苦

它要求医生用非教科书、非技术性语言来书写病人的疾苦和体验,继而通过小组讨论,交换对病人疾苦的理解,反思自我的诊疗行为。其目的是训练医生的反思与批判性思维,由此来强化"以病人为中心""医者以慈悲为怀""治疗与照顾并重"的医学职业精神。卡伦认为,平行病历以临床医生熟知的形式切入,使叙事医学不再悬空,不再沦为书斋里的议论。如果将平行病历作为医生的日常功课,医生们可以从中寻找新的临床医学感悟,譬如了解病人病中的情感变化、表达对病人与病魔抗争勇气的敬佩、纾解病人疾病中的孤独与无助、反省个人行为中的羞愧之处、表达对疾病的敬畏与谦卑。在书写平行病历的过程中,医生对疾病叙事可能有框架的探讨,譬如病史中,从疾病发生史拓展到"个人史""家族史""社会生活史",增加症状和病因的世俗解读、治疗效果与疾病转归及预后的俗世判断、对医生和医学的期许与接纳、生死观的流露,这些为板结的临床医学程式带来了生机。

(二)平行病历是个体化病历

平行病历具有挑战程式化书写的意义。平行病历是个体化体验的书写,一人一病历,绝不会出现千人一面的景观。平行病历不同于标准病历,它基于独家的观察、独立的思考和独到的写作,不仅让医生的临床思维印痕深刻,也令医生反思自己、感悟丛生、创新涌现。

"晴天霹雳用在我看完这报告单后再合适不过了,我无法想象我将面临的是什么,是截肢?可是截肢后我就不能打球了,我就成了残疾人,很多事情我都做不了!是化疗?化疗是什么啊,印象里是那些危重病人才需要的啊!是死亡?是的吧,也许我就剩下几年的甚至几个月的生命了!我们家面临的将是倾家荡产,本来就不富裕的日子,这下更苦了。而比倾家荡产更糟糕的是,我这个家庭的希望还能不能活着。"

这段文字是一名身患骨肉瘤的大学生得知患癌后，内心痛苦的描述。癌症是一种严重威胁生命的疾病，它使病人别无选择地接受痛苦的临床治疗并承担其产生的副作用。同时，疾病复发的不可预测性也给癌症生存者套上沉重的精神枷锁。对于每一位癌症病人来说，这种痛苦达到了什么程度？它的表现形式和影响如何？不经过病人讲述医生是无从知道的，即使是病人自己也不能在认知层面领悟到这种痛苦的深度。

（三）平行病历是对循证医学的反思

平行病历及其所倡导的"反思性写作"，隐含着对"循证医学"的反思。循证医学强调医学认知的理性与实证特征，忽视诊疗过程中病人的独特性，如个人信仰、文化、观念差异、情感、行为稳定性造成的发病差异。其本质上在维护"以医生为中心"的诊疗模式，并将这种模式推举到更加精致、更加程式化的高度。平行病历秉持"以病人为中心"的理念，所讲述的故事不是证据，更不是实证化的证据，是"多余"的主观"呓语"。在循证医学的价值谱系里，平行病历没有意义，只有反意义。反意义恰恰是叙事医学追求的人文复兴的初衷，旨在重新张扬医学中的人性光辉。叙事医学从问诊到疾病叙事，本质上是一场临床问诊的革命，帮助医生理解病人的生活方式，进行有针对性的健康传播与健康管理。通过病人叙事可以了解病人的生存境遇，还原疾病的社会生活史，从而导入深度诊疗；通过了解病人的职业、行为、活动规律，还原疾病的传播史，完成职业病、流行病学调查；通过了解病人的心理、情感、信仰与观念，旨在形成医疗观、疾苦观和生死观，为心理抚慰和灵魂安顿的心灵干预、观念矫正寻找价值的支点。与疾病叙事相伴的医生叙事则通过对疾病叙事的理论提升，为临床医学的批判性思维和医学模式创新寻找新的生长点。通过临床叙事，建构共情、同情机制，与病人缔结情感 - 道德共同体、价值共同体。临床叙事提升了医患沟通的境界，它不是改善医患关系的权宜之计，而是临床医学的新趋势、新平衡、新天地，目的是构建谈话医疗。这是一次治疗学功能的拓展与提升，由躯体向心灵迈进。在躯体层级，技术能显出神奇的疗效，但进入心灵世界，生物技术几乎无法发力，需要言语、故事、隐喻、信仰的介入。回顾百年医学思想进程，就是一部超越躯体、迈向心灵的过程，弗洛伊德的心理分析理论、恩格尔新医学模式强调的疾病与治疗的心理——社会因素、弗兰克的意义疗法、苏珊·桑塔格关于"疾病隐喻"的阐析，都是医学摆脱"躯体"桎梏的努力。从医学哲学角度看，叙事医学意在反思医学的现代性困境，质疑抛弃过程的目的性思维、抛弃现象的本质性思维、抛弃主观体验的客观性思维、否定混沌思维的线性思维、重医疗轻照顾的专科思维、非人化的没有人性温情只重证据的唯技术思维，从而推动临床医学的自觉转身，促使临床医生从价值中立到参与、对话、体验、移情诊疗活动。

三、如何培养叙事医学能力

（一）理解培养叙事医学能力的意义

叙事医学是通过叙事的手法记录发生在病人身上的疾病故事，简单地说就是：听病人讲故事，感受并记录故事。培养医学生的叙事医学能力的意义在于：第一，叙事医学能力能让记录疾病的故事更加生动和真实，也因对疾病故事的感动，从而可望获得病人内心的深度资料，聆听来自病人内心的诉说；第二，叙事医学能力可以成为一种内源性的干预手段，叙事总是与反思联系在一起，这种反思本身就可以是一种内源性的干预；第三，叙事医学能力的出发点是培养医生的倾听技巧，落脚点是实现对病人的人文关怀。医生认真且用心倾听，常能从病人的述说中发现连病人都不会知晓的隐藏着的真实的信息。叙事不只是医生从病人那里得到有关疾病故事的各样情境、过程与假设的需要，同时也是病人从医生处得到有关疾病检查与处理的叙事需要。针对疾病的检查与治疗通常都存在或正或反或居中的需要，比如查与不查，或先做些简单与无创的检查，治与不治，或者治治看。针对这些相对矛盾性的叙事描述，把查与不查、治与不治的利与弊认真、仔细并加以分析后告知病人，为其提供一份清晰的选择参考信息，这样就把对知情与选择权的尊重转化到有情有感的叙事沟通与记述当中，使医疗行为回归到人情味十足的初始状态，这才是人类对医疗的真正需要。

(二) 在彰显人文魅力中提高叙事医学能力

医学的本质是人学,虽然病人的躯体是真实的,但是传递给躯体的意义是幻想的,因此疾病体验就是幻想和现实的混合体。所以在医学技术之外,医生要全面解读病人。医生不仅需要积极关注病人的语言和非语言交流,而且需要积极想象病人的世界,并向病人自由表达所看到的景象。当医生体验到病人的境遇时,就会被深深地打动,也会获得成长。

1. 病人的疾病故事,得由病人自己讲述 要确保疾病故事来源于病人本人,除非病人没有了语言能力,否则就不可由他人代诉。很多情况下,病人家属会表现出对亲人过度的"关心",抢着替病人诉说病情、感受,并绘声绘色地讲着别人的故事,这种故事来源的错误,就可能演绎出别样的风情,这就好比"子非鱼,焉知鱼之乐"。有一例心肌梗死病人,病史记录的主诉却是"头晕与呕吐",当医生从病人处知道发病时先是剧烈胸痛,随后才有头晕与呕吐时,管床医生仍然坚持:"病史取得时,他们就是这样说的。"这时,病人的儿子解释说:"当时,是我这样告诉医生的。"这个"他们"并非病人本人,而是病人的儿子。他又怎能体会到病人的真实感受呢?不过是隔靴搔痒罢了。

2. 开放式提问 医生要想得到可靠的病史或疾病故事,首先应当学习如何询问病人的病史。可以用"你最近如何?"而不是"你哪里不舒服?"更不是一上来就问"心电图 ST-T 变化,你没有胸闷、胸痛吗?"这比直接问"你有胸闷、胸痛吗?"更糟糕。在病人主动的"疾病故事"讲完后,医生还可以补充一句"现在还存在什么问题?"以此来做进一步的开放问询。只有在病人确认没什么可讲的时候,医生才可以根据自己初步形成的临床诊断印象,针对性地做一些重要阳性或阴性症状的询问。

查房时,医生应当问"老王,你感觉怎么样?"而不是"老王,感觉好些了吗?"前者的问题让病人在大脑中检索的关键词是"好、不好、没什么变化",然后客观地回复你的提问;后者的问题,让病人在大脑中检索的通常只是"好还是没好",通常只要病情没有加重,病人都会回答"好些了",因为这样才对得起家人与问候他的医生,但实际情况可能根本就没什么好转。

3. 不要轻易打断,让病人完整地讲述自己的感受与想法 让病人谈论他们真正担忧和关心的事情,"你这次就诊的主要原因是什么?希望得到什么样的帮助?解决什么样的问题?疾病对你的生活带来了什么影响?你担心的最坏的状况是什么?"等,总之,给出时间,让病人谈论他们最痛苦的事及他们真正担忧和关心的事情。并努力与病人共同寻找病因或诱因:"这次发病或加重,你认为有什么可能的原因或诱因?"建议在结束病史采集前,花一点时间总结性地回顾并确认疾病故事的真实与可靠性。在与病人沟通过程中,医者要注意自己的语音、语调、举止、行为等肢体语言,因为这些肢体语言能够传递你对这个故事的接受程度。总之,叙事医学为医生提供了一个积极倾听、感受疾病的场景。同时,也为病人提供了倾诉、参与和选择的机会。借助叙事医学,可使医学回归到人与人亲切、友善、慈爱的人文环境当中。

(三) 在培养阅读能力中提升医学叙事能力

叙事医学的一个标志性方法,就是培养医生的细读能力。细读使人能够专注而熟练地阅读复杂的文学文本,甚至能够带着细微而深刻的理解力来阅读或倾听疾病的叙述。在多数医学生的认知里,读小说、看课外书就是耽误时间,对自己以后的职业道路不会有任何帮助。

医生每天与病人打交道,可以理解为发生在医院背景下的故事,有主人公,有时间、地点,有独特的情节。如果医生有很好的细读能力,就会更容易赏析文学之外的文本。读一些看似与医学无关的书,例如哲学、小说、传记、历史,会找到之前被忽视掉的看待医学的视角。会让医生从一个窄小的视野走出来,站在人的角度解读疾病的痛苦,化解对死亡的恐惧。

20 世纪"医学科学主义"和"医学技术主义"盛行,叙事人文传统几乎丧失殆尽,医生远离了病人,远离了故事,导致了医学的非人倾向和非语言倾向。研究表明,具备叙事能力的医生能深入"阅读"到暴露在疾病之中的病人的内心深处的状况,让病人全方位感受到医生对个体生命的尊重,让病人更积极地从心理上和身体上配合医生的治疗,让医患双方实现自我与他人深层次的动态认可。

四、培养医生的阅读能力

为什么要阅读病人视角的疾病故事? 如何从叙事的角度进行阅读,切实达到提高叙事能力的目的?

(一) 为什么阅读

疾病叙事阅读能够提升医生的感受力。阅读是形成叙事医学能力的第一步,阅读疾病叙事能帮助医生理解疾病、生命和病人。

在过去的 20 年里,受癌症、艾滋病和抑郁症等困扰的著名作家和哲学家通过疾病回忆录赋予了疾病不同的意义,如曼古沙的《衰变的两种》、胡思薇的《颤抖女子或我的神经历史》、鲍比的《潜水钟和飞蝴蝶》、普赖斯的《重生》等。此外,还有一些知名作家通过“关系自传”,叙述自己与罹患疾病、最终走向死亡的亲人一起面对人生的重大变故的过程,如普利策奖得主狄迪恩的《奇想之年》、哈戴斯的《婚姻、痴呆症与诗歌》、施瓦尔贝与母亲合写的《生命最后的读书会》等。这些作品都已成为悼亡或者伤恸文学经典之作,由于触及对人类生老病死的哲学伦理思考而深受热捧,屡登畅销书排行榜榜首,并屡获文学大奖。此外,还有一些医生的文学作品涌现,如斯坦福大学医院传染科医生兼作家维基斯的《我自己的国度:一个医生的故事》、穆克杰的《万病之王:癌症的传记》、尼兰的《美丽不间断:一名护士的生活》、拉博的《用文字治愈:作家的癌症之旅》、桑德斯的《每个病人都有故事》、杜锡克的《神经外科的黑色喜剧》、宾恩的《雅致的精神病院》、米森的《疯狂天才》等;在文学史上,也不乏契诃夫、毛姆、威廉姆斯等医生作家。

通过阅读,可对病人的故事报以关注、尊重、理解的态度。医学与科学以第三人称的客观形式论述各自的理论,而疾病文学叙事以第一人称的主观经验形式诉说自己的身体感受。阅读遭受病痛之苦的人的文本能触发人们感受疾病苦痛。

(二) 读什么

1. 虚构的疾病叙事文本　阅读虚构的疾病叙事文本更容易产生共情能力,虚构疾病叙事主要涉及小说家在行医或疾病经验的基础上通过想象虚构的故事。通过阅读文学作品,医生可以意识到慢性病、残疾、死亡、抑郁和苦难不会屈服于技术和科学,这是人类生存状况的问题,需要技术以外的力量和智慧来面对。契诃夫堪称叙事医学的先行者。契诃夫的《第六病室》和威廉姆斯的《行医》等都是医学伦理典范之作。尽管是虚构作品,但它们更能深入浅出地表达病者的感受,是医学叙事能力培养过程中重要的阅读文献。

2. 非虚构疾病叙事　主要涉及医生和病人写的非虚构的医学疾病叙事,包括自我病情书写和医生病历书写两种。自我病情书写指的是病人的故事。自我病情书写是以病人为第一人称,叙事者讲述自我与疾病关系的故事,是自传和病历相结合的一种文体。医生患病叙事在叙述医生的生病感受的同时回顾行医心得,以医生和病人双重身份,从不同角度探讨医生所了解的疾病(disease)与病人感受的病痛(illness 和 suffering)的不同,更容易实现视域融合。《当医生成为病人》记录了 33 位医生患病的病史,提醒医生每一种疾病“既影响身体,也触动心灵”。哈佛医学院著名心脏病学家格莱伯斯在事业如日中天时,并发帕金森病、阿尔茨海默病和路易体病,身体失能伴随间歇性失忆,在疾病折磨中,他写下了《有失有得的人生》这本不同寻常的自传。全书叙述自己的行医经历、病史、家人与朋友对他患病的反应,不仅可以为帕金森病病人代言,也可以帮医学生了解这种病人在身心方面遭受的煎熬,提醒医生重视病人未能说出来的痛。只有积极与病人交流,引导他们诉说,才能真正了解病人的问题。无论是虚构还是非虚构医学叙事,都有一个共同特点,就是普遍采用第一人称叙事,第一人称叙事者可以是医生,是病人,是病人亲属,甚至身体的一部分(如葛雷丽的《一张脸的自传》),或疾病(如安德鲁斯的《血友病的语言》)。通过阅读,了解医生、病人如何从不同角度讲故事,对今后在临床中快速地与病人建立情感联系、达成共情状态、形成互相信任的良好关系具有重要的意义。

3. 与不同疾病相关的叙事 不同专业方向的医学生可选取与不同疾病相关的叙事进行阅读。神经叙事近年大量出版的势头催生了神经疾病叙事电影上映,如《记忆碎片》表现的是海马体损伤、短时记忆障碍病人,《美丽心灵》表现的是妄想型精神分裂症病人。病人的真实故事也在电视节目上热播,如《BBC令人震惊的医学案例系列》《不平凡的人》《医学之谜》等。

(三) 怎么读

疾病叙事往往能更形象有效地传递感情和意义,在医生理解疾病故事中更具深意。首先阅读经典的、具有普适意义的文学疾病故事,比如出自医生之手的文学作品;在此基础上,再阅读非医生作家的病人自传,继而不同专业的医学生阅读与具体疾病相关的作品,如艾滋病叙事、阿尔茨海默病叙事、癌症叙事、躁郁症叙事等。人类是天生的故事叙说者。叙事具有不可思议的魔力,疾病叙事是一条通往了解人类内在世界,尤其是病人内心世界的管道。叙事中隐藏着意想不到的治疗潜能。通过阅读身患疾病的医生的故事,医生能够顿悟到事实上医生和病人并非一种二元对立的关系,这种关系可以被解构、被颠覆,从而有能力想象自己身处不同的位置,如病人的位置,带来不同的视角。因而,医学叙事阅读课程不仅具有文本性、语言性、审美性,还兼具医学伦理性、医学叙事性和医学人文性等特点。不管用什么角度来解析叙事资料,阅读者需要敏锐、反复地阅读叙事,从叙事资料中寻找意义或进一步形成假设。叙事医学的原则包括专注、再现与接纳。让病人感觉到医生在同情地倾听,并愿意与病人分享他的疾病故事;发现病人与医生视角叙事的异同,慢性病和残疾叙事与其他疾病叙事的异同;理解疾病和死亡的阴影给病人造成的陷落感和生病前后生命境况的彻底改变;分析阅读到的或聆听到的故事的层次,比如判断出情感或情绪,以及主角隐藏的渴望与未表达的期盼、信念等;分析叙事者没有说出的故事暗影与情绪,以及叙事者行为模式与关系模式背后的功能。

著名作家汪曾祺晚年闹牙病,常常要去医院就诊。在很多病人眼里,牙科诊所如同"五金作坊",病人进去难免战战兢兢。一次,汪曾祺去就诊,被唤进牙科诊疗室,他有些紧张地四下打量,突然在医生的"兵器"旁边发现一本折了角的《都德短篇小说选》。这一发现让他"未及交谈,心情便坦然了",心想"把我这口牙交给一位懂都德的医生去处置是放心的"。果然,他有了一次愉快的诊疗经历。

在汪曾祺看来,懂都德的医生也会懂病人,内心里会有一份对职业的虔敬、对生命的悲悯。可见汪曾祺将文学作品阅读与医生人文情怀画上了等号。阅读能力能造就一个好医生。

(谷雪峰)

第八章 心 电 图

第一节 临床心电图学的基本知识

随着科技的不断发展,各种检查设备日趋先进并广泛应用于临床,为医学科学的发展和疾病诊断水平的提高提供了有力的保障。心电图经历了百年的发展,从 1902 年荷兰的 Einthoven 在自体上描记出微弱的心电活动开始,目前形成了标准 12 导联为基础,衍生出的 18 导联、Fontaine 导联等为补充的多种导联体系,表明它的地位仍然不可替代。

一、心电图产生原理

心脏机械收缩前先有电活动,心房和心室的电激动可经人体组织传导到体表。利用电图机在体表采集心脏每一心动周期先后出现在不同方向上的电活动变化的曲线图形,即为心电图(electrocardiogram,ECG)。

静息状态的心肌细胞,膜外排列带正电荷的阳离子,膜内排列着同等比例的带负电的阴离子,即“内负外正”的极化状态,不产生电位变化。当细胞一端的细胞膜受到阈刺激,细胞膜的通透性发生改变,使细胞内外正负离子发生逆转性(“内正外负”)的变化,受到刺激发生电位逆转的细胞膜出现除极化,使先除极的细胞膜(负电荷)与前面未除极的细胞膜(正电荷)形成一对电偶(dipole)。电源(正电荷)在前,电穴(负电荷)在后,电流自电源流入电穴,并迅速扩展至整个心肌细胞,除极完成。此时心肌细胞电荷排列呈现内正外负,即为除极(depolarization)状态。此后,由于细胞的代谢作用,细胞膜重新复原到静息时的极化状态,这一过程称为复极(repolarization)过程,复极与除极先后程序一致,不同的是复极化的电偶是电穴在前,电源在后,直至整个细胞复极完成(图 2-8-1)。

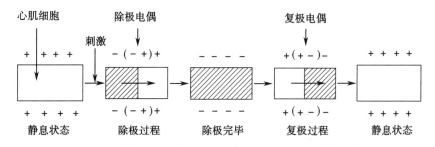

图 2-8-1 单个心肌细胞除极和复极过程及所产生的电偶变化

单个细胞除极时,面向电源的检测电极(即面对除极方向)记录到向上的波形,背向电源(即背离除极方向)的检测电极将记录到负向波,在细胞中部的检测电极将记录双向波形(图 2-8-2)。复极过程与除极过程方向相同,但复极化过程的电偶是电穴在前、电源在后,故记录的复极波方向与除极波相反。

正常心电图中记录到的复极波方向常与除极波主波方向一致,与单个心肌细胞不同。此因心室除极是由心内膜向心外膜,而复极是由心外膜向心内膜。

体表采集心脏电活动的强度与下列因素有关:①与心肌细胞的数量(心肌厚度)成正比;

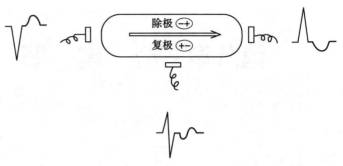

图 2-8-2 单个心肌细胞检测电极方位与除极、复极波形方向的关系
箭头示除极与复极的方向。

②与探测电极的位置和心肌细胞的距离成反比;③与探测电极的方位和心肌除极的方向构成的角度相关,夹角大,心电位在导联上投影小,电位也就弱(图 2-8-3)。

物理学中"向量"(vector)是既有大小又有方向的量,常用来表示力。向量可用一个箭头表示,箭头的指向为方向,箭头的长短为大小。心电向量是既有强度又具有方向性的电位幅度。与力的向量表达类似,通常用箭头表示心电向量的方向,长度表示电位强度。心脏电激动过程中会产生很多向量,由于心脏结构的复杂性,这些向量的方向和强度各不相同,许多心电向量综合作用的结果是产生"心电综合向量"(resultant vector)。若同一轴的两个心电向量方向相同,其幅度相加,方向相反者则相减。若夹角,则取对角线,其计算符合"平行四边形法则"(图 2-8-4)。故此,体表所采集的心电变化乃是所有参与电活动的心肌细胞的电位变化的综合结果。

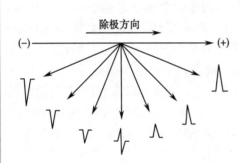

图 2-8-3 检查电极电位和波形与心肌除极方向的关系

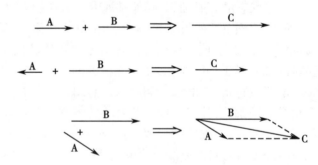

图 2-8-4 综合向量的形成原则

二、心电图各波段的组成和命名

心脏的传导系统由窦房结、结间束(分为前、中、后结间束)、房间束(起自前结间束止于左心房,称 Bachmann 束)、房室结、希氏束、束支(左、右束支,左束支又分为左前分支和左后分支)和浦肯野纤维(Purkinje fiber)构成,其主要功能为形成及传导冲动(图 2-8-5)。

心电活动最初产生于窦房结,由结间束和普通右心房肌传导,抵达房室结及左心房。冲动在房室结内传导速度极为缓慢,在房室结延迟 0.05～0.07 秒,抵达希氏束后传导再度加速。冲动在左、右束支与浦肯野纤维的传导速度均极为快速,使全部心室肌几

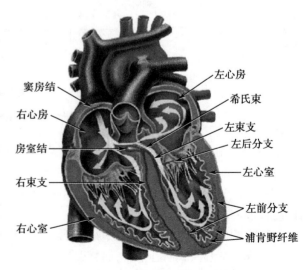

图 2-8-5 心脏特殊传导系统

乎同时被激动。最后,冲动抵达心外膜,完成一次心动周期。心脏先后有序的电激动传导至体表形成了心电图上的各种波型(图2-8-6)。

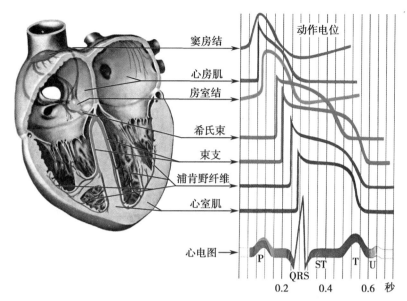

图2-8-6 心脏各部位动作电位与心电图各波段的关系

心电图所描记的各种波型在临床心电学中有统一的命名:①最早出现的较小的正向波为P波,反映心房的除极过程。②P波后的平直段为PR段(实为PQ段,传统称为PR段),反映心房的复极过程及房室结、希氏束、束支、浦肯野纤维的电活动;P波与PR段合计为PR间期,反映从心房除极至心室除极的时间。③QRS波群为心电图上振幅最大的波,反映心室的除极。④QRS之后平直的一段为ST段,之后有一正向波为T波,分别反映心室的缓慢复极与快速复极。⑤QT间期,包括从QRS开始至T波结束的电活动,反映心室的除极至心室的复极全过程。

不同位置采集的QRS波形态多样,根据QRS的特点将其统一命名:第一个向上的正向波命名为R波,R波前的负向波为Q波,R波后的负向波为S波,R'波为S波后的正向波,S'波为R'波后的负向波。依据QRS波群各波的大小分别以Q、R、S、q、r、s表示:若各波振幅<0.5mV,用小写英文字母表示;若振幅≥0.5mV,用大写英文字母表示。如果只有负向波则命名为QS波(图2-8-7)。

正常心脏除极始于室间隔中部,自左向右方向除极;此后左、右心室游离壁自心内膜朝向心外膜除极;左心室基底部及右心室圆锥部最后除极(图2-8-8)。心室不同部位不同步除极对于QRS的形态有很重要的意义。

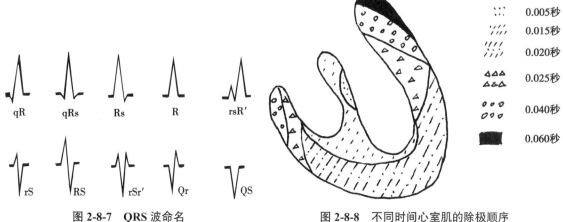

图2-8-7 QRS波命名　　　　图2-8-8 不同时间心室肌的除极顺序

三、心电图的导联体系

临床心电信号主要从体表采集,将一对正负探测电极放在人体有一定距离的任意两点,即可测量到心电活动随时间变化,这两点即构成一个心电图导联,两点连线代表导联轴,具有方向性。电极位置及连接方式的不同可组成不同导联。

由 Einthoven 创立的导联体系目前为国际通用的导联体系(lead system),称为常规 12 导联体系。

1. 肢体导联体系及六轴系统 肢体导联(limb lead)包括标准肢体导联Ⅰ、Ⅱ、Ⅲ及加压肢体导联 aVR、aVL、aVF。肢体导联电极安放在左上肢(L)、右上肢(R)、左下肢(F),连接此三点即为 Einthoven 三角(图 2-8-9a、图 2-8-9b)。

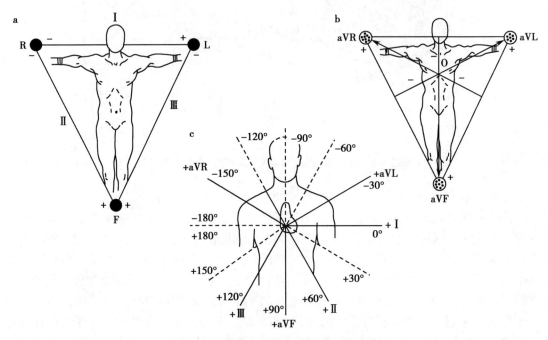

图 2-8-9 肢体导联的导联轴及六轴系统
a. 标准导联的导联轴;b. 加压肢体导联的导联轴;c. 肢体导联额面六轴系统。

标准双极肢体导联的电极位置及正负极连接方式为:Ⅰ导联由左臂正极、右臂负极构成;Ⅱ导联由左下肢正极、右臂负极构成;Ⅲ导联由左下肢正极、左臂负极构成(图 2-8-9a)。

加压肢体导联的电极位置及电极连接方式为:aVR 导联由右臂正极、左臂和左下肢同时与负极(无干电极)相连构成;aVL 导联由左臂正极、右臂和左下肢同时与负极(无干电极)相连构成;aVF 导联由左下肢正极、左臂和右臂同时与负极(无干电极)相连构成(图 2-8-9b)。

在每一个标准导联正负极间均可画出一假想的直线,称为导联轴。为了方便表示 6 个肢体导联间的方向关系,将Ⅰ、Ⅱ、Ⅲ导联轴平行移动,使之与 aVR、aVL、aVF 导联轴一并通过坐标图的轴中心点,如此构成了额面六轴系统(hexaxial system)(图 2-8-9c)。该坐标轴以 ±180º 表示,左侧为 0º,顺时针为正,逆时针为负,每两个相邻导联轴夹角 30º。

2. 胸导联(chest lead) 胸导联包括 V_1～V_6 导联。将肢体导联三个电极分别通过 5kΩ 电阻与负极连接构成中心电端(central terminal)(图 2-8-10),其余正电极应安放于胸壁的规定位置。

胸导联电极的安放位置如图 2-8-11 所示:V_1 导联位于胸

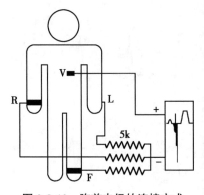

图 2-8-10 胸前电极的连接方式

骨右缘第 4 肋间；V_2 导联位于胸骨左缘第 4 肋间；V_4 位于胸骨左缘第 5 肋间与左锁中线交点；V_3 导联位于 V_2 与 V_4 导联的中点；V_5 导联位于左腋前线与 V_4 导联同一水平处；V_6 导联位于左腋中线与 V_4 导联同一水平处。20 世纪 40 年代初，人们对胸导联心电图的认识还不够深入，以 V_1、V_2 导联代表右心室心电图，V_5、V_6 代表左心室心电图，V_3、V_4 称为过渡区的心电图，即右心室过渡至左心室部位的心电图。

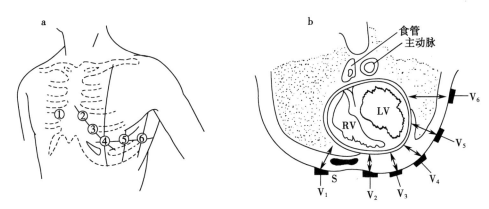

图 2-8-11 胸导联检测电极的位置（a）及此位置与心室壁部位的关系（b）

心肌梗死的病人，特别是右心室及正后壁心肌梗死的病人应加做右胸及后壁导联。V_7 导联位于左腋后线与 V_4 导联同一水平处；V_8 导联位于左肩胛下线与 V_4 导联同一水平处；V_9 导联位于左脊柱旁线与 V_4 导联同一水平处；V_{3R} 导联位于右胸与 V_3 导联对称的部位；V_{4R} 导联位于右胸与 V_4 导联对称的部位；V_{5R} 导联位于右胸与 V_5 导联对称的位置。

之前较老版本的心电图书中曾有关于双极导联及单极导联的提法，但实质上所有导联均为"双极"导联，故近年来不再对标准肢体导联、加压肢体导联和胸导联进行"单极"和"双极"的区分，这两个术语也不再使用了。

第二节 心电图数据的测量和正常数据

一、心电图的测量

心电图记录在有许多小方格的特殊纸张上（图 2-8-12）。心电图纸是由纵向和横向边长均为 1mm 的小方格组成的。当走纸速度为 25mm/s 时，横向一个小格代表 0.04 秒，当标准电压

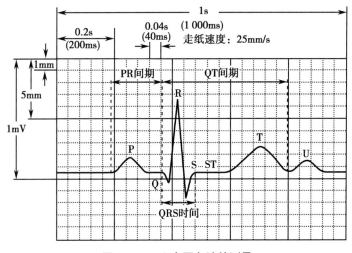

图 2-8-12 心电图各波的测量

1mV=10mm 时,纵向 1 小格代表 0.1mV。

(一)心率的测量

有如下几种方法可测量心率:①心律规则者,测量一个 RR(或 PP)间期,然后被 60 除,即为心率;心律不规则者,以任何一个 P 波或 R 波为起点,连续计数 6 秒内所包括的 P 波或 R 波数(P 波或 R 波不要重复计算),乘以 10,可计算出心率。②查表法,查出 PP 或 RR 间隔的时间数值,其对应的就是心率(次/min)。③用专门的心率尺可以直接读出相应的心率数。

(二)振幅的测量

测量正向波形的高度时,应以参考水平线上缘垂直地测量到波的顶端;测量负向波形的深度时,应以参考水平线下缘垂直地测量到波的底端。不同波段参考的水平线不同。P 波振幅测量的参考水平应以 P 波起始前的水平线为准,即 TP 段。测量 QRS 波群、J 点、ST 段、T 波和 u 波振幅时,统一采用 QRS 起始部水平线作为参考水平。如果 QRS 起始部为一斜段(例如受心房复极波影响、预激综合征等情况),应以 QRS 波起点作为测量参考点。

(三)各波段时间的测量

近年来已开始广泛使用 12 导联同步心电图仪记录心电图,各波、段时间测量定义已有新的规定:测量 P 波和 QRS 波时间,应分别从 12 导联同步记录中最早的 P 波起点测量至最晚的 P 波终点、从最早 QRS 波起点测量至最晚的 QRS 波终点;PR 间期应从 12 导联同步心电图中最早的 P 波起点测量至最早的 QRS 波起点;QT 间期应是 12 导联同步心电图中最早的 QRS 波起点至最晚的 T 波终点的间距。如果采用单导联心电图仪记录,仍应采用既往的测量方法:P 波及 QRS 波时间应选择 12 个导联中最宽的 P 波及 QRS 波进行测量;PR 间期应选择 12 个导联中 P 波宽大且有 Q 波的导联进行测量;QT 间期测量应取 12 个导联最长的 QT 间期。一般规定,测量各波时间应自波形起点的内缘测量至波形终点的内缘,正向波测量基线下缘,负向波测量基线上缘。

(四)平均心电轴

1. 概念 心房(P 波)和心室的电活动(QRS)都是既有大小又有方向的电活动,称为心电向量(P 向量或 QRS 向量)。根据心电图上 P、QRS、T 波在不同导联上的波形,可测定各波的平均电轴。心电轴通常指的是平均 QRS 心电轴(mean QRS axis),它是心室除极过程中全部瞬时向量的综合(平均 QRS 向量),用来表达心室在除极过程中平均电势强度和方向。由于平均电轴方向和额面最大 QRS 向量方向基本一致,因此临床上用额面最大 QRS 向量粗略测量电轴。可用任何两个肢体导联的 QRS 波群的振幅或面积计算出心电轴,但正确计算 QRS 波群的面积并不容易。因此,临床普遍以测量 QRS 波群振幅的方法来计算平均电轴。一般采用 I 导联与Ⅲ导联之间的角度来表示平均心电轴的偏移方向。

2. 测量方法

(1)目测法:为最简单的方法。目测 I 和Ⅲ导联 QRS 波群的主波方向,估测电轴是否发生偏移:若 I 和Ⅲ导联的 QRS 主波均为正向波,可推断电轴不偏;若 I 导联出现较深的负向波,Ⅲ导联主波为正向波,则属电轴右偏("针锋相对");若Ⅲ导联出现较深的负向波,I 导联主波为正向波,则属电轴左偏("背道而弛")(图 2-8-13)。此外,根据投影原理,可用六轴系统进一步估算电轴的方向:在六

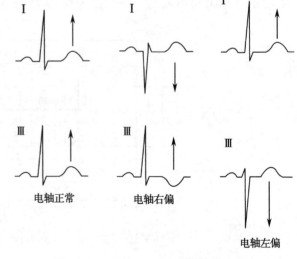

图 2-8-13 平均 QRS 心电轴简单目测法
箭头示 QRS 波群主波方向。

个肢体导联中,某个导联 QRS 波群电压的代数和最大,无论其为正还是负,平均电轴方向应与该导联平行;若某一导联 QRS 波群电压的代数和等于或接近 0,那么平均电轴方向应与该导联垂直。

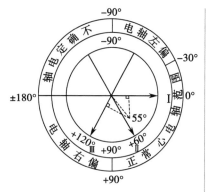

图 2-8-14 正常心电轴及其偏移

(2)振幅法:为较精确的方法。分别测量 I 和 III 导联的 QRS 波群的电压,R 波为正,Q 和 S 为负,算出 QRS 波群振幅的代数和,然后将这两个数值分别在 I 导联及 III 导联上画出垂直线,求得两垂直线的交叉点。电偶中心 O 点与该交叉点相连即为心电轴,该轴与 I 导联轴正侧的夹角即为心电轴的角度(图 2-8-14)。

(3)查表法:目测法简单快速,但其不能精确测出心电轴的偏移程度。可利用 I 和 III 导联 QRS 波群振幅代数和值,通过查表直接求得心电轴。

近些年来,也有学者建议采用 I 和 aVF 两个相互垂直的导联测定心电轴。上述方法除测定 QRS 波群外,还可以测定 P 波电轴和 T 波电轴。

3. 临床意义 正常心电轴的范围为 –30º~+90º,平均为 +60º 左右;电轴位于 –30º~–90º 范围为心电轴左偏;位于 +90º~+180º 范围为心电轴右偏;位于 –90º~–180º 范围,传统上称为电轴极度右偏,近年主张定义为"不确定电轴"(indeterminate axis)(图 2-8-14)。心电轴的偏移,一般受心脏在胸腔内的解剖位置、两侧心室的质量比例、心室内传导系统的功能、激动在室内传导状态及年龄、体型等因素影响。横位心(如肥胖、妊娠、腹水等)、左心室肥厚、左前分支阻滞等可使心电轴左偏;垂位心(儿童、瘦长体形等)、右心室肥厚、左后分支阻滞等可使心电轴右偏;不确定电轴可以发生在正常人(正常变异),亦可见于某些病理情况,如肺心病、冠心病、高血压等。

(五)心脏循长轴转位

检查者自心尖部朝心底部方向观察,设想心脏可循其本身长轴作顺钟向或逆钟向转位。根据 R、S 比值确定是否有钟向转位,进而判断是否有心室肥厚。正常时 V₃ 或 V₄ 导联 R、S 振幅大致相等,即 R/S=1,为左、右心室过渡区波形。顺钟向转位(clockwise rotation)时,正常在 V₃ 或 V₄ 导联出现的波形转向左心室方向,即出现在 V₅、V₆ 导联上,甚至出现 rS 型波,即"右心室波型",可以想象"右心室向前移,左心室向后推"。逆钟向转位(counterclockwise

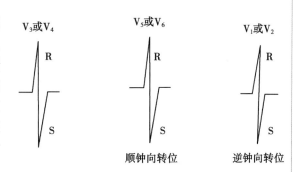

图 2-8-15 心电图图形转位判断方法示意图

rotation)时,正常 V₃ 或 V₄ 导联出现的波形转向右心室方向,即出现在 V₁、V₂ 导联上,甚至出现 qRs、Rs 型波,即"左心室波型",可以想象"左心室向右前移"。顺钟向转位可见于右心室肥厚,而逆钟向转位可见于左心室肥厚。需要指出的是,心电图上的这种转位图形未必是心脏在解剖上转位的结果,它为心电位变化的结果,与心脏在胸腔中的位置等诸多因素相关,也可见于健康人(图 2-8-15)。

二、正常心电图波型特点和正常值

正常心电图波型特点如图 2-8-16 所示。

1. P 波 代表心房肌除极的电位变化。

(1)形态:窦房结的激动在体表心电图是不可能看到的。它以不同方式首先激动右心房,并通过 Bachmann 纤维迅速传导到左心房。这样,右、左心房激动便产生了 P 波。右心房的除极过程因此也要比左心房早。P 波正常额面电轴在 0º~+70º 之间,平均为 +60º 左右,几乎与 II 平行,

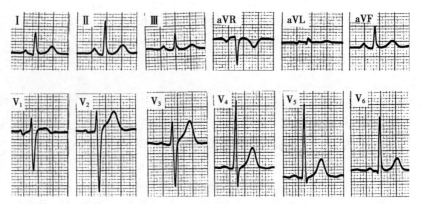

图 2-8-16　正常心电图波型特点

故 II 导联 P 波直立,而且波型较大,常用其来测量 P 波振幅及时间。P 波在大部分导联上呈钝圆形,有时可能有切迹(峰距<0.04 秒)。由于心脏激动起源于窦房结,其综合向量指向左、前、下,所以 P 波方向在 I、II、aVF、$V_4 \sim V_6$ 导联向上,aVR 导联向下,其余导联双向、低平或倒置。

（2）时间:正常人 P 波小于 0.12 秒。

（3）振幅:P 波振幅在肢体导联一般小于 0.25mV,胸导联一般小于 0.2mV。

2. PR 间期　从 P 波的起点至 QRS 波群的起点,代表心房开始除极至心室开始除极的时间,其间激动通过心房、房室交界区、房室束、束支及浦肯野纤维。正常心率时,PR 间期为 0.12～0.20 秒。PR 间期随心率的变化而变化,在幼儿或心动过速时 PR 间期缩短,老年人及心动过缓时 PR 间期延长,但也不超过 0.22 秒。

3. QRS 波群　代表心室肌除极的电位变化。

（1）时间:正常人 QRS 波群时间不超过 0.11 秒,多数在 0.06～0.10 秒。

（2）形态和振幅:胸导联基本上反映 QRS 波群在横面上的投影,在大多数正常人中,其综合向量在这个平面上变动范围较小。在 V_1、V_2 导联中多呈 rS 型。而在 V_5、V_6 导联中则多呈 qRs、Rs、qR 或 R 型。V_1 导联 R 波在成年人不应超过 1.0mV,V_5 导联的 R 波不超过 2.5mV。但是比这个绝对值更重要的是各个导联中 R/S 的比值。胸导联 V_1 至 V_5 导联是 R 波逐渐增高,S 波逐渐减小,V_6 导联的 R 波一般低于 V_5 导联的 R 波。通常 V_1 导联的 S 波较深,$V_2 \sim V_6$ 导联的 S 波逐渐变浅。V_1 导联的 R/S 小于 1,V_5 导联的 R/S 大于 1。在 V_3 或 V_4 导联,R 波和 S 波的振幅大体相等。肢体导联反映的是 QRS 综合向量在额面上的投影,由于 QRS 在额面电轴多在 +60º 左右,I、II 导联的 QRS 波群主波一般向上,III 导联的 QRS 波群主波方向多变。aVR 导联的 QRS 波群主波向下,可呈 QS、rS、rSr' 或 Qr 型。aVL 与 aVF 导联的 QRS 波群可呈 qR、Rs 或 R 型,也可呈 rS 型。正常人 aVR 导联的 R 波一般小于 0.5mV,I 导联的 R 波小于 1.5mV,aVL 导联的 R 波小于 1.2mV,aVF 导联的 R 波小于 2.0mV。

如果六个肢体导联的 QRS 波群振幅(正向波与负向波振幅的绝对值相加)都小于 0.5mV,六个胸导联的 QRS 波群振幅(正向波与负向波振幅的绝对值相加)都小于 0.8mV,称为低电压。

（3）R 峰时间（R peak time）:过去称为类本位曲折时间或室壁激动时间,指 QRS 起点至 R 波顶端垂直线的间距。如有 R' 波,则应测量至 R' 峰;如 R 峰呈切迹,应测量至切迹第二峰。各种波形的 R 峰时间测量方法见图 2-8-17。正常成人 R 峰时间在 V_1、V_2 导联不超过

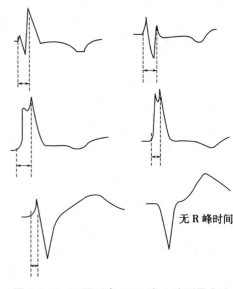

无 R 峰时间

图 2-8-17　不同形态 QRS 波 R 峰测量方法

0.03 秒，在 V_5、V_6 导联不超过 0.05 秒。R 峰时间延长见于心室肥大、预激综合征及心室内传导阻滞。

（4）Q 波：除Ⅲ、aVR 导联外，正常人的 Q 波时间小于 0.03 秒，Ⅲ导联 Q 波可达 0.04 秒。Q 波振幅小于同导联中 R 波的 1/4，时间小于 0.04 秒，且不应有切迹。正常人 V_1、V_2 导联不应出现 Q 波，但偶尔可呈 QS 波。正常人 aVL 导联偶可呈 QR 型，Q 波≥R 波，甚至 QS 型。由于心脏转位的情况，在健康人Ⅱ、Ⅲ导联可有较深的 Q 波，深吸气后可变小或消失。宽不到 0.04 秒、深不至 0.15mV 的 Q 波用小写 q 命名，否则用大写 Q 命名。

4. J 点 QRS 波群的终末与 ST 段起始之交接点称为 J 点。J 点大多在等电位线上，通常随 ST 段的偏移而发生移位。有时可因心室除极尚未完全结束，部分心肌已开始复极致使 J 点上移。还可由于心动过速等原因，使心室除极与心房复极并存，导致心房复极波（Ta 波）重叠于 QRS 波群的后段，从而发生 J 点下移。

5. ST 段 自 QRS 波群的终点至 T 波起点间的线段，代表心室缓慢复极过程。

正常的 ST 段多为一等电位线，有时亦可有轻微的偏移，但在任一导联，ST 段下移一般不超过 0.05mV；ST 段上抬在 V_2～V_3 导联较明显，可达 0.2mV。在 V_4～V_6 导联及肢体导联 ST 段抬高不超过 0.1mV。部分正常人（尤其是年轻人），可因局部心外膜区心肌细胞提前复极致部分导联 J 点上移、ST 段呈现凹面向上的抬高，尤其易出现在 V_2～V_5、Ⅱ、Ⅲ、aVF 导联，称为早期复极，此非病理情况，多为正常变异。

6. T 波 代表心室快速复极时的电位变化。

（1）形态：正常 T 波为升支平缓、降支陡峭的正向波。正常情况下，T 波的方向大多与 QRS 主波方向是一致的。T 波在Ⅰ、Ⅱ、V_4～V_6 导联向上，aVR 导联向下，Ⅲ、aVL、aVF、V_1～V_3 导联可以向上、双向或向下。若 V_1 的 T 波向上，则 V_2～V_6 导联就不应再向下。

（2）振幅：除Ⅲ、aVL、aVF、V_1～V_3 导联外，其他导联 T 波振幅一般不应低于同导联 R 波的 1/10。T 波在胸导联有时可高达 1.2～1.5mV，尚属正常。

7. QT 间期 指 QRS 波群的起点至 T 波终点的间距，代表心室肌除极和复极全过程所需的时间。

QT 间期长短与心率的快慢、年龄、性别密切相关，心率越快，QT 间期越短，反之则越长。心率在 60～100 次 /min 时，QT 间期的正常范围为 0.32～0.44 秒。由于 QT 间期受心率的影响很大，所以常用校正的 QT 间期（QTc），通常采用 Bazett 公式计算：$QTc=QT/\sqrt{RR}$。QTc 就是 RR 间期为 1 秒（心率 60 次 /min）时的 QT 间期。传统 QTc 的正常上限值设定为 0.44 秒，超过此时限即认为 QT 间期延长。一般女性的 QT 间期较男性略长。近年推荐的 QT 间期延长标准为：男性 QTc≥0.45 秒，女性 QTc≥0.46 秒。

QT 间期另一个特点是不同导联之间 QT 间期存在一定的差异，正常人不同导联间 QT 间期差异最大可达 50ms，以 V_2、V_3 导联 QT 间期最长。QT 间期延长的原因包括低血钙、低血钾、心肌炎、心肌梗死、心脏肥大及服用奎尼丁等。高血钙、高血钾或应用洋地黄等则使 QT 间期缩短。QT 间期延长可使心室易颤期延长，若出现落入易颤期的室性期前收缩可引发心室颤动，进而引起猝死。

8. u 波 T 波之后 0.02～0.04 秒出现的振幅很低小的波称为 u 波，代表心室后继电位，其产生机制目前仍未完全清楚。近年研究认为，心室肌舒张的机械作用可能是形成 u 波的原因。正常 u 波的形态为前半部斜度较陡，而后半部斜度较平缓。u 波方向大体与 T 波相一致。u 波在胸导联较易见到，以 V_2～V_3 导联较为明显。u 波明显增高常见于低血钾、甲状腺功能亢进、心动过缓及应用药物（如洋地黄、奎尼丁、肾上腺素）等。u 波倒置或双向均为异常，可见于心肌梗死、左心室肥厚、高血压和冠心病。u 波振幅的大小与心率快慢有关，心率增快时 u 波振幅降低或消失，心率减慢时 u 波振幅增高。

三、小儿心电图特点

为了正确评估小儿心电图（图 2-8-18），需充分认识其特点。小儿的生理发育过程迅速，其心

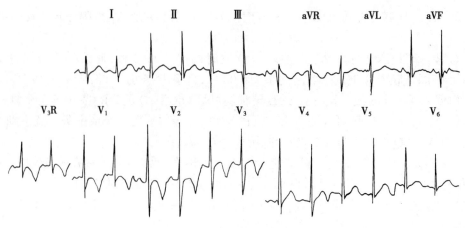

图 2-8-18　小儿心电图（9 个月婴儿）

电图变化也较大。总的趋势可概括为自起初的右心室占优势型转变为左心室占优势型的过程，其具体特点可归纳如下。

1. 小儿心率较成人为快，至 10 岁以后即可大致保持为成人的心率水平（60～100 次 /min）。小儿的 PR 间期较成人为短，7 岁以后趋于恒定（0.10～0.17 秒），小儿的 QTc 间期较成人略长。

2. 小儿的 P 波时间较成人稍短（儿童<0.09 秒），P 波的电压于新生儿较高，以后则较成人为低。

3. 婴幼儿常呈右心室占优势的 QRS 图形特征。Ⅰ 导联有深 S 波；V_1（V_{3R}）导联多呈高 R 波，而 V_5、V_6 导联常出现深 S 波；V_1 导联 R 波电压随年龄增长逐渐减低，V_5 导联 R 波逐渐增高。小儿 Q 波较成人为深（常见于 Ⅱ、Ⅲ、aVF 导联）；3 个月以内婴儿的 QRS 初始向量向左，因而 V_5、V_6 导联常缺乏 q 波。新生儿期的心电图主要呈"悬垂型"，心电轴>+90°，以后与成人大致相同。

4. 小儿 T 波的变异较大，新生儿期肢体导联及右胸导联常出现 T 波低平、倒置（图 2-8-18）。

第三节　心房肥大和心室肥厚

一、心房肥大

心房肥大多表现为心房的扩大而较少表现为心房肌肥厚，压力和容量负荷过重是引起心房肥大的主要原因。心房扩大引起心房肌纤维增长变粗及房间传导束牵拉和损伤，导致整个心房肌除极综合向量的振幅和方向发生变化，心电图上主要表现为 P 波振幅、除极时间及形态改变。

（一）右心房肥大

正常情况下，右心房除极开始及结束均较左心房早（图 2-8-19a）。右心房肥大（right atrial enlargement）时，虽除极时间延长，但很少延长至左心房除极完毕之后，往往与稍后除极的左心房时间重叠，故总的心房除极时间并未延长，心电图主要表现为心房除极波振幅增高（图 2-8-19b）。

1. P 波尖而高耸，其振幅≥0.25mV，以 Ⅱ、Ⅲ、aVF 导联表现最为突出，又称"肺型 P 波"。

2. V_1 导联 P 波直立时，振幅≥0.15mV，如 P 波呈双向时，其振幅的算术和≥0.20mV（图 2-8-20）。

3. P 波电轴右移超过 75°。

需要指出的是，上述 P 波异常改变除见于右心房肥大外，心房内传导阻滞、各种原因引起的右心房负荷增加（例如肺动脉栓塞）、心房梗死，甚至在运动、深吸气、交感神经兴奋、缺氧、甲状腺功能亢进等情况下亦可出现类似的心电图表现。在慢性支气管炎急性感染和支气管哮喘发作时，也可出现典型的"肺型 P 波"，当病情缓解后，高尖的 P 波也随之消失。

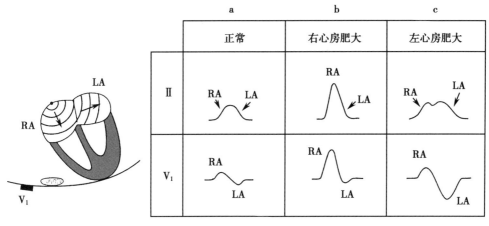

图 2-8-19　心房除极顺序及心房肥大的心电图表现示意图

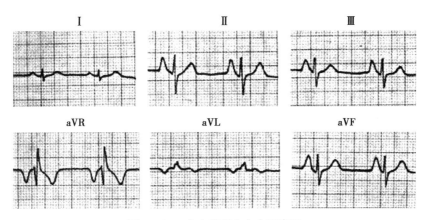

图 2-8-20　右心房肥大心电图表现

（二）左心房肥大

由于左心房较右心房晚除极,当左心房肥大(left atrial enlargement)时,由于左心房除极时间延长,使整个心房的除极时间也延长,心电图表现见图 2-8-19c。

1. P 波增宽,其时限≥0.12 秒,P 波常呈双峰型,两峰间距≥0.04 秒,第二峰比第一峰高大,以 Ⅰ、Ⅱ、aVL 导联明显,又称为"二尖瓣型 P 波"。

2. PR 段缩短,P 波时间与 PR 段时间之比>1.6。

3. V_1 导联 P 波呈先正而后出现深宽的负向波。将 V_1 负向 P 波的时间乘以负向 P 波振幅,称为 P 波终末电势(P-wave terminal force,Ptf)。左心房肥大时,Ptf_{V1}(绝对值)≥0.04mm·s(图 2-8-21)。

需要指出的是,既往 P 波增宽呈双峰主要见于二尖瓣狭窄,故称为"二尖瓣型 P 波",但这种 P 波异常不仅见于二尖瓣狭窄。上述 P 波异常改变并非左心房肥大所特有,心房内传导阻滞、各种原因引起的左心房负荷增加(例如左心室功能不全)、心房梗死、冠心病、主动脉瓣病变、急性左心衰竭等亦可出现类似的心电图表现。

（三）双心房肥大

双心房肥大往往同时出现左心房和右心房肥大的特征,心电图上出现异常高大、宽阔的双峰型 P 波(图 2-8-22)。

1. P 波增宽≥0.12 秒,其振幅≥0.25mV。

2. V_1 导联 P 波高大双相,上下振幅均超过正常范围。

需要指出的是,上述所谓"肺型 P 波"及"二尖瓣型 P 波"并非慢性肺源性心脏病及二尖瓣疾病所特有,故不能称其为具有特异性的病因学诊断意义的心电图改变。

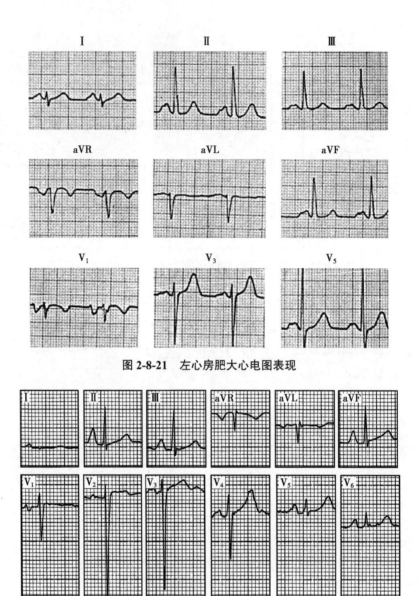

图 2-8-21 左心房肥大心电图表现

图 2-8-22 双心房肥大心电图表现

二、心室肥厚

器质性心脏病的常见后果是引起心室扩大和/或肥厚,其主要是由心室舒张期和/或收缩期负荷过重所致,当心室肥厚达到一定程度时可引起心电图发生变化。一般认为其心电的改变与下列因素有关。

1. 心肌纤维增粗、截面积增大,而心肌纤维数量并不增多,心肌除极产生的电压增高,QRS电压也势必相应增加。

2. 心室壁增厚、心室腔扩大及由心肌细胞变性所致传导功能低下,使心肌激动的总时程延长。心室肥厚与扩张常同时存在,以及由此而引起的心脏形态和位置的改变都会使心电综合向量发生改变。

3. 心室壁肥厚、劳损及相对供血不足引起心肌复极顺序发生改变。

上述心电变化可以作为诊断心室肥厚及有关因素的重要依据。但心电图在诊断心室肥厚方面存在一定局限性,不能仅凭某一项指标而作出肯定或否定的结论,主要是因为:①来自左、右心室肌相反方向的心电向量进行综合时,有可能互相抵消而失去两者各自的心电图特征,以致难于作出肯定诊断;②除心室肥厚外,同样类型的心电图改变尚可由其他因素所引起。因此,进行心室肥厚诊断时,需结合临床资料及其他的检查结果,通过综合分析,才能得出正确结论。综上所述,心电综合向量可受心外因素的影响,故一部分正常人也可出现某些心室肥厚的心电图改变;反之,也有心室肥厚者心电图改变轻微,甚至正常。

(一)左心室肥厚

正常左心室位于心脏的左后方,且左心室壁明显厚于右心室(左心室壁厚度为右心室壁厚度的3倍),故正常时心室除极综合向量表现左心室占优势的特征(图2-8-23a)。左心室肥厚(left ventricular hypertrophy)时,可使左心室优势的情况显得更为突出,QRS向量环向左后上方增大,额面最大QRS向量指向左上方,横面最大QRS指向左后方,故引起面向左心室的导联(Ⅰ、aVL、V_5和V_6)R波振幅增加,而面向右心室的导联(V_1和V_2)则出现较深的S波(图2-8-23b)。左心室肥厚时,心电图上可出现如下改变。

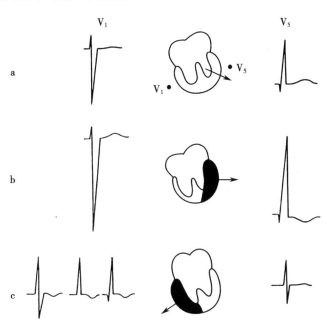

图2-8-23 左、右心室肥厚的机制及心电图表现
a. 正常;b. 左心室肥厚;c. 右心室肥厚。箭头分别示正常、左心室肥厚、右心室肥厚时的心室除极综合向量。

1. QRS波群电压增高,常用的左心室肥厚电压标准如下所示。

胸导联:R_{V5}或R_{V6}>2.5mV;$R_{V5}+S_{V1}$>4.0mV(男性)或>3.5mV(女性)。

肢体导联:R_I>1.5mV;R_{aVL}>1.2mV;R_{aVF}>2.0mV;R_I+S_{III}>2.5mV。

Cornell标准:$R_{aVL}+S_{V3}$>2.8mV(男性)或>2.0mV(女性)。

2. 可出现额面QRS心电轴左偏。

3. QRS波群时间延长到0.10~0.11秒,但一般仍<0.12秒。

4. R波为主的导联(如V_5、V_6导联)ST段可下斜型压低达0.05mV以上,T波低平、双向或倒置。S波为主的导联(如V_1导联)则可见直立的T波。当QRS波群电压增高同时伴有ST-T改变时,传统上称左心室肥厚伴劳损(图2-8-24)。此类ST-T变化多为继发性改变,亦可能同时伴有心肌缺血。

在符合一项或几项QRS电压增高标准的基础上,结合其他阳性指标之一,一般支持左心室肥厚的诊断。符合条件越多,诊断可靠性越大。如仅有QRS电压增高而无其他任何阳性指标者,诊断左心室肥厚应慎重。此外,左心室肥厚心电图还应与不完全左束支传导阻滞、B型预激综合征、前间壁心肌梗死等相鉴别。

(二)右心室肥厚

右心室位于心脏右前方,室壁厚度仅有左心室壁的1/3,只有当右心室壁的厚度达到相当程

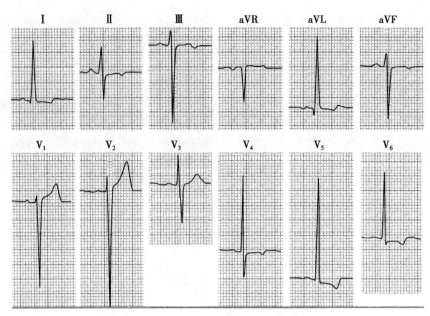

图 2-8-24　左心室肥厚心电图表现

度时,才会使综合向量由左心室优势转向为右心室优势,QRS 向量环指向右前下方增大,额面 QRS 最大向量指向右下方(有时亦可指向右上方),横面 QRS 向量指向右前方,故导致位于右心室面导联(V_1 、aVR)的 R 波增高,而位于左心室面导联(I 、aVL、 V_5)的 S 波变深(图 2-8-23c)。右心室肥厚(right ventricular hypertrophy)可具有如下心电图表现。

1. V_1 导联 R/S≥1,呈 R 型或 Rs 型,重度右心室肥厚可使 V_1 导联呈 qR 型(除外心肌梗死); V_5 导联 R/S≤1 或 S 波比正常加深;aVR 导联以 R 波为主,R/q 或 R/S≥1。

2. $R_{V1}+S_{V5}$ >1.05mV(重症>1.2mV); R_{aVR} >0.5mV。

3. 心电轴右偏≥+90°(重症可>+110°)。

4. 常同时伴有右胸导联(V_1 、 V_2)ST 段压低及 T 波倒置,此为右心室肥厚伴劳损,属继发性 ST-T 改变(图 2-8-25)。

除了上述典型的右心室肥厚心电图表现外,临床上慢性肺源性心脏病的心电图特点为(图 2-8-26): V_1 ～ V_6 导联呈 rS 型(R/S<1),即所谓极度顺钟向转位; I 导联 QRS 低电压;心电轴右偏;常伴有 P 波电压增高。此类心电图表现是心脏在胸腔中的位置改变、肺体积增大及右心室肥厚等因素综合作用的结果。

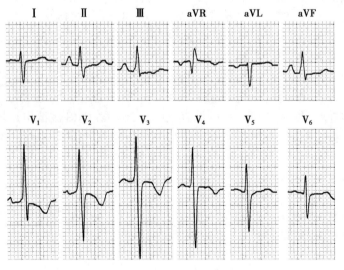

图 2-8-25　右心室肥厚心电图表现

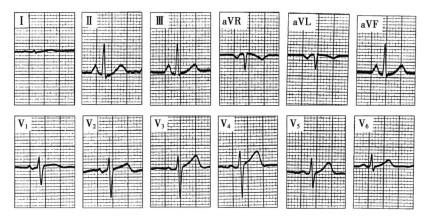

图 2-8-26 慢性肺源性心脏病心电图表现

诊断右心室肥厚,有时定性诊断(依据 V_1 导联 QRS 形态及电轴右偏等)比定量诊断更有价值。一般来说,阳性指标越多,则诊断的可靠性越高。虽然心电图对诊断明显的右心室肥厚准确性较高,但敏感性较低。此外,右心室肥厚应与不完全右束支阻滞、A 型预激综合征相鉴别。

(三)双侧心室肥厚

与诊断双心房肥大不同,双侧心室肥厚(biventricular hypertrophy)的心电图表现不是简单地把左、右心室肥厚异常表现相加,心电图可出现下列情况。

1. 大致正常心电图 由于双侧心室电压同时增高,但方向恰好相反,增加的除极向量互相抵消,使 QRS 电轴、电压、波形呈现正常化。

2. 单侧心室肥厚心电图 只表现出一侧心室肥厚,而另一侧心室肥厚的图形被掩盖。由于左心室壁较右心室壁厚,故双侧心室肥厚较常出现单纯左心室肥厚的心电图改变。

3. 双侧心室肥厚心电图 既表现为右心室肥厚的心电图特征(如 V_1 导联 R 波为主,电轴右偏等),又存在左心室肥厚的某些征象(如 V_5 导联 R/S>1,R 波振幅增高等)(图 2-8-27)。这类心电图改变较少见,约占双侧心室肥厚病例的 1/4。

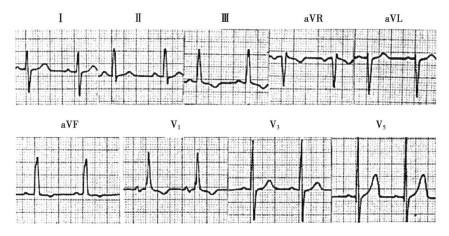

图 2-8-27 双侧心室肥厚心电图表现

第四节 心肌缺血与 ST-T 改变

心肌缺血(myocardial ischemia)通常(90% 以上)发生在冠状动脉粥样硬化基础上,冠状动脉粥样硬化引起管腔狭窄达到一定程度,或因斑块不稳定、病变部位痉挛等,可引起病变相关的冠状动脉供血不足。当心肌某一部分缺血时,将影响心室复极的正常进行,并可使缺血区相关导联发生 ST-T 异常改变。心肌缺血的心电图改变类型取决于缺血的严重程度、持续时间和缺血发生部位。

一、心肌缺血的心电图类型

1. 缺血型心电图改变 正常情况下,心外膜处的动作电位时程较心内膜短,心外膜完成复极早于心内膜,因此心室肌复极过程可看作是从心外膜开始向心内膜方向推进。发生心肌缺血时,复极过程发生改变,心电图上出现 T 波变化。

(1)若心内膜下心肌缺血,这部分心肌复极时间较正常时更加延迟,使原来存在的与心外膜复极向量相抗衡的心内膜复极向量减小或消失,致使 T 波向量增加,出现高大的 T 波(图2-8-28a)。例如下壁心内膜下缺血,下壁导联Ⅱ、Ⅲ、aVF 可出现高大直立的 T 波;前壁心内膜下缺血,胸导联可出现高耸直立的 T 波。

(2)若心外膜下心肌缺血(包括透壁性心肌缺血),心外膜动作电位时程比正常时明显延长,从而引起心肌复极顺序的逆转,即心内膜先复极,膜外电位为正,而缺血的心外膜心肌尚未复极,膜外电位仍呈相对的负性,于是出现与正常方向相反的 T 波向量,此时面向缺血区的导联记录出倒置的 T 波(图2-8-28b)。例如下壁心外膜下缺血,下壁导联Ⅱ、Ⅲ、aVF 可出现倒置的 T 波;前壁心外膜下缺血,胸导联可出现 T 波倒置。

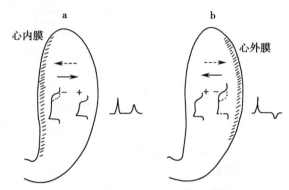

图 2-8-28 心肌缺血与 T 波变化的关系

a. 心内膜下缺血;b. 心外膜下缺血。虚线箭头示复极方向,实线箭头示 T 波向量方向,动作电位中的虚线部分示未发生缺血时的动作电位时程。

2. 损伤型心电图改变 心肌缺血除了可出现 T 波改变外,还可出现损伤型 ST 改变。损伤型 ST 段偏移可表现为 ST 段压低及 ST 段抬高两种类型。

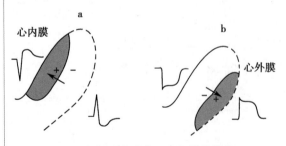

图 2-8-29 心肌损伤与 ST 段偏移的关系

心肌损伤(myocardial injury)时,ST 向量从正常心肌指向损伤心肌。心内膜下心肌损伤时,ST 向量背离心外膜面指向心内膜,使位于心外膜面的导联出现 ST 段压低(图2-8-29a);心外膜下心肌损伤时(包括透壁性心肌缺血),ST 向量指向心外膜面导联,引起 ST 段抬高(图2-8-29b)。发生损伤型 ST 改变时,对侧部位的导联常可记录到相反的 ST 改变。

另外,临床上发生透壁性心肌缺血时,心电图往往表现为心外膜缺血(T 波深倒置)或心外膜下损伤(ST 段抬高)类型。有学者把引起这种现象的原因归为:①透壁性心肌缺血时,心外膜缺血范围常大于心内膜;②由于检测电极靠近心外膜缺血区,因此透壁性心肌缺血在心电图上主要表现为心外膜缺血改变。

二、临床意义

心肌缺血的心电图可仅仅表现为 ST 段改变或者 T 波改变,也可同时出现 ST-T 改变。临床上可发现约一半的冠心病病人未发作心绞痛时,心电图可以正常,而仅于心绞痛发作时记录到 ST-T 动态改变。约 10% 的冠心病病人在心肌缺血发作时心电图可以正常或仅有轻度 ST-T 改变。

典型的心肌缺血发作时,面向缺血部位的导联常显示缺血型 ST 段压低(水平型或下斜型下移≥0.1mV)和 / 或 T 波倒置(图2-8-30)。有些冠心病病人心电图可呈持续性 ST 改变(水平型或下斜型下移≥0.05mV）和 / 或 T 波低平、负正双向或倒置,而于心绞痛发作时出现 ST-T 改变加重或伪性改善。冠心病病人心电图上出现倒置深尖、双肢对称的 T 波(称之为冠状 T 波),反映心外膜下心肌缺血或透壁性心肌缺血,这种 T 波改变亦可见于心肌梗死病人。变异型心绞痛(冠状动脉痉挛为主要因素)多引起暂时性 ST 段抬高并常伴有高耸 T 波和对应导联的 ST 段下移,这是急性严重心肌缺血的表现,如 ST 段呈持续的抬高,提示可能发生心肌梗死。

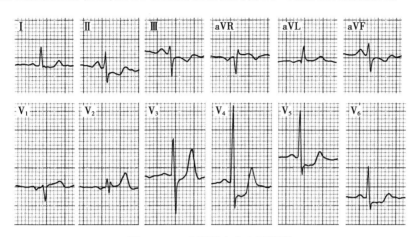

图 2-8-30　心肌缺血心电图表现

病人心绞痛发作,Ⅱ、Ⅲ、aVF 导联及 V_4～V_6 导联 ST 段水平或下斜型压低>0.1mV。

三、鉴别诊断

需要指出的是,心电图上 ST-T 改变可以是各种原因引起心肌复极异常的共同表现,在作出心肌缺血的心电图诊断之前,必须紧密结合临床资料进行鉴别诊断。

除冠心病外,其他疾病如心肌病、心肌炎、瓣膜病、心包炎、脑血管意外(尤其颅内出血)等均可出现此类 ST-T 改变。低钾、高钾等电解质紊乱,药物(洋地黄、奎尼丁等)影响及自主神经调节障碍也可以引起非特异性 ST-T 改变。此外,心室肥厚、束支传导阻滞、预激综合征等可引起继发性 ST-T 改变。图 2-8-31 列举了三种原因引起显著 T 波倒置的心电图表现。

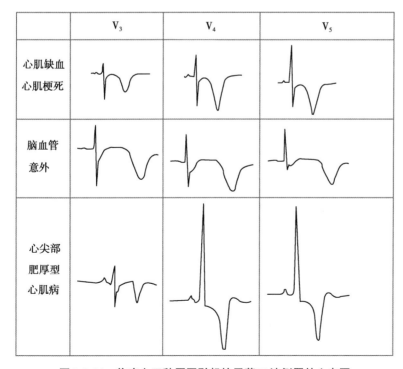

	V_3	V_4	V_5
心肌缺血 心肌梗死			
脑血管 意外			
心尖部 肥厚型 心肌病			

图 2-8-31　临床上三种原因引起的显著 T 波倒置的心电图

脑血管意外可引起宽而深的倒置 T 波,常伴显著的 QT 间期延长;心尖部肥厚型心肌病引起的 T 波深倒置有时易被误认为是心肌缺血或心肌梗死。

第五节 心 肌 梗 死

绝大多数心肌梗死(myocardial infarction)是在冠状动脉粥样硬化基础上发生完全性或不完全性闭塞所致的,属于冠心病的严重类型。除了临床表现及心肌坏死标志物升高外,心电图的特征性改变及其演变规律是确定心肌梗死诊断、制订治疗方案和判断病情的重要依据。

一、基本图形及机制

当冠状动脉某一支或几支发生闭塞而无侧支循环代偿时,相应部位的心肌会发生缺血、损伤和坏死,随着时间的推移在心电图上可先后出现缺血、损伤和坏死三种类型的图形。各部分心肌接受不同冠状动脉分支的血液供应,因此图形改变常具有明显的区域特点。心电图显示的电位变化是梗死后心肌多种心电变化综合的结果。

1."缺血型"改变 冠状动脉急性闭塞后,最早出现的变化是缺血性 T 波改变。心肌缺血时,由于细胞内 K^+ 浓度轻度降低(细胞内外 K^+ 浓度差减小,细胞膜对 K^+ 的通透性降低)所引起的静息电位下降,可使心肌细胞复极延缓,心电图上表现为缺血性 T 波改变。通常缺血最早出现在心内膜下肌层,使对向缺血区的导联出现高而直立的 T 波。若缺血发生在心外膜下肌层,则面向缺血区的导联出现 T 波倒置。正常 T 波较圆钝、两支不对称。心肌缺血时,T 波两支对称、波形变尖,且不论 T 波正负,其振幅常有增大。缺血使心肌复极时间延长,特别是三位相延缓,引起 QT 间期延长。

2."损伤型"改变 随着缺血时间延长,缺血程度进一步加重,就会出现"损伤型"图形改变,主要表现为面向损伤心肌的导联出现 ST 段抬高。升高的 ST 段常为凸面向上(弓背向上),与直立 T 波连成"单向曲线"(mono-phasic curve),有时升高的 ST 段也可凹面向上。关于 ST 段抬高的机制至今仍不清楚,目前有两种解释:①损伤电流学说。其认为心肌发生严重损害时,细胞内 K^+ 丢失,致使受损心肌细胞内外 K^+ 浓度差降低,细胞膜对 K^+ 的通透性随之降低,K^+ 外流减少,因而静息电位也随之降低,引起该处细胞膜的极化不足,使细胞膜外正电荷分布较少而呈相对负电位,而正常心肌由于充分极化使细胞膜外正电荷分布较多而呈相对正电位,二者之间因有电位差而产生"损伤电流"。如将电极放于损伤区,即描记出低电位的基线。当全部心肌除极完毕时,此区完全处于负电位而不产生电位差,于是等电位的 ST 段就高于除极前低电位的基线,形成 ST 段"相对"抬高。ST 段明显抬高可形成单向曲线。一般地说,损伤不会持久,要么恢复,要么进一步发生坏死。②除极受阻学说。当部分心肌受损时,产生保护性除极受阻,即大部分正常心肌除极后呈负电位时,损伤心肌不除极,仍为正电位,结果出现电位差,产生从正常心肌指向损伤心肌的 ST 向量,使面向损伤区的导联出现 ST 段抬高。常见的"损伤型"ST 段抬高的形态变化见图 2-8-32。

3."坏死型"改变 更进一步的缺血导致细胞变性、坏死。细胞内 K^+ 浓度下降到正常值的 50% 时,静息电位就变成惰性电位,坏死的心肌细胞丧失了电活动,该部位心肌不再产生心电向量,而正常健康心肌仍照常除极,致使产生一个与梗死部位相反的综合向量(图 2-8-33),称为梗死向量或 Q 向量。当探查电极面向梗死区时,梗死向量背离探查电极,投影在导联轴的负侧,因而出现负波(即 Q 波)。若探查电极置于梗死区的对侧,则梗死向量指向探查电极,形成振幅相增高的所谓梗死 R 波。由于心肌梗死主要发生于室间隔或左心室壁心肌,往往引起起始 0.03~0.04 秒除极向量背离坏死区,所以"坏死型"图形改变主要表现为面向坏死区的导联出现异常 Q 波(时间≥0.03 秒,振幅≥1/4R)或者呈 QS 波。一般认为:梗死的心肌直径>20~30mm 或厚度>5mm 才可产生病理性 Q 波。

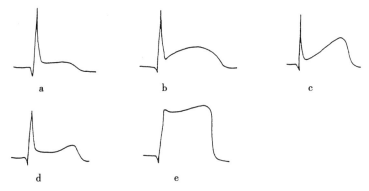

图 2-8-32 常见的"损伤型"ST 段抬高的形态
a. 平抬型;b. 弓背型;c. 上斜型;d. 凹面向上型;e. 单向曲线型。

临床上,当冠状动脉某一分支发生急性闭塞,则受损伤部位的心肌发生坏死,中心区呈坏死型改变,靠近坏死区周边的心肌呈损伤型改变,再靠外面的一圈心肌则呈缺血型改变。直接置于坏死区的电极记录到异常 Q 波或 QS 波;靠近坏死区周围受损心肌呈损伤型改变,记录到 ST 段抬高;而外边受损较轻的心肌呈缺血型改变,记录到 T 波倒置。体表心电图导联可同时记录到心肌缺血、损伤和坏死的图形改变(图 2-8-34),即在同一导联上可同时出现病理性 Q 波(或 QS 波)、ST 段抬高和 T 波倒置等改变。因此,若上述三种改变同时存在,则急性心肌梗死的诊断基本确立。

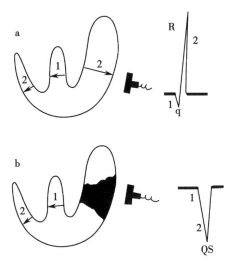

图 2-8-33 坏死型 Q 波或 QS 波发生机制
a. 正常心肌除极顺序:①室间隔向量产生 Q 波,左右心室综合除极向量;②室间隔向量产生 R 波。b. 心肌坏死后,电极透过坏死"窗口"只能记录相反的除极向量,产生 QS 波。

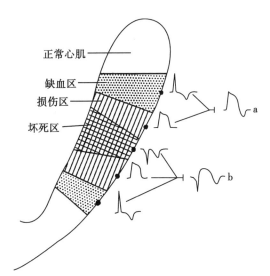

图 2-8-34 急性心肌梗死后心电图上产生的特征性改变
a. 位于坏死区周围的体表电极记录到缺血和损伤型图形;b. 位于坏死区中心的体表电极同时记录到缺血、损伤、坏死型的图形;"●"点示直接置于心外膜的电极可分别记录到缺血、损伤、坏死型图形。

二、心肌梗死的图形演变及分期

急性心肌梗死发生后,心电图的变化随着心肌缺血、损伤、坏死的发展和恢复而呈现一定演变规律。根据心电图图形的演变过程和演变时间可分为超急性期、急性期、近期(亚急性期)和陈旧期(图 2-8-35)。

1. **超急性期(亦称超急性损伤期)** 急性心肌梗死发生数分钟后,首先出现短暂的心内膜下心肌缺血,心电图上产生对称高耸的 T 波,以后迅速出现 ST 段呈上斜型或弓背向上型抬高,与

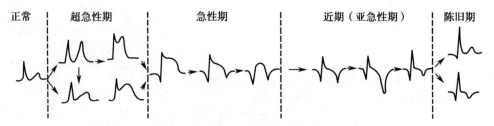

| 正常 | 超急性期 | 急性期 | 近期（亚急性期） | 陈旧期 |

图 2-8-35　典型的急性心肌梗死的图形演变过程及分期

高耸直立 T 波相连。由于急性损伤性阻滞,可见 QRS 振幅增高,并轻度增宽,VAT 延长、R 波电压增高及 S 波减小或消失等图形,但尚未出现异常 Q 波。这些表现仅持续数小时,临床上多因持续时间太短而不易记录到。此期若治疗及时而有效,有可能避免发展为心肌梗死或使已发生梗死的范围趋于缩小。

2. **急性期**　此期开始于梗死后数小时或数日,可持续到数周,心电图呈现一个动态演变过程。ST 段呈弓背向上抬高,抬高显著者可与直立 T 波相连,形成单向曲线,继而逐渐下降;心肌坏死导致面向坏死区导联的 R 波振幅降低或丢失,出现异常 Q 波或 QS 波;T 波由直立开始倒置,并逐渐加深,直至出现倒置最深的冠状 T 波。坏死型的 Q 波、损伤型的 ST 段抬高和缺血型的 T 波倒置在此期内可同时并存。

3. **近期(亚急性期)**　出现于梗死后数周至数月,此期以坏死及缺血图形为主要特征。抬高的 ST 段恢复至基线,缺血型 T 波由倒置较深逐渐变浅,坏死型 Q 波持续存在。

4. **陈旧期(愈合期)**　常出现在急性心肌梗死 3～6 个月之后或更久,ST 段和 T 波恢复正常或 T 波持续倒置、低平,趋于恒定不变,残留坏死型的 Q 波。理论上异常 Q 波将持续存在,但随着瘢痕组织的缩小和周围心肌的代偿性肥大,其范围在数年后有可能明显缩小。小范围梗死的图形改变有可能变得很不典型,异常 Q 波甚至消失。

需要指出:近年来,急性心肌梗死的检测水平、诊断手段及治疗技术已取得突破性进展。通过对急性心肌梗死病人早期实施有效治疗(溶栓、抗栓或介入性治疗等),已显著缩短整个病程,并可改变急性心肌梗死的心电图表现,可不再呈现上述典型的演变过程。

三、心肌梗死的定位诊断

临床主要依据心电图坏死型图形(异常 Q 波或 QS 波)出现于哪些导联而判断心肌梗死的部位。发生心肌梗死的部位多与冠状动脉分支的供血区域一致。前间壁梗死时,V_1～V_3 导联出现异常 Q 波或 QS 波(图 2-8-36);前壁心肌梗死时,异常 Q 波或 QS 波主要出现在 V_3、V_4(V_5)导联;侧壁心肌梗死时,在 I、aVL、V_5、V_6 导联出现异常 Q 波;异常 Q 波仅出现在 V_5、V_6 导联称为前侧壁心肌梗死,异常 Q 波仅出现在 I、aVL 导联称为高侧壁心肌梗死;下壁心肌梗死时,在 II、III、aVF 导联出现异常 Q 波或 QS 波(图 2-8-37);正后壁心肌梗死时,V_7、V_8、V_9 导联记录到异常 Q 波或 QS 波,而与正后壁导联相对应的 V_1、V_2 导联出现 R 波增高、ST 段压低及 T 波增高(称为对应性改变)。如果大部分胸导联(V_1～V_5)都出现异常 Q 波或 QS 波,则称为广泛前壁心肌梗死(图 2-8-38)。在急性心肌梗死早期,尚未出现坏死型 Q 波,可根据 ST-T 异常(ST 段抬高或压低、T 波异常变化)出现于哪些导联来判断梗死的部位。孤立的右室心肌梗死很少见,常与下壁梗死并存,发生急性下壁心肌梗死时,若 V_{3R}～V_{4R} 导联出现 ST 段抬高≥0.1mV,提示合并右心室梗死。

由于发生心肌梗死的部位多与相应的冠状动脉发生闭塞相关,因此,根据心电图确定的梗死部位大致可确定梗死相关的病变血管(表 2-8-1),但其对于多支病变及复发性心肌梗死有一定的局限性。因多支病变有梗死部位相邻及相对的情况,复发性心肌梗死也要区分同一部位或不同部位的再次梗死的情况,其心电图表现更为复杂,在此不赘述。对于单支血管病变的情况,前间

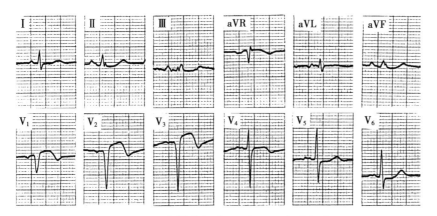

图 2-8-36　急性前间壁心肌梗死心电图表现

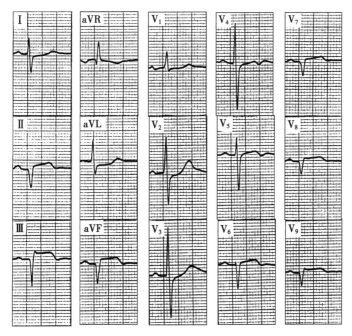

图 2-8-37　急性下壁及后壁心肌梗死心电图表现

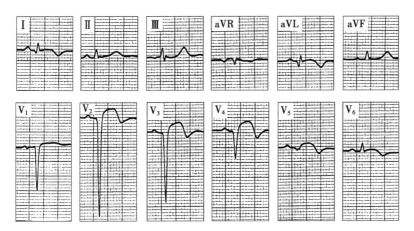

图 2-8-38　急性广泛前壁心肌梗死心电图表现

表 2-8-1　心电图导联与心室部位及冠状动脉供血区域的关系

导联	心室部位	供血的冠状动脉
Ⅱ、Ⅲ、aVF	下壁	右冠状动脉或左回旋支
Ⅰ、aVL、V_5、V_6	侧壁	左前降支或左回旋支
V_1~V_3	前间壁	左前降支
V_3~V_5	前壁	左前降支
V_1~V_5	广泛前壁	左前降支
V_7~V_9	正后壁	左回旋支或右冠状动脉
V_{3R}~V_{4R}	右心室	右冠状动脉

壁或前壁心肌梗死常为左前降支发生闭塞所致;侧壁和后壁同时发生梗死多为左回旋支发生闭塞所致;下壁梗死大多为右冠状动脉闭塞所致,少数为回旋支闭塞所致;下壁梗死同时合并右心室梗死时,往往是右冠状动脉近段发生闭塞所致。

四、心肌梗死的分类和鉴别诊断

1. Q 波和无 Q 波心肌梗死　无 Q 波心肌梗死过去称为"非透壁性心肌梗死"或"心内膜下心肌梗死"。部分病人发生急性心肌梗死后,心电图可只表现为 ST 段抬高或压低及 T 波倒置,ST-T 改变可呈规律性演变,但不出现异常 Q 波,需要根据临床表现及其他检查指标明确诊断。近年研究发现,无 Q 波梗死既可是非透壁性,亦可是透壁性。与典型的 Q 波心肌梗死比较,此种不典型的心肌梗死较多见于多支冠状动脉病变。此外,发生多部位梗死(不同部位的梗死向量相互作用发生抵消)、梗死范围弥漫或局限、梗死区位于心电图常规导联记录的盲区(如右心室、基底部、孤立正后壁梗死等)均可产生不典型的心肌梗死图形。

2. ST 段抬高和非 ST 段抬高心肌梗死　临床研究发现,ST 段抬高心肌梗死(ST-elevation myocardial infarction,STEMI)可以不出现 Q 波,而非 ST 段抬高心肌梗死(non-ST-elevation myocardial infarction,NSTEMI)有的可出现 Q 波,心肌梗死后是否出现 Q 波通常是回顾性诊断。为了最大限度地改善心肌梗死病人的预后,近年提出把急性心肌梗死分类为 ST 段抬高心肌梗死(图 2-8-39)和非 ST 段抬高心肌梗死,并且与不稳定型心绞痛一起统称为急性冠脉综合征。以 ST 段改变对急性心肌梗死进行分类突出了早期干预的重要性。在 Q 波出现之前及时进行干预(溶栓、抗栓、介入治疗等),可挽救濒临坏死的心肌或减小梗死面积。另外,ST 段抬高心肌梗死和非 ST 段抬高心肌梗死二者的干预对策是不同的,可以根据心电图 ST 段是否抬高而选择正确和合理的治疗方案。在作出 ST 段抬高或非 ST 段抬高心肌梗死诊断时,应该结合临床病史并注意排除其他原因引起的 ST 段改变。ST 段抬高和非 ST 段抬高心肌梗死如不及时治疗都可演变为 Q 波或无 Q 波心肌梗死。ST 段抬高心肌梗死的诊断标准:两个或两个以上相邻导联出现 ST 段抬高(V_2~V_3 导联≥0.2mV,其他导联≥0.1mV)。非 ST 段抬高心肌梗死在心电图上表现为 ST 段压低和 / 或 T 波倒置或无 ST-T 异常。

3. 心肌梗死合并其他病变

(1)心肌梗死合并室壁瘤(多发生于左心室前壁)时,可见 ST 段持续性抬高达数月(ST 段抬高幅度常≥0.2mV,同时伴有坏死型 Q 波或 QS 波)。

(2)心肌梗死合并右束支阻滞时,心室除极初始向量表现出心肌梗死特征,终末向量表现出右束支阻滞特点,一般不影响两者的诊断(图 2-8-40)。

(3)在存在左束支阻滞的情况下,心肌梗死的图形常被掩盖,按常规的心肌梗死标准进行诊断比较困难。

不过,在急性心肌梗死的早期,通过观察 ST 段的异常偏移(抬高或下移)及动态演变,仍可判断是否合并急性心肌缺血或心肌梗死。QRS 波群为正向(R 波为主)的导联出现 ST 段抬高

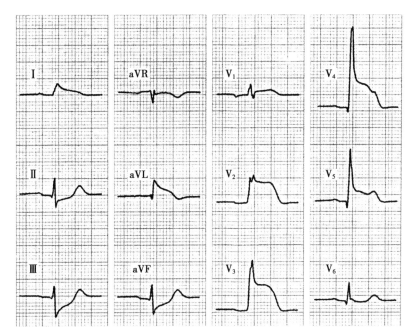

图 2-8-39　ST 段抬高心肌梗死心电图表现

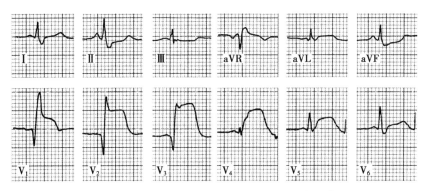

图 2-8-40　急性心肌梗死合并右束支阻滞心电图表现

≥0.1mV,V_1～V_3 导联出现 ST 段压低≥0.1mV,QRS 波群为负向（S 波为主）的导联出现 ST 段抬高≥0.5mV,均提示左束支阻滞可能合并急性心肌缺血或心肌梗死。

4. **心肌梗死的鉴别诊断**　单纯的 ST 段抬高还可见于急性心包炎、变异型心绞痛、早期复极综合征、急性肺动脉栓塞、主动脉夹层、急性心肌炎、高血钾等,可根据病史、是否伴有异常 Q 波及典型 ST-T 演变过程予以鉴别。异常 Q 波不一定都提示为心肌梗死,例如发生感染或脑血管意外时,可出现短暂 QS 或 Q 波,但缺乏典型演变过程,很快可以恢复正常。心脏横位可导致Ⅲ导联出现 Q 波,但Ⅱ导联通常正常。顺钟向转位、左心室肥大及左束支阻滞时,V_1、V_2 导联可出现 QS 波,但并非前间壁心肌梗死。预激综合征心电图在某些导联上可出现 Q 或 QS 波。此外,右心室肥厚、心肌病、心肌炎等也可出现异常 Q 波,结合病人的病史和临床资料一般不难鉴别。仅当异常的 Q 波、抬高的 ST 段及倒置的 T 波同时出现,并具有一定的演变规律,才是急性心肌梗死的特征性改变。

第六节　心 律 失 常

一、概述

正常人的心脏起搏点位于窦房结,并按正常传导系统顺序激动心房和心室。心脏激动的起

源异常和 / 或传导异常,称为心律失常(arrhythmia)。心律失常的产生原因包括:①激动起源异常。可分为两类,一类为窦房结起搏点本身激动的程序与规律异常,另一类为心脏激动全部或部分起源于窦房结以外的部位,称为异位节律,异位节律又分为主动性和被动性。②激动的传导异常。最多见的一类为传导阻滞,包括传导延缓和传导中断;另一类为激动传导通过房室之间的附加异常旁路,使心肌某一部分提前激动,属传导途径异常。③激动起源异常和激动传导异常同时存在,相互作用,此可引起复杂的心律失常表现。心律失常目前多按形成原因进行分类(表 2-8-2)。

表 2-8-2　心律失常分类

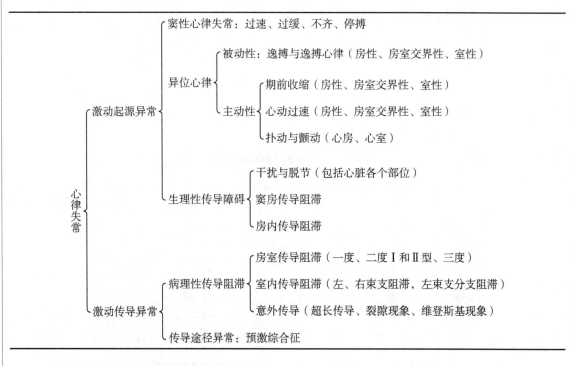

二、窦性心律及窦性心律失常

凡起源于窦房结的心律,称为窦性心律(sinus rhythm)。窦性心律属于正常节律。

1. 窦性心律的心电图特征　一般心电图机描记不出窦房结激动电位,都是以窦性激动发出后引起的心房激动波 P 波特点来推测窦房结的活动。窦性心律的心电图特点为:P 波规律出现,且 P 波形态表明激动来自窦房结(即 P 波在 Ⅰ、Ⅱ、aVF、V$_4$~V$_6$ 导联直立,在 aVR 导联倒置)。正常人窦性心律的频率呈生理性波动,传统上静息心率的正常范围一般定义为 60~100 次 /min。近年,国内大样本健康人群调查发现:国人男性静息心率的正常范围为 50~95 次 /min,女性为 55~95 次 /min。

2. 窦性心动过速(sinus tachycardia)　传统上规定成人窦性心律的频率>100 次 /min 为窦性心动过速(图 2-8-41)。窦性心动过速时,PR 间期及 QT 间期相应缩短,有时可伴有继发性 ST 段轻度压低和 T 波振幅降低。常见于运动、兴奋、进食、疼痛、精神紧张、发热、甲状腺功能亢进、贫血、失血、休克、心力衰竭、心肌炎和拟肾上腺素类药物作用等情况。

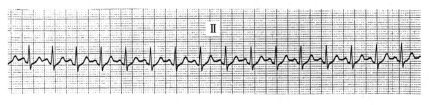

图 2-8-41　窦性心动过速心电图表现

3. **窦性心动过缓（sinus bradycardia）** 传统上规定窦性心律的频率<60次/min为窦性心动过缓。近年大样本健康人群调查发现：约15%正常人静息心率可<60次/min，尤其是男性。另外，老年人及运动员心率可以相对较缓。窦房结功能障碍、颅内压增高、甲状腺功能减退、按压颈动脉窦、梗阻性黄疸、低温、服用某些药物（例如β受体阻滞剂）、洋地黄过量等亦可引起窦性心动过缓。窦性心动过缓常伴随窦性心律不齐，亦可出现逸搏或逸搏心律。

4. **窦性心律不齐（sinus arrhythmia）** 窦性心律的起源未变，但节律不整，在同一导联上PP间期差异>0.12秒。窦性心律不齐常与窦性心动过缓同时存在（图2-8-42）。较常见的一类心律不齐与呼吸周期有关，称呼吸性窦性心律不齐，多见于青少年，一般无临床意义。另有一些比较少见的窦性心律不齐与呼吸无关，例如与心室收缩排血有关的（室相性）窦性心律不齐及窦房结内游走性心律不齐、异位激动诱发的窦性心律不齐等。

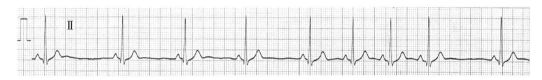

图 2-8-42 窦性心动过缓及窦性心律不齐心电图表现

5. **窦性停搏（sinus arrest）** 亦称窦性静止，是指窦房结暂时或永久地停止发放激动。在规律的窦性心律中，有时因迷走神经张力增大或窦房结功能障碍，在一段时间内窦房结停止发放激动，心电图上见规则的PP间距中突然出现P波脱落，形成长PP间距，且长PP间距与正常PP间距不成倍数关系（图2-8-43）。窦性停搏后常出现逸搏或逸搏心律。

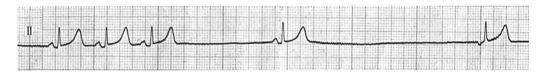

图 2-8-43 窦性停搏心电图表现

6. **病态窦房结综合征（sick sinus syndrome，SSS）** 近年发现，起搏传导系统退行性病变及冠心病、心肌炎（尤其是病毒性心肌炎）、心肌病等疾患，可累及窦房结及其周围组织而产生一系列缓慢性心律失常，并引起头昏、黑矇、晕厥等临床表现，称为病态窦房结综合征。其主要是由窦房结激动形成失常或窦房结传导障碍所致的一系列心电图改变和临床表现。心电图表现有：①持续的窦性心动过缓，心率<50次/min，且不易用阿托品等药物纠正；②窦性停搏或窦房传导阻滞；③在显著窦性心动过缓基础上，常出现室上性快速心律失常（房性心动过速、心房扑动、心房颤动等），又称为慢快综合征；④若病变同时累及房室交界区，可出现房室传导障碍，或发生窦性停搏时，长时间不出现交界性逸搏，此即称为双结病变（图2-8-44）。

21:45:27

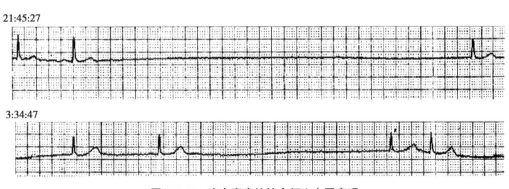

3:34:47

图 2-8-44 病态窦房结综合征心电图表现
动态心电图监测中夜间出现的窦性停搏。

三、期前收缩

期前收缩是指起源于窦房结以外的异位起搏点提前发出的激动,又称过早搏动,是临床上最常见的心律失常。

期前收缩的产生机制包括:①折返激动;②触发活动;③异位起搏点的兴奋性增高。根据异位搏动发生的部位,可分为房性、交界性和室性期前收缩,其中以室性期前收缩最为常见,房性次之,交界性比较少见。

描述期前收缩心电图特征时常用到下列术语:

联律间期(coupling interval):指异位搏动与其前窦性搏动之间的时距,折返途径与激动的传导速度等可影响联律间期长短。房性期前收缩的联律间期应从异位 P 波起点测量至其前窦性 P 波起点,而室性期前收缩的联律间期应从异位搏动的 QRS 起点测量至其前窦性 QRS 起点。

代偿间歇(compensatory pause):指期前出现的异位搏动代替了一个正常窦性搏动,其后出现一个较正常心动周期为长的间歇。若期前收缩前后两处窦性节律间期恰好等于基础窦性节律周期的两倍,称之为完全性代偿间期;若短于两倍基础窦性节律,称之为不完全性代偿间期。由于房性异位激动易逆传侵入窦房结,使其提前释放激动,引起窦房结节律重整,因此房性期前收缩大多为不完全性代偿间歇。而交界性和室性期前收缩距窦房结较远,不易侵入窦房结,故往往表现为完全性代偿间歇。

间位性期前收缩:又称插入性期前收缩,指夹在两个相邻正常窦性搏动之间的期前收缩,其后无代偿间歇。

单源性期前收缩:指期前收缩来自同一异位起搏点或有固定的折返径路,其形态、联律间期相同。

多源性期前收缩:指在同一导联中出现两种或两种以上形态及联律间期互不相同的异位搏动。如联律间期固定而形态各异,则称为多形性期前收缩,其临床意义与多源性期前收缩相似。

频发性期前收缩:依据出现的频度可分为偶发和频发性期前收缩。常见的二联律(bigeminy)与三联律(trigeminy)就是一种有规律的频发性期前收缩。前者指期前收缩与窦性心搏交替出现;后者指每两个窦性心搏后出现一次期前收缩。

1. 室性期前收缩(premature ventricular contraction) 心电图表现:①期前出现的 QRS-T 波前无 P 波或无相关的 P 波;②期前出现的 QRS 形态宽大畸形,时限通常>0.12 秒,T 波方向多与 QRS 的主波方向相反;③往往为完全性代偿间歇,即期前收缩前后的两个窦性 P 波间距等于正常 PP 间距的两倍(图 2-8-45)。

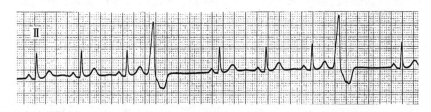

图 2-8-45 室性期前收缩心电图表现

2. 房性期前收缩(premature atrial contraction) 心电图表现:①期前出现的异位 P' 波,其形态与窦性 P 波不同;② P' R 间期>0.12 秒;③大多为不完全性代偿间歇,即期前收缩前后两个窦性 P 波的间距小于正常 PP 间距的两倍(图 2-8-46)。某些房性期前收缩的 P' R 间期可以延长;有时异位 P' 后无 QRS-T 波,则称为未下传的房性期前收缩(图 2-8-47);有时 P' 下传心室引起 QRS 波群增宽变形,多呈右束支阻滞图形,称房性期前收缩伴室内差异性传导(图 2-8-48)。未下传的房性期前收缩在心电图中容易被识别成窦房传导阻滞、窦性停搏或窦性心律不齐,应认真鉴别。

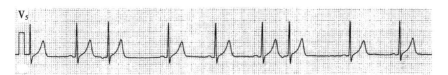

图 2-8-46 房性期前收缩心电图表现

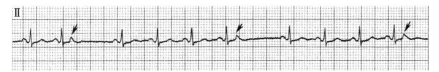

图 2-8-47 未下传的房性期前收缩心电图表现

箭头示异位 P' 波重叠在 T 波上,其后无 QRS-T 波。

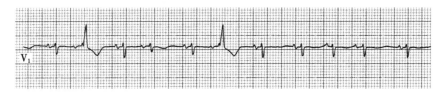

图 2-8-48 频发房性期前收缩心电图表现,部分伴室内差异性传导

3. 交界性期前收缩(premature junctional contraction) 心电图表现:①期前出现 QRS-T 波,其前无窦性 P 波,QRS-T 形态与窦性下传者基本相同;②出现逆行 P' 波(P 波在 Ⅱ、Ⅲ、aVF 导联倒置,aVR 导联直立),可发生于 QRS 波群之前(P' R 间期<0.12 秒)或 QRS 波群之后(RP' 间期<0.20 秒),或者与 QRS 相重叠;③大多为完全性代偿间歇(图 2-8-49)。

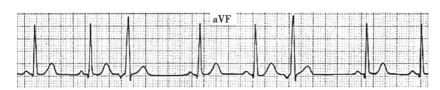

图 2-8-49 交界性期前收缩心电图表现

四、异位性心动过速

异位性心动过速是指异位节律点兴奋性增高或折返激动引起的快速异位心律(期前收缩连续出现三次或三次以上)。根据异位节律点发生的部位,可分为房性、交界性及室性心动过速。

1. 阵发性室上性心动过速(paroxysmal supraventricular tachycardia) 理应分为房性及与房室交界区相关的心动过速,但常因 P' 不易辨别,统称为室上性心动过速(室上速)(图 2-8-50)。该类心动过速发作时有突发、突止的特点,频率一般为 160~250 次 /min,节律快而规则,QRS 形态一般正常(伴有束支阻滞或室内差异性传导时,可呈宽 QRS 波心动过速)。临床上最常见的室上性心动过速类型为预激旁路引发的房室折返性心动过速(A-V reentry tachycardia,AVRT)及房室结双径路(dual A-V nodal pathway)引发的房室结折返性心动过速(A-V nodal reentry tachycardia,AVNRT)。心动过速通常可由一个房性期前收缩诱发。二者发生的机制见图 2-8-51。这两类心动过速病人多不具有器质性心脏病,由于解剖学定位比较明确,可通过导管射频消融术根治。房性心动过速包括自律性和房内折返性心动过速两种类型,多在器质性心脏病基础上发生。

2. 室性心动过速(ventricular tachycardia) 属于宽 QRS 波心动过速类型,心电图表现为:①频率多为 140~200 次 /min,节律可稍不齐;②QRS 波群形态宽大畸形,时限通常>0.12 秒;③如能发现 P 波,并且 P 波频率慢于 QRS 波频率,PR 无固定关系(房室分离),则可明确诊断;④偶

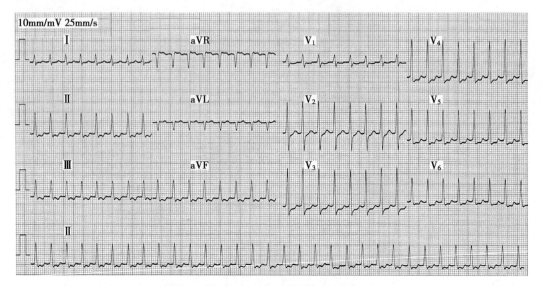

图 2-8-50 室上性心动过速心电图表现
心电生理证实为房室结折返性心动过速。

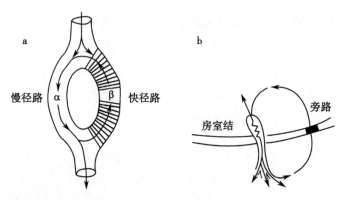

图 2-8-51 房室结折返性心动过速和房室折返性心动过速发生机制示意图
a.房室结折返性心动过速;b.房室折返性心动过速。

尔心房激动夺获心室或发生室性融合波,也支持室性心动过速的诊断(图 2-8-52)。

除了室性心动过速外,室上性心动过速伴心室内差异性传导,室上性心动过速伴原来存在束支阻滞或室内传导延迟,室上性心律失常(房性心动过速、心房扑动或心房颤动)经房室旁路前传,经房室旁路前传的房室折返性心动过速等,亦可表现为宽 QRS 波心动过速类型,应注意鉴别诊断。

3. **非阵发性心动过速(nonparoxysmal tachycardia)** 可发生在心房、房室交界区或心室,又称加速的房性、交界性或室性自主心律。此类心动过速发作多有渐起渐止的特点。心电图主要表现为:频率比逸搏心律快,比阵发性心动过速慢,交界性心律频率多为 70~130 次/min,室性心律频率多为 60~100 次/min。由于心动过速频率与窦性心律频率相近,易发生干扰性房室脱节,并出现各种融合波或夺获心搏。此类型心动过速的机制是异位起搏点自律性增高,多发生于器质性心脏病。急性心肌梗死闭塞血管再灌注(溶栓、介入治疗,有时可为自溶)时,常发生阵发性室性心动过速(加速性室性自搏心律)。

4. **双向性室性心动过速(bidirectional ventricular tachycardia)** 是一种少见的心律失常,是室性心动过速的一种特殊类型。心电图的特征为:心动过速时,QRS 波群的主波方向出现上、下交替改变(图 2-8-53)。此类心律失常除见于洋地黄中毒外,还可见于儿茶酚胺敏感性多形性室性心动过速(属于遗传性心律失常的一种类型)。

5. **扭转型室性心动过速(torsade de pointes,TDP)** 此类心动过速是一种严重的室性

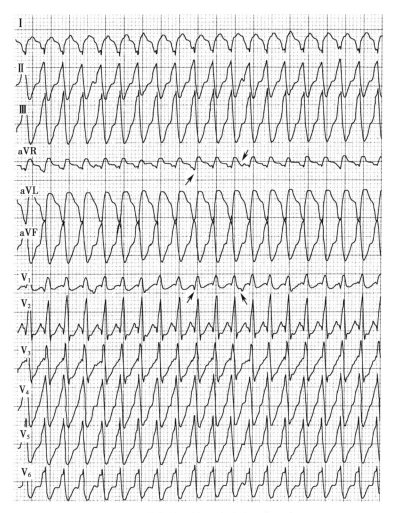

图 2-8-52　阵发性室性心动过速心电图表现

12 导联心电图同步记录:箭头示 P 波,PR 间期无固定关系,心室率快于心房率。

监护导联

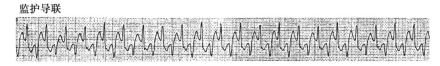

图 2-8-53　双向性室性心动过速心电图表现

心律失常。发作时可见一系列增宽变形的 QRS 波群,以每 3～10 个心搏围绕基线不断扭转其主波的正负方向,典型者常伴有 QT 间期延长,每次发作持续数秒到数十秒而自行终止,但极易复发或转为心室颤动(图 2-8-54)。临床上表现为反复发作心源性晕厥或称为阿 - 斯综合征。

扭转型室性心动过速可由不同病因引起,临床上常见的原因有:①遗传性心律失常(离子通道功能异常),如先天性长 QT 间期综合征;②严重的房室传导阻滞,逸搏心律伴有巨大的 T 波;③电解质紊乱,如低钾、低镁,伴有异常的 T 波、u 波及 QT 间期延长;④某些药物(例如奎尼丁、胺碘酮等)所致。

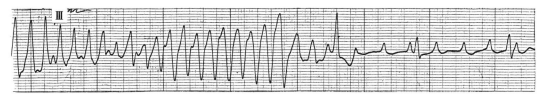

图 2-8-54　扭转型室性心动过速心电图表现

五、扑动与颤动

扑动、颤动可出现于心房或心室。主要的电生理基础为心肌的兴奋性增高，不应期缩短，同时伴有一定的传导障碍，形成环形激动及多发微折返。

图 2-8-55　心房扑动发生机制示意图

1. **心房扑动（atrial flutter，AFL）** 关于典型心房扑动的发生机制已比较清楚，属于房内大折返环路激动（图 2-8-55）。心房扑动大多为短阵发性，少数可呈持续性。总体而言，心房扑动不如心房颤动稳定，常可转为心房颤动或窦性心律。

心房扑动的心电图特点是：正常 P 波消失，代之连续的大锯齿状扑动波（F 波），在Ⅱ、Ⅲ、aVF 导联中清晰可见；F 波间无等电位线，波幅大小一致，间隔规则，频率为 240～350 次/min，大多不能全部下传，常以固定房室比例（2∶1 或 4∶1）下传，故心室律规则（图 2-8-56）。如果房室传导比例不恒定或伴有文氏传导现象，则心室律可以不规则。心房扑动时 QRS 波时间一般不增宽。心房扑动如伴 1∶1 房室传导可引起严重的血流动力学改变，应及时处理。如果 F 波的大小和间距有差异，且频率>350 次/min，称不纯性心房扑动或称非典型心房扑动。

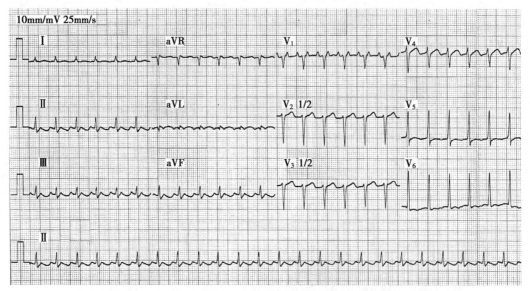

图 2-8-56　心房扑动心电图表现

呈 2∶1 传导，Ⅱ、Ⅲ、aVF 扑动波呈锯齿状。

近年，对于典型的心房扑动，通过射频消融三尖瓣环到下腔静脉口之间的峡部区域可以阻断折返环，从而达到根治心房扑动的目的。

2. **心房颤动（atrial fibrillation，AF）** 心房颤动是临床上很常见的心律失常。心房颤动可以是阵发性或持续性，大多发生在器质性心脏病基础上，多与心房扩大、心肌受损、心力衰竭等有关。但也有少部分心房颤动病人无明显器质性心脏病。发生心房颤动的机制比较复杂，至今仍未完全清楚，多数可能系多个小折返激动所致（图 2-8-57）。近年的研究发现：一部分心房颤动的原因可能是局灶触发机制（起源于肺静脉）。心房颤动时整个心房失去协调一致的收缩，心排血量降低，易形成附壁血栓。

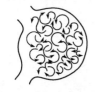

图 2-8-57　心房颤动发生机制示意图

心房颤动的心电图特点是：正常 P 波消失，代以大小不等、形状各异的颤动波（f 波），心房颤动波可粗大，可细小，通常以 V₁ 导联最明显；心房颤动波的频率为 350～600 次/min；RR 绝对不齐，QRS 波一般不增宽（图 2-8-58）；若是前一个 RR 间距偏长而与下一个 QRS 波相距较近时，易出现一个增宽变形的 QRS 波，此可能是心房颤动伴有室内差异传导，并非室性期前收缩，

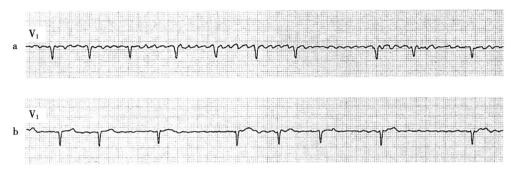

图 2-8-58　心房颤动心电图表现

应注意进行鉴别(图 2-8-59)。心房颤动时,如果出现 RR 绝对规则,且心室率缓慢,常提示发生完全性房室传导阻滞。

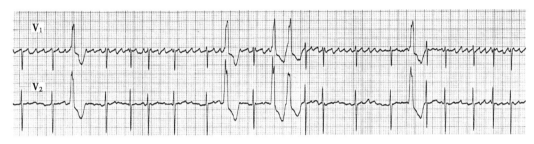

图 2-8-59　心房颤动伴室内差异传导心电图表现

3. 心室扑动与心室颤动　多数人认为心室扑动(ventricular flutter)是心室肌产生环形激动的结果。出现心室扑动一般有两个条件:①心肌明显受损、缺氧或代谢失常;②异位激动落在易颤期。心电图特点是无正常 QRS-T 波,代之以连续快速而相对规则的大振幅波动,频率达200~250 次 /min,心脏失去排血功能。心室扑动常不能持久,不是很快恢复,就是转为心室颤动而导致死亡。心室颤动(ventricular fibrillation)往往是心脏停搏前的短暂征象,也可以因急性心肌缺血或心电紊乱而发生。由于心脏出现多灶性局部兴奋,以致完全失去排血功能。心电图上QRS-T 波完全消失,出现大小不等、极不匀齐的低小波,频率为 200~500 次 /min。心室扑动和心室颤动均是极严重的致死性心律失常(图 2-8-60、图 2-8-61)。

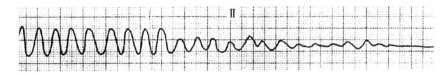

图 2-8-60　心室扑动与心室颤动心电图表现

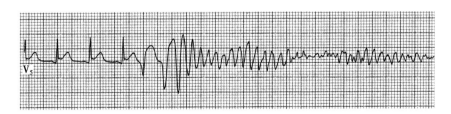

图 2-8-61　心室颤动心电图表现

急性冠脉综合征病人,发生室性心动过速并迅速演变为心室颤动,电除颤成功。

六、传导异常

心脏传导异常包括病理性传导阻滞、生理性干扰脱节及传导途径异常。

（一）传导阻滞

传导阻滞的病因可以是传导系统的器质性损害,也可能是迷走神经张力增高引起的功能性抑制或是药物作用及位相性影响。心脏传导阻滞(heart block)按发生的部位分为窦房传导阻滞、房内传导阻滞、房室传导阻滞和室内传导阻滞。按阻滞程度可分为一度(传导延缓)、二度(部分激动传导发生中断)和三度(传导完全中断)。按传导阻滞发生情况,可分为永久性、暂时性、交替性及渐进性。

1. **窦房传导阻滞(sinoatrial block)** 常规心电图不能直接描记出窦房结电位,故一度窦房传导阻滞不能被观察到。三度窦房传导阻滞难与窦性停搏相鉴别。只有二度窦房传导阻滞出现心房和心室漏搏(P-QRS-T 均脱漏)时才能诊断。窦房传导逐渐延长,直至一次窦性激动不能传入心房,心电图表现为 PP 间距逐渐缩短,于出现漏搏后 PP 间距又突然延长呈文氏现象,称为二度Ⅰ型窦房传导阻滞(图 2-8-62),此应与窦性心律不齐相鉴别。在规律的窦性 PP 间距中突然出现一个长间歇,这一长间歇恰等于正常窦性 PP 间距的倍数,此称二度Ⅱ型窦房传导阻滞(图 2-8-63)。

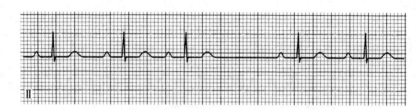

图 2-8-62　二度Ⅰ型窦房传导阻滞心电图表现

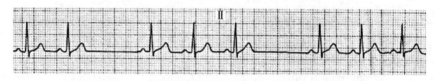

图 2-8-63　二度Ⅱ型窦房传导阻滞心电图表现

2. **房内传导阻滞(intra-atrial block)** 心房内有前、中、后三条结间束连接窦房结与房室结,同时也激动心房。连接右心房与左心房的主要为上房间束(系前结间束的房间支,又称Bachmann束)和下房间束。房内传导阻滞一般不产生心律不齐,以不完全性房内传导阻滞多见,主要是上房间束传导障碍。心电图表现为 P 波增宽≥0.12 秒,出现双峰,切迹间距≥0.04 秒,要注意与左心房肥大相鉴别。完全性房内传导阻滞少见,其产生原因是局部心房肌周围形成传入、传出阻滞,引起心房分离。心电图表现为:在正常窦性 P 波之外,还可见与其无关的异位 P'波或心房颤动波或心房扑动波,自成节律。

3. **房室传导阻滞(atrioventricular block,AVB)** 是临床上常见的一种心脏传导阻滞。通常分析 P 与 QRS 波的关系可以了解房室传导情况。房室传导阻滞可发生在不同水平:在房内的结间束(尤其是前结间束)传导延缓即可引起 PR 间期延长;房室结和希氏束是常见的发生传导阻滞的部位;若左、右束支或三支(右束支及左束支的前、后分支)同时出现传导阻滞,也归于房室传导阻滞。阻滞部位越低,潜在节律点的稳定性越差,危险性也就越大。准确判断房室传导阻滞发生部位需要借助于希氏束(His bundle)电图。房室传导阻滞多数为器质性心脏病所致,少数可见于迷走神经张力增高的正常人。

（1）一度房室传导阻滞:心电图主要表现为 PR 间期延长。在成人若 PR 间期>0.20 秒(老年人 PR 间期>0.22 秒),或对两次检测结果进行比较,心率没有明显改变而 PR 间期延长超过0.04秒,可诊断为一度房室传导阻滞(图 2-8-64)。PR 间期可随年龄、心率而变化,故诊断标准须相适应。

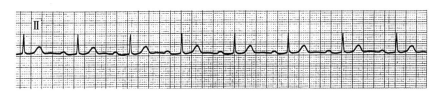

图 2-8-64 一度房室传导阻滞心电图表现（PR 间期 0.30 秒）

（2）二度房室传导阻滞：心电图主要表现为部分 P 波后 QRS 波脱漏。分两种类型：①二度 Ⅰ型房室传导阻滞（称 Mobitz Ⅰ型），表现为 P 波规律地出现，PR 间期逐渐延长（每次延长的绝对增加值多呈递减），直到 P 波下传受阻，其后脱漏 1 个 QRS 波群，漏搏后房室传导阻滞得到一定改善，PR 间期又趋缩短，之后又复逐渐延长，如此周而复始地出现，称为文氏现象（Wenckebach phenomenon）。通常以 P 波数与 P 波下传数的比例来表示房室传导阻滞的程度，例如 4：3 传导表示 4 个 P 波中有 3 个 P 波下传心室，而只有 1 个 P 波不能下传（图 2-8-65）。②二度Ⅱ型房室传导阻滞（称 Mobitz Ⅱ型），表现为 PR 间期恒定（正常或延长），部分 P 波后无 QRS 波群（图 2-8-66）。一般认为，绝对不应期延长为二度Ⅱ型房室传导阻滞的主要电生理改变，且发生阻滞部位偏低。凡连续出现 2 次或 2 次以上的 QRS 波群脱漏者，称高度房室传导阻滞，例如呈3：1、4：1 传导的房室传导阻滞等。

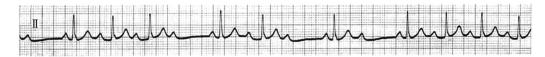

图 2-8-65 二度Ⅰ型房室传导阻滞心电图表现

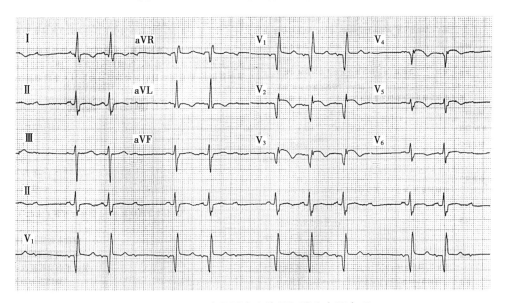

图 2-8-66 二度Ⅱ型房室传导阻滞心电图表现

二度Ⅰ型房室传导阻滞较二度Ⅱ型房室传导阻滞常见。前者多为功能性或病变位于房室结或希氏束的近端，预后较好。后者多属器质性损害，病变大多位于希氏束远端或束支部位，易发展为完全性房室传导阻滞，预后较差。

（3）三度房室传导阻滞：又称完全性房室传导阻滞。当来自房室交界区以上的激动完全不能通过阻滞部位时，在阻滞部位以下的潜在起搏点就会发放激动，出现交界性逸搏心律（QRS 形态正常，频率一般为 40～60 次 /min）或室性逸搏心律（QRS 形态宽大畸形，频率一般为 20～40 次 /min），以交界性逸搏心律为多见。如出现室性逸搏心律，往往提示发生阻滞的部位较低。发生三度房室传导阻滞时，是由于心房与心室分别由两个不同的起搏点激动，各保持自身的节律,心电图上表现为:P 波与 QRS 波毫无关系(PR 间期不固定),心房率快于心室率(图 2-8-67、图 2-8-68)。如果偶尔出现 P 波下传心室者,称为几乎完全性房室传导阻滞。

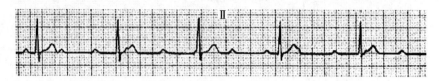

图 2-8-67 三度房室传导阻滞心电图表现,交界性逸搏心律

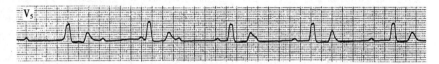

图 2-8-68 三度房室传导阻滞心电图表现,室性逸搏心律

4. 室内传导阻滞 室内传导阻滞是指室上性激动在心室内(希氏束分叉以下)传导的过程中发生异常,从而引起 QRS 波群时限延长及形态发生改变。室内传导异常可以是持续性的(长期恒定不变),可以是暂时性的,也可以是频率依赖性的(仅发生在频率增快或频率减慢时)。

希氏束穿膜进入心室后,在室间隔上方分为右束支和左束支,分别支配右心室和左心室。左束支又分为左前分支和左后分支。它们可以分别发生不同程度的传导障碍(图 2-8-69)。一侧束支阻滞时,激动从健侧心室跨越室间隔后再缓慢地激动阻滞一侧的心室,在时间上可延长 40～60ms 以上。根据 QRS 波群的时限是否≥0.12 秒而分为

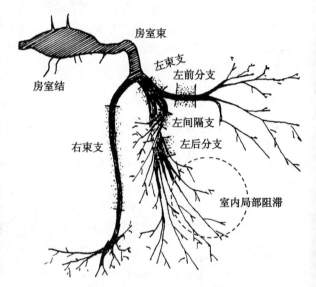

图 2-8-69 束支阻滞可能发生的部位

完全性与不完全性束支阻滞。所谓完全性束支阻滞并不意味着该束支绝对不能传导,只要两侧束支的传导时间差别超过 40ms,延迟传导一侧的心室就会被对侧传导过来的激动所激动,从而表现出完全性束支阻滞的图形改变。左、右束支及左束支分支不同程度的传导障碍,还可分别构成不同组合的复杂的双支阻滞和三支阻滞。

(1)右束支传导阻滞(right bundle branch block,RBBB):右束支细长,由单侧冠状动脉(左前降支)供血,其不应期一般比左束支长,故传导阻滞比较多见。右束支传导阻滞可以发生在各种器质性心脏病,也可见于健康人。右束支传导阻滞时,心室除极仍始于室间隔中部,自左向右方向除极,接着通过浦肯野纤维正常快速激动左心室,最后通过缓慢的心室肌传导激动右心室。因此 QRS 波群前半部接近正常,主要表现在后半部 QRS 时间延迟、形态发生改变。

完全性右束支传导阻滞的心电图表现:①QRS 波群时间≥0.12 秒。②V_1 或 V_2 导联 QRS 呈 rsR' 型或 M 形,此为最具特征性的改变;Ⅰ、V_5、V_6 导联 S 波增宽而有切迹,其时限≥0.04 秒;aVR 导联呈 QR 型,其 R 波宽而有切迹。③V_1 导联 R 峰时间>0.05 秒。④V_1、V_2 导联 ST 段轻度压低,T 波倒置;Ⅰ、V_5、V_6 导联 T 波方向一般与终末 S 波方向相反,仍为直立(图 2-8-70)。右束支阻滞时,在不合并左前分支阻滞或左后分支阻滞的情况下,QRS 心电轴一般仍在正常范围。

不完全性右束支传导阻滞时,QRS 形态和完全性右束支传导阻滞相似,仅 QRS 波群时间<0.12 秒。

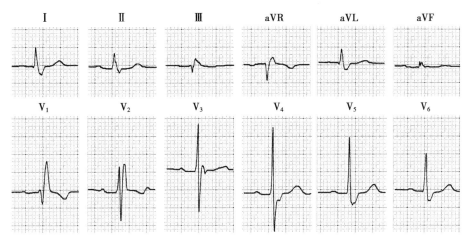

图 2-8-70 完全性右束支传导阻滞心电图表现

右束支传导阻滞合并有心肌梗死时,梗死的特征性改变出现在 0.04 秒之前,而右束支传导阻滞的特征性改变出现在 0.06 秒之后,一般不影响二者的诊断。右束支传导阻滞合并右心室肥厚时,心电图可表现为心电轴右偏(>+110°),V₅、V₆ 导联的 S 波明显加深(>0.5mV),V₁ 导联 R' 波明显增高(>1.5mV),但有时诊断并不完全可靠。

（2）左束支传导阻滞(left bundle branch block,LBBB):左束支粗而短,由双侧冠状动脉分支供血,不易发生传导阻滞。如有发生,大多为器质性病变所致。左束支传导阻滞时,激动沿右束支下传至右心室前乳头肌根部才开始向不同方面扩布,引起心室除极顺序从开始就发生一系列改变。由于初始室间隔除极变为右向左方向除极,导致 I、V₅、V₆ 导联正常室间隔除极波(q 波)消失;左心室除极不是通过浦肯野纤维激动,而是通过心室肌缓慢传导激动,故心室除极时间明显延长;心室除极向量主要向左后,其 QRS 向量中部及终末部除极过程缓慢,使 QRS 主波(R 或 S 波)增宽、粗钝或有切迹。

完全性左束支传导阻滞的心电图表现:①QRS 波群时间≥0.12 秒。②V₁、V₂ 导联呈 rS 波(其 r 波极小,S 波明显加深增宽)或呈宽而深的 QS 波;I、aVL、V₅、V₆ 导联 R 波增宽、顶峰粗钝或有切迹。③I、V₅、V₆ 导联 q 波一般消失。④V₅、V₆ 导联 R 峰时间>0.06 秒。⑤ST-T 方向与 QRS 主波方向相反(图 2-8-71)。有时在 QRS 波群为正向(R 波为主)的导联上亦可表现出直立的 T 波。左束支传导阻滞时,QRS 心电轴可以在正常范围或向左上偏移,也可出现电轴右偏。

如 QRS 波群时间<0.12 秒,为不完全性左束支传导阻滞,其图形有时与左室肥厚心电图表现十分相似,有时不容易鉴别。当左束支传导阻滞合并心肌梗死时,常掩盖梗死的图形特征,给诊断带来困难。

（3）左前分支传导阻滞(left anterior fascicular block,LAFB):左前分支细长,支配左心室左前上方,主要由左前降支供血,易发生传导障碍。左前分支传导阻滞时,主要变化在前额面,心脏激动沿左后分支下传,首先使左心室后下壁除极,然后由下转向上,使左心室前上壁除极。QRS 初始向量朝向右下方,在 0.03 秒之内由右下转向左上,使此后的主向量位于左上方。由于 QRS 激动仍然经传导系统扩布,因此 QRS 波群时限仅轻度延长。

其心电图表现:①心电轴左偏在 -30°～-90°,等于或超过 -45° 有较肯定的诊断价值。②II、III、aVF 导联 QRS 波呈 rS 型,III 导联 S 波大于 II 导联 S 波;I、aVL 导联呈 qR 型,aVL 导联的 R 波大于 I 导联的 R 波。③aVL 导联 R 峰时间≥45ms。④QRS 时间轻度延长,但<0.12 秒(图 2-8-72)。

左前分支阻滞可引起胸导联 R 波递增不良,表现为:V₅、V₆ 导联 S 波加深(受 QRS 波群终末朝上向量的影响),易误认为合并有右心室肥厚;偶尔 V₁ 导联呈 QS 型(受 QRS 波群初始朝下向量的影响),易误认为合并有前间壁心肌梗死。

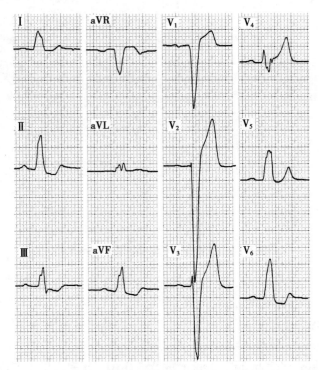

图 2-8-71 完全性左束支传导阻滞心电图表现

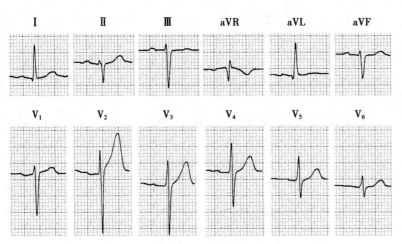

图 2-8-72 左前分支传导阻滞心电图表现

（4）左后分支传导阻滞（left posterior fascicular block，LPFB）：左后分支粗，向下向后散开分布于左心室的隔面，具有双重血液供应，故左后分支阻滞比较少见。左后分支阻滞时，心脏激动沿左前分支下传，首先使左心室前上壁除极，然后由前上转向右下，使左心室后下壁除极。左后分支阻滞时，QRS 波群初始向量朝向上方，之后转向右下，其主向量位于右下方。由于激动仍然通过传导系统扩布，因此 QRS 波群时限仅轻度延长。

其心电图表现：①心电轴右偏在 +90°～+180°，超过 +120° 有较肯定的诊断价值。②Ⅰ、aVL 导联 QRS 波呈 rS 型，Ⅲ、aVF 导联呈 qR 型，且 q 波时限<0.025 秒；Ⅲ导联 R 波大于Ⅱ导联 R 波。③QRS 时间<0.12 秒（图 2-8-73）。临床上诊断左后分支传导阻滞时应首先排除引起心电轴右偏的其他原因。

（二）干扰与脱节

正常的心肌细胞在一次兴奋后具有较长的不应期，因而对于两个相近的激动，前一激动产生的不应期必然影响后面激动的形成和传导，这种现象称为干扰。当心脏两个不同起搏点并行地

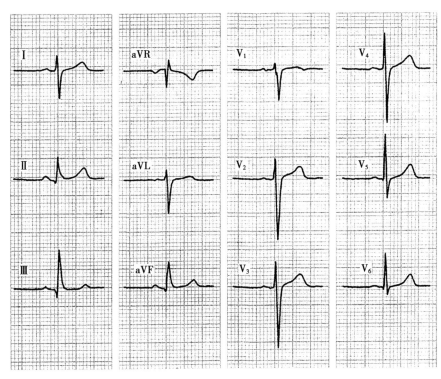

图 2-8-73　左后分支传导阻滞心电图表现

产生激动,引起一系列干扰,称为干扰性房室脱节(interference atrioventricular dissociation)。干扰所致心电图的许多变化特征(如传导延缓、中断、房室脱节等)都与传导阻滞图形相似,必须与病理性传导阻滞相区别。干扰是一种生理现象,常可使心律失常分析变得更加复杂。干扰现象可以发生在心脏的各个部位,最常见的部位是房室交界区。房性期前收缩的代偿间歇不完全(窦房结内干扰)、房性期前收缩本身的 P'R 间期延长、间位性期前收缩或室性期前收缩后的窦性 PR 间期延长等,均属干扰现象。

(三)预激综合征

预激综合征(pre-excitation syndrome)属传导途径异常,是指在正常的房室结传导途径之外,沿房室环周围还存在附加的房室传导束(旁路)。预激综合征有以下类型:

1. WPW 综合征(Wolff-Parkinson-While syndrome)　又称经典型预激综合征,属显性房室旁路。其解剖学基础为房室环存在直接连接心房与心室的一束纤维(Kent 束)。窦房结激动或心房激动可经传导很快的旁路纤维下传预先激动部分心室肌,同时经正常房室结途径下传激动其他部分心室肌,形成特殊的心电图特征:① PR 间期缩短<0.12 秒;② QRS 增宽≥0.12 秒;③ QRS 起始部有预激波(delta 波);④ P-J 间期正常;⑤出现继发性 ST-T 改变(图 2-8-74)。需要

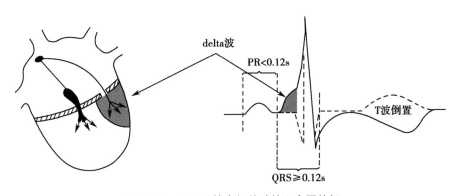

图 2-8-74　WPW 综合征特殊的心电图特征

注意:心电图 delta 波的大小、QRS 波的宽度及 ST-T 改变的程度与预激成分的多少有关,少数预激综合征病人 QRS 波的时间可<0.12 秒。

根据 V₁ 导联 delta 波极性及 QRS 主波方向可对旁路进行初步定位。如 V₁ 导联 delta 波正向且以 R 波为主,则一般为左侧旁路(图 2-8-75);如 V₁ 导联 delta 波负向或 QRS 主波以负向波为主,则大多为右侧旁路(图 2-8-76)。

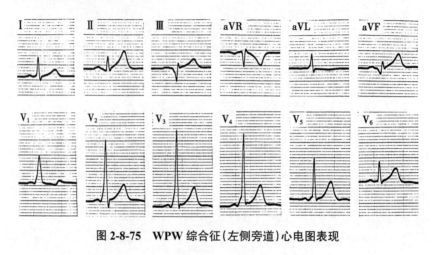

图 2-8-75 WPW 综合征(左侧旁道)心电图表现

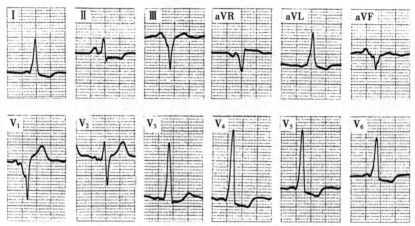

图 2-8-76 WPW 综合征(右侧旁道)心电图表现

部分病人的房室旁路没有前向传导功能,仅有逆向传导功能,心电图上 PR 间期正常,QRS 起始部无预激波,但可反复发作房室折返性心动过速(AVRT),此类旁路称之为隐匿性旁路。

2. LGL 综合征(Lown-Ganong-Levine syndrome) 又称短 PR 综合征。目前有两种关于 LGL 综合征解剖生理的观点:①存在绕过房室结传导的旁路纤维 James 束;②房室结较小,发育不全,或房室结内存在一条传导异常快的通道,引起房室结加速传导。心电图上表现为 PR 间期<0.12 秒,但 QRS 起始部无预激波。

3. Mahaim 型预激综合征 Mahaim 纤维具有类房室结样特征,传导缓慢,呈递减性传导,是一种特殊的房室旁路。此类旁路只有前传功能,没有逆传功能。心电图上表现为 PR 间期正常或长于正常值,QRS 波起始部可见预激波。Mahaim 型旁路可以引发宽 QRS 波心动过速并呈左束支传导阻滞图形。

预激综合征多见于健康人,其主要危害是常可引发房室折返性心动过速。WPW 综合征如合并心房颤动,还可引起快速的心室率,甚至发生心室颤动,属于严重心律失常(图 2-8-77)。近年,采用导管射频消融术可对预激综合征进行根治。

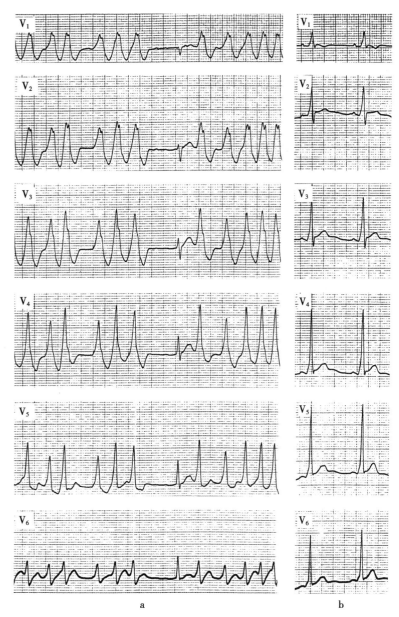

图 2-8-77　预激综合征合并心房颤动心电图表现

a. 发生心房颤动时的心电图记录；b. 窦性心律时的心电图记录，可见预激。

七、逸搏与逸搏心律

当高位节律点发生病变或受到抑制而出现停搏或节律明显减慢时（如病态窦房结综合征），或者因传导障碍而不能下传时（如窦房或房室传导阻滞），或其他原因造成长的间歇时（如期前收缩后的代偿间歇等），作为一种保护性措施，低位起搏点就会发出一个或一连串的冲动，激动心房或心室。仅发生 1~2 个称为逸搏，连续 3 个以上称为逸搏心律（escape rhythm）。按发生的部位可将其分为房性、房室交界性和室性逸搏。其 QRS 波群的形态特点与各相应的期前收缩相似，二者的差别是期前收缩属提前发生，为主动节律，而逸搏则在长间歇后出现，属被动节律。临床上以房室交界性逸搏最为多见（图 2-8-78），室性逸搏次之，房性逸搏较少见。

1. 房性逸搏心律　心房内分布着许多潜在节律点，频率多为 50~60 次 /min，略低于窦房结。右心房上部的逸搏心律产生的 P 波与窦性心律 P 波相似；节律点在右心房后下部者表现为 Ⅰ 及 aVR 导联 P 波直立，aVF 导联 P 波倒置，P' R 间期＞0.12 秒，有人称之为冠状窦心律。节律点在左心房者，称左心房心律；来自左心房后壁者，Ⅰ、V₆ 导联 P 波倒置，V₁ 导联 P 波直立，具有

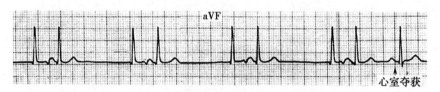

图 2-8-78 二度Ⅱ型窦房传导阻滞伴交界性逸搏心电图表现

前圆顶后高尖的特征;来自左心房前壁时,$V_3 \sim V_6$ 导联 P 波倒置,V_1 导联 P 波浅倒或双向。如果 P 波形态、PR 间期,甚至心动周期有周期性变异,称为游走心律,游走的范围可达房室交界区而出现倒置的逆行 P 波。

2. 交界性逸搏心律 是最常见的逸搏心律,见于窦性停搏及三度房室传导阻滞等情况,其 QRS 波群呈交界性搏动特征,频率一般为 40~60 次 /min,慢而规则。

3. 室性逸搏心律 多见于双结病变或发生于束支水平的三度房室传导阻滞。其 QRS 波群呈宽大畸形,频率一般为 20~40 次 /min,慢而规则,亦可以不十分规则。

4. 反复搏动(reciprocal beat) 又称反复心律(reciprocal rhythm),其电生理基础是房室交界区存在双径路传导。交界性逸搏或交界性心律时,激动可逆行上传至心房,于 QRS 波群之后出现逆行 P 波,这个激动又可在房室结内折返,再次下传心室。当折返激动传抵心室时,如心室已脱离前一个交界性搏动引起的不应期,便可以产生一个 QRS 波群。反复搏动属于一种特殊形式的折返激动(图 2-8-79)。如果两个 QRS 波之间夹有一窦性 P 波,属伪反复心律,应称为逸搏 - 夺获心律。

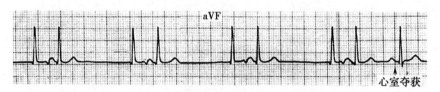

图 2-8-79 反复搏动(二联律)心电图表现

第七节 电解质紊乱和药物影响

一、电解质紊乱

电解质紊乱(electrolytes disturbance)是指血清电解质浓度的增高与降低,无论增高或降低都会影响心肌的除极与复极及激动的传导,并可反映在心电图上。需要强调的是,心电图虽有助于电解质紊乱的诊断,但由于受其他因素的影响,心电图改变与血清中电解质水平并不完全一致。如同时存在多种电解质紊乱,又可互相影响,加重或抵消心电图改变。故应密切结合病史和临床表现进行判断。

(一) 高血钾

高血钾(hyperkalemia)时引起的心电图变化见图 2-8-80。细胞外血钾浓度超过 5.5mmol/L 时,可使 QT 间期缩短和 T 波高尖,基底部变窄;血清钾>6.5mmol/L 时,QRS 波群增宽,PR 及

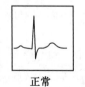 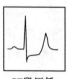 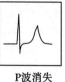 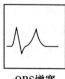

| 正常 | T波高尖 | ST段压低 | PR延长
P波增宽低平 | P波消失 | QRS增宽
与T波融合 |

图 2-8-80 高血钾:随血钾水平逐渐升高引起的心电图改变示意图

QT 间期延长,R 波电压降低及 S 波加深,ST 段压低。当血清钾增高至 >7mmol/L 时,QRS 波群进一步增宽,PR 及 QT 间期进一步延长;P 波增宽,振幅减低,甚至消失,有时实际上窦房结仍在发出激动,沿 3 个结间束经房室交界区传入心室,因心房肌受抑制而无 P 波,称之为"窦室传导"(图 2-8-81)。高血钾的最后阶段,宽大的 QRS 波甚至与 T 波融合呈正弦波。高血钾可引起室性心动过速、心室扑动或颤动,甚至心脏停搏。

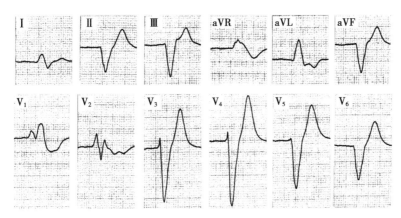

图 2-8-81 高血钾(病人血钾水平:8.5mmol/L)心电图表现

(二) 低血钾

低血钾(hypokalemia)时引起的心电图变化见图 2-8-82。典型改变为 ST 段压低,T 波低平或倒置及 u 波增高(u 波 >0.1mV 或 u/T>1 或 T-u 融合、双峰),QT 间期一般正常或轻度延长,表现为 QT-u 间期延长(图 2-8-83)。明显的低血钾可使 QRS 波群时间延长,P 波振幅增高。低血钾可引起房性心动过速、室性异位搏动和室性心动过速、室内传导阻滞、房室传导阻滞等各种心律失常。

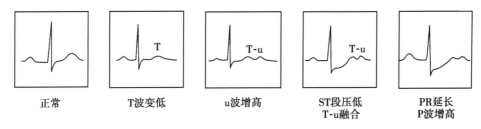

图 2-8-82 低血钾:随血钾水平逐渐降低引起的心电图改变示意图

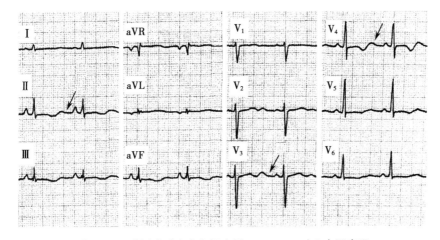

图 2-8-83 低血钾(病人血钾水平:2.1mmol/L)心电图表现
箭头示 u 波,QT-u 间期 0.70 秒。

（三）高血钙和低血钙

高血钙的主要改变为 ST 段缩短或消失，QT 间期缩短（图 2-8-84）。严重高血钙（例如快速静脉滴注钙剂时），可发生窦性停搏、窦房传导阻滞、室性期前收缩、阵发性室性心动过速等。低血钙的主要改变为 ST 段明显延长，QT 间期延长，直立 T 波变窄、低平或倒置，一般很少发生心律失常（图 2-8-85）。

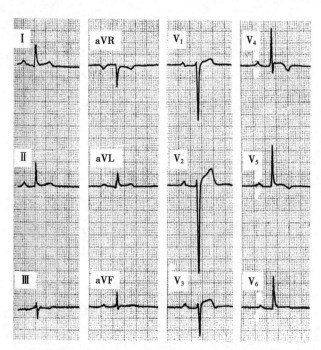

图 2-8-84　高血钙（病人血钙水平：3.8mmol/L）心电图表现
QT 间期 0.30 秒。

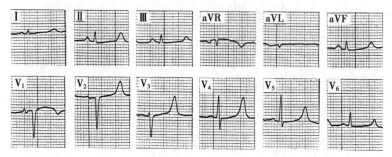

图 2-8-85　低血钙（病人血钙水平：1.46mmol/L）心电图表现
QT 间期 0.46 秒。

二、药物影响

（一）洋地黄

1. 洋地黄效应（digitalis effect）　洋地黄直接作用于心室肌，使动作电位的 2 位相缩短以至消失，并减少 3 位相坡度，因而动作电位时程缩短，引起心电图特征性表现：① ST 段下垂型压低；② T 波低平、双向或倒置，双向 T 波往往是初始部分倒置，终末部分直立变窄，ST-T 呈 "鱼钩型"；③ QT 间期缩短。上述心电图表现常为已经接受洋地黄治疗的标志，即所谓洋地黄效应（图 2-8-86）。

2. 洋地黄中毒（digitalis toxicity）　洋地黄中毒病人可以有胃肠道症状和神经系统症状，但出现各种心律失常是洋地黄中毒的主要表现。常见的心律失常包括频发性（二联律或三联律）及多源性室性期前收缩，严重时可出现室性心动过速（特别是双向性心动过速），甚至心室颤动。

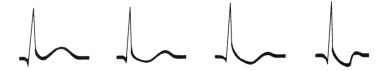

图 2-8-86 洋地黄引起 ST-T 变化,逐渐形成特征性的 ST-T 改变(鱼钩型)

交界性心动过速伴房室脱节、房性心动过速伴不同比例的房室传导阻滞也是常见的洋地黄中毒表现。洋地黄中毒还可出现房室传导阻滞,二度或三度房室传导阻滞是洋地黄严重中毒的表现。另外,也可发生窦性停搏或窦房传导阻滞、心房扑动、心房颤动等。

(二) 奎尼丁

奎尼丁属 I$_A$ 类抗心律失常药物,并且对心电图有较明显影响。奎尼丁治疗剂量时的心电图表现:①QT 间期延长;②T 波低平或倒置;③u 波增高;④P 波稍宽可有切迹,PR 间期稍延长。奎尼丁中毒时的心电图表现:①QT 间期明显延长;②QRS 时间明显延长(用药过程中,QRS 时间不应超过原来的 25%,如达到 50% 应立即停药);③各种程度的房室传导阻滞,以及窦性心动过缓、窦性停搏、窦房传导阻滞;④各种室性心律失常,严重时发生扭转型室性心动过速,甚至心室颤动,引起晕厥和突然死亡。

(三) 其他药物

如胺碘酮及索他洛尔等也可使心电图 QT 间期延长。

第八节 心电图的分析方法和临床应用

一、心电图分析方法和步骤

必须强调:要充分发挥心电图检查在临床上的诊断作用,单纯地死记硬背某些心电图诊断标准或指标数值是远远不行的,甚至会产生误导。只有熟练地掌握心电图分析的方法和技巧,并善于把心电图的各种变化与具体病例的临床情况密切结合起来,才可能对心电图作出正确的诊断和解释。

(一) 结合临床资料的重要性

心电图记录的只是心肌激动的电学活动,心电图检测技术本身还存在一定的局限性,并且还受到个体差异等方面的影响。许多心脏疾病,特别是早期阶段,心电图可以正常。多种疾病可以引起同一种图形改变,例如心肌病、脑血管意外等都可能出现异常 Q 波,不可轻易诊断为心肌梗死;又如 V$_5$ 导联电压增高,在正常青年人仅能提示为高电压现象,而对长期高血压或瓣膜病病人就可作为诊断左心室肥厚的依据之一。因此,在检查心电图之前应仔细阅读申请单,必要时应亲自询问病史和进行必要的体格检查。针对心电图的各种变化,应密切结合临床资料,才能得出正确的解释。

(二) 对心电图描记技术的要求

心电图机必须保证经放大后的电信号不失真。采样率、频率响应、阻尼、时间常数、走纸速度、灵敏度等各项性能指标应符合规定的标准和要求。描记时应尽量避免干扰和基线漂移。心电图检查应常规描记 12 导联的心电图,以避免遗漏某些重要的信息。描记者应了解临床资料及掌握心电图分析的基本方法。应根据临床需要及心电图变化,决定描记时间的长短和是否加做导联。例如疑有右心室肥厚或右心室心肌梗死时应加做 V$_{3R}$~V$_{5R}$ 导联,怀疑后壁心肌梗死应加做 V$_7$~V$_9$ 导联。对于心律失常,要取 P 波清晰的导联,描记长度最好能达到重复显示具有异常改变的周期。胸痛时描记心电图发现有 ST-T 异常改变者,一定要在短期内重复描记心电图,以便证实是否为急性心绞痛发作所致等。

（三）熟悉心电图的正常变异

分析心电图时必须熟悉心电图的正常变异。例如 P 波一般偏小,常无意义;儿童 P 波偏尖;由于体位和节律点位置关系,Ⅲ、aVF 导联 P 波低平或轻度倒置时,只要 I 导联 P 波直立,aVR 导联 P 波倒置,则并非异常;QRS 波群振幅随年龄增加而递减;儿童右心室电位常占优势;横位时Ⅲ导联易见 Q 波;"顺钟向转位"时,V_1 甚至 V_2 导联可出现"QS"波形;呼吸可导致交替电压现象;青年人易见 ST 段斜形轻度抬高;有自主神经功能紊乱者可出现 ST 段压低、T 波低平或倒置,尤其女性;体位、情绪、饮食等也常引起 T 波振幅减低;儿童和妇女 V_1～V_3 导联的 T 波倒置机会较多。

（四）心电图的定性和定量分析

在分析一份心电图时,首先应确定走纸速度和标准电压,心电学上所描述的体表心电图测量都是在走纸速度为 25mm/s、标准电压为 1mV=10mm 的前提下进行的,如果走纸速度和标准电压发生变化,心电图波形会发生改变,在分析心电图时要注意。

心电图定性分析是基础,先将各导联大致看一遍,注意 P-QRS-T 各波的有无及其相互之间的关系,平均心电轴的大概方位,波形的大小和有无增宽变形,以及 ST-T 的形态等。通过上述分析,根据大部分较单纯的心电图变化即能作出正确判断。对可疑或界限不明确的地方,可有目的地去做一些必要的测量,以获得较准确的参数,帮助判断。定量分析常用的参数有 PP 间期、PR 间期、P 波时间、QRS 时间、QT 间期及 P 波和 QRS 波群的振幅等,这些都要逐一测量。为了不致遗漏,分析心电图至少从四个方面考虑:心律问题、传导问题、房室肥大问题和心肌方面的问题。分析心律问题,首先应确定基础心律是什么,有无规律 P 波,从窦房结开始,逐层下推。对较复杂的心律失常,首先在一个 P 波比较清楚的导联上找出 PP 之间的规律,然后观察 QRS 波群形态及 RR 之间的规律,最后分析 P 波与 QRS 之间的关系和规律,必要时需借助梯形图。另外,对最后结果,还要考虑临床是否有明显不符合的地方,并提出适当的解释。原则上能用一种道理解释的不要设想过多的可能性;应首先考虑多见的诊断,从临床角度出发,心电图诊断要顾及治疗和病人的安全。

（五）梯形图

梯形图是分析复杂心电图,尤其是复杂心律失常的常用方法。可在心电图的下方划上数条横线分别代表窦房结（S）、心房（A）、房室交界区（A-V）和心室（V）,另配以适当的符号,例如加黑圆点表示激动的起源,直线表示激动传导,"⊥"表示传导受阻等。梯形图常用来分析各波群之间的关系和互相影响,简明易懂（图 2-8-87）。

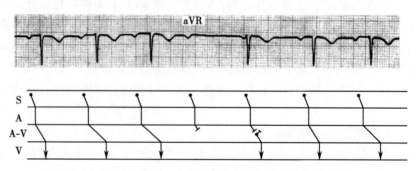

图 2-8-87　梯形图（二度 I 型房室传导阻滞伴交界性逸搏）

二、心电图的临床应用

心电图主要反映心脏激动的电学活动,因此对各种心律失常和传导障碍的诊断、分析具有肯定价值,到目前为止尚没有任何其他方法能替代心电图在这方面的作用。特征性的心电图改变和演变是诊断心肌梗死可靠而实用的方法。在诊断和治疗遗传性心律失常方面,心电图也发挥着重要的作用。房室肥大、心肌受损和心肌缺血、药物和电解质紊乱都可引起一定的心电图变化,有助诊断。心脏电生理检查时,常需要与体表心电图进行同步描记,帮助判断电生理现象和辅助诊断。对于瓣膜活动、心音变化、心肌功能状态等,心电图不能提供直接判断,但作为心动周期的时相标记,又是其他检查的重要辅助手段。

除了循环系统疾病之外,心电图已广泛应用于各种危重病人的抢救、手术麻醉、用药观察,以及航天、登山运动的心电监测等。

(姜春玉)

第九章 其他常用心电学检查

第一节 动态心电图

动态心电图（ambulatory electrocardiography，AECG）是指连续记录 24 小时或更长时间的心电图。该项检查首先由美国学者 Norman J. Holter 于 20 世纪 60 年代初期应用于临床,故又称之为 Holter 监测。动态心电图可提供受检者 24 小时的动态心电活动信息,已成为临床上广泛使用的无创性心血管病诊断手段之一。

一、仪器的基本结构

动态心电图仪主要由记录系统和回放分析系统组成。

（一）记录系统

包括导联线和记录器。导联线一端与固定在受检者身上的电极相连,另一端与记录器连接,近年也有无导线记录器应用于临床。目前,记录器多为数字固态式类型,近年也有远程网络数字实时传输心电信息采集系统应用于临床。记录器佩戴在受检者身上,可以连续记录和储存 24 小时或更长时间的两通道或三通道心电信号。近年,12 导联动态心电图系统已广泛应用于临床。

（二）回放分析系统

主要由计算机系统和心电分析软件组成。回放分析系统能自动对固态记录器记录到的 24 小时心电信号或远程传输的心电信号进行分析。分析人员通过人机对话对计算机分析的心电图资料进行检查、判定、修改和编辑,打印出异常心电图图例及有关的数据和图表,作出诊断报告。

二、导联选择

目前多采用双极导联,电极一般均固定在躯体胸部。导联的选择应根据不同的检测目的而定,常用导联及电极放置部位如下:

（一）CM_5 导联

正极置于左腋前线、平第 5 肋间处（即 V_5 位置）,负极置于右锁骨下窝中 1/3 处。该导联对检出缺血性 ST 段下移最为敏感,且记录到的 QRS 波振幅最高,是常规使用的导联。

（二）CM_1 导联

正极置于胸骨右缘第 4 肋间（即 V_1 位置）或胸骨上,负极置于左锁骨下窝中 1/3 处。该导联可清楚地显示 P 波,分析心律失常时常用此导联。

（三）M_{aVF} 导联

正极置于左腋前线肋缘,负极置于左锁骨下窝内 1/3 处。该导联主要用于检测左心室下壁的心肌缺血改变。

（四）CM_2 或 CM_3 导联

正极置于 V_2 或 V_3 的位置,负极置于右锁骨下窝中 1/3 处。怀疑病人有变异型心绞痛（冠状动脉痉挛）时,宜联合选用 CM_3 和 M_{aVF} 导联。

无关电极可放置于胸部的任何部位,一般置于右胸第 5 肋间腋前线或胸骨下段中部。

12 导联动态心电图系统电极放置部位与运动负荷试验的电极放置部位相同。

三、临床应用范围

动态心电图可以获得受检者日常生活状态下连续 24 小时甚至更长时间的心电图资料,因此常可检测到常规心电图检查不易发现的一过性异常心电图改变。还可以结合分析受检者的生活日志,了解病人的症状、活动状态及服用药物等与心电图变化之间的关系。其临床应用范围如下:

1. 心悸、气促、头昏、晕厥、胸痛等症状性质的判断。

2. 心律失常的定性和定量诊断。

3. 心肌缺血的诊断和评价,尤其是发现无症状心肌缺血的重要手段。

4. 心肌缺血及心律失常药物疗效的评价。

5. 心脏病病人预后的评价,通过观察复杂心律失常等指标,判断心肌梗死后病人及其他心脏病病人的预后。

6. 评估是否适合安装起搏器,评定起搏器的功能,检测与起搏器有关的心律失常。

7. 医学科学研究和流行病学调查,如正常人心率的生理变动范围,宇航员、潜水员、驾驶员心脏功能的研究等。

四、分析注意事项

应要求病人在佩戴记录器检测过程中写好日志,按时间记录其活动状态和有关症状。病人不能填写者,应由医务人员代写。不论有无症状都应认真填写记录。一份完整的生活日志对于正确分析动态心电图资料具有重要参考价值。

动态心电图常受监测过程中病人体位、活动、情绪、睡眠等因素的影响,有时在生理与病理之间难以划出明确的分界线。因此,对动态心电图检测到的某些结果,尤其是 ST-T 改变,还应结合病史、症状及其他临床资料综合分析以作出正确的诊断。

五、分析报告

分析报告主要包括以下内容:

1. **病人的基本信息** 姓名、性别、年龄、病案号、床号、诊断。

2. 记录的起止日期、总记录时长、基本节律、24 小时的总心搏数、平均心率、最高与最低心率及发生的时间。

3. 监测导联 ST 段改变的形态、程度、持续时间及频度,ST 段异常改变与临床症状及心率的关系。

4. 心律失常的情况、快速性和/或缓慢性心律失常、异常心搏的总数、发生频度、持续时间、形态特征及发生心律失常时的症状等。

5. 报告的输出要选择有代表性的正常和异常心电图,作为动态心电图诊断报告依据。

6. 对于植入起搏器的病人,要对起搏器的功能进行评价和分析。

需要指出:动态心电图属回顾性分析,并不能了解病人即刻的心电变化。目前远程网络实时传输心电图能部分弥补动态心电图的缺陷,如病人出现高风险的心电异常,远程监护中心会立即拨打预留的医生电话回报心电危急值。由于导联的限制,动态心电图尚不能反映某些异常心电改变的全貌。对于心脏房室大小的判断、束支传导阻滞、预激综合征的识别及心肌梗死的诊断和定位等,仍需要依靠常规 12 导联心电图检查。12 导联动态心电图系统的应用可以部分弥补这方面的不足。

六、心电散点图

心电散点图(Lorenz 散点图)是用于长程心电数据分析的新方法,其是基于非线性理论和计算机技术将长程心电数据生成一幅包含全部心搏的"可视性"图形,将 24 小时或更长的心电数据"尽收眼底",可直观地判断心率变异(HRV)与心律失常的类型。

心电散点图最初称为 Lorenz 散点图,名称来源于英文 Lorenz plot 或 Poincare plot,分别以"混沌理论之父" E. N. Lorenz 和混沌理论的奠基者 J. H. Poincare 的姓氏命名。近年,将散点图方法用于连续长程心电信号描记,先后称为 Lorenz 图、RR 间期 Lorenz 图、Lorenz 散点图、RR 间期散点图。2010 年,郭继鸿教授建议使用"心电散点图"这一名称。

心电散点图的理论基础为非线性混沌理论。非线性理论的重要贡献是将过去一些被认为杂乱无章、完全无规律的"随机"现象假设为混沌行为,通过对混沌的定性、定量研究,在一定程度上掌握其规律、预测其行为。

近几十年,国内外心电学者致力于心电散点图的研究。目前用于非线性研究的方法主要有非线性参数估算和图形法,前者有复杂度、测度熵、Lyapunov 指数等,后者指 Lorenz 散点图。临床目前应用的是 RR 间期动态变化的二维图形。目前动态心电图分析仪中都有心电散点图系统,可以自动生成心电散点图。其原理是建立二维坐标系,X 轴为横轴,数值代表任意 RR 值(RRn),Y 轴为纵轴,数值代表 X 轴上任意 RR 值紧随其后的 RR 间期($RRn+1$)值。动态心电图连续记录长程 RR 间期,在坐标系中描记出($X=RRn$,$Y=RRn+1$)的点,即构成了散点图。心电散点图呈多态性,窦性心律于 HRV 正常时可呈棒球拍形,于 HRV 异常时可呈类球拍形、收缩形、粗棒状、梭形、雨滴形等。心律失常的图形有扇面形、格子形、三分布、四分布等(图 2-9-1)。

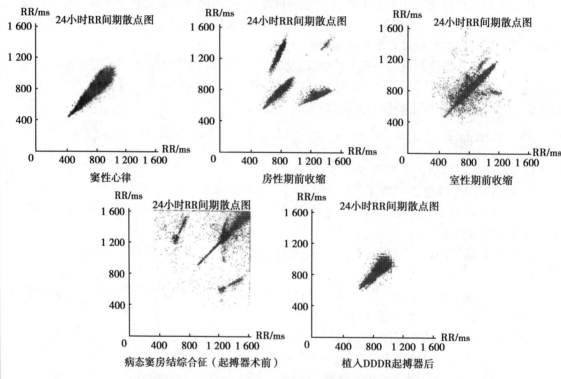

图 2-9-1 窦性心律及不同类型心律失常心电散点图

DDDR 起搏器 = 双腔频率适应性起搏器。

动态心电图与心电散点图均可独立分析心律失常,各有优势,但二者结合可进一步提高心律失常诊断的准确率,丰富了诊断手段。

第二节 心电图运动负荷试验

心电图运动负荷试验(ECG exercise test)是发现早期冠心病的一种检测方法,虽然与冠状动脉造影结果对比有一定比例的假阳性与假阴性,但由于其方法简便实用、无创伤、相对安全,一直被公认为是一项重要的临床心血管疾病检查手段。

一、运动试验的生理和病理基础

生理情况下,运动时为满足肌肉组织需氧量的增加,心率相应加快,心排出量相应增加,而必然伴随心肌耗氧量增加,冠状动脉血流量增加。当冠状动脉发生病变而狭窄到一定程度时,病人在静息状态下可以不发生心肌缺血,但当运动负荷增加伴随心肌耗氧量增加时,冠状动脉血流量不能相应增加,即引起心肌缺氧,心电图上可出现异常改变。心肌耗氧量与心率快慢、心室大小、室壁张力、室内压力增加速度及心室射血时间有关。在临床上,一般以心率或心率与收缩期血压的乘积来反映心肌耗氧量情况。

二、运动负荷量的确定

运动负荷量分为极量与亚极量两档。极量是指心率达到自己的生理极限的负荷量。这种极限运动量一般以统计所得的各年龄组的预计最大心率为指标。最大心率粗略计算法为:220–年龄数。亚极量是指心率达到85%~90%最大心率的负荷量,在临床上大多采用亚极量负荷试验测量。例如,55岁的受检者最大心率为220–55=165次/min,亚极量负荷试验的心率应为165×85%=140次/min。

三、心电图运动负荷试验方法

二级梯运动试验是最早运用于临床的负荷试验,又称Master试验。该方法虽简单、易行、经济、安全,但由于负荷量小、敏感性差、假阴性率较高,已基本被淘汰。目前采用踏车运动试验和平板运动试验两种方法。

(一)踏车运动试验(bicycle ergometer test)

让受检者在装有功率计的踏车上做踏车运动,以速度和阻力调节负荷大小,负荷量分级依次递增。负荷量以kg·m/min计算,每级运动3分钟。男性由300kg·m/min开始,每级递增300kg·m/min;女性由200kg·m/min开始,每级递增200kg·m/min。直至心率达到受检者的预期心率。运动前、运动中及运动后多次进行心电图记录,逐次分析作出判断。

(二)平板运动试验(treadmill test)

这是目前应用最广泛的运动负荷试验方法。让受检者在活动的平板上走动,根据所选择的运动方案,仪器自动分级依次递增平板速度及坡度以调节负荷量,直到心率达到受检者的预期心率,分析运动前、中、后的心电图变化以判断结果。近年的研究表明,无论何种运动方案,达到最大耗氧值的最佳运动时间为8~12分钟,延长运动时间并不能增加诊断准确性,强调运动方案的选择应根据受检者不同的具体情况而定。

运动试验前应描记受检者卧位和立位12导联心电图并测量血压作为对照。运动中通过监视器对心率、心律及ST-T改变进行监测,并按预定的方案每3分钟记录心电图和测量血压一次。在达到预期亚极量负荷后,使预期最大心率保持1~2分钟再终止运动。运动终止后,

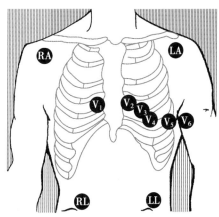

图2-9-2 运动试验12导联电极放置部位示意图

RA、LA、RL、LL为肢体导联电极,放置部位如图所示;V_1~V_6为胸导联电极部位。

每2分钟记录一次心电图,一般至少观察6分钟。如果6分钟后ST段缺血性改变仍未恢复到运动前图形,应继续观察至恢复。国际上采用Mason-Likar改良后的12导联电极放置位置记录心电图(图2-9-2)。对于60岁以下的受检者,采用经典的Bruce运动方案(表2-9-1),年龄较大者或心功能不全者选用Bruce修订方案(表2-9-2)。

表 2-9-1　经典的 Bruce 方案分级标准

级别 / 级	时间 /min	速度 /(km/h)	坡度 /°	级别 / 级	时间 /min	速度 /(km/h)	坡度 /°
1	3	2.7	10	5	3	8.0	18
2	3	4.0	12	6	3	8.8	20
3	3	5.4	14	7	3	9.6	22
4	3	6.7	16				

表 2-9-2　Bruce 修订方案分级标准

级别 / 级	时间 /min	速度 /(km/h)	坡度 /°	级别 / 级	时间 /min	速度 /(km/h)	坡度 /°
1	3	2.7	0	5	3	5.4	14
2	3	2.7	5	6	3	6.7	16
3	3	2.7	10	7	3	8.0	18
4	3	4.0	12				

四、运动试验的适应证和禁忌证

(一) 适应证

包括:①对不典型胸痛或可疑冠心病病人进行鉴别诊断;②评估冠心病病人的心脏负荷能力;③评价冠心病的药物或介入治疗效果;④进行冠心病易患人群流行病学调查筛选试验。心电图有显性预激、左束支传导阻滞、安装起搏器的病人不宜进行该项检查。

(二) 禁忌证

包括:①急性心肌梗死或心肌梗死合并室壁瘤;②不稳定型心绞痛;③心力衰竭;④中、重度瓣膜病或先天性心脏病;⑤急性或严重慢性疾病;⑥严重高血压病人;⑦急性心包炎或心肌炎;⑧急性肺栓塞、主动脉夹层;⑨严重主动脉瓣狭窄;⑩严重残疾,不能运动者。

病人如无禁忌证,在进行运动试验时应鼓励其坚持运动达到适宜的试验终点,即病人心率达到亚极量水平。但在运动过程中,虽尚未达到适宜的试验终点,而出现下列情况之一时,应终止试验:①运动负荷进行性增加而心率减慢或血压下降者(收缩压下降超过 10mmHg);②出现室性心动过速或进行性传导阻滞等严重心律失常者;③出现眩晕、视力模糊、面色苍白或发绀者;④出现典型的心绞痛或心电图出现缺血型 ST 段下移≥0.2mV 者。

五、运动试验结果的判断

常见的 ST-T 改变类型如图 2-9-3 所示。

目前国内外较公认的判断踏车或平板运动试验的阳性标准如下所示。

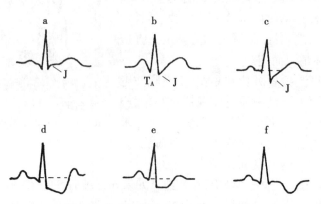

图 2-9-3　常见的 S-T 改变类型示意图

a. 正常 ST-T 形态;b. 心房复极向量(TA 向量)引起假性 ST 段降低;c. 单纯 J 点降低;

d. 缺血型 ST 段降低(下斜型);e. 缺血型 ST 段降低(水平型);f. 单纯 T 波倒置。

1. 运动中出现典型的心绞痛。

2. 运动中心电图出现 ST 段下斜型或水平型下移≥0.1mV,持续时间大于 1 分钟(图 2-9-4)。

少数病人运动试验中出现 ST 段抬高≥0.1mV。如果运动前病人心电图有病理性 Q 波,此 ST 段抬高多为室壁运动异常所致。如果运动前病人心电图正常,运动中出现 ST 段抬高提示有透壁性心肌缺血,多为某一冠状动脉主干或近端存在严重狭窄,或冠状动脉痉挛所致(图 2-9-5)。

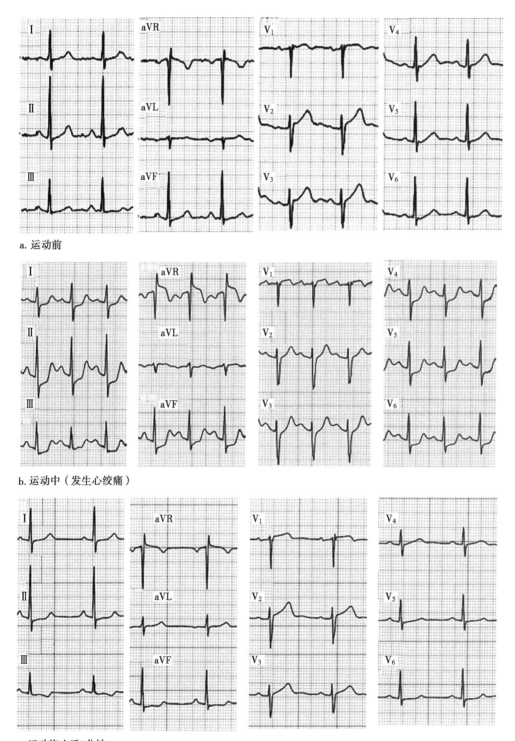

a. 运动前

b. 运动中（发生心绞痛）

c. 运动终止后8分钟

图 2-9-4　运动中出现缺血型 ST 段下移(运动试验阳性)

病人运动中Ⅱ、Ⅲ、aVF、V$_4$~V$_6$ 导联出现 ST 段水平型下移≥0.1mV;运动终止后 8 分钟,下移的 ST 段逐渐恢复到运动前水平。

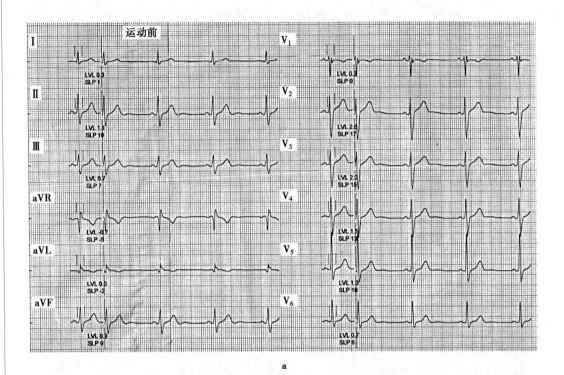

a

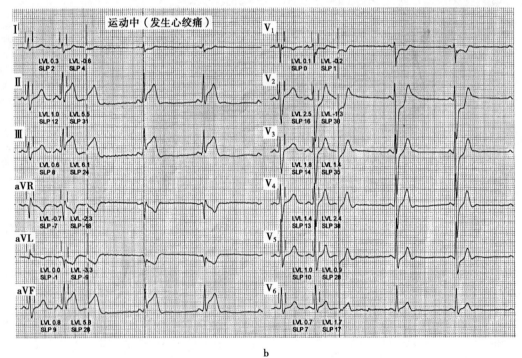

b

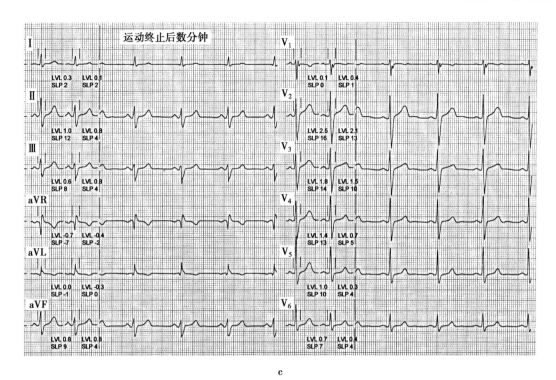

图 2-9-5 运动中出现 ST 段抬高（运动试验阳性）

a. 病人运动前的心电图正常；b. 病人运动中Ⅱ、Ⅲ、aVF 导联出现 ST 段抬高，同时伴有Ⅰ、aVL、$V_1 \sim V_3$ 导联 ST 段下移；c. 立即终止运动并含服硝酸甘油，数分钟后 ST 段恢复到运动前正常水平。

在评价运动试验结果时，应特别注意不能将心电图运动试验阳性与冠心病的诊断混为一谈。在流行病学调查中，一贯无胸痛症状而仅仅心电图运动试验阳性者，其意义仅等同于冠心病的一个易患因素，不能作为诊断冠心病的依据。心电图运动试验假阳性者为数不少，尤其见于女性。运动心电图阴性者不能肯定排除冠心病，应结合临床其他资料进行综合判断。

（姜春玉）

参 考 文 献

［1］胡继春,张子龙,杜光.医学社会学[M].2版.武汉:华中科技大学出版社,2015.

［2］徐丛剑,严非.医学社会学[M].上海:复旦大学出版社,2020.

［3］威廉·科克汉姆.医学社会学[M].7版.杨辉,张拓红,译.北京:华夏出版社,2000.

［4］威廉·考克汉姆.医学社会学[M].11版.高永平,杨渤彦,译.北京:中国人民大学出版社,2012.

［5］童南伟.内科学:内分泌分册[M].北京:人民卫生出版社,2015.

［6］张澍,霍勇.内科学:心血管内科分册[M].北京:人民卫生出版社,2016.

［7］万学红,卢雪峰.诊断学[M].9版.北京:人民卫生出版社,2018.

［8］王辰,高占成.内科学:呼吸与危重症医学分册[M].北京:人民卫生出版社,2016.

［9］胡品津.内科疾病鉴别诊断学[M].北京:人民卫生出版社,2006.

［10］唐宏宇,方贻儒.精神病学[M].北京:人民卫生出版社,2014.

［11］陈孝平.外科学[M].北京:人民卫生出版社,2006.

［12］丽塔·卡伦.叙事医学:尊重疾病的故事[M].郭莉萍,译.北京:北京大学医学出版社,2015.

［13］杨德森.行为医学[M].长沙:湖南科学技术出版社,1998.

［14］顾瑜琦,张颖.健康心理学[M].北京:中国医药科技出版社,2006.

［15］李鸣杲,金魁和.医学心理学[M].沈阳:辽宁科学技术出版社,1987.

［16］白剑峰.谁在妖魔化医生[M].北京:中国协和医科大学出版社,2007.

［17］陈力.医学心理学[M].2版.北京:北京大学医学出版社,2009.

［18］郭永松,陈洪波,郭乡村.医学社会学[M].长春:吉林人民出版社,2001.

［19］燕国材.成功学习之道[M].广州:广东教育出版社,2008.

［20］张金钟,王晓燕.医学伦理学[M].3版.北京:北京大学医学出版社,2019.

［21］张丽莉.医学生职业认同现状及影响因素研究[D].上海:华东师范大学,2010.

［22］郑文清,胡慧远.现代医学伦理学概论[M].2版.武汉:武汉大学出版社,2010.

［23］石海英.我国医学类复合型人才培养研究[D].呼和浩特:内蒙古大学,2014.

［24］王锦帆,尹梅.医患沟通[M].北京:人民卫生出版社,2013.

［25］李功迎.医患行为与医患沟通技巧[M].北京:人民卫生出版社,2012.

［26］朱凤梅.1985—2015年我国医疗卫生体制改革逻辑评述[J].中国卫生经济,2016,35(1):5-9.

［27］赵竹秀.社会主义核心价值观视域下的中国医疗卫生体制改革研究[D].北京:中共中央党校,2015.

［28］马建辉,闻德亮.医学导论[M].4版.北京:人民卫生出版社,2013.

［29］朱莉娅·鲍尔泽·赖利.护理人际沟通[M].6版.隋树杰,董国忠,译.北京:人民卫生出版社,2010.

［30］马克·斯沃茨.诊断学:问诊与查体[M].范洪伟,黄晓明,李航,等译.北京:中国协和医科大学出版社,2016.

［31］刘原,曾学军.临床技能培训与实践[M].北京:人民卫生出版社,2015.

［32］冯凭.肥胖病、厌食症与贪食症[M].天津:天津科技翻译出版公司,1996.

［33］刘吉成.医学生成长导论[M].北京:人民卫生出版社,2015.

［34］陈志华.医疗损害责任深度释解与实务指南[M].北京:法律出版社,2010.

［35］王胜明.中华人民共和国侵权责任法解读[M].北京:中国法制出版社,2010.

［36］张秋实.病人安全的现状、意义及策略初探[J].现代医院管理,2006,4(2):21-22.

［37］杨燕玉,郑丽勉,黄卫文,等.对护理不良事件管理与控制的思考[J].中国伤残医学,2011,19(5):110-111.

［38］管燕.现代医学模式下叙事医学的价值[J].医学与哲学,2012,33(11):10-11,48.

［39］何立芸,韩江莉,黄静,等.以叙事医学提高临床医学生医患沟通能力[J].中国高等医学教育,2014,28

（9）：70-71.

[40] 张俊. 当下高等医学人文教育的困境与出路[J]. 医学与哲学, 2011, 32（15）：64-66.

[41] 贾建平, 陈生弟. 神经病学[M]. 7版. 北京：人民卫生出版社, 2013.

[42] 胡品津, 谢灿茂. 内科疾病鉴别诊断学[M]. 6版. 北京：人民卫生出版社, 2014.

[43] 陈灏珠, 林果为, 王吉耀. 实用内科学[M]. 14版. 北京. 人民卫生出版社, 2013.

[44] 左启华. 小儿神经系统疾病[M]. 2版. 北京：人民卫生出版社, 2002.